Assisted Reproductive Technology

生殖補助医療（ART）

胚培養の理論と実際

編集
日本卵子学会

近代出版

序

　日本卵子学会では，生殖補助医療（ART）に携わる胚培養士の技術の向上と発展を促すことを事業の一つとしており，その目的で胚培養士資格制度事業を行ってきました。一方，胚培養士の技術を支える適切な基礎理論と臨床の解説書が数少なかったことから2005年3月に『生命の誕生に向けて―生殖補助医療（ART）胚培養の理論と実際』を発行いたしました。読者対象は生殖生物学や生殖医学（特に生殖補助医療）を学ぶ若い研究者と胚培養士でした。

　2011年には，その後の新しい知識を織り込んだ〈第二版〉を発行しました。そして，〈第二版〉から4年が経過し，生殖生物学と生殖補助医療の進歩に歩調を合わせるために，〈第二版〉に続くものが必要になってまいりました。

　本書は，生殖補助医療胚培養士講習会のテキスト，資格審査の参考書として，初回の講習会および資格審査時より採用されており，今回の改訂では読者対象を胚培養士および胚培養士を目指す者に焦点を合わせ，本書の位置づけをより明確なものにしました。それに伴って，内容と構成を大幅に再編成したために，より合目的な読みやすい教科書になったと思います。

　生殖医学の発展は農学系，獣医学系の研究成果の上に成り立っていますので，教科書の内容をテーマごとに基礎と臨床を解説するように構成し，それぞれ第一人者にご執筆をいただきました。今なお，一冊の書籍に生殖生物学（生殖医学）の基礎理論と臨床を系統的に解説しているものはないように思います。

　また，書名を『生命の誕生に向けて』〈第三版〉ではなく，『生殖補助医療（ART）―胚培養の理論と実際』と核心を突く名称に変更して，新たな教科書としての位置づけをいたしました。

　本書が生殖補助医療胚培養士の教育と臨床の現場での問題解決に役立つことを願っております。

　最後に、本書刊行にあたり、執筆をいただいた各先生方へ心より感謝の意を表する次第です。

2017年1月

日本卵子学会
理事長　栁田　薫

■編集委員（五十音順）

柴原浩章 （編集委員長）	兵庫医科大学産科婦人科	寺田幸弘	秋田大学大学院医学系研究科
山海　直 （副編集委員長）	医薬基盤・健康・栄養研究所 霊長類医科学研究センター	新村末雄	新潟大学大学院自然科学研究科
久慈直昭	東京医科大学病院産科・婦人科	堀内俊孝	県立広島大学生命環境学部
河野友宏	東京農業大学応用生物科学部	栁田　薫	国際医療福祉大学病院 リプロダクションセンター

■執筆者（五十音順）

安孫子公香	旭川医科大学医学部産婦人科	京野廣一	京野アートクリニック, 京野アートクリニック高輪
有馬隆博	東北大学大学院医学系研究科	久慈直昭	東京医科大学病院産科・婦人科
伊熊慎一郎	セントマザー産婦人科医院	久保敏子	矢野産婦人科
井坂惠一	東京医科大学病院産科・婦人科	桑原　章	徳島大学病院産科婦人科
石原　理	埼玉医科大学産科婦人科	河野友宏	東京農業大学応用生物科学部
市川智彦	千葉大学大学院医学研究院	苔口昭次	英ウィメンズクリニック
伊藤千鶴	千葉大学大学院医学研究院	児島輝仁	兵庫医科大学産科婦人科
伊東宏絵	東京医科大学病院産科・婦人科	後藤哲也	横浜HARTクリニック
今本　敬	千葉大学医学部附属病院泌尿器科	齊藤和毅	国立成育医療研究センター 周産期・母性診療センター
岩田京子	ミオ・ファティリティ・クリニック	齊藤英和	国立成育医療研究センター 周産期・母性診療センター
宇津野宏樹	横浜HARTクリニック	佐藤晶子	東北大学大学院医学系研究科
宇津宮隆史	セント・ルカ産婦人科	佐藤英明	東北大学名誉教授
江頭昭義	蔵本ウイメンズクリニック	澤井英明	兵庫医科大学産科婦人科
枝重圭祐	高知大学農林海洋科学部	山海　直	医薬基盤・健康・栄養研究所 霊長類医科学研究センター
岡江寛明	東北大学大学院医学系研究科	塩谷雅英	英ウィメンズクリニック
岡田　弘	獨協医科大学越谷病院泌尿器科, リプロダクションセンター	柴原浩章	兵庫医科大学産科婦人科
小川誠司	慶應義塾大学医学部産婦人科	島田昌之	広島大学大学院生物圏科学研究科
小川毅彦	横浜市立大学生命医科学研究科	清水　隆	帯広畜産大学畜産衛生学研究部門
笠井　剛	山梨大学大学院医学工学総合研究部	下田勇輝	秋田大学大学院医学系研究科
河村和弘	聖マリアンナ医科大学産婦人科	慎　武	獨協医科大学越谷病院泌尿器科, リプロダクションセンター

末岡　浩	慶應義塾大学医学部産婦人科	星　和彦	スズキ記念病院
鈴木達也	自治医科大学産科婦人科	星野由美	広島大学大学院生物圏科学研究科
千石一雄	旭川医科大学医学部産婦人科	堀内俊孝	県立広島大学生命環境学部
髙井　泰	埼玉医科大学総合医療センター産婦人科	松本由紀子	英ウィメンズクリニック
高橋克彦	広島HARTクリニック	丸山哲夫	慶應義塾大学医学部産婦人科
辰巳賢一	梅ヶ丘産婦人科	見尾保幸	ミオ・ファティリティ・クリニック
田中　温	セントマザー産婦人科医院	御木多美登	セントマザー産婦人科医院
堤　治	山王病院 リプロダクション・婦人科内視鏡治療センター	宮田あかね	獨協医科大学越谷病院 リプロダクションセンター
經遠智一	ミオ・ファティリティ・クリニック	宮野　隆	神戸大学大学院農学研究科
角田啓道	自治医科大学附属病院臨床検査部	宮本敏伸	旭川医科大学医学部産婦人科
寺田幸弘	秋田大学大学院医学系研究科	村上　節	滋賀医科大学医学部産科婦人科
年森清隆	千葉大学未来医療教育研究センター	森本義晴	HORACグランフロント大阪クリニック
内藤邦彦	東京大学大学院農学生命科学研究科	八尾竜馬	扶桑薬品工業株式会社 研究開発センター
永吉　基	セントマザー産婦人科医院	栁田　薫	国際医療福祉大学病院 リプロダクションセンター
新村末雄	新潟大学大学院自然科学研究科	矢野浩史	矢野産婦人科
橋本朋子	京野アートクリニック高輪	山内博子	IVFなんばクリニック
長谷川昭子	兵庫医科大学産科婦人科	山口千恵子	自治医科大学附属病院臨床検査部
長谷川瑛	東京医科大学病院産科・婦人科	山下泰尚	県立広島大学生命環境学部
浜谷敏生	慶應義塾大学医学部産婦人科	山城秀昭	新潟大学農学部
樋浦　仁	東北大学大学院医学系研究科	山田満稔	慶應義塾大学医学部産婦人科
平尾雄二	農業・食品産業技術総合研究機構	横尾正樹	秋田県立大学生物資源科学部
平田修司	山梨大学大学院医学工学総合研究部	吉澤　緑	宇都宮大学農学部
福田愛作	IVF大阪クリニック	吉田　淳	木場公園クリニック
藤原敏博	山王病院 リプロダクション・婦人科内視鏡治療センター	吉野弘美	横浜HARTクリニック

（2016年12月現在）

目次

I 生殖補助医療の流れ

1 生殖補助医療の歴史的展開（栁田　薫）……………………………………………1
はじめに　1／IVF開発に影響した基礎研究　3／ヒトIVFの開発　3／おわりに　7

2 わが国における生殖補助医療の現状（齊藤英和，齊藤和毅）………………………8
はじめに　8／日本産科婦人科学会の生殖医学登録・調査の変遷　8／開設時の施設登録と治療成績の登録　8／2014年までの年次変化　9／年次別胚移植当たりの妊娠率　9／単一胚移植　9／2014年，年齢別の妊娠率・生産率・流産率　11／ARTの年齢別症例数　11／おわりに　11

3 女性不妊と生殖補助医療（村上　節）………………………………………………12
はじめに　12／定義　12／検査と診断　12／治療　14／おわりに　17

4 男性不妊と生殖補助医療（今本　敬，市川智彦）…………………………………18
男性不妊症の診断　18／男性不妊症の各病態，治療法とARTの適応　18／男性不妊症に対するARTの問題点　22

5 生殖補助医療と生命倫理（石原　理）………………………………………………24
はじめに　24／生命倫理の基礎知識　24／生殖補助医療における倫理的論点　25／生殖補助医療をめぐる法・ガイドラインと規制のあり方　26／グローバル化する生殖補助医療　27

II 生殖系列細胞

1 生物における生殖戦略（横尾正樹，清水　隆，佐藤英明）………………………29
生殖の目的　29／生殖の様式―無性生殖と有性生殖　29／有性生殖の意義　29／生殖細胞系列と生命の連続性　30／生殖細胞系列の起源　31／生殖細胞系列の成立過程　32／生殖系列細胞を用いた新技術と応用例　34

2 生殖腺の性分化のメカニズム（内藤邦彦）…………………………………………37
はじめに　37／未分化生殖腺の発生　37／生殖腺の性分化　39／副生殖器の性分化　43

3 生殖系列細胞のプログラム（河野友宏）……………………………………………44
はじめに　44／生殖系列と始原生殖細胞（PGC）の分化　44／生殖系列細胞におけるエピゲノムのリプログラミング　45／DNAのメチル化機構　47／ゲノムインプリンティングと個体発生　48／インプリント異常とヒト疾患　48／生殖細胞におけるエピゲノム変異と次世代への影響　49／おわりに　50

III 卵子・精子

1. 卵子の形成と成熟（宮野　隆）··51
   卵子形成とは　51／始原生殖細胞の移動，卵原細胞の増殖，一次卵母細胞の形成　51／卵母細胞の減数分裂の開始　52／卵胞の発達と卵母細胞の発育　53／卵母細胞の減数分裂の再開と成熟　55／排卵　57

2. 卵子の成熟と排卵のメカニズム（島田昌之，星野由美，山下泰尚）··················58
   卵胞形成と卵胞発育　58／LHサージによる排卵誘導　60／まとめ　64

3. 未成熟卵子の体外成熟法（平尾雄二）··65
   未成熟卵子の体外成熟法とは　65／IVMの仕組み　65／卵子の成熟の成り立ち　65／IVMという細胞培養技術　67／発育途上卵母細胞の培養　67／おわりに　69

4. 精子の成熟機構と培養法（小川毅彦）··70
   はじめに　70／精子形成の概略　70／精巣の組織学的構築　70／精子形成を支えるホルモン環境　70／精子の成熟機構　71／精巣組織の培養法　73／おわりに　75

5. ヒト卵子の成熟と排卵のメカニズム（河村和弘）····································76
   ヒト卵胞発育　76／卵子成熟と排卵　78／卵胞閉鎖と卵巣予備能　80

6. ヒト未成熟卵子の体外成熟法の実際（福田愛作）····································81
   はじめに　81／IVM-IVF臨床応用の歴史　81／IVM-IVFにおける未成熟卵子の意味するもの　82／IVM-IVF実施方法の変遷と現在　82／採卵時期　83／経時的スケジュール　84／採卵方法　84／培養および顕微授精　85／胚移植法ならびに移植後の管理　85／治療成績　85／おわりに　86

7. ヒト精子の形成と成熟（笠井　剛，平田修司，星　和彦）··························87
   はじめに　87／精子形成（spermatogenesis）　87／精子の成熟　91／精子のキャパシテーション　92

IV 受精

1. 受精のメカニズムとプロセス（年森清隆，伊藤千鶴）································95
   はじめに　95／体内受精機構　95／卵子の形態，受精の準備と老化　96／精子の形態と受精の準備　97／配偶子相互作用　99／体外受精機構　103／異常受精　104／異常受精とrescue-ICSI　104

2. 透明帯の構造と機能（長谷川昭子）··106
   はじめに　106／透明帯の構造の特異性　106／ヒト透明帯の形態と受精能　108／透明帯の機能　109／透明帯をめぐる最近の話題　110／おわりに　111

3. 細胞骨格系の役割（寺田幸弘，下田勇輝）··112
   受精成立の本質と必要な動き　112／細胞骨格系とは　113／卵子の細胞骨格系の特徴　113／卵子成熟における細胞骨格系の役割　115／精子，卵子

の融合における細胞骨格系の役割　115／卵子内での雌雄ゲノムの融合における細胞骨格の役割　115／おわりに　117

4　**受精と免疫**（児島輝仁，柴原浩章）……………………………………………………118
はじめに　118／抗精子抗体による受精障害　118／抗透明帯抗体による受精障害　120／おわりに　121

V　胚発生と着床

1　**初期胚の発生**（堀内俊孝）………………………………………………………………123
初期胚の発生　123／初期胚の発生機構の特徴と形態的変化　123／初期胚の代謝とゲノム発現制御　125／初期胚発生におけるエピゲノムリプログラミング　126

2　**初期胚の代謝**（山城秀昭，新村末雄）…………………………………………………127
エネルギーの代謝　127／胚の代謝能と正常性および発生能　128／封入体の代謝　129／ステロイドとプロスタグランジン（PG）の代謝　129／培養胚の代謝　131／凍結融解胚の代謝　132

3　**初期胚の染色体異常**（吉澤　緑）………………………………………………………133
染色体異常とは　133／初期胚における染色体異常　134

4　**ヒト胚の初期発生**（小川誠司，山田満稔，浜谷敏生）………………………………140
ヒト着床前胚の発生　140／着床前胚発生における分子機構およびその特徴　140／初期胚における核のリプログラミング（DNA脱メチル化とヒストン修飾）　142／着床前胚発生の分子機構を解明することの臨床的重要性　144

5　**ヒト初期胚の発生形態と評価**（經遠智一，岩田京子，見尾保幸）…………………145
はじめに　145／ヒト胚発生過程における胚評価　145／high-resolution time-lapse cinematography（hR-TLC）　145／conventional IVF（cIVF）の受精過程　146／まとめ　152

6　**着床のメカニズム**（丸山哲夫）…………………………………………………………154
着床とは　154／着床現象を担う役者とその構造と機能　154／着床の過程とメカニズム　156／着床不全　159／まとめ　161

VI　ヒト体外受精の実際

1　**排卵のメカニズムと調節卵巣刺激法**（堤　治）………………………………………162
はじめに　162／ヒトの排卵機構　162／ARTの卵巣刺激法　165

2　**採卵法の実際**………………………………………………………………………………168
施設A（橋本朋子，京野廣一）：採卵の実際　168／empty follicle syndrome（EFS）　169／合併症　170
施設B（山内博子，森本義晴）：準備　170／麻酔　170／超音波　171／穿刺針　171／

採卵手順　171／採卵後管理　172

施設C（御木多美登，田中　温，永吉　基，伊熊慎一郎）：採卵法　172／おわりに　174

3　黄体補充療法（藤原敏博） …………………………………………………………175
はじめに　175／黄体補充療法の種類　176／プロゲステロンの種類と投与経路の比較　177／黄体補充療法におけるエストロゲンの意義　178／黄体補充療法の実際と注意点　179／おわりに　181

4　胚移植の実際 …………………………………………………………………………182
施設A（吉田　淳）：pre-cycle trial transfer　182／腟と子宮頸管の細菌培養　182／子宮鏡と子宮頸管拡張　182／体外受精・顕微授精の結果説明とET胚の決定　182／OPU・ET室における患者の本人確認　182／経腟超音波検査　183／頸管粘液の除去　183／超音波下の胚移植　183／ETカテーテルの選別　183／胚移植　184／胚移植後の安静時間　184／ラボ内での胚移植の手順　184

施設B（塩谷雅英，苫口昭次，松本由紀子）：子宮腔のどこに移植するべきか？　185／胚移植に要する時間は成績に影響するか？　186／子宮内膜の胚受容能の獲得について　187／二段階胚移植法　187／子宮内膜刺激胚移植法（SEET法）　187／胚と子宮内膜の成熟のタイミングを同期させる　188／おわりに　188

施設C（辰巳賢一）：胚移植のポイント　188／胚移植の手順　189／胚移植困難例に対する対応　190／おわりに　191

Ⅶ　培養室業務の実際

1　培養室のマネージメント（江頭昭義） ……………………………………………192
はじめに　192／ARTにおける培養室マネージメント　192／培養室の作業環境に関するマネージメント　192／培養室の機器のマネージメント　194／培養室スタッフの管理　198

2　培養液の基礎理論（八尾竜馬） ……………………………………………………200
はじめに　200／培養液の開発経緯　200／シーケンシャルメディウムとシングルメディウムの比較　204／構成成分の役割　205／培養液・ミネラルオイルを取り扱う際の注意点　210／おわりに　210

3　培養液の現状（宇津宮隆史） ………………………………………………………212
胚培養液の変遷　212／アルブミン　213／市販培養液の成分　213／シングルメディウムとシーケンシャルメディウム　213／培養液選定についてのアンケート調査結果　214／当院の培養液管理方法　217／おわりに　218

4　精液調整法（宮本敏伸，安孫子公香，千石一雄） ………………………………221
はじめに　221／精液検査　221／精子調整法　222／精子機能検査　225／おわりに　225

5 精巣内精子回収法（岡田　弘, 慎　武, 宮田あかね）・・・・・・・・・・・・・・・・・・・・・・・・・・・・・・・226
はじめに　226／適応　226／手技　226／
conventional TESE と micro-TESE の比較　227／非閉塞性無精子症患者に対して, micro-TESE を行う前に施行すべき検査　227／その他の精巣内精子回収法　228／精巣上体精子回収法　228

6 体外受精法（鈴木達也, 角田啓道, 山口千恵子）・・・・・・・・・・・・・・・・・・・・・・・・・・・・・・・・・・230
はじめに　230／適応　230／IVF の実際　230／成績　236

7 顕微授精法（栁田　薫）・・237
はじめに　237／顕微授精の種類　237／ICSI での受精過程の特徴　237／適応　238／
手技　239／臨床成績と受精障害　241／出生児の予後　241／特殊な症例　241／ICSIの変法　242

8 ヒト胚の培養法と評価（宇津野宏樹, 吉野弘美, 高橋克彦, 後藤哲也）・・・・・・・・・・・・・・244
はじめに　244／胚の培養法　244／胚発育およびその評価法　245／形態以外の胚の評価法　249／おわりに　251

9 孵化促進法（矢野浩史, 久保敏子）・・・252
はじめに　252／孵化促進法（AH）の種類　252／
孵化促進法（AH）による発生リスク　255／まとめ　255

VIII　生殖細胞の保存

1 凍結理論（枝重圭祐）・・・257
生殖系列細胞保存の意義　257／歴史　257／
凍結保存において細胞に傷害を与える要因　258／細胞の低温生物学的特性　261／凍結保存法と細胞生存メカニズム　262

2 卵子・初期胚の凍結保存法（齊藤英和）・・・265
はじめに　265／胚凍結保存の臨床的意義　265／胚の凍結融解法の概念　266／ガラス化とは　267／ガラス化保存法　267／超急速ガラス化保存法　268／凍結保護剤　268／
胚と子宮内膜の同期化と黄体期管理　268／卵子・胚の凍結保存期間　269／卵子・胚の所有権　270／本邦の臨床成績　270／おわりに　271

3 精子の凍結保存法（久慈直昭, 長谷川瑛, 伊東宏絵, 井坂惠一）・・・・・・・・・・・・・・・・・・・272
はじめに　272／精子凍結保存の有効性評価の指標　272／精子凍結保存の原理　273／
精子凍結保存の実際　274／精子凍結保存の臨床　275

4 ヒト生殖腺の凍結保存法（髙井　泰）・・277
生殖腺凍結保存の意義　277／精巣凍結保存の現状　277／卵巣凍結保存の実際　278／
凍結融解卵巣の利用法　279／凍結卵巣組織の融解・移植における問題点　280

IX 生殖補助医療の安全性

1. 出生前診断（澤井英明）·················282
   はじめに 282／出生前診断の手法 282／超音波検査 282／
   羊水検査（amniocentesis） 282／絨毛検査（chorionic villus sampling） 283／母体血清
   マーカー検査 283／母体血による新しい出生前遺伝学的検査（新型出生前診断） 284／
   現在わが国で実施されている状況 285／まとめ 285

2. 初期胚の生検と遺伝子診断法（末岡 浩）·················286
   はじめに 286／適応とガイドライン 286／診断細胞の生検 287／
   遺伝情報と診断法 289／おわりに 292

3. ARTとエピジェネシス（有馬隆博, 樋浦 仁, 岡江寛明, 佐藤晶子）·················293
   はじめに 293／ヒト初期胚のインプリンティング 293／ARTとインプリンティング異
   常症 294／DNAメチル化異常を起こすART要因 295／おわりに 297

4. ART出生児の予後（桑原 章, 久慈直昭）·················298
   はじめに 298／ART妊娠や出生児には周産期異常・先天異常が多いのか 298／おわり
   に 301

X 研究倫理

1. 動物を対象とする医科学研究に関する倫理（山海 直）·················302
   はじめに 302／3つの原則と基本的な考え方 302／動物倫理にかかわる法規等 303／
   動物倫理規定 304／教育および監視体制 305／研究成果の取り扱い 306／主要実験
   動物の麻酔, 安楽殺の例 306／おわりに 306

2. 人を対象とする医科学研究に関する倫理（石原 理）·················307
   はじめに 307／研究倫理の基礎知識 307／特に生殖医学研究における論点 308／医
   科学研究をめぐる法令・ガイドラインと規制のあり方 308／人を対象とする医学系研究の
   ガイドライン 309

資料·················311
   研究倫理に関する資料のホームページアドレス一覧 311／動物の愛護及管理に関する法律
   （抜粋） 312／日本産科婦人科学会による各種見解 313／ヘルシンキ宣言 314

用語解説·················317

索引·················331

I 生殖補助医療の流れ

1 生殖補助医療の歴史的展開

1. はじめに

英国，Oldham病院にて，1978年7月25日23時47分，Louise Joy Brown（妊娠38週5日，2,608 g）が子癇前症のために帝王切開にて誕生した。彼女の母親Lesley Brownは2回の卵管妊娠または異所性妊娠で両側の卵管切除を受けており，1976年にOldham病院の婦人科医であるSteptoe医師に挙児希望について相談した。Steptoeは夫婦に体外受精（in vitro fertilization：IVF）を提案し，夫婦はその提案を受け入れた。自然周期で腹腔鏡による採卵が行われ，生物学者のEdwardsが研究室で媒精し，発生した8細胞期胚を子宮に移植した。そして，Brownが誕生し，革新的な生殖補助医療（assisted reproductive technology：ART）発展の幕開けとなった。Joyというミドルネームは両親の依頼により，SteptoeとEdwards（図1）が，多くの人々の幸せを願って名付けたのである。

現在では，IVFは基礎領域でも臨床領域でも確立された手技であり，胚発生の研究，畜産での良質種の獲得，臨床での不妊治療に用いられている。

体外受精・胚移植法（in vitro fertilization and embryo transfer：IVF-ET）や顕微授精といったARTは1978年のSteptoeとEdwardsによるIVF児の誕生の報告が幕開けとなり，今日まで発展してきた[1]。本邦では，1983年に東北大学の鈴木らが第1号の妊娠の報告をしている[2]（図2）。本邦において2014年に治療した成績（2016年の日本産科婦人科学会倫理委員会の報告）では，ARTにより47,322人が出生したが，これは日本の出生数の4.7％，すなわち21人に1人がARTで生まれていることになり，ARTは不妊治療には欠かせない重要な治療となっている。この項では，

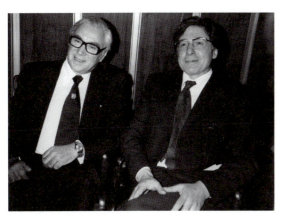

図1 Patrick Christopher Steptoe（左）と Robert Geoffrey Edwards（右）
Central Press/Hulton Archive/ゲッティイメージズ

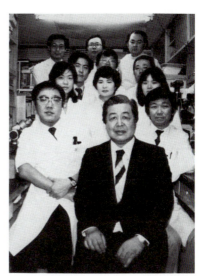

図2 東北大学医学部体外受精・胚移植診療チームの主診療グループ
左前：星合 昊　中前：鈴木雅洲　右前：星 和彦

表1 ARTの歴史

年	発表された事柄
1973	オーストラリア IVFによる世界初の妊娠（流産）（WoodとLeeton）
1976	英国 IVFによる妊娠（異所性妊娠）（SteptoeとEdwards）
1978	英国 世界初のIVF児：Louise Joy Brown誕生（SteptoeとEdwards） 英国 世界2番目のIVF児：Courtney Cross誕生
1979	英国 世界3番目のIVF児：Alastair MacDonald誕生
1980	オーストラリア 世界4番目のIVF児：Candice Elizabeth Reed誕生（Trounson）
1981	米国初のIVF児：Elizabeth Jordan Carr誕生（HowardとJones） PGDを発表（Handyside） 卵巣刺激にhMG+hCGトリガーを使用（HowardとJones）
1982	英国 世界初の双胎 フランス初のIVF児（Frydman） スウェーデン初のIVF児（Hamberger） オーストラリア 世界初の凍結胚移植後妊娠 双胎 ドイツ初のIVF児（Trotnow） オーストリア初のIVF児（Feichtinger） Louis Brownの妹（Natarie）がIVFにて誕生（世界で40番目の児） 採卵後媒精までの卵子前培養時間が重要と報告（Trounson） 早発LHサージの抑制にGnRH agonistを使用（Fleming） 経腹エコーガイド下の経腹穿刺による採卵の実施（Lenz）
1983	日本初のIVF児（東北大学グループ） オーストラリア ドナー胚を用いて妊娠成立（流産）（Trounson） オーストラリア 凍結胚移植で世界初の妊娠（死産）（Trounson） 米国 未熟卵のIVM-IVF後の世界初の妊娠・分娩（Veeck） カナダ初のIVF児（Gomel） 米国 世界初の品胎（Chen） 経腹エコーガイド下の経腟穿刺による採卵の実施（Gleicher）
1984	オーストラリア 世界初の4胎（TrounsonとWood） 米国 GIFTを発表し、妊娠を報告（Asch） オーストラリア POIケースにドナー卵子を用いて妊娠・出産に成功（LutjenとTrounson） 凍結胚移植で世界初の出産（Zeilmaker）
1985	米国 PESAの最初の成功（Temple-Smith） ハッチング 胚盤胞での出産（Cohen） 経腟エコーガイド下の経腟穿刺による採卵の実施（Wikland） 経腹エコーガイド下の胚移植の実施（Strickler） HTFの開発（Quinn） EdwardsとCohenの働きかけでESHRE設立
1986	ZIFTによる初の妊娠例（Devroey） ロシア初のIVF児 提供卵子によるIVFの初の妊娠例（Rosenwaks）
1986	ホルモン補充周期凍結胚移植法の考案（Navot） Baby M事件 GnRH agonistが初めて臨床応用（Feichtinger） 凍結卵子を用いての初の妊娠・分娩（Chen）
1987	SUZIを紹介（Laws-King） 胚凍結のためのultrarapid freezing（ガラス化保存法）の紹介（Trounson）
1988	Steptoe死去 MESAでの出産例（Patrizio） SUZIによる初の妊娠例（Ng） PZDによる妊娠例（Cohen） 初期胚でのエンブリオバイオプシー（WiltonとTrounson）
1990	第1極体生検による遺伝診断（Verlinsky） GnRH agonist triggerの利用（Gonen） ピルにて卵胞の発育調整（Gonen） GnRH antagonistの導入（Frydman）
1992	ICSIの成功（Palermo） rFSHを導入しIVFで妊娠に成功（Herjan）
1993	無排卵のPCO，IVM-IVFで出産例 TESEの導入-非閉塞性無精子症での妊娠例（Devroey） rFSHを用いた卵巣刺激で初の出産（Devroey）
1995	Round spermatidでの妊娠・分娩（Tesarik）
1996	AZFの発見（Vos） HOS testの紹介（Casper） 凍結精巣精子での妊娠（Gil-Salom）
1997	精子の質の評価として DNA fragmentation検査の導入（Sun） 卵細胞質移植の臨床応用（Cohen）
1998	非モザイク型クラインフェルター症候群におけるTESE-ICSIで妊娠に成功（Palermo） recFSHとGnRH antagonistの併用で妊娠 無血清培養地による胚盤胞培養系の確立（Gardner） Secondary spermatocyteによる妊娠・分娩（Sofikitis） 米国 排卵誘発剤を用いて8胎を出産
1999	ガラス化保存法による凍結卵子を用いたIVFで妊娠（Kuleshova） Louisの妹（Natalie）自然妊娠で児を出産
2000	凍結卵巣片の自家移植の成功（Oktay） ガラス化保存法で凍結した胚盤胞を用いて妊娠（Yokota）
2001	経腟ガイド下胚移植法の有効性を報告（Kojima）
2002	胚盤胞での胚生検後の初めての児の誕生（De Boer）
2003	子宮内膜の局所の掻把が着床率を上げると報告（Barash）
2004	単一胚盤胞移植の確立（Gardner） 凍結卵巣片の自家正所性移植による妊娠・出産（Donnez）
2005	双胎児間で卵巣移植が行われ、妊娠・出産に成功（Silber）
2008	最高齢の70歳のインド女性が提供卵を得てIVFにて出産
2009	米国 33歳の女性が世界で2例目の8胎を出産
2010	Edwardsがノーベル生理学・医学賞を受賞

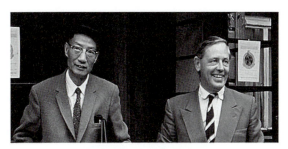

図3　Min Chueh Chang（左）とColin Russell Austin（右）

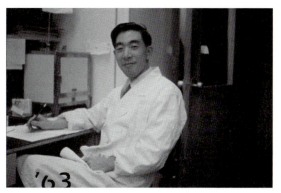

図4　柳町隆造

ARTがいかに発展してきたか，先達の努力の軌跡を辿ることにする（**表1**）。

2. IVF開発に影響した基礎研究

　精子が発見されたのが1677年（Leeuwenhoek）であり，哺乳動物卵子の発見は1世紀以上遅れ，1827年（von Baer）であった。それまで，個体発生については様々な説（前成説，精子説，卵子説など）が議論されてきたが，配偶子を確認したことで，IVFの基礎となった研究がスタートしたことになる。もちろん，当初は受精機構の解明のツールとしてIVFが用いられた。

　動物のIVFでは，1987年にShenkが，モルモットを用いて卵胞液と子宮内膜上皮とともに卵胞卵子を精巣上体精子で媒精し，極体の放出と卵子の分割を観察した。もっとも，この現象は単為発生であった可能性も考えられるが，これ以後のIVFの研究に拍車をかけた取り組みであった。1934年に，PincusとEnzmannは，ウサギ卵子と精子を20分程度培養し，卵管へ卵子を移植して産子を得た。この手技は，現在の配偶子卵管内移植（gametes intra fallopian tube transfer：GIFT）に他ならなかった。GIFTは，Aschがヒトでの成功を1984年に報告した。真の意味で，IVFが考えられたのは，AustinとChang（**図3**）によるキャパシテーション（受精能獲得）の発見以後のことであり，キャパシテーションはIVFの開発史上，重要な発見であった[3, 4]。そして1963年，Yanagimachi（**図4**）とChangが*in vitro*で受精能獲得をした精子を用いてIVFを行い，歴史上，記念すべき報告がなされた[5]。この報告では，体外で媒精したゴールデンハムスターの卵子の45％が受精し発生したが，2細胞期胚までの観察であった。これは2-cell blockのためであり，その後，2-cell blockを解除し，ゴールデンハムスターのIVFで産子が得られるまで29年が費された（Barnet）。この1963年のYanagimachiとChangによるIVFの成功が，1978年のEdwardsとSteptoeのヒトIVFでの成功につながる鍵であった。

　一方，マウスでは*in vitro*で受精させた2細胞期胚をレシピエントマウスに移植し，17日齢の正常胎子の発育が確認され（Whittingham, 1968），MukherjeeとChangが1970年にIVFで産子を得た。ラットでのIVFの報告は，1968年にToyodaとChangによって，まず，透明帯除去卵子を用いたIVFが報告され，1973年にMiyamotoとChangによって*in vivo*で受精能獲得を起こした精子を用いたIVFの成功が報告され，そして，1974年にToyodaとChang（**図5**）によって*in vitro*で受精能獲得をした精子と卵子を用いたIVFの成功と，2細胞期に達したIVF胚の移植による正常出産が報告された。

3. ヒトIVFの開発
1）ヒトIVFの基礎研究

　ヒトでのIVFのアイデアは，1932年に遡ることができる。この年に，作家のAldous Huxleyが発行した『Brave New World』の中でIVFが紹介されている。

　実際の取り組みとしては，1944年にRockと

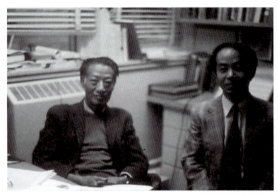

図5　Min Cheuh Chang（左）と豊田　裕（右）

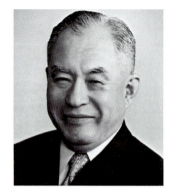

図6　林　基之

Menkinがヒトの卵胞卵子および卵管より回収した卵子を24時間体外培養して成熟させ，さらに精子とともに45時間培養し受精を試みた。その結果，138個の卵子中4個が初期胚（2〜3細胞期胚）の形態となったと報告されている。これは単為発生の可能性も考えられた。そして，1955年にShettlesは，卵巣卵子を用いて媒精し，卵管上皮の存在下に培養を行い，桑実胚を観察した。もちろん，この場合も単為発生の可能性が考えられた。1963年には東邦大学の楊が林の指導のもと，ヒト卵胞卵の体外成熟とIVFを行い，初期胚から桑実期胚への発生を観察した[6]（図6）。1965年に，Edwardsは卵巣から採取した未熟卵子を36時間以上成熟培養し，80％の卵子が成熟卵（第1極体放出）となったことを報告した。1971年に，Edwardsは排卵前の卵子を用いて受精させ，分割胚まで観察した。

2）Louis Brownの誕生まで

実際の臨床応用では，1973年に，オーストラリアのメルボルン大学のWoodとLeetonによってIVFでの最初の妊娠が報告されたが，妊娠初期に流産となった。1976年にSteptoeとEdwardsがIVFを行い，桑実胚を移植して妊娠したが，卵管妊娠または異所性妊娠となった。本邦では久保らが卵胞卵を用いたIVFに初めて成功した[7]。1977年，Edwardsらによって胚凍結保存法の有用性が紹介され，1978年7月25日にSteptoeとEdwardsによって，IVFで世界初の児が誕生した。

3）Louis Brownの誕生からPalermoによるICSIの成功まで

その後，1978年10月16日に2番目のIVF児として英国でCourtney Crossが，1979年1月14日に3番目のIVF児として同様に英国でAlastair MacDonaldが誕生した。MacDonaldは世界初の男児であった。そして，1980年にメルボルンで4番目のIVF児としてCandice Elizabeth ReedがTrounsonらによって誕生した。メルボルン大学では，それまで英国で行われていた自然周期での採卵に対して，1978年からクエン酸クロミフェンの投与後に採卵を行った。卵巣刺激法がIVFのプロトコールに導入された。また，卵胞成熟のモニターは血中エストラジオール値によって行われていたが，1979年にPezらが経腹超音波検査による卵胞発育モニターを導入した。そして，1980年にHandysideは，胚生検を行い遺伝学的に異常な胚を確認する着床前診断（preimplantation genetic diagnosis：PGD）を発表した。また，WHOが精液検査の標準化を目的として，精液検査ガイドラインを発表するなど，IVFのクオリティアップを図る種々の工夫が次々と発表された。

1981年には，米国初で世界では15番目のIVF児，Elizabeth Jordan Carrがノーフォークで Howard JonesとGeorgeanna Jonesの治療によって誕生した。この時には卵巣刺激にヒト閉経期尿性ゴナドトロピン（human menopausal gonadotropin：hMG）が使用され，以後，採取卵数が劇的に増加した。同時にhCGトリガーも導入され，

採卵のタイミング（hCG投与から36時間前後）を容易に設定できるようになった。

1982年，フランス，スウェーデン，ドイツ，オーストリアでそれぞれ第1号のIVF児が誕生した。Trounsonらによって hCG トリガーで採取された卵子は，その後の培養（5～5.5時間の前培養）で成熟（meiotic maturation）が図られることが示された。そして，FlemingらはゴナドトロピンЬ放出ホルモンアゴニスト〔gonadotropin-releasing hormone（GnRH）agonist〕を hMG による卵巣刺激に併用することで早発LHサージを抑制し，卵胞発育をコントロールできることを示した。採卵法については，Lenzらによって経腹エコーガイド下の経膀胱穿刺による採卵のアプローチが報告された。この時の卵の回収率は57％であった。

1983年，日本とカナダでそれぞれ第1号のIVF児が誕生した。また，ChenらはIVFによる初めての品胎を報告した。オーストラリアでTrounsonらは，両側卵巣摘除後の38歳の女性に42歳のドナーからの胚を用いた胚移植を行い，妊娠に成功したが，妊娠10週で流産となった。また，Trounsonらは凍結胚を用いた移植で，初めての妊娠も報告したが，このケースは絨毛膜羊膜炎のため24週で死産となった。また，彼らは採取した未熟卵を成熟培養しIVFに供して，妊娠例を2例得た。採卵法についてはGleicherらが経腹エコーガイド下の経腟穿刺による採卵法を報告した。

1984年，Zeilmakerらによって凍結胚からの児が誕生した。凍結胚移植が全盛の今を考えると意義深い成功であった。そして，Aschが新たなGIFTを発表し，妊娠を報告した。また，Lutjenらは，早発卵巣不全例にドナー卵子を得て，妊娠・出産に成功した。そして，四胎がメルボルンのRoyal Women's Hospitalで誕生した。

1985年，閉塞性無精子症の患者の精巣上体体部から経皮的精巣上体精子吸引術（percutaneous epididymal sperm aspiration：PESA）によって精子を回収（運動率61％）し，IVFを行った（受精率20％）最初の成功例がTemple-Smithらによって報告された。Cohenらは凍結融解後のハッチングした胚盤胞を胚移植し，妊娠・出産に成功した。また，この年には現在の培養液の原型ともいえる培養液組成を卵管液に近づけたヒト卵管液（human tubal fluid：HTF）がQuinnらによって発表された。この培養液を原点として多種の培養液が開発され，今日に至っている。また，EdwardsとCohenがEuropean Society of Human Reproduction and Embryology（ESHRE）を立ち上げた。Dellenbachらは，経腟エコーガイド下の経腟穿刺による採卵法を導入し，採卵に伴うリスク，クライアントの負担を大幅に軽減した[8]。この方法は現在も採用されている。経腹エコーガイド下の胚移植法も導入された。

1986年，ロシアで第1号のIVF児が誕生した。Devroyらによってlaparoscopic zygote intrafallopian transfer（ZIFT）の最初の妊娠が報告された。Rosenwaksらによって提供卵子を用いたIVFで初の妊娠例が得られた。ホルモン補充による子宮内膜の調整法も開発され，卵巣不全のケースに対してホルモン補充療法を行い子宮内膜を調整し，提供胚を用いた胚移植での妊娠例がNavotらによって報告された。オーストラリアでChenらによって凍結卵子を用いての初の妊娠・出産となったケースも報告された。また，代理出産を行った女性が，生まれた子のクライアントへの引渡しを拒み，裁判となったBaby Mが米国で誕生した（ベビーM事件）。代理母出産契約のクライアントは多発性硬化症のためにこの契約を行った。契約を受けた女性は人工授精で妊娠し出産したが，女児のクライアントへの引き渡しを拒み，クライアントが児の引き渡しを求める裁判を起こし，代理母契約の有効性を認める判決となった。しかし，その後，州最高裁判所にて，代理母契約を無効とし，父親はクライアント夫妻の夫とし，母親は契約を受けた（女児を出産した）女性とする判決となった。提供者の関与が親子関係をより複雑化し，様々な問題が生じる可能性を認識させられた事件であった。

1987年，Laws-Kingらが顕微授精法の1つである囲卵腔内精子注入法（sub-zonal sperm injection：SUZI）を発表した。この報告ではストロン

チウム処理にて先体反応を誘起させた1個の精子を注入した。また，ultrarapid freezing（ガラス化保存法：vitrification method）がヒト胚の凍結法として有用なことをTrounsonらが示した。

　1988年，IVFのパイオニアであるSteptoeが死去した。先天性両側精管欠損（congenital bilateral absence of vas deferens：CBAVD）例に対して顕微鏡下精巣上体精子吸引術（microsurgical epididymal sperm aspiration：MESA）を行い，出産例が報告された。NgらがSUZIの初の妊娠例を，Cohenらが透明帯開孔法（zona drilling）と透明帯部分切開法（partial zona dissection：PZD）の妊娠例をそれぞれ報告した。

　1990年，Gordtsらはガラス化保存法で凍結した初期胚から4例の初めての妊娠・分娩例を報告した。それまでの緩慢凍結法に代わってガラス化保存法が普及する足がかりとなった。孵化促進法（assisted hatching：AH）がCohenらによって初めて紹介された。

　1992年，卵細胞質内精子注入法（intracytoplasmic sperm injection：ICSI）での妊娠がベルギーのPalermoらから報告された[9]。この報告では，高度男性因子例の4症例の8周期にICSIを行い，4周期で妊娠が成立，3周期で出産，1例が稽留流産となった。また，Herjanらは卵巣刺激に関して，遺伝子組換えによりチャイニーズハムスター卵巣細胞から産生されたrFSHを導入し，初めての妊娠・分娩を報告した。

　1994年，日本から国としては2番目のICSIの成功（分娩例）が報告された。

4）Edwardsのノーベル賞の受賞まで

　1995年，Silberらは非閉塞性無精子症に対して精巣内精子回収法（testicular sperm extraction：TESE）を導入した。非閉塞性無精子症例でのTESE-ICSIで，13/15で精子が回収され，ICSIの受精率が47.8％，妊娠率が25％であった。FishelとGreenは精子細胞を用いて，最初の妊娠例を報告した。また，Tesarikらは円形精子細胞の顕微注入によって，妊娠・分娩例を報告した。

　1996年，Vogらは凍結精巣精子を用いたICSIでの妊娠例を報告した。この方法は反復TESEを回避する重要な手技となった。また，高度造精機能障害と関連するY染色体上のazoospermia factor（AZF）が明らかになり，AZFa，AZFb，AZFcの病態が検討された。

　1997年，SunらはTUNEL（TdT-mediated dUTP nick end labeling）法によって精子DNA fragmentationを評価し，精子の質の新しい評価法の先駆けとなった。彼らの報告では，DNA fragmentationの程度とIVFの受精率には逆相関を認めた。Cohenらは老化した卵子の質の改善策として，細胞質移植法を考案し，この時にはレシピエント女性の年齢が35歳であったが，ICSI時に卵細胞質移植を行い児を得た。方法論としてのこの方法で児が誕生したが，ミトコンドリアDNAヘテロプラスミーが生ずるという問題点も明らかになった。また，PorcuとDal Pratoによって経頸管的に卵管鏡を用いたGIFTも発表された。

　1998年，Gardnerが胚盤胞培養のための無血清培地を開発した。Palermoらは，非モザイク型クラインフェルター症候群の症例で，TESE-ICSIによって初めて妊娠・出産に成功した。RecFSHとGnRH antagonist（ガニレリクス酢酸塩）の併用で妊娠に成功し，卵巣刺激に関しても新たな展開を迎えた。また，Sofikitisらは二次精母細胞の顕微授精を4例に実施して40％の受精率と1例の妊娠・分娩例を報告した。

　1999年，Kuleshovaらはガラス化保存法による凍結卵子（ドナー卵子）を用いたIVFで妊娠例を報告した。Louis Brownの妹のNatarie（IVFで誕生）が自然妊娠によってCaseyを誕生させた。IVFで生まれた子どもが，成長し，自然妊娠したのは初めてのケースであった。

　2000年，日本からYokotaらが，ガラス化保存法によって凍結保存された胚盤胞を用いた世界初の妊娠例を報告した。両側卵巣摘出を余儀なくされた29歳女性で，卵巣摘出時に卵巣片を凍結し，凍結卵巣片の自家移植によって卵巣片が生着し，卵胞発育を認めた初めての報告がOktayらによってなされた。この年は開始されていたヒトゲノム計画の中で，ゲノムのドラフトが発表された年で

もあった。

2001年，KojimaらによってVaginaエコーガイド下の胚移植法の有効性が報告された。また，Mukaidaらによってガラス化保存法で凍結保存された胚盤胞からの出産例も日本から報告された。

2003年，Barashらによって子宮内膜の局所の掻把が着床率を上げることが報告された。

2004年，Gardnerらは妊娠率改善と多胎妊娠を防止する単一胚盤胞移植を報告した。Donnezらによってホジキンリンパ腫のクライアントで凍結卵巣片の自家正所性移植によって，卵巣機能が回復し，妊娠・出産に至った初めてのケースが報告された。

2005年，Silberらによって一卵性双胎間で，早発卵巣不全のために卵巣移植が試みられ，その後，移植を受けた側が，妊娠・出産したことが報告された。

2008年，Mioらによって連続観察ビデオシステムの導入により受精から胚盤胞までの発生を記録し，受精・発生現象解明の扉が開かれた。インドの70歳の女性がドナー卵子を得てIVFで妊娠し出産した。

2009年，世界で2例目の8胎を33歳の女性がカリフォルニアで出産した。凍結胚を12個移植したもので，カリフォルニアの州政府医療委員会連盟は生命を脅かす行為として移植を行った医師の医師免許を剥奪した。

2010年，EdwardsがIVFを確立した業績によりノーベル生理学・医学賞を受賞した。

4. おわりに

ARTの軌跡を調べると，多くの研究者と臨床家が様々な取り組みを行って業績を残してきたことがわかる。胚盤胞培養，凍結保存法，未熟卵の体外成熟培養など，我々が最先端と思って行っていた技術は，IVFの成功が報告された時代に，すべてアイデアが出され取り組みが行われていたのである。先輩たちの偉大さに改めて敬服する。Edwardsがノーベル賞を受賞したこれからは，残された者たちがARTの発展を推進しなければならないのである。

文献

1) Steptoe PC *et al.* : *Lancet* **2** : 366, 1978.
2) 鈴木雅洲ほか：日本不妊学会雑誌 **28** : 439-443, 1983.
3) Chang MC : *Nature* **168** : 697-698, 1951.
4) Austin CR : *Aust J Sci Res B* **4** : 581-596, 1951.
5) Yanagimachi R *et al.* : *Nature* **200** : 281-282, 1963
6) 楊文勲：日本産科婦人科学会誌 **15** : 121, 1963
7) 久保春海：日本不妊学会雑誌 **22** : 182-190, 1977
8) Dellenbach P *et al.* : *Lancet* **30** : 1467, 1984.
9) Palermo G *et al.* : *Lancet* **340** : 17-18, 1992.

（栁田　薫）

2 わが国における生殖補助医療の現状

1. はじめに

現在,不妊治療にとって,生殖補助医療(ART)は欠かせない治療法となっている。この治療法は1978年に世界で初めて英国で成功した。それ以来,これにかかわる幾多の方法が開発・改良されてきた。また,これら新しい技術の安全性を検証していくことも重要であり,この技術の治療成績を出生児の状態を含めて登録・報告してきた。ARTについては,2016年9月現在,2014年の治療まで解析が済んでおり,この現状に関し解説する。

2. 日本産科婦人科学会の生殖医学登録・調査の変遷

現在,不妊治療にとって,ARTは欠かせない治療法となっており,これら新しい技術の安全性を検証していくことも重要な課題である。

日本産科婦人科学会では,1983(昭和58)年10月に「体外受精・胚移植に関する見解」を学会誌に掲載し,会員に対し体外受精・胚移植の治療に対する取り扱い方についての見解を公表した。1988(昭和63)年3月に日本産科婦人科学会は,生殖医学登録に関する見解を,「体外受精・胚移植の臨床実施の登録制について」として掲載した。1990(平成2)年4月には,第一報「生殖医学の登録に関する委員会報告」として,1988(昭和63)年までの治療分の臨床実施成績を報告した。

その後,倫理委員会や生殖内分泌委員会が,それぞれART治療施設ごとの登録方法,または症例ごとの登録方法で登録を行ってきた。2007(平成19)年1月1日の治療から,倫理委員会の下部組織である登録・調査小委員会が,全登録施設に対して個票を用いて一人一人の治療を,インターネットを用いて調査している。登録システムの意義は,治療の現状把握や安全性の評価ができるばかりでなく,今後の治療戦略を考える上でも重要である。また,この治療で出生した児の健康状態を知ることができ,長期予後を調査する上でも,基本となる重要なシステムである。

2000年より,妊娠後の経過予後を調査しており,妊娠後の予後不明率は徐々に増加したが,2007年のインターネットの登録開始から減少に転じ,2014年には,妊娠後の予後不明率は2.5%になり,このデータの正確性が向上した(図1)。

3. 開設時の施設登録と治療成績の登録

開設時の施設登録や治療成績の登録は日本産科婦人科学会のホームページ上にある「登録・調査小委員会ホームページ」(http://plaza.umin.ac.jp/~jsog-art/)に詳細に記載されているので,参照してほしい。

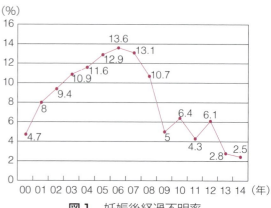

図1　妊娠後経過不明率

2　わが国における生殖補助医療の現状

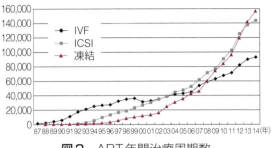

図2　ART年間治療周期数

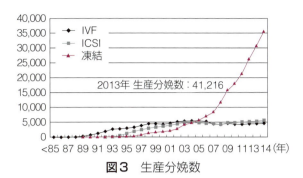

図3　生産分娩数

　また，2014（平成26）年4月に「医学的適応による未受精卵子および卵巣組織の採取・凍結・保存に関する見解」が出され，癌患者の妊孕性温存に関しても治療開始に当たり施設登録が行われるようになった。これらの登録施設は，日本産科婦人科学会のホームページの「登録施設一覧」から確認できる。

4. 2014年までの年次変化[1]

　本邦においては，体外受精が1983年に，続いて凍結融解胚移植の治療が1988年に，さらに顕微授精の治療が1993年に開始された（図2）。これらの治療数は年々増加しており，2002年以降，特に凍結融解胚移植の治療が急増している。

　2014年には，各治療の年間周期数は，体外受精が92,269周期，顕微授精が144,247周期，凍結融解胚移植治療が157,229周期となっている。

　これに伴い，総生産分娩数も年々増加してきた。これは，凍結融解胚移植による生産分娩数が急速に増加したことが原因であり，一方，体外受精や顕微授精の生産分娩数は横ばい傾向にある（図3）。この体外受精や顕微授精の横ばい傾向の原因として，最も考えられることは，2008年に原則1個胚移植となったため，治療周期当たりの移植胚数を1個にする傾向が強くなってきていることと，高年齢者の治療が増加していることが影響していると考えられる。凍結融解胚移植治療の生産分娩数が急速な上昇を続けている理由には，凍結融解胚移植の技術の向上や妊娠可能な胚の選択がより正確に行われるようになったこと，また採卵周期において移植胚数が1個となったことで凍結保存に回す胚の数が増加したことも要因である。2014年の生産分娩数は，体外受精が4,855周期，顕微授精が5,557周期，凍結融解胚移植治療が35,596周期となっている。

　総出生児数も，年々増加している（図4）。この増加は凍結融解胚移植による出生児数の急増によるものである。体外受精や顕微授精による出生児数はここ数年横ばいである。2013年の出生児数は，体外受精が5,025周期，顕微授精が5,702周期，凍結融解胚移植治療が36,595周期となっている。

5. 年次別胚移植当たりの妊娠率（図5）

　各治療の年次別妊娠率は，それぞれの治療の開発時より，年々上昇しプラトーに達する。体外受精，顕微授精では2005年頃からやや低下している。一方，凍結融解胚移植治療の妊娠率は30～35％の間でプラトーとなり，維持されている。体外受精，顕微授精では，症例の高年齢化が大きく影響していると考えられる。凍結融解胚移植治療では，胚の質をより正確に評価できるようになり妊孕性の高い胚を選択できるようになったことと，凍結融解技術が向上したことが影響していると考えられる。

6. 単一胚移植

　2008年に，日本産科婦人科学会は胚移植数を原則1個とした。35歳以上の年齢や複数回のARTの治療で妊娠が得られていない症例では，2個の移植が許容された。この結果，単胚移植の割合が増加した（図6）。胚移植数を原則1個とする会告が出る前年の2007年では，単胚移植率は，

Ⅰ　生殖補助医療の流れ

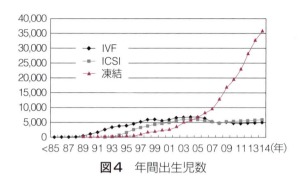

図4　年間出生児数

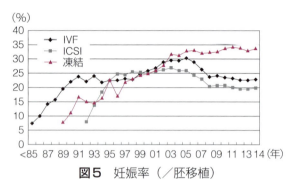

図5　妊娠率（／胚移植）

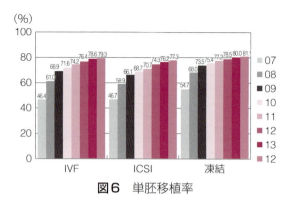

図6　単胚移植率

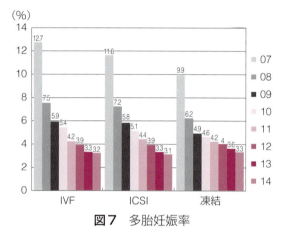

図7　多胎妊娠率

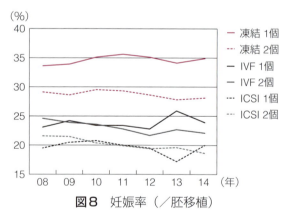

図8　妊娠率（／胚移植）

体外受精で46.4％，顕微授精で46.7％，凍結融解胚移植で54.7％であったが，年々上昇し，2014年は，体外受精で79.3％，顕微授精で77.3％，凍結融解胚移植で81.1％となった。

　この結果，多胎妊娠率（胎囊数）は2007年では，体外受精で12.7％，顕微授精で11.6％，凍結融解胚移植で9.9％であったが，年々低下し，2014年は，体外受精で3.2％，顕微授精で3.1％，凍結融解胚移植で3.3％となった（図7）。

　胚移植数を原則1個にすると，妊娠率が低下することが予想される。そこで，2008〜2014年の各治療における，1個移植と2個移植を比較した（図8）。凍結融解胚移植では，どの年でも，1個移植の方が，2個移植よりも高い妊娠率を示した。体外受精では，2008年では1個移植の方が低い妊娠率であったが，2014年では1個移植の方が高い妊娠率となっている。顕微授精では，2008年では2個移植の方が高い妊娠率であったが，2009〜2012年はほぼ同じ妊娠率であり，2014年は1個移植の方が高い妊娠率となった。これは，各治療施設では会告を遵守し最初は1個移植を行い，その治療で妊娠しない場合に2個移植を行っている結果と推察している。すなわち，この会告を遵守すると2個移植を行う症例は1個移植を行う症例よりも，妊孕性の低い症例となり，このような結果となっている。

　多胎妊娠が減ると，出産時の早産率や低出生体重児率にも変化が現れた。早産率は，どの治療も2007年と比較すると2014年は低下し（図9），低

2 わが国における生殖補助医療の現状

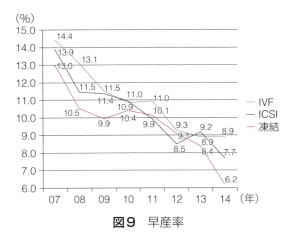

図9　早産率

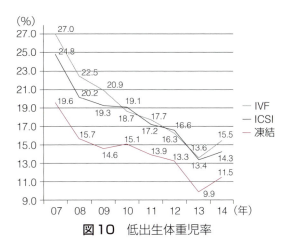

図10　低出生体重児率

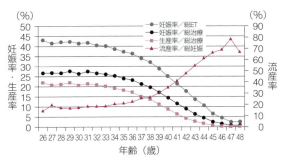

図11　ART妊娠率・生産率・流産率（2014年）

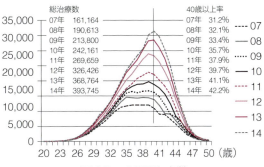

図12　ART治療数

出生体重児率も同様の結果となり（図10），分娩時の安全性が高まった。

7. 2014年，年齢別の妊娠率・生産率・流産率（図11）

年齢別の妊娠率・生産率・流産率は，2007年から解析を開始したが，例年ほぼ同様の値となる。治療開始当たりの生産率は，32歳ぐらいまでは約20％であるが，それより高年齢になると下降し40歳では約7〜8％，45歳では1％を割る。妊娠当たり流産率も32歳ぐらいまでは17〜18％であるが，それより高年齢になると上昇し，40歳では約33％，45歳では約60％となる。

8. ARTの年齢別症例数（図12）

2007年以降，症例数の増加は急激であり，図形の山が年々高くなるとともに，高年齢化が進行している。2007年での40歳以上の割合は31.2％であったのが，2014年では42.2％と約10％も上昇した。

9. おわりに

本邦におけるARTは多胎率，早産率，低出生体重児率の点からは安全な方向に推移している。しかし，最近，凍結融解胚移植で出生した児は，新鮮胚移植で出生した時よりも生下時体重が重いことが判明した。さらに，凍結融解胚移植では新鮮胚と比較して，妊娠中に妊娠高血圧症候群になりやすく，また癒着胎盤を起こしやすいことが判明している。今後も各治療施設が登録を含め，安全に配慮した治療を常に心がけることが重要であると思われる。

文　献

1) 日本産科婦人科学会平成27年度倫理委員会・登録・調査小委員会：日本産科婦人科学会雑誌 68：2077-2122, 2016.

（齊藤英和，齊藤和毅）

I 生殖補助医療の流れ

3 女性不妊と生殖補助医療

1. はじめに

　日本全国至るところに子宝や子授けに御利益のある神社仏閣が存在するという事実は，子孫を残すことに対する人々の強い願いと同時に，いつの世にも妊娠しにくいカップルがいたことを示す証左であろう。

　時は移り，20世紀後半からの不妊に関連する治療の進歩は目覚ましいものがあるが，以前は10組に1組といわれていた不妊カップルは，今では7組に1組ともいわれている。少子高齢化社会を迎えた現代において，不妊治療はますます重要性が増していると考えられる。

　ところで，近年の医療はエビデンスが重視され，世界中でEBM（evidence based medicine）に基づくガイドラインが作成されている。不妊治療においても例外ではなく，ガイドラインを診療の基本と考えるべきである。忙しい医療従事者が，国際的なものまですべてを把握するのは大変であるが，その内容は国内のガイドラインにも反映されるので，日本産科婦人科学会を始めとして関連学会が作成した主要なガイドラインには目を通し，その改訂に注意を払うことが望まれる。

2. 定義

　2015年8月に，日本産科婦人科学会は世界の趨勢に合わせて不妊期間を1年とする定義の変更を行った。すなわち「生殖年齢の男女が妊娠を希望し，ある一定期間，避妊することなく通常の性交を継続的に行っているにもかかわらず，妊娠の成立をみない場合を不妊という。その一定期間については1年というのが一般的である。なお，妊娠のために医学的介入が必要な場合は期間を問わない」と変更され[1]，今後は遅くとも1年間の妊娠成立がなければ原因検索を開始することになる。ちなみに80%のカップルは望んでから6カ月以内に妊娠に至り女性の妊孕能は35歳以上では低下することから[2]，米国生殖医学会（American Society for Reproductive Medicine：ASRM）では，女性が35歳以上の場合は6カ月で原因検索を勧めている[3]。

3. 検査と診断

1）不妊原因

　女性側の因子としては，大きく分けて排卵因子，卵管因子，子宮因子，腹膜因子などがあげられる。定義からも明らかなように，不妊症とは「妊娠しない状態」であり，その原因は上記のように多岐にわたる。すなわち，不妊症は症候群と捉えるべきであり，1つの原因がみつかっても他の原因がないとはいいきれないので，網羅的にスクリーニングを行うことになる。

2）一次検査

　ASRMでは，既往歴の聴取や身体的診察を含む，卵巣の機能，子宮の形態や卵管の疎通性と精液検査を必須としている[3]。日本産科婦人科学会・日本産科婦人科医会が編集・監修している『産婦人科診療ガイドライン婦人科外来編2014』には，原因検索の一次検査として基礎体温，超音波検査，内分泌検査，クラミジア抗体あるいは抗原検査，卵管疎通性検査，精液検査と頸管因子検査の7つがあげられている[4]。図1に基礎体温，内分泌検査，超音波検査の月経周期に伴う変化一覧を示す。

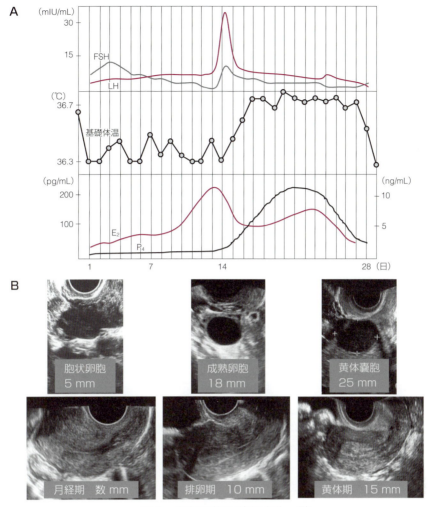

図1 月経周期に伴う変化一覧

A：上段には，下垂体前葉から分泌されるFSHとLHの変化を示した。月経期にはFSHが優位だが，排卵期直前に一過性のLHの急上昇（LHサージ）をみる。
中段は基礎体温の推移を示す。黄体期に入ると高温相に突入する。
下段で示すのは，卵巣から分泌されるE_2とP_4の変化である。卵胞期にE_2が上昇し，LHサージを惹起する。その後は黄体からP_4が産生され，妊娠が成立しない場合にE_2，P_4の消退とともに月経が開始する。
B：上段は卵巣，下段は子宮の所見である。卵胞期早期に複数個確認される胞状卵胞は，排卵期に向かい通常1個のみ成熟卵胞へと成長する。排卵後には黄体嚢胞を形成することもある。子宮内膜は月経期には薄く，増殖期には厚みを増しleaf patternを示すが，分泌期には輝度も上昇する。

（1）基礎体温

婦人用体温計を用いて，毎朝覚醒時に安静な状態で計測する。排卵があると，二相性となり高温相が12日以上続く。一相性であれば無排卵が，高温相が10日以下なら黄体機能不全が疑われる。

（2）超音波検査

経腟的に行われる。子宮奇形，子宮筋腫や卵巣嚢腫などの解剖学的異常や器質的疾患の有無を確認するとともに，後述の排卵時期を予測する観察にも用いられる。

（3）内分泌検査

ホルモン値は月経周期により変動するので，検査時期が重要である。黄体形成ホルモン（LH），卵胞刺激ホルモン（FSH），エストラジオール

(E_2)は，月経周期の3～7日目の値を基礎値とする。月経異常や乳汁漏出があればプロラクチン（PRL）も測定し，PRL値が高ければ甲状腺機能検査も行う。排卵前にはE_2やLHの上昇をみる。黄体期中期にはプロゲステロン（P_4）を測定し，10 ng/mL未満であれば黄体機能不全と診断する。

（4）クラミジア抗体あるいは抗原検査

抗体は血液を採取して行う。抗体が陽性であれば，現在または既往感染の可能性がある。抗原検査は子宮頸管の擦過により細胞を採取して検査に供する。抗原が陰性の場合も，卵管や腹腔内に進行した感染を否定できない。いずれも卵管疎通性検査の代用になるものではないが，陽性の場合にはパートナーとともに治療を施す参考になる。

（5）卵管疎通性検査

卵子をピックアップし，受精の場となり，受精卵子を子宮に輸送する機能を有する卵管の閉塞の有無はきわめて重要な情報である。検査は卵胞期に行い，卵管通気法や超音波造影剤を用いた超音波下卵管疎通性検査も行われるが，子宮卵管造影法が用いられることが多い。子宮卵管造影法で卵管角部閉鎖の場合には，粘液栓や攣縮による機能性の閉鎖の可能性があることに注意する。

（6）精液検査

男性因子を評価する指標となる。結果のばらつきが大きいため，所見がよくないときも一度の結果では判定せず，複数回検査を実施する。

（7）頸管因子検査

精子頸管粘液適合検査は，外来で行える簡便な非侵襲的検査であり，抗精子抗体の可能性を推し量るスクリーニングとしての意味を持つ。

3）二次検査

一次検査で異常がみつからない場合に，どこまでのスクリーニングを行うかは，ケースバイケースである。例えば，侵襲を伴う腹腔鏡検査を行うかどうかは，年齢，不妊期間，社会的背景のほか，子宮内膜症の可能性の高さ，自然妊娠を求める希望の強さなどを総合的に判断する必要がある。

（1）腹腔鏡検査

子宮内膜症や卵管周囲癒着などを確定診断すると同時に治療もできる。

（2）子宮鏡検査

子宮内膜ポリープや昨今では帝王切開瘢痕症候群の診断・治療に有用である。

4）原因検査に関する留意点

（1）原因不明不妊

前述の系統的な原因検索を行っても原因を特定できないカップルを原因不明不妊症と呼ぶ。二次検査まで行っても10～15％程度のカップルは原因不明である。これは，原因がないから大丈夫ということではなく，現在の医学では原因を明らかにできないと考えるべきであり，その後のケアが必要である。今後の進歩により，新たな原因が発見されることが望まれる。

（2）経時的変化

不妊診療は，一通りの検査を完了するにも時間がかかり，残念ながら短日のうちに治療終了まで到達するものではない。したがって，最初のスクリーニング検査で異常がなくとも，診療を進める間に所見が変化する場合がある。後述する人工授精などは卵管の疎通性が保たれていることが必須の要件であるので，開始するときには卵管の再評価を行うことが望ましい。

4. 治療

不妊診療の原則は自然妊娠の可能性を探ることであり，原因に対して治療を施すのが基本である。したがって，高PRL血症や甲状腺機能異常などが認められた場合に，その治療を実施するのも広い意味での不妊治療といえる。

しかし，実際のところ，筆者らの不妊治療手段は，排卵時期の推定，子宮卵管造影法を含む卵管通水，排卵を促す卵巣刺激，妊孕能改善を図る手術療法，人工授精，体外受精・胚移植（*in vitro fertilization-embryo transfer*：IVF-ET），顕微授精の7つしかなく，これらを適宜組み合わせることで妊娠成立を図っていく。「一般不妊治療からIVF-ETや顕微授精へ」が不妊診療の基本的な流れである。

1）待機療法（タイミング療法）

妊娠の可能性を高めるには，喫煙や過量の飲酒は控え，排卵直前の期間に1～2日ごとの性交をするのがよいという[2]。したがって，排卵がいつ起こるかを予測することは妊娠成立に向けて非常に重要な情報を提供することになる。

排卵日の予測には，経腟超音波検査による月経周期に伴う子宮，卵巣の変化の観察が有用である。卵巣には月経期に5 mmほどのいくつかの卵胞が確認され，その後，経日的に卵胞期の卵胞発育が観察できる。最終的に，通常はただ1個の首席卵胞が発育を遂げ，およそ18～20 mmを超える大きさになり，排卵に至る（図1）。

卵胞から産生されるエストロゲン効果により，子宮内膜は排卵に向かってその厚みを増し（増殖期），低輝度の内膜が高輝度の輪郭に包まれる木の葉様の画像（leaf pattern）として描出され，排卵の頃には8 mmを超えてくる（図1）。

また，エストロゲンは子宮頸管粘液の量や性状も変化させ，排卵直前には透明で糸を引く牽糸性の増した水様性帯下の増量をみる。

内分泌学的には，排卵の時期には血中のE_2値は卵胞1個当たり200 pg/mLに達する。また，エストロゲンのポジティブフィードバックとして惹起されるLHサージの開始から32～40時間後に排卵が起こることが知られており，20あるいは40 mIU/mL以上のLHを検出する尿検査キットは市販もされている。

これらの排卵時期の推定法は，不妊症診療の基本となるものであり，ほかの治療中においても常に活用される。

2）排卵誘発

排卵障害に対して排卵誘発が適応となるのは当然であるが，一般不妊治療においても，原因不明不妊や男性因子などで排卵のある女性に排卵誘発が用いられる場合がある。

排卵誘発に用いられる薬剤には経口薬と注射薬があり，これはIVF-ETで使用されるものと同じである。しかしながら，近年一般不妊治療における多胎妊娠の発生が問題となっており，一般不妊治療においてはできるだけ単一排卵を目指すのが望ましく，そのために投与量や投与方法を工夫するとともに卵胞発育をモニタリングすることが求められる。

(1) クエン酸クロミフェン療法

ⅰ）適応

LH，FSHが正常～軽度低下を示す視床下部性の無月経，LHが高値でFSH正常を示す多嚢胞性卵巣症候群（polycystic ovary syndrome：PCOS）や無排卵周期症など。

ⅱ）用法

月経あるいは消退出血開始後5日目から5日間，連日1日50～100 mgを服用する。

ⅲ）成績

排卵率は60％以上が期待できるが，妊娠率は20％程度である。多胎妊娠や中等度の卵巣過剰刺激症候群のリスクがある。

ⅳ）その他

視床下部に対する内因性のエストロゲン作用を阻害し，ゴナドトロピン放出ホルモンの分泌を増加させる。その作用機転である抗エストロゲン作用が，子宮に対して内膜の増殖や子宮頸管粘液の変化にネガティブな作用をきたすことから，排卵を惹起することができたとしても6周期までを使用の目安とする。

(2) ゴナドトロピン療法

ⅰ）適応

LH，FSHが低下している視床下部性の無月経。前項におけるクエン酸クロミフェン療法の無効例。

ⅱ）用法

FSH製剤か，血中LH濃度が低い場合にはLHを含有するhMG製剤を選択する。副作用軽減のための低用量漸増法の一例を示すと，月経あるいは消退出血開始後5日目頃から連日50または75単位を投与し，7日ごとに卵胞径を測定して10 mm未満であれば2分の1量を増量する。10 mmを超えれば量を固定して継続，3方向の計測で18 mmを超えれば，hCGを5,000単位投与して排卵を促す。

ⅲ）成績

排卵率は80％，妊娠率は15％前後が期待できる。多胎妊娠や中等度以上の卵巣過剰刺激症候群

のリスクはある。

　iv）その他

　FSHやhMG製剤による排卵誘発は強力であり、平均径16 mmを超える卵胞が4個以上発育してきた場合にはhCGをキャンセルすることを、あらかじめ患者から了承を得ておく必要がある。

3）卵管通水

（1）子宮卵管造影法

　本法は、前述のごとく子宮の形態ならびに卵管の疎通性を検討する標準的な検査として位置づけられるが、同時に妊孕能を高める治療効果を持つ。すなわち、検査後に妊娠率が高まることが知られている。

（2）腹腔鏡下通色素試験

　腹腔鏡検査や腹腔鏡下の機能温存手術時に行われる通色素試験も、術後の妊孕能を高める効果が期待できる。

（3）卵管通水法

　以前は、卵胞期に外来で抗生物質やステロイドを付加した生理食塩水などを子宮内に注入することも行われたが、治療効果は不明である。

4）妊孕能温存手術

　卵管の閉塞、子宮腔の癒着、子宮内膜症や子宮筋腫など解剖学的な正常からの逸脱や機能的な不妊原因に対して、妊孕能の温存あるいは向上のための手術が行われる。現在では腹腔鏡、卵管鏡、子宮鏡などの内視鏡下に行われることが多い。

　以下に代表的な例を示すが、いずれの場合もメリット・デメリットを勘案し手術の可否を決める必要がある。

（1）卵管閉塞に対する手術

　卵管性不妊症の治療としては、後述するIVF-ETも選択肢となるが、他に不妊原因のない若年女性では、近位部の卵管閉塞に対する卵管鏡による卵管形成術や子宮鏡下のカニュレーション、中等度までの卵管留水症に対する腹腔鏡下の卵管開口術や卵管采形成術は、妊孕能を高める効果が認められている。ただし、卵管の繊細な機能が回復するには時間がかかり、術後の妊娠率が上昇するには、6カ月から2年の期間が必要である。

　また、卵管留水症の存在はIVF-ETの成功率を低下させることが知られており、それを実施する前に卵管を摘出するのも広い意味で妊孕能を向上させる手術となる。

（2）子宮内膜症

　診断的腹腔鏡で子宮内膜症の微症、軽症を認めた場合に、病変焼灼術などを施すことで妊孕能を向上させることができる。一方、中等度以上の子宮内膜症では卵巣チョコレート囊胞の核出術が術後の卵巣機能を低下させるリスクがあるので、両側例では特に注意が必要である。

（3）PCOSに対する手術

　クエン酸クロミフェン療法が無効の場合やゴナドトロピン療法で卵巣過剰刺激症候群を生じる場合に、腹腔鏡下卵巣多孔術が考慮される。70％で術後自然排卵が回復し自然妊娠も期待でき、クエン酸クロミフェン療法にも反応するようになるが、効果は長続きしない。ゴナドトロピン療法と比較して、累積妊娠率は同程度、卵巣過剰刺激症候群や多胎の発生頻度は減少するのもメリットである。

（4）子宮形態異常に対する手術

　着床する子宮内腔の変形を伴う、アッシャーマン症候群とも呼ばれる子宮腔内癒着症や子宮粘膜下筋腫では、子宮鏡などを用いた癒着剥離術、子宮鏡下筋腫摘出術が行われる。その他、帝王切開瘢痕症候群にも子宮鏡下手術が妊孕能を高める可能性がある。

5）人工授精

　乏精子症などの男性因子に対する治療法で、射精障害、性交障害や頸管因子、原因不明不妊なども適応となる。

　排卵期に合わせて、子宮内に精子を注入する方法が最も一般的である。通常の性行為で腟内に射精された精子は、その1％しか子宮内に到達しないと考えられており、大きな関門となる腟から子宮頸部の通過をバイパスさせることにより、妊娠率を高めようとするものである。子宮内に注入された精子が卵子に辿り着くかどうかは不明であ

り，あくまで「授精」であって「受精」ではない。

原精液の総運動精子数が 10×10^6 個以上が目安であり，現在ではパーコール法やswim up法により運動精子を調整して用いることが多い。

実際の妊娠率は周期当たり10％前後，症例当たり30％前後であるが，妊娠例のほとんどは6周期以内に成立するので，それを超える場合にはIVF-ETへステップアップを考慮する。

6) IVF-ET

一般不妊治療をもってしても妊娠に至らない場合，IVF-ETが適応となる。本法は，体外で卵子と精子の巡り会いの場を提供し，得られた受精卵子を子宮内に戻すという卵管の機能を肩代わりするものである。受精を確認することから「授精」ではなく「受精」という表現を用いる。

当初卵管性不妊症を対象とした本法は，受精障害の有無を確認する検査としての側面を持つことから，徐々に適応は拡大し，現在では原因不明不妊や男性因子，子宮内膜症や高年齢女性に対しても行われている。わが国の治療成績をみると，胚移植当たりの妊娠率は30％程度であるが，採卵当たりの生産率は5％に過ぎず，まだまだ工夫や改良が必要といえる。

7) 顕微授精

IVF-ETでも受精しない重度の男性因子や受精障害などが対象となる。顕微授精の方法として透明帯開孔法，囲卵腔内精子注入法，卵細胞質内精子注入法（intracytoplasmic sperm injection：ICSI）の順に考案されたが，今ではICSIが主流である。精子が卵子に辿り着く過程をすべてバイパスしたICSIにおいても，精子の注入後に受精現象が進むとは限らないので，本法も「授精」という表現を用いる。

ICSIにより，必要な精子の数と運動性の制限がなくなり，極言すればたった1個でも，運動性のない円形精子細胞でも，妊娠が成立する可能性が生じたことの意味は大きい。ただし，方法論的にも技術的にも本法が万能というわけではなく，さらなる技術革新が望まれる。

5. おわりに

1978年にSteptoeとEdwardsの手により英国で世界初の成功をみたIVF-ETは今では全世界に広がり，その恩恵と影響の大きさからEdwardsは2010年のノーベル生理学・医学賞を受賞した（Steptoeは1998年に死去）。

日本でも1983年に開始され，今や年間4万人がIVF-ETで出生しており，わが国は世界有数の生殖医療大国になった。日本産科婦人科学会が認定する生殖補助医療実施医療機関は600施設を越え，誰でも生殖補助医療の恩恵にあずかれることは非常に喜ばしいことである。しかし，カップルの中には本法を望まない者もいるし，妊娠がすべてIVF-ETで成立すればよいというものでもない。

以前に比べて受診者の年齢が高年齢化し治療期間に猶予がない現代においても，不妊診療に当たる者は，カップルの望みに耳を傾けると同時に，自然妊娠の可能性をきちんと判断して，誠実で適切な診療を心掛けることが肝要である。すでに一般的な治療となったとはいえ，IVF-ETやICSIの実施にあたっては，日本産科婦人科学会が示している「これ以外の治療によっては妊娠の可能性がないか極めて低いと判断されるもの，および本法を施行することが，被実施者またはその出生児に有益であると判断されるものを対象とする」という精神を忘れてはならない。

文献

1) http://www.jsog.or.jp/news/html/announce_20150902.html
2) Practice Committee of the American Society for Reproductive Medicine：*Fertil Steril* **100**：631-637, 2013.
3) Practice Committee of the American Society for Reproductive Medicine：*Fertil Steril* **103**：e44-50, 2015.
4) 産婦人科診療ガイドライン婦人科外来編2014, pp.144-145, 日本産科婦人科学会／日本産婦人科医会，東京，2014.

（村上　節）

Ⅰ 生殖補助医療の流れ

4 男性不妊と生殖補助医療

少子高齢化社会を迎え，不妊症治療の必要性がこれまで以上に高まっている中，近年の生殖補助医療（ART）の飛躍的な進歩が男性不妊症の治療に大きな変革をもたらした。例えば，特発性精子形成障害症例においても精巣内精子回収法（testicular sperm extraction：TESE）により精子を少数でも採取できれば，卵細胞質内精子注入法（intracytoplasmic sperm injection：ICSI）を用いることで受精，ひいては挙児が可能となった。

本項では，男性不妊症の病因，病態と治療法，ARTの適応およびその問題点について概説する。

1. 男性不妊症の診断

診断は問診から始まり身体所見（精巣容積測定など），ホルモン検査，陰嚢超音波検査，染色体検査と順を追って進められるが，その中心となるのは精液検査である。精液中に精子を認めない無精子症，精子濃度が$15×10^6$/mL未満の乏精子症，精子運動率が40％未満の無力精子症，精液量が1mL未満の乏精液症などが診断される。

精巣生検は病理組織学的に造精機能を評価する必要性があると考えられる症例が適応となるが，生検でSertoli cell only症候群やmaturation arrestと診断されるような症例でも，顕微鏡を用いて精巣内の広範囲を比較観察し，精細管の構造の違いを識別して採取部位を決める顕微鏡下精巣内精子回収法（microdissection TESE：micro-TESE）にて精子回収が可能であることが少なくない。精巣生検の所見は精巣容積や血中卵胞刺激ホルモン（FSH）値と同様に精子回収の予測因子とはならず[1]，精巣への侵襲も考慮しTESEと同時に施行されることが多い。

2. 男性不妊症の各病態，治療法とARTの適応

1) 精巣での造精機能障害

(1) 染色体異常

高度乏精子症，非閉塞性無精子症例では染色体異常の検出率は健常男性と比べ20倍高い。ART特にICSIを施行する場合は，その前に染色体異常の有無を検査することが望ましい。染色体異常は無精子症例の15.2％で認められ，うち91.3％は性染色体異常（82.5％が47, XXY；クラインフェルター症候群）である。乏精子症では染色体異常が3.6％で認められ，うち78.9％は常染色体異常（多くは構造異常）であり，ロバートソン転座がその約半数にみられる。t(13q;14q)の精子の染色体検査では，80〜90％が交差分離に伴い，正常あるいは均衡型を呈すると報告されている（表1）。

クラインフェルター症候群の69.3％は射精可で，うち8.4％で射出精子を認めるとされ[2]，例外として自然妊娠例も報告されている。本症に対

表1　男性不妊症における染色体異常

性染色体異常
クラインフェルター症候群
46, XX male
47, XYY
Y染色体構造異常
常染色体異常
相互転座
ロバートソン転座
逆位
リング染色体

するTESE成功例は1996年に最初に報告され，現在では純系の50％近くがmicro-TESEにて精子回収可能であり，非閉塞性無精子症例全体での回収率と同等とされる[3]。精細胞の変性は幼児期に始まり，思春期以降急速に進行する。よって不妊を呈する前に診断された若年例では，精液の凍結保存が将来の妊孕性温存につながる可能性があり，適切な症例に提示されるべきである[4]。一方，46, XX maleでは性腺に精細胞は存在せず，挙児を得るには提供精子を用いた人工授精（artificial insemination with donor's semen：AID）しか方法はない。

また，Y染色体長腕上のAZFc（azoospermia factor c）領域にはDAZ（deleted in azoospermia）遺伝子の4つのコピーが存在し，その領域のみの欠失の場合は無精子症であってもmicro-TESEにより精子を採取できる可能性がある。ただし，その精子も同様の欠失を有していると考えられるので，男児を得た場合には無精子症が遺伝する可能性が高い。また乏精子症患者においてもDAZ遺伝子欠失が2～5％の頻度で検出される。また，同じAZFc欠失でも造精機能障害の程度は異なり，自然妊娠の報告例もある[5]。これらは，AZFc以外の未知の遺伝子や環境因子が精子形成に影響する可能性を示唆していると考えられる。さらに，このAZFc領域の部分的欠失が，精子形成障害の有意なリスクファクターである可能性も指摘されているが[6]，その詳細についてはいまだ不明である。

(2) 視床下部-下垂体障害

男性不妊症の中で，視床下部-下垂体障害は原因に対する根本的治療法のある数少ない病態である。ゴナドトロピン放出ホルモン（GnRH）負荷試験，ヒト性腺刺激ホルモン（hCG）負荷試験などにより診断する。文献的に男性不妊症における視床下部-下垂体障害は健康成人男性に対して1～2％，特発性低ゴナドトロピン性性腺機能低下症に限っては1/10,000以下とまれである。先天性疾患〔カルマン症候群，プラダー－ウィリー症候群，ローレンス－ムーン－ビードル症候群，ゴナドトロピン欠損症，黄体形成ホルモン（LH）単独

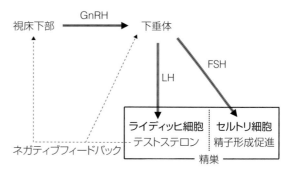

図1 視床下部-下垂体-精巣系

欠損症〕のほか，腫瘍（下垂体腺腫，頭蓋咽頭腫，星状細胞腫など），手術，放射線治療，外傷などにより視床下部-下垂体系が機能障害を起こすと，下垂体からのゴナドトロピン分泌が低下し，精巣のテストステロン分泌能，精子形成能が障害される（図1）。

その治療目的は，二次性徴の発現と造精機能の獲得であり，二次性徴を得るためには内因性にアンドロゲンを産生させるか外因性にアンドロゲンを投与する。しかし，精子形成には男性ホルモン以外にFSHも必須であり，造精機能が期待できる疾患においては精巣を刺激し内因性のアンドロゲン分泌能を上昇させることから試みる。LH作用を有するhCGと，FSH作用を有するヒト閉経期尿性ゴナドトロピン（human menopausal gonadotropin：hMG）を用い，血中テストステロン値や精液所見に応じ増量する。これまでは各々閉経後女性，妊婦由来の尿から精製されたhMG，hCGしか利用できなかったが，近年，より高純度で活性が特異的かつ構造や供給の安定している遺伝子組換えヒトFSHも応用されており，従来のhMGと同等の治療効果が報告されている。hCGであるゴナトロピン®，遺伝子組換えヒトFSHであるゴナールエフ™は，自己注射が可能である。LH単独欠損症では，hCG単独でも精子形成が期待されるが，hCG長期投与で抗体が産生されることもあり，注意が必要である。hCG/hMG療法により血中テストステロン値が上昇せず二次性徴が発現しない場合はテストステロン補充療法の適応となる。

ゴナドトロピン補充療法の有効率は80％，精子濃度改善率は40～70％といわれる[7]。下垂体腫瘍や外傷などによる後天性の低アンドロゲン症については約3カ月で血中テストステロン濃度は正常化し，3～6カ月で精子の出現をみる。先天性症例でも血中テストステロン濃度は早期に上昇するが，1年以上後に精子の出現をみることがあり，治療効果判定には2年程度経過をみる必要がある。

ホルモン補充療法とARTとの併用については，長期間のホルモン補充によりTESE-ICSIの成績が向上，もしくは自然妊娠さえも得られる可能性があり，ARTの導入は精巣の最終的な成熟が得られるまで待つべきという意見がある[8]。一方で，ARTの早期導入は患者の治療意欲を上げるとの考え方もあり，個々の症例の社会的，年齢的，経済的背景に即した対応が必要と考える。

(3) 精索静脈瘤

精索静脈瘤は，思春期以降の男性に好発する蔓状静脈叢の怒張とうっ血であり，左右内精索静脈の解剖学的相違から左側に多い。左腎静脈から左内精索静脈，さらに蔓状静脈叢への静脈血の逆流が主な発生機序と考えられている。一般成人男性の8～23％に認められ，その多く（75％）は正常な造精機能を有するが，一方で男性不妊症患者の21～39％で精索静脈瘤を認める。

造精機能障害をきたす原因については，静脈の逆流による精巣内温度の上昇などが考えられているが，いまだに不明である。手術の目的は内精索静脈を結紮遮断して逆流を消失させることであり，手術療法（精索静脈結紮術）による精液所見の改善率は60～70％，自然妊娠率は約30％といわれている。ただし，妻の年齢などにより時間的制約がある場合や，術後の改善がみられない場合はARTが検討される。

(4) 薬剤による造精機能障害

潰瘍性大腸炎の治療薬であるサラゾピリンは精子形成能を障害する。男性ホルモン投与はLH分泌抑制から造精機能障害を起こす。

精巣組織がある種の抗癌剤に曝露されることで，精原細胞の分化が障害され，結果として男性不妊症に至る[9]。癌と診断され精神的に動揺している状態では，未婚男性や挙児を希望している既婚男性であっても，まず自身の生命予後に関心が集中し，精子の凍結保存まで考慮することは容易ではない。小児の場合はなおさら，その将来の造精機能までを親や医療従事者側が考慮に入れることは困難であるが，完全寛解や治癒が期待できるようであれば，患者のQOL（quality of life）を高める上で妊孕性にも配慮した医療が求められる[10]。

抗癌剤のうち，リンパ腫に対するアルキル化剤のプロカルバジンを含むレジメンでは不可逆的な不妊症となることがほとんどだが，一方で塩酸ドキソルビシン，ブレオマイシン，ビンブラスチン，ダカルバジンは造精機能に与える影響は有意に少なく，多くは正常レベルに回復するとされる[11]。また，精巣腫瘍に対するシスプラチンを中心とした化学療法では，ほとんどが一時的な無精子症に陥るものの，治療後2年で約50％，5年で80％が回復するといわれている。

また，不可逆性の造精機能障害に至った症例でもmicro-TESEにより精子が採取可能な場合がある。癌治療後の造精機能障害が懸念される症例では，治療前に射出精子を凍結保存しておくことにより，その精子を前述のICSIに供することで挙児が期待できる。また，男性癌患者における妊孕性温存の手段として，精子の凍結保存は唯一の確立した方法である。反面，思春期前の男子については，射出精子を凍結保存することが不可能であり，小児において癌治療と並行していかに妊孕性を温存するかが今後の課題の1つと考えられる[10]。

Fujitaらは，マウスを用いた研究にて，白血病を再発させることなく精原幹細胞の自家移植が可能であることを示しており[12]，小児白血病患者における生殖細胞自家移植による妊孕性温存に道を開くものとして，この分野における今後の研究成果が期待される。

(5) ムンプス精巣炎

思春期以降のムンプスウイルス感染は14～35％で精巣炎を併発し，罹患精巣の30～50％に

萎縮が起こる[13]。多くは片側性であるが17〜30％は両側罹患との報告もある。片側罹患であっても対側精巣に徐々に変性性変化が生じ，高度乏精子症や無精子症になりうる。可逆性のものもあり，また不可逆性の例でもTESEにより精子を得られる可能性がある。

(6) その他

停留精巣，精巣捻転症，精巣外傷，発熱，精巣への放射線照射などにより造精機能が障害される。精上皮は放射線障害に対して非常に感受性が高い。精巣への線量が0.2Gy未満では血清FSH（卵胞刺激ホルモン）値や精子数に対する有意な影響はないが，0.2〜0.7Gyでは一過性の線量依存性の血清FSH値上昇や精子濃度低下をきたし，12〜24カ月以内に正常に復する。

不可逆的な無精子症が必発な線量閾値は定まってはいないが，1.2Gy以上では造精機能回復の可能性が低下し，回復するとしてもそれにかかる期間は線量依存性である。2Gy以上では不可逆となることが多い[11]。

(7) 特発性造精機能障害

造精機能障害症例の多くは，明らかな原因が不明である。その精液所見に応じて非内分泌療法（血行改善剤，ビタミン剤，漢方製剤など），内分泌療法（抗エストロゲン剤，GnRH製剤，ゴナドトロピン療法など），ARTが順次選択される。これら非内分泌，内分泌療法といった経験的治療には，有効性の高い，確立されたものは少ない。

他方で少数例での検討で有効であったとする報告もあり，限られた一部の症例ではその効果が期待される場合もある。しかし，その効果は依然限られたものであり，精液所見が著しく不良で自然妊娠が不可能に近いと考えられる症例では，より早期にARTに移行するべきである。

(8) 精子無力症

i）抗精子抗体

男性不妊症患者の約10％で血中，精漿中，精子上に抗精子抗体が検出される。それが受精に重要な抗原に対するものであれば受精が障害され（免疫性不妊症），治療法として体外受精（IVF）やICSIが必要となる。精路閉塞（精管切断術後）や精巣外傷は抗精子抗体産生を誘発する。

ii）膿精液症

精液に白血球が多く混じっている病態であり，原因として精路感染症や特発性のものがある。妊孕性に影響しないことも少なくないが，精子無力症の原因となることがある。慢性前立腺炎などの慢性精路感染症では抗菌薬の長期投与を要することが多い。また，精子が精細管内で精原細胞から分化形成される過程には約74日間を要するため，非特異的治療を行うにしてもその効果をみるには最低3カ月程度必要である。

ただし，社会的，肉体的要因（特に妻の年齢）に留意する必要があり，効果の低い治療をいたずらに続けることなく，精液所見の改善が見られない場合には，適切なタイミングで配偶者間人工授精（AIH）を含めたARTを検討するべきである。

iii）線毛機能不全症候群（immotile cilia syndrome）

精子は生存しているが，精子鞭毛の異常のため運動率はほぼ0％である。通常のIVFでは受精が成立せず，ICSIが試みられている。

iv）精子死滅症

ほとんどの精子がエオジン染色陽性で，精囊異常拡張症などによる。精巣上体または精巣精子を用いたICSIが必要である。

(9) 奇形精子症

高度の奇形率を示すものでは，ICSI以外に有効な治療法はない。

2) 精路の通過障害

(1) 精巣上体での閉塞

精巣上体炎後（炎症消退後も精巣上体に硬結が残ることがある），精管，射精管閉塞に伴う二次性閉塞（長期間の精路内圧上昇による精巣上体管の破裂，閉塞による），ヤング症候群（慢性気道疾患に両側精巣上体頭部閉塞を伴う）のほか，原因不明（原因不明の閉塞性無精子症の多くは精巣上体での閉塞である）のものもある。

これら精巣上体の閉塞では，可能であれば自然妊娠を目指した顕微鏡下精巣上体精管吻合術が第1選択として考慮される。精路再建が不可能な症例や妻の年齢，社会的状況などによっては精巣上

体精子，精巣精子を用いたICSIの適応となる．

(2) 精管の閉塞

避妊手術としての精管切断術後や鼠径ヘルニア術後などの精管閉塞においても，精巣側精管断端内容液中に精子を認め，尿道側精管が開通しており，精管欠損部が短ければ顕微鏡下精管精管吻合術にて自然妊娠を目指すべきである．吻合不可能な症例では，やはり精巣上体精子，精巣精子を用いたICSIを検討する．先天性精管欠損（本症の64％が嚢胞性線維化症の責任遺伝子に変異を持つとされるが，同疾患の頻度が低い本邦では，変異の頻度は非常に低いとされている）では，精路再建は物理的に不可能であり，精巣上体精子，精巣精子を用いたICSIの適応である．

(3) 射精管の閉塞

先天性（ミュラー管嚢胞，ウォルフ管形成不全），外傷，手術や感染，炎症のほか，精嚢異常拡張症によるものがある．これらでは内視鏡的手術（経尿道的射精管切開術）により，開通が得られる症例が存在する．しかし，再狭窄も多いため，初期からARTを念頭においた治療戦略が必要である．

3) 射精障害
(1) 無射精

射精には，陰部神経，下位胸髄から上位腰髄（Th10-L2）に存在する脊髄射精中枢，胸腰部交感神経などが関与しており，これらの機能障害が起こると無射精となる．脊髄損傷では受傷後の射精の可否は損傷レベルとその程度による．直腸癌手術の際のリンパ節郭清や精巣腫瘍における後腹膜リンパ節郭清によっても無射精を生じうる．射精障害の原因となる交感神経損傷部位は交感神経幹，下腸間膜動脈起始部周囲とそれ以下の大動脈前面，上下腹神経叢，下腹神経であり，これらの温存術式が提唱されている．治療法は，バイブレーターによる振動刺激，電気射精法（経直腸的に精嚢，前立腺を電気刺激して射精を誘発）があるが，これらの無効例ではART（TESE-ICSI）の適応となる．

(2) 逆行性射精

正常の射精には仙髄（S2-4）を介した内尿道口の閉鎖が必要であるが，この閉鎖が障害されると精液は膀胱へ排出され，逆行性射精となる．外尿道口より射出する精液量が少ないか，あるいは認められない．オーガズム後の尿中に精子を認める．原因としては，手術による神経損傷（後腹膜リンパ節郭清，直腸癌手術，腹部大動脈・腸骨動脈の手術）や糖尿病による神経障害，多発性硬化症，薬剤（α_1ブロッカー），前立腺，膀胱頸部の手術などがある．治療としては，神経学的病因であれば薬物療法が行われることが多い．内尿道口の閉鎖不全を改善させる目的で交感神経α刺激薬（塩酸イミプラミン，アモキサピン）が使用される．これらで効果がなく順行性射精が得られない場合や，薬物療法の適応がない場合には，膀胱より精子を回収しAIHあるいはIVFを行う．これらでも挙児を得られないなら，最終的には精巣上体精子，精巣精子を用いたICSIの適応となる．

3．男性不妊症に対するARTの問題点

クラインフェルター症候群では，採取された精子の染色体核型は正常であることが多いとされ，実際ICSIでの出生例のほとんどが46,XYまたは46,XXの正常核型である．2004年の総説では，ICSI（精巣内および射出精子による）で49例の正常児の出産が，2例の47,XXY胎児妊娠（人工中絶）が報告されている[2]．ただし，射出精子での検討ではモザイク型での性染色体異常が0.9～2.5％，純系では2.5～21.6％であり[14]，ARTにより47,XXYや47,XXXの児が生まれるリスクがより高いことを念頭に置くべきである．

常染色体異常症例では，各々の不均衡核型精子の出現頻度，およびそれによる習慣流産，不均衡核型奇形児出生のリスクを十分説明した上で，NIPT（284頁）による胎児染色体検査も検討するべきである．ICSIを行うことで，従来は次世代を残すことが不可能であった患者が挙児を得，その場合これらの遺伝形質が次世代に引き継がれることになる．Y染色体微小欠失症例では患者に最新の情報を公開し，前述のリスクを十分に説明し

た上でARTを検討する必要がある[15]。

着床前診断は，デュシエンヌ型筋ジストロフィーを回避する目的で認められたのみで，日本では厳しく制限されているが，今後検討が必要な問題である。無精子症患者に対する遺伝カウンセリングについては受精卵診断など倫理的な問題を多く含んでおり，また男性不妊症における遺伝カウンセリング自体がいまだ十分に機能しているとはいえないが，今後徐々に確立していく必要があると考える。

文 献

1) Imamoto T *et al.* : *Reprod Med Biol* 2 : 31-35, 2003.
2) Lanfranco F *et al.* : *Lancet* 364 : 273-283, 2004.
3) Vernaeve V *et al.* : *Hum Reprod* 19 : 1135-1139, 2004.
4) Kamischke A *et al.* : *J Androl* 25 : 586-592, 2004.
5) Kühnert B *et al.* : *Hum Reprod* 19 : 886-888, 2004.
6) Vijesh VV *et al.* : *Genet Test Mol Biomarkers* 19 : 150-155, 2015.
7) Miyagawa Y *et al.* : *J Urol* 173 : 2072-2075, 2005.
8) Fahmy I *et al.* : *Hum Reprod* 19 : 1558-1561, 2004.
9) Shetty G *et al.* : *J Natl Cancer Monogr Inst* 34 : 36-39, 2005.
10) The Ethics Committee of the American Society for Reproductive Medicine : *Fertil Steril* 83 : 1622-1628, 2005.
11) Howell SJ *et al.* : *J Natl Cancer Monogr Inst* 34 : 12-17, 2005.
12) Fujita K *et al.* : *J Clin Invest* 115 : 1855-1862, 2005.
13) 今本敬ほか：日本不妊学会雑誌 47 : 13-17, 2002.
14) Guttenbach M *et al.* : *Biol Reprod* 63 : 1727-1729, 2000.
15) Mau Kai C *et al.* : *Hum Reprod* 23 : 1669-1678, 2008.

〔今本　敬，市川智彦〕

Ⅰ 生殖補助医療の流れ

5 生殖補助医療と生命倫理

1. はじめに

　医師，胚培養士，看護師など生殖補助医療の臨床に従事する者は，プロフェッショナルとしての高い意識を持ち，自らのプライドと倫理観を保ちながら日々の業務に取り組むことが必要である。そのためには，各人が正しい十分な知識を自らのものとした上で，様々な現場の経験を重ね，自身の高い思想をそれぞれが構築していくことが求められる。

　本項では，生殖補助医療の従事者が認識しておくことを求められる生命倫理の基礎知識をまとめるとともに，本領域の急速な進歩発展の中で，多様な価値観の共存と調和が必要な生殖補助医療の現場における各種の課題について，その歴史的な経緯と今日までの展開を述べる。

2. 生命倫理の基礎知識

　生命倫理（bioethics）は，生命科学や医療分野における行動や課題について，配慮すべき倫理的問題を人道的原則と規制に基づいて吟味する体系的研究であるといえる。唄孝一は，「社会的合意がどこにあるか探求する鍵」としている。すなわち，多様な視点から，我々が直面する生命にかかわる諸問題を扱うために，価値観や背景の異なる多くの研究者が関与し，早急な結論を追求することなく継続的に深思・考量する姿勢と，それを許容支援できる体制が重要であると考えられる。しばしばその対象となるトピックスには，脳死臓器移植，終末期医療，人工妊娠中絶などが並び，生殖医療や幹細胞研究など生殖補助医療の現場に密接に関連するものが多数含まれている。

　しかし，生命倫理という概念自体の確立についてみると，その歴史は比較的浅く，1970年代になって米国でほぼ完成したといえる。ここではまず，生命倫理の源流を遡ることにしたい。

　医療分野に従事する職種を養成する医学部などの教育機関では，その教育課程において，しばしば「ヒポクラテスの誓い（The Hippocratic Oath）」[1]について言及される。これは，古代ギリシャ時代の医師Hippocratesあるいはその弟子によってまとめられた誓いと信じられており，その内容は医師のあるべき姿であるといわれることが多い。例えば，「学ぶことを欲すれば報酬なしにこの術を教える」「患者に利益すると思う養生法をとり，悪くて有害と知る方法を決してとらない」「秘密を守る」「死に導くような薬を与えない」（小川鼎三訳）などの記述が含まれる。しかし，内容の基幹は男尊女卑であること，パターナリズムの色彩がきわめて強いこと，患者の利益を判断するのは医師であって患者ではないことなど，現代的な価値観とは必ずしも整合しない部分も多く，現在は一部改変された「ヒポクラテスの誓い」が用いられることも多い。

　現在，医療倫理について医療分野に従事する者が必ず知るべきことは，むしろ「インフォームドコンセント」という概念の成立過程である。すなわち，過去への大きな反省のもとに強調されるに至った生命倫理の中核的思想である「患者の自己決定」が，どのような系譜を持つのかを熟知すべきであろう。

　第二次世界大戦中にナチスの行った戦争犯罪に対する戦勝国による軍事裁判が，1945年11月からニュルンベルクにおいて行われた。この裁判後，ナチスによる医学研究の名を借りた数々の人

体実験，ユダヤ人などに対する不当な投薬・手術などの医療行為を背景に，医学的研究における被験者の権利と同意の必要性を明確にする文書として，「ニュルンベルク綱領（Nürnberg Code）」[2]が1947年に提示された。この文書では，「医学的研究においては，その被験者の自発的同意が本質的に絶対に必要」「十分な知識と包括的な理解をもって，自由に選択できる状況の下で，被験者となる人が自発的同意を与えるべきである」（星野一正訳）などと記載し，今日のインフォームドコンセントにおける同意取得における必要最低限のポイントをすでに網羅していた。

さらに1964年には，この「ニュルンベルク綱領」を下敷きとして，ヘルシンキで開催された世界医師会第18回総会において，「ヘルシンキ宣言（Declaration of Helsinki）」[3]（314頁参照）が採択された。今日のわが国においても，様々な臨床試験の倫理審査申請文書や手術など医療介入の際に用いられる同意取得文書には，その臨床試験や医療介入にあたり，必ず「ヘルシンキ宣言」に準拠する旨が記載され，被験者の同意なしには施行されないことが明確にされるのが常である。なお，ヘルシンキ宣言は，これまで頻繁に一部改正が行われてきており，2013年の世界医師会フォルタレザ総会における修正版が最新である。

1979年，生命倫理学者のBeauchampとChildressは，「生命医学倫理の諸原則」を出版し，生命倫理の四原則を示した[4]。それらは，①自律原則（respect of autonomy）「自律的な患者の意思決定を尊重せよ」，②恩恵原則（beneficience）「患者に利益をもたらせ」，③正義原則（justice）「利益と負担を公平に分配せよ」，④無危害原則（non-maleficience）「患者に危害が及ぶのを避けよ」である。彼らは，これら四原則により，倫理問題の解決を提唱し，簡潔に集約されたこれらの記述は今日に至るまで大きな影響を与えた。しかし，恩恵原則は自律原則と両立しない場面（安楽死など）が直ちに想定されるなど，このような原則主義には明らかに一定の限界がある。

以上をまとめると，現在のインフォームドコンセントの源流にあるものは，歴史的に同意なしに行われた人体実験であることを忘れてはならない。そして，インフォームドコンセントが明瞭に成立するためには，患者に同意能力があること，十分な説明がなされること，患者がその説明を理解すること，患者が自発的に同意することが必要要件となる。

3．生殖補助医療における倫理的論点

生殖補助医療の現場においては，潜在的に大きな倫理的課題を内包する場面が日常的に多数ある。もちろん，生殖への人工的な介入（生殖補助医療のみならず避妊などを含め）をすべて許容しないカトリック教会の立場から考える場合，また体外受精による初めての児Louise Joy Brownが生まれた1978年当時，EdwardsとSteptoeに向けられた非難や批判などにも，倫理的問題ととらえることのできる指摘が多数存在する[5]。しかし，ここでは，現時点ですべての体外受精クリニックが直面する可能性が高いと思われる代表的な潜在的倫理的論点を2点のみ取り上げる。

第1は「凍結」である。今日の生殖医療の生殖補助医療の現場では，移植胚数の制限に伴って，胚凍結が不可欠の日常的手技となり，提供する治療プログラムに必ず含まれねばならない。また，精子や未受精卵子の凍結保存を提供するクリニックも多数ある。しかし，胚や配偶子の凍結に関連する潜在的な問題はきわめて多岐にわたることを，まず認識する必要がある。

例えば，1996年，英国のBlood氏は，亡くなった夫の凍結精子を用いる人工授精を受ける許可を裁判所に求めた。裁判所はこれを認めず，彼女は精子を国外へ移送する許可を求める裁判を起こした。最終的にヨーロッパ人権裁判所の裁定で，彼女は夫精子をベルギーに移送し2人の息子を得た[6]。いわゆる死後生殖（posthumous reproduction）である。わが国でも，1998年に四国で同様の事例があり，生前に凍結した夫精子を用いた生殖補助医療により出生した子が死後認知請求を提訴したが，2006年，最高裁はこの請求を認めなかった[7]。しかし判決文は，現行法が死後に生殖があり得ることを想定していないため，早期の法制度

の整備が望ましいと述べた。もちろん，死後生殖により出生した児については，その他にも相続などの問題が生ずるが，さらに液体窒素の中で凍結されている胚についても，その所有権などについての係争が歴史的に多数行われてきた。すなわち，凍結されていた胚や配偶子の存在すること自体が，様々な倫理的問題のリスクであることを認識する必要があること，さらにその使用にあたっては，必ずカップル双方の意志を直接確認することが少なくとも必要である。

また，胚，精子や卵子の配偶子凍結は，長期間の保存ばかりでなく，同時にその移送をきわめて容易にする。すなわち，凍結配偶子を利用すれば，時間と空間を超える生殖が可能となる。これは，長い期間のインターバルのある（年齢差のある）兄弟姉妹誕生を可能にする，生理的には成立し得ない高年齢妊娠を可能にするなどの問題のほか，外国における精子バンクや卵子バンクの今日の隆盛にもつながった。そして，次に述べる大きな問題に広く道を拓くこととなった。

第2の倫理的論点とは，生殖への「第三者の関与」である。わが国において，近年，提供精子による人工授精の施行周期数は数百周期程度であるが，それでも毎年100名程度の児が出生する。提供卵子を用いる生殖補助医療は，わが国ではほとんど行われていないが，世界の生殖補助医療周期の4％強を占める。そして，わが国には，提供配偶子により出生した子どもについて母子関係，父子関係を明確に規定した法律（家族法）は存在しない（2016年7月現在）。

わが国では，生殖への第三者の関与を考える時に，まず兄弟姉妹からの配偶子提供などを想定することが多く，家族関係の複雑化を問題視することが多い。しかし，配偶子提供については，兄弟姉妹知人友人などの知り合い（known donor）と未知の他人（unknown donor）という区別と，匿名提供者（anonymous donor）と非匿名提供者（non-anonymous donor）という区別がしばしば混同されることを認識する必要がある。さらに，匿名の対象としては，レシピエントカップルなのか，生まれてくる子どもなのか，あるいは両方な

のかを明確にして議論する必要がある。また，匿名で行われる提供については，提供配偶子により生まれた子どもによる，出自を知る権利（配偶子提供者を知る権利）が重要な懸念事項となっており，将来的にこれが実現される可能性を想定して対応していく必要がある。

ここにあげた2つの論点はいずれも，生命倫理の基本理念である「患者の自己決定」を，まだ存在しない子どもの利益と相対化して検討することがきわめて困難であることがその本質にある。それは，生殖医療の諸問題が常に倫理的課題として重要となる理由である。

4. 生殖補助医療をめぐる法・ガイドラインと規制のあり方

2016年7月現在，わが国には生殖補助医療を直接規制する法令（法律・政令など）は存在しない。したがって，生殖補助医療の規制は，日本産科婦人科学会など学会による各種見解（いわゆる会告）やガイドライン，すなわち専門職集団による自主的・自律的な規制に依存する形をとっている。日本産科婦人科学会の示す生殖補助医療に関連する見解[8]のリストを**表1**に示す。

そして，この自主的・自律的規制が，わが国で長期間にわたって，事実上高い実効性を保持していることは国際的には例外的な状況であるといえる。例えば，2008年4月に示された「生殖補助医療における多胎妊娠防止に関する見解」[8]は，胚移植において移植する胚を原則として単一とした。これにより，きわめて短期間に，わが国の生殖補助医療による多胎率は急激に低下し，北欧やベルギーと並ぶ，最も安全性に配慮した先進的な生殖補助医療を行うことがわが国で標準となった。

2015年4月に改定された「生殖補助医療実施医療機関の登録と報告に関する見解」[8]は，生殖補助医療を実施する施設の施設・設備要件，基準要員，義務などを詳細に記載し，わが国の生殖補助医療実施施設が具備すべき最低要件を示すとともに，安全管理や登録，報告などの義務を明示する，すなわち，この「見解」は最も基幹的役割を有する会告であるといえる。

表1　日本産科婦人科学会による生殖補助医療に関連する会告

名称	最終改定
生殖補助医療実施医療機関の登録と報告に関する見解	2015年4月
「体外受精・胚移植」に関する見解	2014年6月
顕微授精に関する見解	2006年4月
医学的適応による未受精卵子および卵巣組織の採取・凍結・保存に関する見解	2014年4月
ヒト胚および卵子の凍結保存と移植に関する見解	2014年6月
精子の凍結保存に関する見解	2007年4月
提供精子を用いた人工授精に関する見解	2015年6月
ヒト精子・卵子・受精卵を取り扱う研究に関する見解	2013年6月
「生殖補助医療における多胎妊娠防止」に関する見解	2008年4月
「ヒトの体外受精・胚移植の臨床応用の範囲」についての見解	1998年10月
「着床前診断」に関する見解	2015年6月
代理懐胎に関する見解	2003年4月
胚提供による生殖補助医療に関する見解	2004年4月

一方，日本生殖医学会は，生殖医療を専門とする医師，胚培養士などが加入する専門学会であり，生殖医療従事者資格制度を持ち，生殖医療従事者講習会，生殖医療専門医認定試験などを行っている．2016年4月現在，生殖医療専門医として596名が認定されている．さらに日本卵子学会は，胚培養士を対象とするセミナーなどを開催するとともに，生殖補助医療胚培養士資格認定審査を行っている．また，日本看護協会は，不妊症看護認定看護師の養成コースで専門看護師を認定している．

生殖補助医療を直接規制する法律を国会で制定するための積極的な動きは，2003年頃まで厚生審議会，法制審議会などでみられた．しかし，その後，現在に至るまで国会は法制定を実行していない．わが国のこの国際的にきわめて例外的な状況が今後も同様に長期間継続することは考えにくい．したがって，生殖補助医療に従事する関係者は，生殖補助医療の規制のあり方について，強い関心を持って国会などの動きなどを注視する必要がある．

5. グローバル化する生殖補助医療

生殖補助医療を倫理的側面から考える場合，前述したような法的制限に加え，社会的，文化的，宗教的な背景を考慮する必要がある．特に規制的な法律で生殖補助医療を施行してきた国々では，近年，大きな変化が起こりつつある．例えば，世界で唯一，法律により体外受精を全面禁止してきたコスタリカは，米州人権裁判所の命令により，2015年9月に法律を改正した．また，卵子提供や着床前診断などを法律により禁止してきたイタリア，オーストリア，スイスでは，2015年に相次いで，法改正や国民投票により，これらの制限が撤廃された．

この変化の背景にある重要な要素として，進展するグローバル化により生殖補助医療に関する人々の様々な価値観の中で，従来の宗教的要素の比重が次第に小さくなり，逆に不妊カップルの人権の問題として共有される部分が増加したことがあげられる．一方，越境治療などが広く行われるようになった状況から，一国やある地域における制限的規制が，実際に機能しにくくなったという現実が関係する可能性も高い．そして，少なくとも欧州圏では，生殖補助医療についての制限的法規制はほぼ撤廃され，各国規制がほぼ同一のリベラルなレベルに変化したといえる．

わが国における生殖補助医療の倫理を考える場合，中長期的にはグローバル化から乖離したこの国独自の規制方法や規制内容を維持していくことは困難と思われる．

文献

1) ヒポクラテスの誓い，小川鼎三訳

http://www.med.or.jp/doctor/member/kiso/k3.html
2) ニュルンベル綱領，笹栗俊之訳
http://www.med.kyushu-u.ac.jp/recnet_fukuoka/houki-rinri/nuremberg.html
3) ヘルシンキ宣言，日本医師会訳
http://www.med.or.jp/wma/helsinki.html
4) トム・L・ビーチャムほか，永安幸正ほか訳：生命医学倫理，成文堂，東京，1997．
5) Edwards RG et al. : A Matter of Life: The Story of a Medical Breakthrough, Hutchinson, London, 1980.
6) Blood D : Flesh and Blood, Mainstream Publishing, 2005.
7) 最判平成18年9月4日民集60巻7号2563頁
8) 日本産科婦人科学会会告
http://www.jsog.or.jp/ethic/index.html

（石原　理）

II 生殖系列細胞

1 生物における生殖戦略

1. 生殖の目的

現在，地球上に存在する生物のすべては共通の祖先に由来すると考えられており，生命はその誕生以来，今日まで40億年近く途切れることなく続いてきたことになる。この生命の連続性は「生殖」というシステムによって保証されてきた。すなわち，生物個体は寿命を持ちながらも，次々と子孫を生み出すことによって世代を超えて種が維持され，さらには進化も伴いながら生命は連綿と続いている。したがって，生殖の目的とは，生命の連続を維持すること，種を維持することであるといえる。

2. 生殖の様式―無性生殖と有性生殖

生物は生殖により子孫を作り，生命が引き継がれ，種が維持される。しかし，一口に生殖といっても，多様な生物が繰り広げる生殖の仕組みにはいくつかの様式がある（図1）。最も単純なのはバクテリアなどの原生動物でみられる2分裂で，1個の個体が2個の個体に分裂するものである。分裂した個体は，しばらくすると栄養分を摂取して元の大きさに戻る。すなわち，単細胞生物では細胞分裂が生殖となる。また，ヒドラのように分裂する個体に大小がある場合には出芽と呼ぶ。太古の原始生命体も2分裂や出芽によって増殖したと推察される。このような分裂や出芽によって新しい個体を増やす生殖の仕方を無性生殖という。無性生殖によって増えた子孫は親と同じ遺伝子を持っており（クローン），安定した環境ではどんどん増えていけばよいので好都合であるが，環境が変化したときには新しい遺伝子の組合せがないため，種の環境適応性に劣ると考えられる。

そこで進化の過程で作り出されたのが，新たな遺伝子を混ぜ合わせる有性生殖である。有性生殖では，雄と雌で作られた生殖細胞，すなわち配偶子が融合して新しい個体が生じる。配偶子には形・大きさが同じ同型配偶子を作る生物と，配偶子の大きさに差がある異型配偶子を作る生物がいる。雌雄の作る異型配偶子に，形態・分化に大きな差がみられるとき，雌のものを卵子，雄のものを精子という。通常は，卵子は大きく，運動性を欠き，精子は小さく，運動性がある。高等動物では，卵子と精子を作る場合がほとんどである。なお，半数体の卵子が個体として発生する単為生殖は，生殖を遺伝子の混合の有無によって定義する場合には無性生殖に，配偶子による生殖を有性生殖と定義する場合には有性生殖に分類される。

3. 有性生殖の意義

有性生殖において子孫を増やすためには，減数分裂という特別な機構を利用する上に，2つの個体（雄と雌）の出会いが必須となる。さらに，各個体が単独で子孫を作ることができる無性生殖に対して，有性生殖の場合は子を産む能力は雌にしか備わっていない。雌1個体が作る子の数や次世代を作る能力が同等と仮定すれば，有性生殖の子

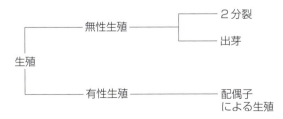

図1 生物の生殖様式

孫を増やす速度が無性生殖の半分しかないことになり，繁殖成果の差は世代ごとに大きくなる（図2）。したがって，有性生殖は無性生殖に比べて生殖にかかるコストが大きく，生殖の目的である種を増やし，維持することにおいては不利である。しかし，自然界においては有性生殖を行う生物が圧倒的に多い。無性生殖を行う生物であっても，ヒルガタワムシなどのごく少数の例外を除いて，生活環のどこかの段階で有性生殖を取り入れている。なぜ，このように生物は有性生殖を選択するのであろうか。有性生殖の意義として次のようなことが考えられる[1,2]。

1）環境適応力の獲得

親の持つ形質が環境に適応している場合，同じ環境においてはその環境に最大の適応度を示す無性生殖が優れている。すなわち，親のクローンである子を作ることが生殖の意義にかなう。しかし，環境が変化すれば，適応が難しくなり，種が絶滅する危険性もある。そのようなことから，生物が生き続けるためにはこの遺伝子型に多様性を与え，環境変化に備える方が有利である。配偶子形成時に行われる減数分裂では，母方由来と父方由来の相同染色体の対合がランダムに分配され，遺伝的に多様な生殖細胞を形成する。例えば，ヒトの場合，23対の相同染色体があるので，その組合せは2の23乗（8.4×10^6）通り考えられる。さらに，第一減数分裂前期では相同染色体間に交差が起き，遺伝子の組換えも起こる。この交差は2つの姉妹染色分体とも，それぞれ別々に起こることが可能なため，結果として4本の染色分体がすべて異なる組み合わせの遺伝子セットを持つことになる（図3）。つまり，減数分裂の過程で生殖細胞が持つ遺伝的多様性は，ほぼ無限に高めることができる。この多様性は，様々な環境の中で生存の場所を広げ，また環境の急激な変化の中で柔軟に適応できる個体を生み出すのに有利に働くと考えられる。

2）遺伝子修復による若返り

遺伝子の組換えは，蓄積した有害な突然変異を

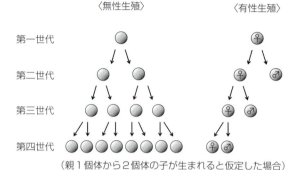

図2 無性生殖と有性生殖の繁殖効率の違い
有性生殖では無性生殖と比べて「2倍のコスト」がかかる。

除去し，細胞を若返らせるためにあるとする説である。例えば，ゾウリムシ（単細胞生物）は，次々と2分裂によって増殖し，クローン集団を形成していくが，200回程度の分裂を行うとクローン全体が突然，死滅する。しかし，それを避けるために，別のクローンに属するゾウリムシ間で接合し，小核（ゾウリムシは大核と小核を持ち，小核は生殖核とも呼ばれる）の交換を行うと若返り，再び分裂を繰り返すことができるようになる。すなわち，接合やDNAの部分的交換によって，それまでの老化を帳消しにし，若返ることになる。一方，多細胞生物では，配偶子形成の中でみられる減数分裂過程で相同染色体間のDNAの相互の組換えが起こり，若返った配偶子が誕生する。すなわち，有性生殖は，単細胞生物においては個体の若返り，多細胞生物では配偶子の若返りにより，種の老化を防いでいる。

4．生殖細胞系列と生命の連続性

有性生殖を行う生物の個体を構成する細胞を大別すると，「体細胞系列」と「生殖細胞系列」の2つに大別される。体細胞系列の細胞は，個体の生存において様々な働きをするもので，個体の生命と運命をともにする。これに対し，生殖細胞系列の細胞は，個体の生存には直接必要ではないが，次世代を作るために必要な配偶子を作り出す役割を持っている。高等動物の場合，配偶子として精子と卵子を作り出し，それらの受精によって新しい個体が生じる。生物の個体には寿命があ

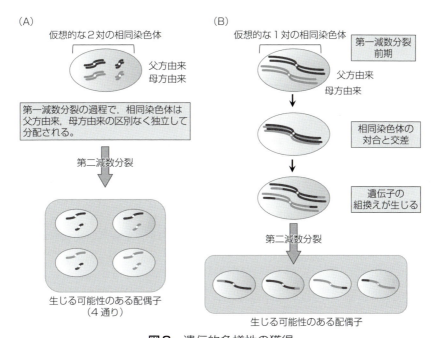

図3 遺伝的多様性の獲得
相同染色体の独立分配（A）と交差（B）により，生殖細胞に遺伝的多様性が生まれる。

り，やがて老化して死を迎えるが，通常はその個体が寿命を迎える前に，体内で作られた配偶子が体内もしくは体外で受精し，新しい個体となる。その後，新個体を構成する一部の細胞から始原生殖細胞が分化し，やがて精子もしくは卵子となる。そして，再び精子と卵子が受精し，次世代の個体を作る。このように，生殖細胞系列の細胞は，生命の連続性を保つために必要な細胞であり，絶えることのない一連の流れを持つことから，生殖細胞系列は生命を継承する「不死」の流れを持つといえる（図4）[3]。

5. 生殖細胞系列の起源

1）Weismannの生殖質連続説

この生殖細胞系列の区別は，ドイツの遺伝学者August Weismann（1834〜1914）によって最初に認識された。Weismannは19世紀末に「生殖質連続説（germ plasm hypothesis）」を唱えた。この説によれば，我々生物の体は「生殖質」と「体質」から形成されていることになる。そして，生物の遺伝と発生を司る細胞内の基本要素として決定子の存在を仮定し，すべての決定子である生

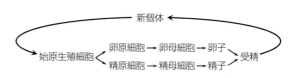

図4 「不死」の流れを持つ生殖細胞系列

殖質が生殖細胞の核の中に含まれ，個体発生や受精を通じて次々と受け継がれていくと考えた。つまり，生物は生殖質によって代々続いていくと考えたわけである。一方，生殖質以外の体質は，個体を作る体細胞に含まれ，発生とともに体質中の決定子は特定の細胞に振り分けられ，その結果，筋肉や神経などが分化するとしている。Weismannの仮説は現代の科学では受け入れられない部分もあるが，考え方としては今も生きている[4]。

2）生殖細胞系列の起源に関する諸説

これまでに生殖細胞の決定因子である生殖質については，多くの研究がなされているが，哺乳動物など生殖質が報告されていない動物は決して少なくなく，生殖細胞系列の起源については，いろいろな考え方が提出されている。Weismannが唱えた生殖質連続説のほかにも，生殖細胞系列が成

立する時期を基にして次のような仮説も報告されている[4]。

①分離仮説（segregation hypothesis）：卵割期に一部の割球が生殖細胞の起源細胞として分離する，とする説。

②幹細胞仮説（stem cell hypothesis）：発生過程で各種の幹細胞が生じ，その中の1つが胚の体が構成され始める時期に生殖系列細胞へと運命づけられる，とする説。

③胚葉仮説（germ layer hypothesis）：アルカリホスファターゼ活性を指標に，生殖細胞が原腸陥入期後の特定の胚葉から出現する，とする説。

このように，生殖細胞系列の起源については様々な仮説が立てられている。しかし，現在までのところ，これらの仮説は生殖細胞形成の機構にまで発展する論理構造を持っていない。今後，生殖質の機能に関する分子機構が同定されれば，これらの仮説は，生殖質形成およびその特定細胞への分配機構を説明するものと理解できるようになるかもしれない。

6. 生殖細胞系列の成立過程

多くの動物群では，発生が進むと3つの胚葉（外胚葉，内胚葉，中胚葉）が形成される。それぞれの胚葉からは様々な組織・器官が分化するが，生殖腺は中胚葉から分化する。完成した生殖腺（卵巣あるいは精巣）には，もちろん生殖細胞（卵子あるいは精子）が含まれるが，この卵子や精子も生殖腺と同じ中胚葉起源で一緒に分化するのだろうか。実は，将来，生殖細胞になる運命を持った細胞（始原生殖細胞）は，多くの動物群で発生過程の早い段階に，実際の生殖巣とは離れた部位で形成され出現することが明らかになっている。すなわち，始原生殖細胞は生殖巣の外で分化し，将来，卵巣や精巣になる生殖巣の原基（生殖隆起）まで移動する。この生殖細胞系列の成立過程は動物群によって多様である。以下に，生殖質が確認されている動物群の代表例としてショウジョウバエおよびアフリカツメガエルを，また，生殖質が確認されていない動物群の代表例としてマウスを取り上げ，それぞれの生殖細胞系列の成立過程を紹介する[4〜6]。

1）生殖質を持つ動物群における生殖細胞系列の成立

（1）ショウジョウバエ

ショウジョウバエの卵子は中心に卵黄が多い心黄卵なので，表層卵割（表割）をする。表層卵割といっても，最初のうちは中心に近いところにある核のみが分裂を繰り返し，多核体を形成する。その後，増加した核が表層に移動し，移動した核を含むように表層の細胞質に区画ができ，胞胚となる。この時，卵子の後極に局在する生殖質（極細胞質）に進入した核は，この細胞質とともに卵子の外側にくびれだす。この胞胚後極の表層に並んだ一層の細胞を極細胞と呼び，この細胞は後に胚体の中に取り込まれ，生殖巣の中に入って生殖細胞になる。この細胞群に放射線を照射して死滅させると，生殖腺はできるが中身に生殖細胞のない生殖腺ができる。そのため，ショウジョウバエの生殖細胞は，胚発生初期に形成される極細胞に由来することがわかる。

（2）アフリカツメガエル

ショウジョウバエと同様，生殖質を卵子の中に持っている動物にアフリカツメガエルがいる。アフリカツメガエルの場合は，4細胞期までは植物極側に均等に局在しているが，卵割が進んで桑実胚になった頃には，生殖質はごく限られた割球にだけ分配される。この生殖質が分配された割球は，胚の生殖巣の原基に移動して，生殖細胞になるように運命付けられる。この時期にはまだ外胚葉と内胚葉の区別もなく，アフリカツメガエルの胚においても，ショウジョウバエと同様に，非常に早い時期に，生殖細胞になる運命を持つ細胞が分かれる（図5）。しかし，ショウジョウバエでは生殖巣に入れなかった極細胞は退化するのに対し，アフリカツメガエルの生殖質を含む細胞は，体細胞組織に紛れ込んだ場合，様々な体細胞組織へと分化することが知られていることから，ショウジョウバエとアフリカツメガエルとでは生殖細胞系列として不可逆的に確立される機構が異なる

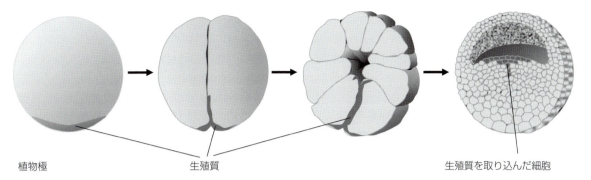

図5 アフリカツメガエルにおける生殖細胞系列の成立過程
文献4）を参考に作成

と考えられる。

2）生殖質を持たない動物群における生殖細胞系列の成立

卵子の中に生殖質が認められる動物は70種以上で，輪形，線形，軟体，環形，節足，毛顎，脊椎動物門にわたるが，生殖質が報告されていない動物も決して少なくはない。哺乳動物も生殖質が卵子内に観察されていない動物の1つである。以下に，マウスにおける生殖細胞系列の成立を概説する。

生殖質が確認されている動物では，発生のごく初期の段階で生殖細胞になる細胞の運命が決定する。これに対して，マウスでは胚盤胞（受精3.5日後に生じる100個程度の細胞から構築される胚）の内細胞塊由来の細胞〔胚性幹細胞（ES細胞）と呼ばれる〕は，すべての組織に分化する能力（多能性）を持っていることから，まだこの時期でも生殖細胞の運命は決定していないと考えられる。では，生殖細胞系列はいつ頃成立するのだろうか。アルカリホスファターゼ活性を利用した古典的な研究において，始原生殖細胞が初めて認められるのは受精7日後の原腸形成の時期であり，胚外中胚葉領域に約8個の大型でアルカリホスファターゼ活性陽性を示す細胞が観察されることから，この頃に生殖細胞系列として成立すると考えられる。その後の研究で，受精5.5日頃から胚体外外胚葉で発現する*Bmp4*などのシグナル因子によって胚盤葉上層（エピブラスト）の一部の細胞が始原生殖細胞になることがわかっている。その後，始原生殖細胞は分裂して数を増やし，受精8.5日後には後腸の陥入が進行するのに伴って後腸へ移動し，後腸が中胚葉に包み込まれ腸間膜が形成されると，その腸間膜の間を通り抜け，受精後11日までには腸間膜基部に形成される生殖隆起に取り込まれる。このように，マウスの場合，始原生殖細胞は胚体の外で分化するので，始原生殖細胞は発生する体細胞系列の細胞間をすり抜けながら，哺乳動物の始原生殖細胞に特徴的なアメーバ運動によって，生殖隆起まで移動していく（図6）。

3）生殖細胞系列の成立機構の統一的な理解へ

生殖細胞系列の成立に関して，その成立過程や確立時期は動物群によって多様である。したがって，現在のところ，生殖質を持つ動物群と生殖質を持たない動物群における生殖細胞系列の成立機構を統一的に理解することは困難であるように思われる。しかし，生殖質が認められていない動物群においても現在は検出する手段が知られていないだけで，生殖質に相当する共通な因子が存在するのではないかという考え方もできる。実際に，生殖質が確認されていないマウスやラットの始原生殖細胞やその形成過程には生殖質に特徴的なnuageと呼ばれる生殖顆粒に類似した小器官の構造が存在することが知られている。

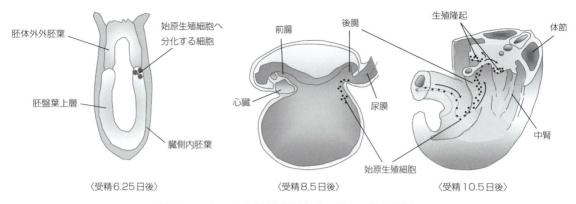

図6 マウスにおける生殖細胞系列の成立過程
文献4）を参考に作成

また，生殖質を持つショウジョウバエやカエルなどで生殖細胞系列の成立に関与しているといわれる因子（Vasaタンパク質）と同様の構造因子（mouse vasa homolog：Mvh）が，生殖質を持たないマウスの生殖系列細胞に存在している。さらに，近年，分子生物学的な解析技術の進歩によって，より詳細な生殖細胞系列の成立機構が明らかになりつつある。したがって，今後，各動物群において分子レベルで生殖細胞系列の成立機構に関する理解が進めば，その知見を基に生殖細胞系列の成立機構を統一的に理解することも可能になるかもしれない。

7. 生殖系列細胞を用いた新技術と応用例

1）幹細胞の利用・応用

最近，ヒトクローン胚からES細胞を作製し，培養させることに成功した実験研究が報告された。これまでに各国の研究者たちが，ヒツジをはじめネコやウシといった哺乳動物の体細胞核移植によるクローン動物の作出に成功しているものの，ヒトおよびサルなどの霊長類のクローン作製は達成できていなかった。そのため，霊長類のクローン作製には特別な障害があると考えられていたが，体細胞核移植を行ってES細胞が作製されたことにより，適用可能なクローン技術を確立しつつあると考えられる。

しかし，ヒト胚を用いたこのような研究の前進は生命倫理的な問題があるとして一部の人々は反対意見を持っており，ES細胞を採取する際に胚を破壊することは殺人や傷害と同じ行為であると批判している。そのため，ヒトES細胞に関する研究では慎重な配慮が必要である。

いずれにしても，ヒトクローン胚からES細胞が作製されたことにより，薬の効果や副作用および安全性を確かめることが可能になること，また糖尿病やアルツハイマー病などの疾患によって損傷した細胞の代わりに健康な細胞を移植治療することが可能になるなど，医療の発展において大きく貢献すると期待される。

2）生殖系列細胞の作製・応用

生殖系列細胞は身体を構成する細胞の中で，唯一全能性を維持する細胞である。そのため，近年，生殖系列細胞を効率よく利用した新技術の開発や，その応用を目指した幹細胞研究や生殖工学技術の開発研究が注目を浴びている。生殖系列細胞は，卵子や精子にも分化する可能性を秘めているのと同時に，適切な培養下で培養することにより無限増殖を獲得するばかりでなく，ES細胞と呼ばれる全能性細胞に戻ることも可能である（図7）。ES細胞から生殖細胞を分化させる培養系では，全能性を維持する生殖細胞と全能性を失う体細胞への分化を培養条件下で再現させる必要がある。

近年，*Vasa*という生殖細胞特異的遺伝子の発現を指標にし，ES細胞が特定の培養条件下で生

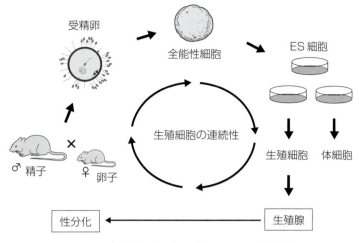

図7 生殖系列細胞の利用とその連続性

殖細胞に分化することが見出され，さらに分化した生殖細胞が精子になる能力を持っていることが証明された。その後，ES細胞から分化した精子を用いて卵子と受精させることに成功している。このことは，体外培養条件下で作製されたES細胞由来精子が受精能を獲得していることの証明である。これらの研究結果の持つ意義は非常に大きい。治療目的のクローニングやES細胞の育成の基礎的プロセスについての理解が深まると同時に，男性の不妊治療につながる可能性を持っているからである。治療目的でES細胞を利用する場合では，免疫による拒絶反応を避けるために，患者自身のクローン胚から作り出す必要があるが，クローン胚から採取したES細胞が正常で，治療に利用できるか否かについては不明である。

しかし，このES細胞由来精子が受精能を獲得していたという事実は，ES細胞が治療目的で利用できる可能性を示すものであり，生殖系列細胞を利用した新しい技術の開発，さらにはその実用化への大きな一歩である。

3）人工多能性幹細胞（iPS細胞）の樹立と応用

近年，多能性を有した人工多能性幹細胞（induced pluripotent stem cell：iPS細胞）が樹立され，再生医療への応用が期待されている。再生医療の目標は，細胞，組織，器官そのもの，またそれらの機能を再生させることによって病気の治療を行うことである。iPS細胞が樹立される前はES細胞を用いて，組織や器官を構築する研究が主に行われてきた。

しかし，ES細胞は順調に成長すれば生命になる受精卵を利用しているため，倫理的に大きな問題を抱えている。iPS細胞の作製技術では，受精卵でない細胞に様々な種類の細胞に変化する能力を持たせることができるため，再生医療の研究を加速することができると同時に新薬の開発や探索などに有用である。

さらに，iPS細胞/ES細胞から始原生殖細胞様細胞（primordial germ cell-like cells：PGCLCs），精子や卵子を誘導する技術が報告されている。本技術は，始原生殖細胞の誘導にかかわる転写因子の同定やエピゲノムリプログラミングの解明に寄与するとともに，これまで研究が困難であったヒト生殖細胞系列の成立機構の解明が大きく前進することも期待される。また，最新の生殖工学技術を駆使して生殖系列細胞を希少動物の維持・増殖に応用する技術開発にも寄与することが期待される。希少動物の保護・増殖は，生物資源の保全のためだけでなく，生物多様性の維持にも重要である。

4）生殖系列細胞を用いた技術開発と応用

生物多様性の観点から，現在，希少動物の維持・増殖の方法として考えられているのは，生殖

系列細胞の体外培養法の開発，生殖系列細胞に対する操作技術の確立，生殖系列への分化調節遺伝子の特定とその応用である．このような生殖系列細胞を用いた技術開発のためには，広範な動物種から生殖系列細胞を効率よく分離採取する必要がある．哺乳動物および鳥類において始原生殖細胞の大量採取を可能にするためには，その起源となる胚部域を特定して未分化細胞から体外培養法を用いて大量の始原生殖細胞を増殖させる必要がある．これらの技術を開発統合することによって希少動物の保護を目的とした維持・増殖が可能となる．

このように，将来的に生殖系列細胞を利用した新技術は，再生医療や不妊治療のような医学領域だけではなく，希少動物の保護や優良動物の作製など幅広い分野においても存在感を発揮するようになると予想される．

文献

1) 安部眞一ほか：性と生殖，培風館，東京，2007．
2) 毛利秀雄：生殖系列—親から子への生命の流れ，第7回「大学と科学」公開シンポジウム組織委員会編，1993．
3) 佐藤英明：新動物生殖学，朝倉書店，東京，2011．
4) 岡田益吉ほか：生殖細胞—形態から分子へ—，共立出版，東京，1996．
5) Gilbert SF : Developmental Biology, 6th Edition, Sinauer Associates, Sounderland, 2000.
6) 森崇英：卵子学，京都大学学術出版会，京都，2011．

(横尾正樹，清水　隆，佐藤英明)

II 生殖系列細胞

2 生殖腺の性分化のメカニズム

1. はじめに

哺乳動物の性は，受精時に遺伝的に決定し，性染色体がXX型は雌，XY型は雄へと分化する。昆虫など一部の動物種には，雄型の遺伝子型を持つ細胞は雄にしかなれず，雌型の遺伝子型を持つ細胞は雌にしかなれないというように，個々の体細胞自身の性が遺伝的に決定するものがある。そのような動物種で雄型と雌型の両細胞を持つ異常個体では，体に雄の部分と雌の部分が共存する雌雄モザイク（gynandromorph）という個体がまれにみられる。しかし，哺乳動物では1種類の細胞を除き，個々の細胞自体に性はなく，XX型とXY型のどちらの細胞でも，雄にも雌にも分化することが可能である。

では，何が哺乳動物の性を決定しているのであろうか。哺乳動物では，生殖腺の性分化が個体の性を決定することがわかっている。生殖腺が精巣へと分化するか卵巣へと分化するかにより，そこから分泌される性特有のホルモンなどの分泌因子によって体細胞は雄あるいは雌へと分化していく。したがって，XX型とXY型のどちらであっても，生殖腺を摘出し性ホルモンなどを適切な時期に投与すれば，体はどちらの性へも分化させることができる。

生殖腺の発生は，マウスでは10.5日胚，ヒトでは妊娠4週目に開始するが，当初は雌雄の差はみられず，卵巣と精巣のどちらにも分化可能な未分化生殖腺として発生する。性分化が開始するのは，マウスでは12日目胚，ヒトでは妊娠8週目頃である。本項では，哺乳動物の性を決定する生殖腺の性分化のメカニズムについて，未分化生殖腺の形成を含め，精巣および卵巣への分化とそれに関与する性決定遺伝子について概説する。

2. 未分化生殖腺の発生
1) 形態形成

哺乳動物の生殖腺および生殖器系は，泌尿器系と密接に関連しながら発生する。マウスでは9.5日目頃から，腹腔に面した背壁に頭尾軸に沿って胸部から腰部にかけて左右一対の細長いふくらみが生じ始める（図1A）。これは，中間中胚葉由来の胎子期の泌尿器系である。最初に胸部に形成される前腎は痕跡的で哺乳動物では機能する前に退行し，10日目頃にはその尾側の腹部から腰部にかけて中腎（mesonephros）が形成される。中腎は，魚類や両生類では生涯腎臓として働くが，哺乳動物では胎子期にしばらく腎臓として機能した後，12.5日目頃から発生開始する生涯の腎臓となる後腎にその役目を譲り，発生過程で退化する。中腎内の糸球体は，中腎細管を経由してウォルフ管（Wolffian duct）〔中腎管（mesonephric duct）〕と連絡しており，中腎管は頭尾軸に沿って延び，尾側は尿生殖洞（urogenital sinus）に開く。中腎管は中腎の排泄管である。少し遅れてマウスでは12〜13日にかけて，ヒトでは妊娠6週目までには中腎管の外腹側にミュラー管（Müllerian duct）〔中腎傍管（paramesonephric duct）〕が形成され，中腎管と同様に尿生殖洞に開く。すなわち，中腎にはウォルフ管とミュラー管という2対の管系が形成され，ウォルフ管からは後に雄の，ミュラー管からは雌の副生殖器が形成される。

これに先立ち，マウスでは10.5日目頃，ヒトでは妊娠4週目に中腎の内側の体腔上皮（coelomic epithelium）が肥厚し生殖隆起（genital ridge）が

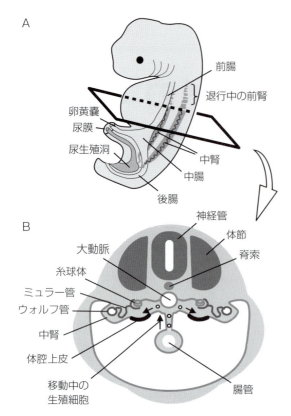

図1　マウス10.5日目胚の泌尿生殖器系
A：中腎の位置を消化管とともに模式的に示す。
B：Aに示した位置での横断面を示す。中腎傍管はまだ形成されていない。
文献2, 3）より改変

形成され，これが後に生殖腺として精巣あるいは卵巣へと発生していく（図1B）。発生当初は生殖隆起部位には生殖細胞は存在せず，精子や卵子の前駆細胞である始原生殖細胞（primordial germ cell：PGC）は，マウスでは7日目，ヒトでは妊娠24日目頃に，尿膜に近接する卵黄嚢壁にアルカリホスファターゼ陽性細胞として発生し，アメーバ状の運動をしながら移動し，マウスでは11.0日目，ヒトでは妊娠6週目頃に形成過程の生殖腺に入る（「卵子の形成と成熟」51頁を参照）。

生殖隆起は，最初は中腎と識別が困難だが，やがて体腔上皮細胞とその内側の間葉系細胞の増殖により体腔側に突出し中腎と明確に区別できるようになる。特に体腔上皮細胞は盛んに増殖し，基底膜のラミニン層を分断して枝分かれした指状の細胞索となって，その内側の比較的粗な間充織内に伸長する。こうしてできた上皮性の索構造は一次性索（primary sex cord）と呼ばれ，生殖腺内の間充織に移動してきた生殖細胞の間に入り込むようになる。マウスでは11.5日目まで，ヒトでは妊娠7週目までの生殖腺では一次性索は体腔上皮とつながっている。この時期までの生殖腺は雌雄の区別はできない（図2A）。

2）制御因子

生殖隆起の形成には，ホメオボックスタンパク質のEMX2，Lim/ホメオボックスタンパク質のLHX9，Znフィンガー型転写制御因子のWT1（スプライシングバリアントとしてリジン-スレオニン-セリンの3アミノ酸の有無により＋KTSと－KTSが存在するが，生殖隆起形成にかかわるのは－KTSである），核内のステロイドホルモンレセプター型転写因子のSF1/NR5A1などが関与する。これらの欠損は未分化生殖腺の形成が著しく低下または欠失する。SF1/NR5A1の転写開始点の350bp上流にはWT1（－KTS）とLHX9の結合部位があり，これらの欠損によりSF1/NR5A1の発現は顕著に低下する。また，EMX2の欠損もSF1/NR5A1の発現低下をきたす。逆に，SF1/NR5A1の欠損はEMX2，LHX9，WT1（－KTS）の発現に影響しない。このことから，SF1/NR5A1が未分化生殖腺形成の最下流因子でEMX2，LHX9，WT1（－KTS）は，この発現を制御していると考えられる。また，EMX2，LHX9，WT1（－KTS）は，互いに独立に作用していることも知られている（図3A）。

PGCには，ケモカインSDF-1（CXC chemokine stromal cell-derived-factor 1）の受容体であるCXCR4（CXC chemokine receptor type 4）が発現している。形成過程の未分化生殖腺からはSDF-1が分泌され，PGCはCXCR4を介して発生部位の尿膜近傍卵黄嚢壁から成体での存在部位である生殖腺内に移動すると考えられている。

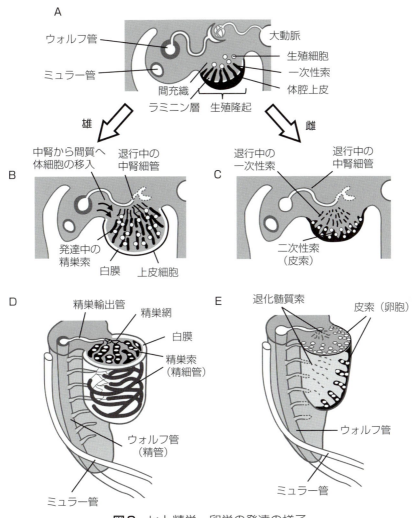

図2 ヒト精巣，卵巣の発達の様子
A：中腎傍管形成期の未分化生殖腺（6週）
B，C：雌雄分化直後の生殖腺（8週）
D，E：発達過程の精巣と卵巣（16週）
文献6）より改変

3. 生殖腺の性分化

1）形態変化

　雄の生殖腺では，一次性索はマウスでは11.5日目以降，ヒトでは妊娠8週目も増殖を続け髄質深くまで達し，生殖細胞を取り囲むようになる。一次性索の増殖活性化は雄特有の現象であり，雌では一次性索は退行してしまう。この時期までに内部に陥入した一次性索の上皮系細胞はセルトリ細胞（Sertoli cell）へと分化し，生殖細胞とともに12.5日目以降，基底膜で囲まれた精巣索（tesis cord）を形成する。また，11.5日目頃から雄特異的に中腎から生殖隆起の間充織内への細胞移入もみられ，これらの細胞は元々あった間充織細胞とともにライディッヒ細胞（Leydig cell）および後に精細管を取り囲む筋様細胞（peritubular myoid cell）へと分化する。また，雄では体腔上皮下に厚い細胞外基質よりなる白膜（tunica albuginea）が形成され，これによって精巣索は上皮細胞と分離される。この白膜形成に関与する白膜下の血管形成にも中腎からの移入細胞が関与する。これら

の細胞増殖および細胞移入により雄の生殖腺は，13日目以降は大きく丸みを帯び，一方，雌の生殖腺は細長く，雌雄を形態的に明瞭に区別できるようになる（図2B）．

雄の生殖細胞は，精巣索内で精原細胞〔精祖細胞（spermatogonia）〕へと分化し，精巣索は後に精細管（seminiferous tuble）を形成する．精巣索は互いに融合し髄質深部では網状になり，その最末端に薄い精巣網（rete testis）を作って中腎細管と結合する．これは，後の精巣輸出管（efferent duct）となり，中腎管よりなる精管（vas deferens）と精巣をつないでいる．すなわち，雄では胎児（子）期の泌尿器系である中腎細管と中腎管を生殖系に転用しているのである（図2D）．

雌の生殖腺では，生殖細胞は表面近くに配列するようになる．雌では，一次性索退行後に再び体腔上皮が一連の索構造を作り出し，これは二次性索（secondary sex cord）と呼ばれる．一次性索と二次性索は，同じ体腔上皮起源であるが，形成時期と構造が異なっている．雌の二次性索は，間充織内には伸長せず生殖腺の皮質に留まるため，皮索（cortical sex cord）とも呼ばれる（図2C）．皮索は，多くの細胞塊に分かれ，各細胞塊内には生殖細胞が1つ以上含まれる．この生殖細胞は卵原細胞（oogonia）へと分化し，二次性索由来の上皮系の細胞は顆粒膜細胞（granulosa cell）へと分化する．雌の生殖腺の間充織細胞からは莢膜細胞（theca cell）が分化し，基底膜を介して顆粒膜細胞を取り囲み，最終的には1つの生殖細胞を含んだ卵胞（follicle）を形成する（図2E）．

2）性決定遺伝子*SRY*

哺乳動物の性決定様式は，性染色体の構成がXX型かXY型かで決定する遺伝的性決定（genetic sex determination）である．この様式には，X染色体（ホモ型が雄となる種ではZ染色体）と常染色体（autosomal chromosome）の比率で性が決まる種と，Y染色体（ホモ型が雄となる種ではW染色体）の有無によって決定する種がある．例えば，XXYの染色体異常個体は，前者では雌，後者では雄に分化し，XOの染色体異常個体は，前者では雄，後者では雌に分化することになる．昆虫などは前者であるが，哺乳動物は後者，すなわちY染色体の有無によって性が決定し，ヒトではXXYはクラインフェルター症候群と呼ばれる男性，XOはターナー症候群と呼ばれる女性である．このY染色体上に存在する性決定遺伝子が*SRY*（sex determining region on the Y）であり，1990年にマウスとヒトで同時に報告された．翌1991年にこの*SRY*を含む14kbpのDNA断片を持つXX型のトランスジェニックマウスの生殖腺が精巣に分化したことから，この*SRY*が哺乳動物の性決定遺伝子であることが決定的となった．

SRYは非常に重要な因子であるにもかかわらず，動物種によってアミノ酸数が50未満から130以上と変異が大きく，相同性がきわめて低い転写制御因子である．しかし，約26アミノ酸よりなるDNA結合部位のHMGボックスだけは保存性が高く，ここが機能部位であることがわかっている．SRYタンパク質は，このHMGボックスを介して（A/T）ACAA（T/A）の6塩基を結合しDNAを60～85°に曲げることにより標的遺伝子の転写を制御している．

生殖腺内に存在する実質細胞としては，生殖細胞（germ cell），これを取り囲み生殖細胞に栄養分などを補給し発生を助ける支持細胞（supporting cell），そしてその外側に基底膜を挟んでステロイドホルモン産生細胞（steroidogenic cell）の3種が存在する．これらの前駆細胞は雌雄に共通である．これらのうち*SRY*遺伝子が性を決定するのは支持細胞であることが明らかになっており，*SRY*が存在すれば支持細胞が雄のセルトリ細胞へ，存在しなければ雌の顆粒膜細胞へと分化する．はじめに記した，哺乳動物において遺伝的に性が決定する唯一の細胞が，このセルトリ細胞なのである．SRYは，マウスでは性決定が起こる11.5日目をピークとして，前後に約1日だけセルトリ細胞の前駆細胞のみに発現し，きわめて時期特異性，組織特異性が高く，特に11.0～11.25日のわずか6時間にSRYが発現していることが雄の決定には必須であることが知られている．なお，

ヒトではSRYは性決定から出生まで発現がみられ，また生殖腺以外にもかなり発現しているが，性決定以外の機能は不明である。

SRY遺伝子による生殖腺の性決定は一次性決定と呼ばれ，哺乳動物ではこの過程が性ホルモンによって影響を受けることはない。

3）SOX9によるセルトリ細胞の分化

未分化生殖腺にSRYを発現させる上流因子として，ポリコーム因子のCBX2（M33としても知られる），WT1（+KTS），GATA因子の補助因子であるFOG2，インスリン受容体，MAPKKK4シグナル伝達系などが知られている。これらの機能が失われるとSRYの発現が低下し，支持細胞が顆粒膜細胞へと分化する結果XY生殖腺が卵巣へと分化する。これらのSRY上流因子の発現は雌雄で差がなく，そのためXX個体にSRY遺伝子を導入すればXY個体と全く同様の時間的・空間的特異性でSRYが発現し，支持細胞の前駆細胞がセルトリ細胞へと分化し個体が雄へと発生する。

SRYは転写制御因子であり，その標的遺伝子はSOX9であることが明らかになっている。SOX9遺伝子の約13kb上流にはTESCO（testis-specific enhancer core element）と呼ばれる転写調節領域があり，ここにSF1/NR5A1とSRYが同時に結合することでSOX9の発現を誘導する。SOX9も転写因子であり，SRYは約1日という短期間で発現が消失するが，ひとたびSOX9が発現すればSOX9自身がSRYに代わってTESCOに結合し，自身の発現を誘導する。また，SOX9はFGF9の発現を誘導し，FGF9がSOX9発現を誘導する正のフィードバックも知られている。XX個体の支持細胞にSOX9のみを強制発現させると，セルトリ細胞へと分化し，生殖腺は精巣へ分化することから，SRYの標的はSOX9のみと考えられている。SRYとは対照的にSOX9は，きわめて動物種間で保存性が高く，両生類以上の脊椎動物において雄化誘導に関与する重要遺伝子と考えられている（図3B）。

ヒトでは，DMRT1が性決定に関与することが知られており，ヘテロ欠損で精巣形成不全を起こし，しばしばXYの女性となる。一方，マウスでは雄決定にDMRT1は不要だが，出生後の精巣維持に必須であり，生涯にわたり卵巣発達に関与する遺伝子を抑制していると考えられている。

4）セルトリ細胞による精巣の分化誘導

SRYとSOX9の作用でセルトリ細胞が分化すると，次はセルトリ細胞が精巣の形成を主導するようになる。セルトリ細胞が分泌したFGF9は上記のSOX9の発現促進に加え，上皮系細胞に作用し雄特異的な一次性索の増殖活性化，セルトリ細胞自身のラミニンやコラーゲン産生を刺激し基底膜形成による精巣索の構築，中腎に作用し間質系細胞の生殖隆起への移入，白膜形成に関与する血管構築，および生殖細胞に作用し雄性化に関与するNANOS2の発現誘導といった，雄の生殖腺分化に関する多様な活性を持つ。

FGF9に加えてSOX9の下流でセルトリ細胞が発現する因子として，CYP26B1，DHH，MISが知られ，それぞれ生殖細胞，ステロイド産生細胞，副生殖器の雄性化に働く。生殖細胞も他の体細胞と同様，自身の遺伝子型に関係なくセルトリ細胞によって性が決定する。PGCは，未分化生殖腺内でしばらく増殖した後，生殖腺の性分化が起こる頃に雌雄ともに増殖を停止するが，雄では出生後までG1期で静止するのに対し，雌では直ちに減数分裂を開始して出生前には卵母細胞となるという決定的な相違がある。この時期，生殖細胞に減数分裂を起こさせる因子は中腎より産生されるレチノイン酸（retinoic acid）であり，これが生殖細胞にStra8（stimulated by retinoic acid gene 8）を発現させることにより減数分裂が再開する。ところが，中腎が産生するレチノイン酸は雌雄に差はない。それではなぜ雄では減数分裂が再開しないのかというと，セルトリ細胞に発現するCYP26B1がレチノイン酸代謝酵素であり，これの発現により雄の生殖腺ではレチノイン酸濃度が上がらず生殖細胞にStra8が発現しないためである。雄の生殖腺にCYP26B1の阻害剤を投与すると雄でも減数分裂が再開することがわかってい

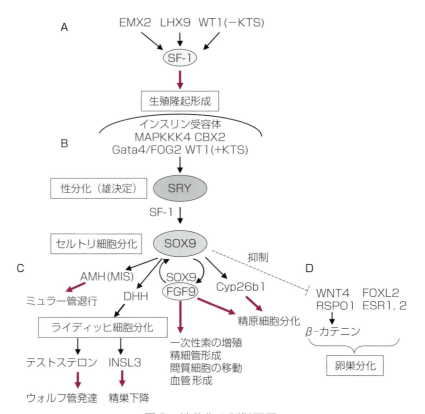

図3　性分化の制御因子
A：未分化生殖腺（生殖隆起）の形成に関与する因子
B：性決定（セルトリ細胞分化）に関与する因子
C：精巣分化に関与する因子
D：卵巣分化に関与する因子
矢印は遺伝子の発現促進を示す。赤矢印は作用を示す。

る（図3C）。

5）卵巣の分化制御

　哺乳動物では，*SRY*が存在せず*SOX9*が発現しない場合は，少し遅れて自動的に卵巣形成機構が発動する。マウスでは11.0〜11.25日の間に*SRY*の発現がないと，その後*SRY*が発現しても*SOX9*の発現が維持されず生殖腺は卵巣化する。これは，卵巣形成機構が発現してしまい*SOX9*発現が抑制されるためと考えられている。卵巣化に関与する因子は精巣化の関連因子と比べ，不明な点が多く残されている。現在知られている卵巣化の関連因子としてはforkhead型転写因子のFOXL2，エストロゲン受容体のESR1，ESR2およびWNT4やRSPO1が活性化するβ-カテニンシグナルがある。恒常活性化型β-カテニンを発生過程のマウスXY生殖腺の体細胞に発現させると雄から雌への性転換を起こせる。一方，FOXL2に関しては，マウスではXY生殖腺への過剰発現やXX生殖腺での発現抑制により生殖腺が異常になることが知られるが，性転換は起こらない。しかし，ヤギでは*FOXL2*欠損か*FOXL2*の上流11.7kbの欠損で性転換を起こすことが報告されている（図3D）。マウスでもFOXL2は出生後の卵巣維持には必須であり，エストロゲン受容体とともに生涯にわたり精巣発達に関与する遺伝子を抑制していると考えられている。

4. 副生殖器の性分化

　生殖腺の性分化後，雄の精巣上体，精管，精嚢，凝固腺などはウォルフ管から，雌の卵管，子宮，腟上部などはミュラー管から形成される．哺乳動物では，雌型が本来備わった性であり，胎児（子）期に生殖腺を摘出するとウォルフ管が退行，ミュラー管が発達し雌型の副生殖器を形成する．すなわち哺乳動物では，雄型の副生殖器を形成するための積極的な機構が存在することになる．その1つが男性ホルモン（アンドロゲン）として知られるテストステロンであり，去勢胎子にテストステロンを投与すると，ウォルフ管が発達する．しかし，そのような個体ではミュラー管も残り，雌雄両方の副生殖器を持つ個体となる．このことは，ミュラー管の退行には別の因子が必要であることを示しており，この因子がミュラー管抑制因子〔Müllerian inhibitory substance：MIS（抗ミュラー管ホルモンanti-Müllerian hormone：AMH）〕であり，セルトリ細胞より分泌される因子である．一方，テストステロンを産生するのはライディッヒ細胞であり，セルトリ細胞から分泌されるdesert hedgehog（DHH）によりステロイド産生前駆細胞から分化する．ライディッヒ細胞はこの他にもインスリン様因子のINSL3を分泌し，これは精巣下降に機能する．XX型生殖腺にDHHを強制発現させると，卵巣内にライディッヒ細胞が分化し，精巣上体や精管が発達するとともに，卵巣が陰嚢方向に向かって下降する（図3C）．前立腺と陰茎は尿生殖洞に発現する5αリダクターゼの作用でテストステロンから代謝物されたジヒドロテストステロンにより尿生殖洞から分化し，ジヒドロテストステロンがない場合は雌型の腟下部，腟前庭が分化する．ウォルフ管からの精巣輸出管，精巣上体，精嚢腺などの発達の過程にはアンドロゲンの下流で多種のFGF（FGF8，FGF10など）が必須の働きを，また，ミュラー管からの卵管，子宮，腟上部の発達過程は多種のWNTシグナル（WNT4，WNT7a，WNT9bなど）が必須の働きをすることがわかっている．

　このように，一次性決定による精巣分化はセルトリ細胞が主導し，これに続く副生殖器の性分化は精巣のライディッヒ細胞からのホルモン分泌が主たる働きをする．この過程は二次性決定と呼ばれる．

文献

1) 金井克晃：繁殖生物学，pp.148-163，インターズー，東京，2013．
2) 福井由宇子ほか：細胞工学 25：374-377，2006．
3) 上野直人ほか：発生生物学がわかる，pp.100-109，羊土社，東京，2004．
4) 的場章吾ほか：細胞工学 25：369-373，2006．
5) 近藤俊三ほか：走査電顕アトラス マウスの発生，pp.201-210，岩波書店，東京，2003．
6) ジェームズ・G・カニンガム，高橋迪雄監訳：獣医生理学，pp.446-447，文永堂出版，東京，1994．

〔内藤邦彦〕

II 生殖系列細胞

3 生殖系列細胞のプログラム

1. はじめに

哺乳動物の個体発生は卵子と精子の受精に始まる。受精卵は身体を構成するすべての細胞に分化するが、唯一生殖系列に分化した細胞のみが次世代に遺伝情報を伝達する責務を担う。個体発生を成し遂げるため、卵子ゲノムと精子ゲノムはDNAメチル化やヒストン修飾を基軸としたエピゲノム情報により特徴づけられている（図1）。このエピゲノム情報による遺伝子発現調節プログラムは、世代ごとに、かつ雌雄独立的に生殖系列においてリセットされる。ここでは、生殖系列細胞におけるエピゲノム情報のリプログラミングの実態とその意義について、DNAメチローム解析を中心に解説する。

2. 生殖系列と始原生殖細胞（PGC）の分化

受精卵は胚盤胞に達すると、内細胞塊と栄養外胚葉の2つの細胞系列へと分化する。マウスでは、胎齢6.25日に胚体外外胚葉で発現するbone morphogenetic protein（BMP）4の働きにより、エピブラスト（原始外胚葉）の尿膜基部に少数の始原生殖細胞（primodial germ cell：PGC）の前駆細胞が出現する（図2）。BMP4の刺激を端緒として転写因子のBrimp1がPGC前駆細胞で発現し、将来生殖細胞となるPGCへの分化が誘導される。マウスPGCの数は胎齢13.5日に最大となり、雌雄ともに約24,000個に達した後減少し、出生時には1/4程度になるとされていた[1]。生殖隆起を免疫染色し、コンフォーカル顕微鏡を用いて詳細に細胞数を測定したところ、実数は1/2程度

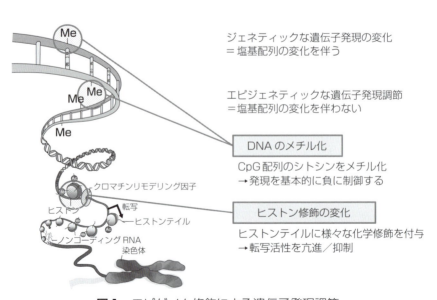

図1 エピゲノム修飾による遺伝子発現調節

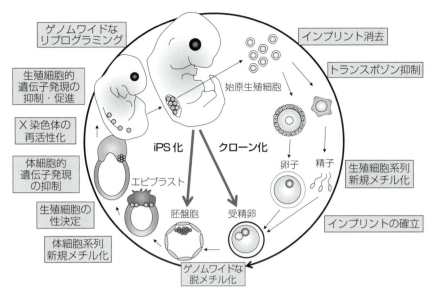

図2 生殖系列の分化とリプログラミング

であったことから，これまで定説とされていた細胞数は過剰な推定値と考えられる。

ヒトでは妊娠第2週頃から，PGCが尿膜基部の卵黄嚢内に出現し，後腸の背側腸間膜に沿って生殖腺原基に向かって体細胞分裂を繰り返しながら移動する。PGCの数は第8週には約60万に増殖し，第20週頃には最大の600〜700万個にも達するとされている。第8週になると，一部のPGCは増殖を止め，減数分裂を開始して卵母細胞となり，出生前にはすべての細胞が減数分裂を開始している[2]。

出生後，二次卵胞が形成され卵母細胞は徐々にその大きさを増し，春期発動に伴うゴナドトロピン分泌に依存して卵胞が発育し，前胞状卵胞，次いで胞状卵胞が形成される。この間，卵母細胞は，急速に発育して成熟（第二減数分裂中期への移行）可能なフルサイズ（ヒトでは φ110〜120 μm，マウスでは φ75〜80 μm）に発育する。卵母細胞はフルサイズになって初めて減数分裂を再開して半数体の卵子に成熟可能となる。

精巣の精細管内の精原細胞は，ヒトでは胎齢8週頃，マウスでは出生1週目に自己増殖を継続する一方で，減数分裂期に移行して一次精母細胞の分化が始まる。春機発動に伴い精子形成が行われるようになっても精原細胞は自己増殖を繰り返しながら精母細胞を生産し続けるために，長期間にわたり精子を供給することができる。一方，卵巣内には卵母細胞の幹細胞が存在していることを示す報告もあるが，その信憑性には疑問が多い。

3. 生殖系列細胞におけるエピゲノムのリプログラミング

卵子と精子とのゲノムの機能差を特徴づけているのは，DNAメチル化やヒストン修飾などのエピゲノム情報である（図1）。雌雄生殖細胞間で異なるエピゲノム修飾により，雌雄ゲノム特異的な遺伝子発現が制御されている。ゆえに，哺乳類においては受精を介した雌雄生殖細胞ゲノムの寄与は，個体発生に不可欠である。雌雄生殖細胞がそれぞれに特異的なエピゲノム修飾を獲得するために，胚（胎児）の生殖系列細胞では親世代のエピゲノム修飾の消去と新個体の性に依存した再樹立が行われる。ここでは，この一連の現象を「エピゲノムのリプログラミング」と呼ぶ。生殖系列細胞におけるエピゲノム修飾のダイナミズムを探究する研究は盛んに行われており，ようやくその全貌が明らかになってきた。

全ゲノムを対象とした解析には2006年に登場

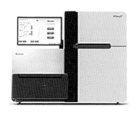
HiSeq4000/2500, X Ten (HiSeq2500×10)
ラン当たり最大 1.5Tb と 50 億リードで卓越したスループットを達成
ヒトゲノム（3Gb）の 500 人相当

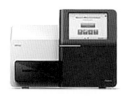
MiSeq
ターゲットシーケンス，メタゲノム，小さいゲノムのシーケンス解析，ターゲット遺伝子発現，アンプリコンシーケンス，HLAタイピングなど，よりフォーカスしたアプリケーションに最適なシステム
15Gb，2500 万クラスター，2×300 リード解析

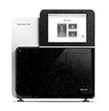
NextSeq
NGS とアレイを 1 台にシステム化

図3　次世代シーケンサー

した次世代シーケンサーの出現が不可欠であった．従来のサンガーシーケンシング法を利用した蛍光キャピラリーシーケンサーに比べ，次世代シーケンサーは桁違いの塩基配列を高速で決定することができる．現在では，1回8日間の稼働で1.5兆塩基〔1.5Tb（テラ塩基），ヒトゲノムの500人以上に相当〕以上を解読する新型シーケンサーが登場している（**図3**）．10年を費やして行われ，2004年に完了したヒトゲノム解読も，現在では1日あれば十分ということになる．新世代シーケンサーの開発も進んでおり，さらに高速で膨大なデータを出力することが可能となり，塩基配列決定にかかるコストは大幅に縮減できることが期待される．ますます多様な分野の研究に活用されるのは間違いない[3]．

生殖細胞系列におけるDNAメチル化のリプログラミングを理解する上で，膨大な情報を提供する次世代シーケンサーは，決定的な役割を果たした．これまで不可能と考えられていた卵子，精子やPGCなど生殖系列細胞におけるDNAメチル化の全容が明らかにされた．特定の遺伝子発現調節領域に集中して存在するCpGサイト（シトシンとグアニンのジヌクレオチドでシトシン残基がメチル化を受ける）は，DNAメチル化で特に重要な意味を持つ．マウスでは全ゲノム中に約2100万，ヒトでは約2300万のCpGサイトが存在する．

マウスの研究成果では，半数体ゲノムの雌雄生殖細胞の卵子および精子のメチル化レベルは，それぞれ30％および80％で，明らかに精子ゲノムが高メチル化状態にある（**図4**）．一方，卵子ゲノムでは，相対的には低メチル化状態ではあるが，メチル化CpGサイトと非メチル化CpGサイトに二分されていた[4]．受精により発生を開始した受精卵では，当然メチル化レベルは卵子・精子のメチル化レベルの平均となるはずだが，実際には精子ゲノムが急速に脱メチル化を受けることから，胚のDNAメチル化レベルは発生に従い低下していく．胚盤胞では，15％にまで脱メチル化が進行している．着床後のエピブラストではメチル化レベルは70％以上に上昇するが，PGCでは再び急速な脱メチル化が生じ，胎齢13.5日では雌雄PGCとも5％以下にまで脱メチル化が進行する[5]．すなわち，この間にPGCでは親世代で生殖細胞に付与されていたDNAメチル化の情報は，ほぼ

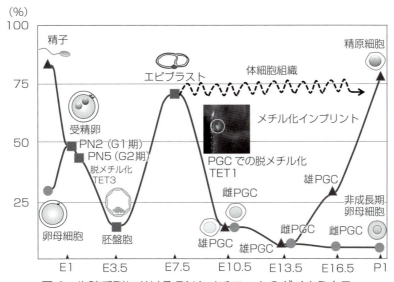

図4　生殖系列におけるDNAメチロームのダイナミクス
E1～16.5：胚性1～16.5日，P1：分娩1日，TET1, TET3：脱メチル化酵素

消去されたことを意味している。その後，雄PGCではDNAメチル化は上昇して胎齢16.5日では30%となる一方，雌PGCでは低メチル化レベルを維持する。こうして卵子と精子形成過程では，独立的に性特異的なDNAメチル化が獲得される。

もちろんヒトの生殖系列においてもエピゲノムをリプログラムすることは，個体発生のために不可欠である。ヒトPGCのDNA脱メチル化は，胎齢7週齢には10%程度にまで低下していることが最近報告された[6]。全体的な低メチル化にもかかわらず，進化的に若く潜在的に危険なレトロトランスポゾンの一部は脱メチル化を免れてメチル化を維持している。同時に，ヒトPGCはクロマチン再構築と不活性化X染色体の再活性化が生じる。6～9週齢になると，性分化が顕著になり，PGCはマウス同様に雌雄特異的なエピゲノム情報が付与され，正常な発生を支持することができる卵子ゲノムおよび精子ゲノムとなる。

4. DNAのメチル化機構

DNAのシトシン残基にメチル基を付加するためには，DNAメチル基転移酵素（DNA methyltransferase：Dnmt）の働きが不可欠である。現在，哺乳類ではDnmtとして，Dnmt1，Dnmt3aおよびDnmt3bなどが知られている。このうちDnmt1は維持型メチラーゼで，DNAが複製する際に鋳型となったDNAのメチル化領域に対応する新たに合成されたDNA領域にメチル基を付加する活性を持つ。一方，Dnmt3aおよびDnmt3bは，新規（de novo）メチル化酵素と呼ばれ，全くメチル化されていないDNA領域のシトシン残基にメチル化を導入する活性を示す。生殖細胞においては，PGCの時期に完全に消去されたメチル化情報をリプログラムすることから，de novoメチル化酵素の働きが不可欠である[7]。また，C末端にある触媒領域に変異を持つため，それ自身はde novoメチル化活性を持たないDnmt3Lタンパク質の働きも興味深い。Dnmt3Lをノックアウトしたホモ型のマウス個体は見かけ上，正常な表現型として成体に発育する。しかし，その雌が生産する卵子では，母方特異的なDNAメチル化修飾が欠落してしまうため，正常雄由来の精子と受精しても胚は致死となる[8]。一方，変異を持つ雄では，精巣は形成不全を呈し精子の形成もほとんどみられず不妊となる。また，精原細胞のDNAメチル化にも異常が認められる。したがって，Dnmt3Lタンパク質は，de novoメチル化酵素の活性を制御している重要な因子として機能してい

5. ゲノムインプリンティングと個体発生

遺伝子発現を調節するDNAシトシン残基のメチル化およびクロマチン構造に変化を与えるヒストンのアセチル化やメチル化は，遺伝子発現を調節する重要な働きも持つ[9]。生殖細胞に性特異的な遺伝子発現を制御するためのエピゲノム情報を刷り込む機構を，ゲノムインプリンティング（genomic imprinting：GI）と呼ぶ。特にDNAシトシン残基のメチル化は，様々な修飾因子と連携して遺伝子発現を負に制御することにより，ゲノムインプリンティングの分子機構の中心的役割を果たしている。

インプリント遺伝子では，特定の遺伝子領域に父方（精子由来）および母方（卵子由来）のアレル間に明らかなメチル化状態の差異が存在している[4]。このDNA領域は，differentially methylated region（DMR）と呼ばれている。DMR領域内にはCpGが高密度で存在するクラスターが存在しており，父方由来のアレルでメチル化されている場合および母方由来アレルでメチル化されている場合がある。その結果，インプリント遺伝子は，父方アレルあるいは母方アレルのどちらか片方から発現する片親性発現を示すことになる。

DNAメチル化による父母アレル特異的なインプリント遺伝子の発現を成立させる機構として，①プロモーター領域のメチル化による直接的転写抑制，②絶縁体形成による転写抑制，③アンチセンスRNAの発現抑制による活性化，④サイレンサーの転写抑制による活性化の4つのモデルが考えられる。

哺乳類の個体発生において父母ゲノムの寄与が必須である理由は，ゲノムインプリンティング機構で説明することができる。インプリント遺伝子は，雌雄アレル（母方アレル：卵子ゲノム由来，および父方アレル：精子ゲノム由来）間で決定的に発現の異なる遺伝子群である。前述したように，卵子と精子DNAは性特異的なメチル化パターンを持つ。特に，メチル化インプリント領域における父母特異的なDNAメチル化は，個体発生

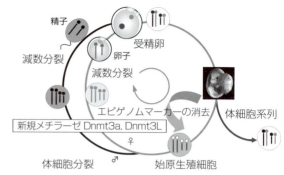

図5 ゲノムインプリンティングのリプログラミング

に必須のアレル特異的なインプリント遺伝子の発現を厳密に制御している。受精により生じた次世代は，父母ゲノムを受け継ぐが，その胎児（次世代）が将来生産する生殖細胞では，親世代においてゲノムに刷り込まれた情報がリプログラムされ，新たな性に基づくメチル化インプリントパターンが再構築される（**図5**）。

また，哺乳類の個体発生には成熟した卵子および精子ゲノムの等価な寄与が不可欠である。このことは，マウス雌核発生胚（雌性前核を2つ持つ）および雄核発生胚（雄性前核を2つ持つ）が妊娠9.5日までに致死となること[10]，およびその一方で，メチル化インプリントを遺伝子操作した二母性マウス胚が正常な個体に発生することから明白である[11, 12]。実は，単為発生による個体発生が完全に阻止されているのは，哺乳類だけにみられる現象である。以上のように，生殖細胞形成過程で行われるリプログラミングは，個体発生能と直接連動していることが明らかにされており，リプログラミング，すなわちゲノムインプリンティングの成立が生殖細胞の個体発生支持能獲得の重要なプロセスであると理解できる。

6. インプリント異常とヒト疾患

父母アレルどちらかの片親性発現を示すインプリント制御機構が異常をきたすと，重篤な遺伝的疾患を発症することが知られている。その発症機構は多岐に及んでおり，不明な点が多く残されている。

主なインプリント関連ヒト疾患を**表1**に示し

表1 インプリント異常とヒト疾患

疾患名	頻度	症状	原因
BWS	28.7万人	臍帯ヘルニア，巨舌，巨体，胎児性腫瘍を合併（約10%）。	染色体11番短腕（11p15.5）領域の遺伝子の欠失，重複，片親性ダイソミー，メチル化異常。そのうちメチル化異常は50～60%。
AS	13.4万人	重度の発達障害，痙攣，側弯，笑い発作，失調性歩行，睡眠障害。	染色体15番短腕（15p11.5）上のUBE3A遺伝子の機能異常。そのうちメチル化異常は2～5%。
PWS	6.2万人	視床下部の機能障害のため，満腹中枢を始め，体温，呼吸中枢などの異常が惹起される。	染色体15番短腕（15p11.5）上の異常。そのうちメチル化異常は2～5%。
SRS	39.2万人	重度の子宮内発育遅延，重度の成長障害，三角の顔や広い額などのような頭蓋および顔面特徴，身体非対称。	第7, 8, 15, 17, 18染色体など，多数の候補座位の報告がある。そのうちメチル化異常は35%。

BWS：Beckwith-Wiedemann syndrome（ベックウィズ-ウィーデマン症候群），AS：Angelman syndrome（アンジェルマン症候群），PWS：Prader-Willi syndrome（プラダー-ウィリー症候群），SRS：Silver-Russell syndrome（シルバー-ラッセル症候群），TNDM：transient neonatal diabetes mellitus（新生児一過性糖尿病）

た。プラダー-ウィリー症候群とアンジェルマン症候群（15q-q13），ベックウィズ-ヴィーデマン症候群とシルバー-ラッセル症候群（11p15.5），14番染色体片親ダイソミー症候群（14q32.2），偽性副甲状腺機能低下症とオルブライト遺伝性骨異栄養症（20q13.3），新生児一過性糖尿病1型（6q24）などが知られている。インプリント異常の他に，エピジェネティクスは悪性腫瘍や遺伝疾患との関連も数多く研究されており，実際にDNAメチル化は診断の重要な指標として利用されている。また，生殖補助医療の対象として取り扱われる精子において，メチル化異常が観察されるとの指摘もある[13]。

7. 生殖細胞におけるエピゲノム変異と次世代への影響

妊娠中の女性が，様々な環境要因に曝露されると，自分自身（F_0）と胎児（F_1）に何らかの障害が発症することは知られている（図6）。最近，曝露世代にとどまらず，胎児の発生過程にある生殖系列細胞に影響を与え，F_2世代にまでその影響が拡張する可能性が示唆されている。同様の世代を超えた影響は父系においても指摘されている。父親が環境要因に曝露されることにより生殖系列細胞に生じた変異は，次世代の健康に障害を引き起こす可能性がある。直接特定の環境要因に曝されていない世代が，その親世代に生じたエピゲノム変異が原因で，出生時の障害ばかりでなく成人の疾病にも影響を及ぼすことがコホート研究から明らかになってきた。このような現象は「developmental origin of health and disease（DOHaD）仮説」として知られている概念である[14]。

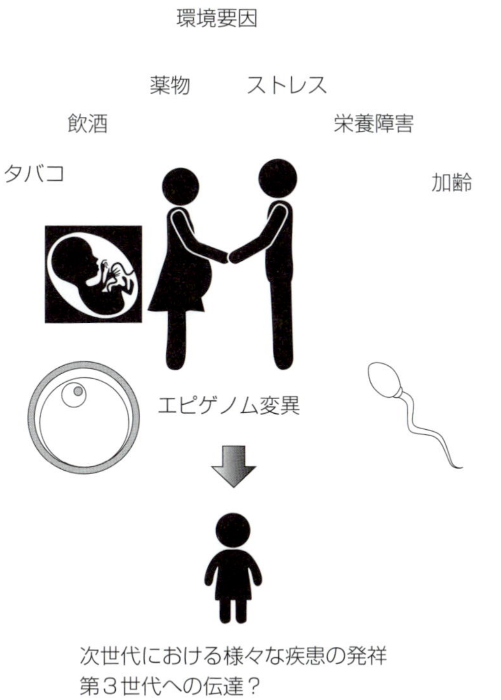

マウスでは，妊娠時の低栄養状態が産子の生殖細胞DNAメチル化に異常をもたらし，F_2世代にまで障害を生じたことが報告されている[15]。ま

図6 世代を超えたエピゲノム異常の伝達

た，雄の加齢が精子DNAメチル化に変異を生じさせ，次世代にその影響が伝達されるのではないかとの懸念が持たれている．

8. おわりに

生殖系列細胞において，遺伝子発現を制御するための後天的遺伝子修飾がダイナミックにリプログラミングされている．DNAメチル化を始めとしたエピゲノム修飾により父母アレル特異的なインプリント遺伝子発現が成立し，個体発生に対する父母ゲノムの寄与を決定的なものにしている．また，エピゲノム情報が生殖細胞を取り巻く外的環境の影響で変化し得る可能性があることも確かである．高度に発達した生殖細胞の体外操作技術が，エピゲノム情報に対して与える影響については，可能性を含め十分考慮する必要があろう．

文 献

1) Nagy G *et al.*, 山内一也ほか訳：マウス胚の操作マニュアル 第三版，pp.31-67，近代出版，東京，2005.
2) ゲイリー・C・シェーンウォルフほか，中村春和ほか訳：ラーセン人体発生学 第4版，pp.6-37，西村書店，東京，2013.
3) 河野友宏：哺乳類の発生工学，pp.184-195，朝倉書店，東京，2014.
4) Kobayashi H *et al.*：*PLoS Genetics* 8：e1002440, 2012.
5) Kobayashi H *et al.*：*Genome Res* 23：616-627, 2013.
6) Guo F *et al.*：*Cell* 161：1437-1452, 2015.
7) Li E：*Nat Rev Genet* 9：662-673, 2002.
8) Hata K *et al.*：*Development* 129：1983-1993, 2002.
9) Peters J：*Nat Rev Genet* 15：517-530, 2014.
10) Surani A *et al.*：*Science* 222：1034-1036, 1983.
11) Kono T *et al.*：*Nature* 428：860-864, 2004.
12) Kawahara M *et al.*：*Nature Biotechnol* 25：1045-1050, 2007.
13) Hiura H *et al.*：*Reprod Med Biol* 13：193-202, 2014.
14) Hanson M *et al.*：*Prog Biophys Mol Biol* 106：272-280, 2011.
15) Radford EJ *et al.*：*Science* 345：e1255903, 2014.

〔河野友宏〕

III 卵子・精子

1 卵子の形成と成熟

1. 卵子形成とは

卵子は，新しい個体を生み出すために雌の動物が形成する高度に特殊化した細胞であり，体細胞とはきわめて異なった特徴を持っている（図1）。第1に，卵子は体細胞と比べてきわめて大きな細胞である。第2に，透明帯や表層粒（表層顆粒ともいう）と呼ばれる特殊な構造を持っている。透明帯は，卵子の外側を覆う糖タンパク質の層で，物理的な衝撃から卵子や受精後の初期胚を保護するほか，受精の際には，同種もしくは非常に近縁な種の精子しか通過させない障壁として働く。また，細胞膜の直下には表層粒と呼ばれる特殊な分泌小胞があり，その内容物は精子侵入時に放出されて透明帯に作用し，1個の卵子に複数の精子が侵入するのを防ぐ。

卵子形成は，雌の卵巣内で起こる。卵巣は，腎臓の下方に位置する一対の卵円形の器官であり，卵管から広がった卵管采によってその周囲を取り囲まれている。卵巣内には，多数の卵子の元となる卵母細胞が蓄えられており，性成熟した雌の動物では性周期の間に1回，動物種によって決まった数の卵子が卵巣から卵管へと放出（排卵）される。

卵子形成とは，未分化な生殖細胞から，受精し発生することが可能な卵子が形成されるまでの過程全体を指すが（図2），その過程の後半で性腺刺激ホルモンの刺激を受けた後に起こる変化は，特に成熟と呼ばれる。

卵子形成は，胎子期に始原生殖細胞が，卵巣の原基となる器官（生殖隆起）に入り込み，増殖することから始まる。生殖隆起に入り込んだ生殖細胞は卵原細胞となり，何回かの分裂の後，減数分裂の細胞周期に入り，一次卵母細胞となる。ここまでの変化は，ほとんどの哺乳類では，胎子の卵巣内で起こる。その後，一次卵母細胞は体積を増加させ始める（卵母細胞の発育あるいは成長）。

動物が出生し，性成熟を迎えると，卵巣内で発育を終えた一次卵母細胞は，下垂体から分泌される性腺刺激ホルモンの作用を受けて成熟し，受精可能な状態となって，卵巣から卵管へと排卵される。

2. 始原生殖細胞の移動，卵原細胞の増殖，一次卵母細胞の形成

生殖細胞の最も初期段階の始原生殖細胞は，胎子期に卵黄嚢壁中に出現する。始原生殖細胞は，大きな球形の核と大きな核小体を持った直径約20μm（0.02 mm）の球形の比較的大きな細胞で

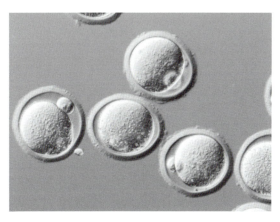

図1　マウスの卵子
卵子の外側は，透明帯と呼ばれる糖タンパク質の層に覆われており，囲卵腔（透明帯と二次卵母細胞とのすき間）には，第1極体がみられる。マウス卵子の透明帯を含まない直径は約75μmである。

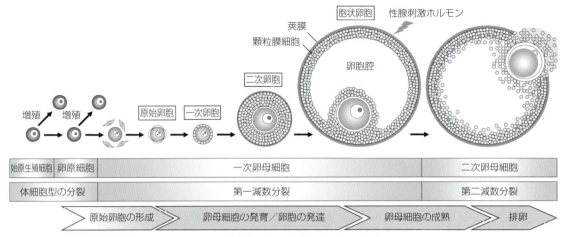

図2 哺乳類卵子形成と卵胞の発達

（図3a），胎子の消化管形成過程で起こる卵黄嚢の折りたたみによる受動的な移動と自らのアメーバ運動によって，生殖隆起へと移動する（図3b）。始原生殖細胞の出現と移動は，妊娠のきわめて初期に起こる。ヒトでは，始原生殖細胞の出現は妊娠24日，生殖隆起への移動は妊娠28～35日の間の胚に起こり，妊娠期間が20日のマウスでは妊娠7.5～8.5日に始原生殖細胞が出現し，移動は妊娠10～11日の間に起こる[1]。

生殖隆起にたどり着いた始原生殖細胞は，卵原細胞へと分化し，活発に分裂を繰り返して増殖する。卵原細胞の分裂は，ヒトでは妊娠約1カ月後の胚に始まり，妊娠7カ月ごろまで続く。妊娠5カ月後には約700万個にまで増えるが，妊娠の後半には減少する。他の動物種においてもほぼ同様に妊娠の中期に卵原細胞数はピークに達し，その後，減少する。卵原細胞が最後の分裂を完了すると，順次減数分裂の細胞周期に入り，一次卵母細胞へと分化する。ヒトでは妊娠8カ月ごろには，卵巣内のすべての生殖細胞は一次卵母細胞となっている。ウサギやブタなど出生後の卵巣内に卵原細胞が残っている動物種もあるが，これらの動物種においても出生後しばらくすると卵原細胞は消失し，卵巣内には一次卵母細胞しか存在しない状態となる[2]。成体の卵巣内にも卵原細胞あるいは卵原幹細胞が存在するとの説も発表されている

が，いまだ結論をみるには至っていない[3,4]。

3．卵母細胞の減数分裂の開始
1）卵母細胞の減数分裂

精子および卵子が形成される過程では，通常の体細胞が起こす分裂（体細胞分裂）とは異なる分裂が起こる。体細胞分裂では，細胞が1回染色体を複製して一対の姉妹染色分体を形成した後，細胞質分裂を伴う核の分裂（姉妹染色分体の分離）が1回起こる。これによって，元の細胞と全く同じ染色体構成（遺伝子）を持った細胞が2個できあがる。始原生殖細胞や卵原細胞は，体細胞型の分裂を行って増殖する（図2）。これに対して，減数分裂では1回の染色体の複製の後，2回の分裂が続いて起こり，最終的には元の細胞の半数の染色体を持った細胞ができあがる。

減数分裂で起こる2回の分裂，すなわち第一減数分裂と第二減数分裂は，核（染色体）の形態から，それぞれ前期，中期，後期および終期に分けられる。前期は核膜を有する核が存在する状態であり，中期は核膜が消失して凝縮した染色体が細胞質にむき出しになり，紡錘体の中央（赤道面）に配列した状態，後期は染色体が紡錘体の2つの極に向かって分離し始めた状態であり，終期は染色体が2つの紡錘体極に完全に分離した状態を指す。

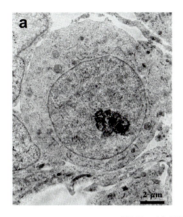
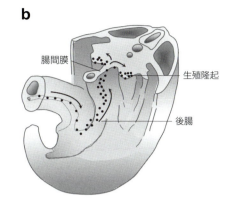

図3　始原生殖細胞とその移動
始原生殖細胞は，やや大型の球形の細胞で，大きな丸い核と大きな核小体を持っている。細胞質中のミトコンドリアも丸い。
a：ブタの始原生殖細胞
b：卵黄嚢壁中に出現した始原生殖細胞（図では点で表す）は，後腸上皮から腸間膜を横切り，生殖巣の元となる生殖隆起に移動し，卵原細胞へと分化し，増殖する。

　卵子形成過程で起こる減数分裂では，実際には第二減数分裂前期がないため，減数分裂は，第一減数分裂前期，第一減数分裂中期，第一減数分裂後期，第一減数分裂終期，第二減数分裂中期，第二減数分裂後期，第二減数分裂終期の順で起こる。卵子形成過程では，①卵母細胞の第一減数分裂中期以降の変化は，動物が性成熟に達して，下垂体からの性腺刺激ホルモンの刺激を受けた後にしか起こらず，②一次卵母細胞が減数分裂を再開した後，第二減数分裂中期で再び減数分裂は停止し，第二減数分裂後期以降の変化は精子侵入後にしか起こらない。

2）一次卵母細胞の減数分裂の開始と休止

　胎子期の卵巣内で一次卵母細胞が形成されると，一次卵母細胞は染色体を複製して一対の姉妹染色分体を形成し，第一減数分裂前期に入る。第一減数分裂の前期は長く，さらにレプトテン期（細糸期），ザイゴテン期（接合糸期），パキテン期（太糸期），ディプロテン期（複糸期）に区分される。第一減数分裂前期のレプトテン期では，一次卵母細胞の核の中に細い糸状の染色体が出現し始め，ザイゴテン期になると，父親と母親から片方ずつ受け取った相同染色体が互いに対合し始める。対合した相同染色体は，それぞれが2本の姉妹染色分体からなっていることから4本の染色分体があたかも1本の染色体のようにみえ始める。パキテン期では，相同染色体の対合が染色体の全長に及び，この間に父親および母親由来の相同染色体の間でその一部が交換される（染色体の交差）。ディプロテン期になると，対合が交差の起こった部分（キアズマ）を残して解離し，染色体のループが核内に広がり，それぞれの対合した相同染色体の4本の糸が分離したようにみえる。一次卵母細胞の減数分裂は，このディプロテン期でいったん休止する。ここまでの一連の変化は，ヒトも含めてほとんどの哺乳類では，胎子の卵巣内で起こる[2]。

4．卵胞の発達と卵母細胞の発育
1）卵胞の発達

　第一減数分裂前期のディプロテン期に達した一次卵母細胞は，やがて1層の扁平な顆粒膜細胞に取り囲まれる（**図2**）。この一次卵母細胞と扁平な顆粒膜細胞のユニットを原始卵胞と呼ぶ。原始卵胞は，胎子期あるいは出生直後の卵巣内で形成されるが，原始卵胞内の一次卵母細胞は一斉に発育を開始するわけではなく，ヒトや動物の生涯を

通して卵巣内で次々と発育を開始すると考えられている。ヒト新生児の卵巣中の原始卵胞数は，約200万個，ブタで30〜40万個，ウシでは約10万個と報告されている[5,6]。このうち発育を開始するのは数千〜数万個であり，一生を通して排卵される卵子の数はヒトで400〜500個，多胎のブタでも多くて数千個，単胎のウシでは200個以内である。他のほとんどの一次卵母細胞は，動物の一生を通して発育することなく原始卵胞内に留まったままである。このため，卵巣内に最も多く存在するのは原始卵胞であるが，卵巣内には，さらに発達段階の進んだ様々な大きさの卵胞が共存している。また，卵胞の数は加齢とともに次第に減少する。

卵母細胞の発育と卵胞の発達は，卵巣内で同調して進行する。一次卵母細胞が発育を開始すると，原始卵胞の扁平な顆粒膜細胞は立方状へと変形し，外周は基底膜に包まれて一次卵胞となる（図2）。顆粒膜細胞は活発に増殖して重層化し，一次卵母細胞の周囲には透明帯が出現し始める。この発達段階の卵胞を二次卵胞という。二次卵胞の基底膜の外側には，莢膜細胞（卵胞膜細胞ともいう）からなる莢膜（卵胞膜ともいう）が形成され始める。莢膜内には多数の毛細血管が侵入しているが，これらは基底膜の内側にまで侵入することはない。このため，基底膜の内側にある顆粒膜細胞は，基底膜を介して栄養物質を受け取り，またガス交換を行う。

卵胞の発達がさらに進むと，顆粒膜細胞間のところどころに液で満たされた間隙が現れ，やがて互いに合体して卵胞腔を形成する。このような卵胞は，胞状卵胞（三次卵胞）と呼ばれる。ヒトやウシの出生時の卵巣には，すでに小さな胞状卵胞が認められる。卵胞腔は次第に拡大し，それとともに一次卵母細胞は卵胞の一方に押しやられ，周囲の顆粒膜細胞とともに卵胞腔に突出するようになる。この部分を卵丘といい（図4a），これを構成する顆粒膜細胞を卵丘細胞という。卵胞の発達とともに莢膜も変化し，毛細血管に富む内莢膜（内卵胞膜）と，線維芽細胞およびコラーゲン線維よりなる外莢膜（外卵胞膜）に分かれる。

卵胞腔を満たす卵胞液は，卵胞の基底膜の外側からしみ込んだ血漿成分のほかに，卵胞の壁を構成する細胞（顆粒膜細胞と莢膜細胞）によって合成されたタンパク質やステロイドホルモンを含んでいる。また，卵胞液中には，一次卵母細胞の減数分裂の再開（成熟開始）を抑制する因子が含まれている。卵胞液は，排卵の際に卵管内に放出されることから，受精やその後の胚発生にも影響すると考えられている。

下垂体から分泌される卵胞刺激ホルモン（FSH）は，顆粒膜細胞に作用して，ステロイドホルモン，主にエストラジオール17βの合成を促す。FSHは，エストラジオール17βと共同して顆粒膜細胞を増殖させ，また卵胞腔の形成を促す。一方，下垂体から分泌される黄体形成ホルモン（LH）は，莢膜細胞に作用してアンドロゲンを合成させる。アンドロゲンは，顆粒膜細胞に局在する芳香化酵素（アロマターゼ）の作用によってエストラジオール17βへと変換される。

2）卵母細胞の発育

原始卵胞内の一次卵母細胞の直径は，ヒトも含めて大型の哺乳類では約30 μm（0.03 mm）であるが，卵母細胞は卵胞の発達とともに発育を開始してその体積を徐々に増加させ，最終の大きさである120〜125 μm（透明帯を含まない卵母細胞の直径）へと発育する（図2）[7]。この間，一次卵母細胞は，第一減数分裂前期のディプロテン期にとどまったままであり，最終の大きさへと発育した後も，動物が性成熟に達するまで減数分裂を再開することはない。

一次卵母細胞が発育を開始すると，核内ではRNAが，細胞質ではタンパク質が活発に合成され，一次卵母細胞は体積を増加させる。また，卵子に特有の構造や細胞小器官が出現する。一次卵母細胞が一定の大きさに達すると，その周囲に透明帯が形成され始める。透明帯は，初め不連続であるが，一次卵母細胞が発育するにつれて，全周を取り囲むゼリー状の層となる。透明帯の主成分は糖タンパク質であり，その前駆物質は一次卵母細胞中で合成される[8]。表層粒も一次卵母細胞が

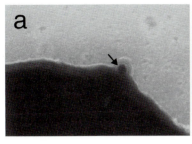 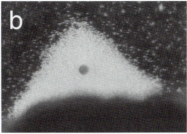 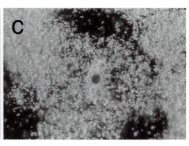

図4　卵丘の変化（ブタ）
a：発達した胞状卵胞では，一次卵母細胞（写真では黒い丸としてみえる）は，卵胞内壁に盛り上がった卵丘の頂上に位置している。
b：性腺刺激ホルモンの刺激を受けると，卵丘細胞は粘稠性に富むヒアルロン酸を分泌し，卵丘が膨潤化して盛り上がる。
c：排卵直前になると，卵母細胞は卵丘細胞とヒアルロン酸のマトリックスに取り囲まれ，卵胞腔内に浮遊した状態となる。

発育する間に形成される。表層粒は，初め細胞質中に広く分布するが，後に卵母細胞の表層に位置するようになる[9]。

一次卵母細胞と周囲の顆粒膜細胞の間には，原始卵胞の形成時からギャップジャンクションと呼ばれる特殊な結合があり，この結合を通して顆粒膜細胞から一次卵母細胞へ種々の物質が運ばれる[10]。また，顆粒膜細胞もギャップジャンクションによってお互いに連結し，この結合を通して物質を交換している。タンパク質やRNAなどの巨大分子はこの結合を通過できないが，アミノ酸や核酸，糖などの供給は容易である。透明帯が形成された後も，透明帯を貫いて顆粒膜細胞から細い突起が一次卵母細胞に向かって伸びており，その先端は一次卵母細胞と結合している。

3）卵胞の閉鎖

卵胞の閉鎖とは，卵巣内の卵胞が退行性の変化を起こし，排卵に至らず消失することをいう。卵胞閉鎖は，卵胞の発達過程の様々な段階で起こる。卵巣内には莫大な数の卵胞が存在しているが，ほとんどは原始卵胞のまま留まるか，あるいは卵胞閉鎖を起こして退行するため，排卵にまで至る卵母細胞の数は限られている。一次卵胞および二次卵胞では，顆粒膜細胞は正常なまま一次卵母細胞の細胞質が萎縮して退行することが多い。それに対して胞状卵胞では，顆粒膜細胞が退行の徴候を示し，死んだ顆粒膜細胞が卵胞腔内に遊離する。一次卵母細胞は，周囲の顆粒膜細胞から栄養物質を受け取ることから，顆粒膜細胞が退行し，一次卵母細胞から離れていくにしたがって，一次卵母細胞も退行する。この過程で一次卵母細胞が減数分裂を再開したり，不均等に分割する場合もある。

5．卵母細胞の減数分裂の再開と成熟

卵巣内で十分に発育した一次卵母細胞に，精子を加えても受精は起こらない。成熟とは，発育過程を終えた一次卵母細胞が，下垂体から分泌される性腺刺激ホルモンの刺激を受けて第一減数分裂を再開し，第二減数分裂中期に至って受精可能な状態となる過程をいう（図2）。卵巣内で発育の途上にある一次卵母細胞には，成熟する能力がなく，卵母細胞はその発育の過程で，成熟する能力を徐々に獲得していく。

動物が性成熟に達すると，性周期ごとに下垂体から大量のFSHとLHが放出され，両ホルモンの血中濃度の急速な上昇（サージ）が起こる。胞状卵胞内で十分に発育した一次卵母細胞の一部は，これに反応して成熟を開始する。

発育を終えた一次卵母細胞は，第一減数分裂前期のディプロテン期で休止したままの状態である。一次卵母細胞には卵核胞（germinal vesicle）と呼ばれる大きな核が存在することから，成熟開始前の一次卵母細胞は，卵核胞期（GV期）の卵母細胞とも呼ばれる（図5a）。一次卵母細胞が成

III 卵子・精子

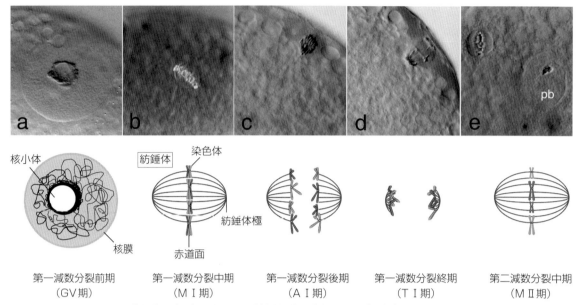

図5 ブタ卵母細胞における減数分裂の進行過程（成熟）と染色体の分離
上図a：発育を終えた第一減数分裂前期（卵核胞期）の一次卵母細胞には，明瞭な核膜と核小体の周囲を取り囲む染色質（ヘテロクロマチン）がみられる。b：第一減数分裂中期の一次卵母細胞では，核膜は消失しており，凝縮した染色体が紡錘体上にみられる。c：第一減数分裂後期，d：第一減数分裂終期。e：第二減数分裂中期の二次卵母細胞では，半数の染色体が第1極体（pb）中に放出されている。
下図：それぞれの減数分裂段階における染色体の状態（模式図）

熟を開始すると，卵核胞内に広がっていた染色体のループは引き寄せられ，染色体は短く太くなる。このとき，対になっている相同染色体の合計4本の姉妹染色分体は1本であるかのように行動する。核小体，次いで核膜が消失するが，一次卵母細胞の核膜の崩壊は，特に卵核胞崩壊（germinal vesicle breakdown：GVBDあるいはGVB）と呼ばれ，卵母細胞の成熟開始の指標としてよく用いられる。凝縮した染色体は，紡錘体の赤道面に配列する（第一減数分裂中期：metaphase I：MI，図5b）。この頃になると，透明帯を貫通して伸びていた卵丘細胞の突起と一次卵母細胞との間の結合は解離し始める。次いで，染色体は紡錘体の両極に引き寄せられ（第一減数分裂後期：anaphase I：AI，図5c），両極に完全に分離する（第一減数分裂終期：telophase I：TI，図5d）。第一減数分裂では，相同染色体間での分離が起こり，姉妹染色分体はお互いに接着したままである。卵母細胞の減数分裂では，極端に偏った不等割分

裂が起こり，半数の染色体と少量の細胞質を含む第1極体が，透明帯と卵母細胞との間隙（囲卵腔）に放出される（図1）。第1極体を放出した後の卵母細胞は，二次卵母細胞と呼ばれる。二次卵母細胞は直ちに第二減数分裂を開始し，前期を経ずに紡錘体を形成し（第二減数分裂中期：metaphase II：MII，図5e），ここで再び減数分裂を休止する。二次卵母細胞内に形成された紡錘体の赤道面には，姉妹染色分体が配列する。ここに至って，卵母細胞は成熟を完了し，排卵される。性腺刺激ホルモンの刺激を受けた後，成熟を完了するまで（第二減数分裂中期に至るまで）に，ヒトおよびブタでは約36時間，ウシでは約24時間，マウスでは約12時間かかる。

卵母細胞の成熟過程で形成される紡錘体は，体細胞で形成される紡錘体とはその形態が異なっている。体細胞では，分裂に先立って中心体が複製されて2個となり，これが紡錘体の2つの極を形成する。これに対して哺乳類の卵母細胞は，卵子

形成過程で中心体の成分である中心小体を失い，その後の成熟過程では，極に中心体を持たない「樽型」の紡錘体を形成する[11]。ヒトでは，受精の際に精子によって中心小体が持ち込まれると考えられている[12]。

成熟して排卵された二次卵母細胞は，通常「卵子」と呼ばれるが，いまだ減数分裂を完了してはおらず，第二減数分裂中期で休止したままの状態である。卵管内で精子の侵入を受けると，二次卵母細胞は再び減数分裂を開始し，第二減数分裂後期（anaphase II：A II），第二減数分裂終期（telophase II：T II）を経て，第2極体を放出する。第二減数分裂では，姉妹染色分体が分離し，最終的に体細胞の半数の染色体を持つ核（雌性前核）が形成される。胎子期の卵巣内で開始した卵子形成過程における減数分裂は，ここに至って完了する。

6. 排卵

成熟を完了した卵母細胞が，卵胞から排出されることを排卵という。各性周期において排卵される卵子の数は，ヒト，ウシ，ウマでは1個，ブタやマウスでは10～20個である。ヒトを含むほとんどの哺乳類では，成熟した第二減数分裂中期の二次卵母細胞が排卵されるが，キツネやイヌのように第一減数分裂中期前後の一次卵母細胞が排卵される動物種もある[2]。排卵は，LHサージ後，動物種によって決まった時間に起こる。

性腺刺激ホルモンのサージを受けて一次卵母細胞は成熟を開始するが，同時に卵丘も変化し始める。卵丘細胞はヒアルロン酸を盛んに分泌し，卵丘細胞は互いに遊離し始める（図4）。また，卵巣の血流量は増加し，毛細血管の透過性は亢進する。その結果，排卵直前の胞状卵胞は卵胞液に満たされて著しく膨張する。この段階になると，卵丘細胞と粘稠性に富むヒアルロン酸のマトリックスに取り囲まれた卵母細胞は，卵胞腔内に浮遊した状態となる。

卵胞の膨張に伴って，卵胞は卵巣表面から外側に突出し，その頂上部に血行の乏しい，薄く透明な部分（卵胞破裂孔，スチグマともいう）が形成される。スチグマは徐々に広がり，やがて破裂し，二次卵母細胞は卵丘細胞に取り囲まれたまま，卵胞液とともに排出される。排卵された二次卵母細胞は卵管采にキャッチされ，受精の場である卵管膨大部へと運ばれる。排卵後の卵胞は黄体となる。

文献

1) Byskov AG：Reproduction in Mammals 2nd ed., pp.1-16, Cambridge University Press, Cambridge, 1982.
2) Baker TG：Reproduction in Mammals 2nd ed., pp.17-45, Cambridge University Press, Cambridge, 1982.
3) Johnson J et al.：*Nature* **428**：145-150, 2004.
4) Telfer EE et al.：*Cell* **122**：821-822, 2005.
5) Gosden RG et al.：*J Zool London* **211**：169-175, 1987.
6) Erickson BH：*J Anim Sci* **25**：800-805, 1966.
7) Miyano T et al.：*Soc Reprod Fertil Suppl* **63**：531-538, 2007.
8) Bleil JD et al.：*Proc Natl Acad Sci USA* **77**：1029-1033, 1980.
9) Gosden RG et al.：Gametes-The Oocyte, pp.23-53, Cambridge University Press, Cambridge, 1995.
10) Anderson E et al.：*J Cell Biol* **71**：680-686, 1976.
11) Miyano T et al.：*Reprod Med Biol* **2**：91-99, 2003.
12) Sutovsky P et al.：*Reprod Nutr Dev* **38**：629-641, 1998.

〈宮野　隆〉

III 卵子・精子

2 卵子の成熟と排卵のメカニズム

1. 卵胞形成と卵胞発育

1）卵胞形成

　胎子期にクラスターを形成していた卵子は，分娩に伴う母胎からのステロイドホルモンの供給遮断により，その多くがアポトーシスを起こす。生存した1つの卵子が1層の体細胞に覆われた原始卵胞が形成される。この原始卵胞を構成する卵子は，胎子期に増殖過程から減数分裂期へと移行していることから，出生後に卵子の数（＝卵胞の数）が増えることはない[1]。

2）卵胞発育

　原始卵胞は，各発情周期に動物種固有の数が卵胞活性化を起こし，卵子を覆う1層の体細胞が扁平な形態から立方状へと変化した顆粒膜細胞となり，一次卵胞を形成する。この一次卵胞では，卵子が分泌する骨形成タンパク質（bone morphogenetic protein：BMP）15や増殖分化因子（growth differentiation factor：GDF）9などが顆粒膜細胞の増殖と機能的変化を誘導し，複数層の顆粒膜細胞に覆われた二次卵胞が形成される。

　この過程において，卵子と顆粒膜細胞を隔てる透明帯が出現し，卵胞周囲は卵胞膜により卵巣皮質と明瞭に区分される。卵胞膜は，内莢膜細胞（卵胞内膜細胞）と外莢膜細胞に分けられ，内莢膜細胞には黄体形成ホルモン（lutenizing hormone：LH）受容体が発現している。脳下垂体から分泌されたLHは，この内莢膜細胞に作用し，コレステロールからアンドロゲンへの変換を促進する。この新規合成されたアンドロゲンは，顆粒膜細胞に作用して卵胞刺激ホルモン（follicle stimulating hormone：FSH）受容体の発現を誘導する結果，顆粒膜細胞にFSHが作用してアロマターゼ（CYP19A1）が合成され，この酵素がアンドロゲンをエストロゲンに変換する（図1-①）。

　FSHとLHは，脳下垂体が分泌する糖タンパク質ホルモンであり，それらの受容体は膜7回貫通型（GTP結合タンパク質共役型）受容体である。FSH受容体は，リガンド（FSH）の結合により細胞内の環状型アデノシン一リン酸（cyclic adenosine monophosphate：cAMP）産生を亢進し，これがcAMP依存的タンパク質リン酸化酵素（cAMP-dependent protein kinase A：PKA）を活性化することで，CREBなどの転写因子を介して遺伝子発現を誘導する。その中には，前述のアロマターゼ（CYP19A1）をコードする遺伝子（*Cyp19a1*）や細胞増殖に必至なサイクリンD2をコードする*Ccnd2*などが含まれている。このようにFSH受容体が発現する二次卵胞以降において，脳下垂体が分泌するFSHが卵胞発育の主制御因子となり，卵胞閉鎖の抑制と顆粒膜細胞の増殖，卵胞腔の形成（胞状卵胞への発育）および多量のエストロゲン合成・分泌を誘導する（図1-②）。

　また，FSHが作用する二次卵胞以降の顆粒膜細胞は抗ミュラー管ホルモン（anti-Müllerian hormone：AMH）を産生することから，血中AMH値は二次卵胞以降の卵胞総数と相関すると考えられ，この値からを卵巣に残存する卵胞数（卵巣予備能）が推定されている。

3）排卵前卵胞の形成とLH受容体形成機構

　FSH刺激により胞状卵胞へと発育する過程で，顆粒膜細胞層の一部分がアポトーシスを起こし，卵胞腔が形成される。この卵胞腔を挟んで，顆粒

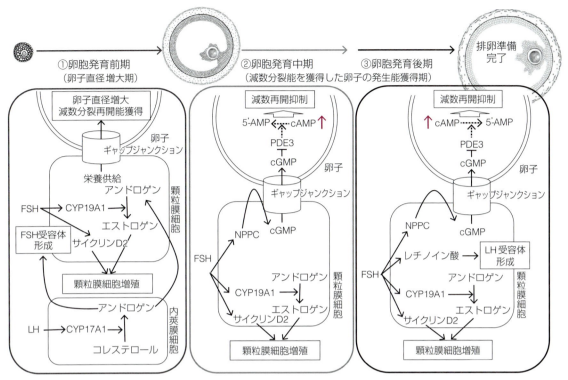

図1 前胞状卵胞から胞状卵胞，排卵前卵胞への卵胞発育
①胞状卵胞への発育過程：LH依存的に内莢膜細胞でアンドロゲンが合成され，それが顆粒膜細胞のFSH受容体形成を促進する．その結果，アンドロゲンからエストロゲンへの変換と細胞増殖の両者が誘起される．この時，卵子はギャップジャンクションを介して栄養成分の供給を受け発達し，減数分裂再開能を獲得する．
②胞状卵胞：FSHにより顆粒膜細胞のエストロゲン合成が亢進され，それにより細胞増殖も活性化されることで卵胞直径はさらに増大する．また，顆粒膜細胞はNPPCを発現・分泌し，卵子の減数分裂再開を抑制する．
③排卵前卵胞：顆粒膜細胞では，エストロゲン合成量が最大値に達し，レチノイン酸依存的にLH受容体発現が誘導される．NPPCにより，卵子の減数分裂再開は排卵刺激を感受するまで抑制され続ける．

膜細胞は，卵胞膜を裏打ちする壁顆粒膜細胞と卵子を直接覆う卵丘細胞へと分化する．FSHにより合成されたエストロゲンやレチノイン酸が壁顆粒膜細胞のさらなる増殖を誘導し，排卵準備を完了した排卵前卵胞（グラーフ卵胞）が形成される（図1-③）．

排卵準備の完了とは，LHサージを誘導する能力と，それに応答する能力を獲得したことであり，前者は十分量のエストロゲンを合成・分泌することで脳下垂体からの一過的なLH分泌（LHサージ）を促すことを意味し，後者はその刺激を壁顆粒膜細胞で感受するためにLH受容体を発現することを意味する．

このFSHを主制御因子とする二次卵胞以降の卵胞発育は，動物種により要する時間が大きく異なる．マウスにおいては，2発情周期（10日程度）以上を要し，ヒトでは3周期以上（90日間以上）の長期間をかけて卵胞は排卵前卵胞へと発育する．したがって，卵巣予備能の指標となるAMH値は，将来，排卵に至る可能性のある卵胞数を予測するものであるが，その周期に排卵に至る卵胞数（その周期に排卵前卵胞に至りうる胞状卵胞数）を推定するものではない．

卵胞発育の最後期に誘導される壁顆粒膜細胞のLH受容体をコードする*Lhcgr*の遺伝子発現は，FSHが必須条件であるが，十分条件ではない．DNAのメチル化を介した遺伝子発現のエピジェネティック制御が*Lhcgr*発現に関与している．小

規模な胞状卵胞の壁顆粒膜細胞では，*Lhcgr*プロモーター領域に存在するグアニン・シトシンに富んだ配列（CpG アイランド）のシトシンはメチル化されている。FSH刺激は細胞増殖を誘起し，この過程で*Lhcgr*プロモーター領域のDNA脱メチル化が生じる。この脱メチル化されたプロモーター領域にFSH刺激により核内移行された転写因子が結合し，*Lhcgr*が発現する。つまり，壁顆粒膜細胞の排卵準備であるLH受容体形成は，FSHの直接的刺激と細胞増殖に起因するエピジェネティック制御の両者により誘導されている。このことは，卵胞直径がある一定サイズに達したことが排卵準備を完了した指標（つまり，LH製剤を投与するタイミング）として使われている科学的根拠となる。

2．LHサージによる排卵誘導
1）卵胞膜の破裂

LHサージにより壁顆粒膜細胞で発現誘導される遺伝子について，マイクロアレイ解析やトランスクリプトーム解析といった解析技術の進歩により，網羅的な解析がなされてきた[2]。

この排卵期特異的に壁顆粒膜細胞が発現する遺伝子群において，ADAMTS1やマトリックスメタロプロテアーゼ（MMP）ファミリーなどのコラゲナーゼや，ゼラチナーゼ活性を持つタンパク質分解酵素（プロテアーゼ）が卵胞膜の細胞外基質を分解し，卵胞膜を希薄化させる。さらに，エンドセリン2（endothelin 2）は卵胞膜の筋層に作用して収縮を促し，卵胞膜の毛細血管や内莢膜細胞の移動が起こることで，希薄なスチグマが形成され，スチグマから卵胞膜破裂が生じ，成熟卵が排卵される。実際に，1つ1つのプロテアーゼをコードする遺伝子の欠損マウスは完全不妊とならないが，広範なプロテアーゼ阻害剤の投与により排卵は抑制される。また，エンドセリン2をコードする*Edn2*遺伝子欠損マウスは排卵不全を呈すると報告されている[3]。

2）卵丘細胞層の膨潤メカニズムとその役割

卵子は卵丘細胞に密に覆われているが，排卵刺激により卵丘細胞間の脱接着と細胞遊走により空間が形成される。この過程で，卵丘細胞は多重化した2糖の繰り返し構造（分子量100万以上）の長鎖ヒアルロン酸を合成し，それが血清成分であるインターαトリプシンインヒビター（inter-α-trypsin inhibitor：ITI）などにより巻き取られることで，卵丘細胞間に粘性に富んだマトリックスが蓄積される。このように卵丘細胞層が膨化した卵丘卵子複合体（cumulus-oocyte complex：COC）が，卵管へと排出される。体外成熟培養において，体内でみられるような卵丘細胞層の膨潤を誘導するためには，組換えヒトアルブミンを主成分とする代替血清では不十分であり，ITIを含む血清や卵胞液添加が必要である。

卵管において，この長鎖ヒアルロン酸は精子表面に局在するヒアルロニダーゼにより分解される。この変化を卵丘細胞と精子のToll様受容体（Toll-like receptor：TLR）が認識し，精子の受精能獲得が誘導されることから，膨化した卵丘細胞層に覆われていることが正常受精を誘導する必要条件となっている[4]。したがって，卵丘細胞層を持たない裸化卵子を体外受精に供するには，精子を前培養して受精能獲得を誘導しておく必要がある。

3）卵丘細胞が制御する卵子の減数分裂再開と第二減数分裂中期への進行
（1）卵子の減数分裂能

卵胞活性化から排卵前卵胞への卵胞発育において，卵子の減数分裂ステージは第一減数分裂前期で停止した状態にある。この間に卵子の直径は増大し，マウスでは70 μm程度にまで発達する。この卵子の直径の増大過程で，減数分裂再開に必要なサイクリンB2が合成され，サイクリン依存性タンパク質リン酸化酵素（cyclin dependent kinase：CDK）1との複合体が形成される（図1-①，図2-①）。この複合体は卵成熟促進因子（maturation promoting factor：MPF）とも呼ばれ，直径が60 μm程度の卵子でその蓄積が完了し，減数分裂を再開する能力を獲得する。

第二減数分裂中期への進行には，後述するサイ

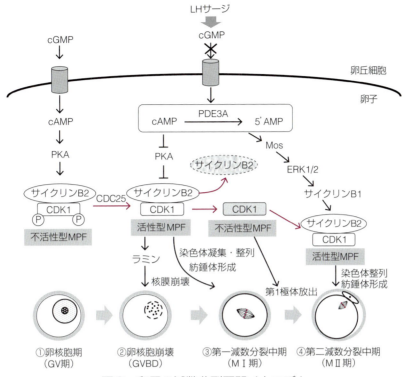

図2 卵子の減数分裂再開メカニズム

①第一減数分裂前期（卵核胞期）では，cGMPが供給されることで卵子内のcAMP量が高く維持され，MPFは不活性化されている。
②LHサージによりcGMP供給が遮断され，cAMP量は低下し，MPFが活性化する。これにより，染色体の凝集，核膜崩壊（卵核胞崩壊）と紡錘体形成が誘起される。
③第一減数分裂中期では，サイクリンB2が分解され，CDK1が単体で存在することからMPF活性が一過的に低下する。その結果，第1極体の放出が誘導される。
④MosとERK1/2を介してサイクリンB1が新規合成される。その結果，CDK1がサイクリンB1と複合体を形成することでMPFが再活性化し，第二減数分裂中期で減数分裂が再停止される。

クリンB1やMosタンパク質が必要であり，直径60～70 μmへと卵子が発達する過程でそれらをコードする遺伝子発現が誘起され，卵子特有の母性（maternal）RNAとして蓄積される。

(2) 卵子の減数分裂再開抑制機構

小規模な胞状卵胞までの卵胞発育過程で，卵子の直径は70 μm程度にまで増大していることから，卵胞が排卵準備を完了するまで減数分裂を停止させる仕組みが必要となる。最近の網羅的遺伝子発現解析や遺伝子改変マウスを用いた研究から，壁顆粒膜細胞で発現されるC型ナトリウム利尿ペプチド（C-type natriuretic peptide：CNP）が減数分裂停止因子として有力視されている[5]。

このCNPは，卵丘細胞に発現するナトリウム利尿ペプチド受容体2（natriuretic peptide receptor 2：NPR2）に作用し，環状型グアニン-リン酸（cyclic guanosine monophosphate：cGMP）を合成する。cGMPは卵丘細胞と卵子の接着様式であるギャップジャンクション（低分子の物質交換が可能な細胞結合）を介して輸送され，卵子内のcAMP分解酵素（phosphodiesterase type 3）活性を抑制してcAMP濃度を高めることで，MPF活性を負に制御する（図1-②，③，図2-①）。

(3) 卵子の減数分裂再開機序

LHサージ後の卵胞では，ギャップジャンクションを構成するコネキシンタンパク質のリン酸化

と分解により，卵丘細胞から卵子へのcGMP供給が遮断される．その結果，cAMP系により不活化されていたMPFが，CDC25脱リン酸化酵素の作用でCDK1が活性化した状態へと変換される（図2-①，②）．この活性化したCDK1が，DNA結合タンパク質であるヒストンをリン酸化して染色体を凝集させる．さらに，CDK1はラミンなどの核膜を裏打ちするタンパク質をリン酸化することで，卵核胞崩壊（germinal vesicle breakdown：GVBD）を誘起する（図2-②）．続いて，チューブリン重合により紡錘体が形成され，第一減数分裂中期に至る（図2-②）．

第一減数分裂中期において，ユビキチン系の活性化によりサイクリンB2が分解され，CDK1活性の低下が起こり，第1極体の放出と紡錘体の消失が誘起される（図2-③）．しかし，体細胞分裂とは異なり，卵子では核膜の再形成や染色体の脱凝縮が起こることはない．これは，減数分裂特異的タンパク質であるMosによりERK1/2が活性化され，それが第一減数分裂中期以降のMPFの制御ユニットとなるサイクリンB1を合成するので，CDK1が直ちに再活性化されるからである（図2-④）．このCDK1の再活性化により，紡錘体が再形成され，卵子は第二減数分裂中期に到達し，この状態で再び減数分裂を停止する．

この第二減数分裂中期での停止は，Mos-ERK1/2系による持続的なサイクリンB1合成に依存しており，この停止能を細胞分裂抑制因子（cytostatic factor：CSF）と呼んでいる．Mos遺伝子欠損マウスでは，CSF活性が低値なため第二減数分裂中期で停止できず，卵子は単為発生を起こす[6]．つまり，個々の成熟卵子は，CSF活性を高めて受精可能な第二減数分裂中期で減数分裂を停止させることで，それぞれが受精できる十分な時間を担保している．

4）壁顆粒膜細胞が分泌する二次因子

前述の通り，卵丘細胞は細胞間にヒアルロン酸を蓄積するだけでなく，卵子の減数分裂をも制御しているが，LH受容体がほとんど発現していないため，排卵刺激を直接感受することはできない．一方，壁顆粒膜細胞が発現・分泌する因子に対する受容体を有することから，卵丘細胞は壁顆粒膜細胞を介して排卵刺激を感受していることがわかる．Parkら[7]は，排卵過程に壁顆粒膜細胞で発現し，かつ卵丘細胞にその受容体がある生理活性因子を遺伝子発現プロファイルから抽出し，EGF-like factorを同定した．

EGF-like factorは，細胞外部位にEGF受容体に結合するリガンド部位を持った細胞膜貫通型タンパク質である．排卵刺激を受けた壁顆粒膜細胞では，EGF-like factorに属するamphiregulin（AREG），epiregulin（EREG）の発現が誘導され，細胞外部位にあるプロテアーゼ応答配列がTACE/ADAM17により切断されることで，リガンド部位が卵胞液中に放出される．このリガンド部位が卵丘細胞に発現するEGF受容体に作用すると，Ca^{2+}放出，Ca^{2+}依存性タンパク質リン酸化酵素〔Ca-dependent protein kinase（protein kinase C）：PKC〕活性の上昇，ERK1/2系の活性化などを引き起こす（図3）．このEGF受容体の下流シグナル伝達系において，Ca^{2+}はカルパインの活性化により卵丘細胞の脱接着を誘導し，PKCとERK1/2はCREBとAP-1，C/EBPにより制御される遺伝子発現を誘起させる．

さらに，後者の両タンパク質リン酸化酵素はコネキシンのリン酸化にも関与し，ギャップジャンクションを閉鎖させ，卵子の減数分裂再開を引き起こす．EGF受容体をコードする遺伝子を卵丘細胞で欠損したマウス（$Egfr^{flox/flox}$; $Cyp19a1Cre$）は，卵丘細胞層の膨潤と卵子の減数分裂再開が著しく抑制される[8]．また，AREGあるいはEREGをコードする遺伝子を欠損させたマウスも，卵丘細胞の機能変化が大幅に遅延することで低妊孕性を呈すると報告されている[9]．さらに，ERK1/2をコードする2つの遺伝子を卵丘細胞でともに欠失したダブルノックアウトマウス（$Mapk3^{-/-}$; $Mapk1^{flox/flox}$; $Cyp19a1Cre$）では，卵子の減数分裂再開，卵丘細胞層の膨潤が完全に抑制され，排卵不全の完全不妊マウスとなることから，AREGやEREGなどのEGF-like factorが排卵刺激を伝達する最重要因子であることが明らかにされてい

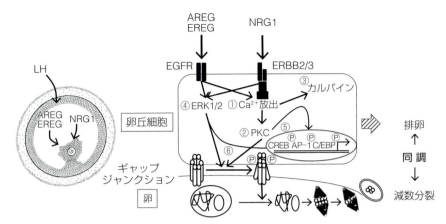

図3 EGF-like factorとNRG1が誘導する卵子の減数分裂進行と排卵の同調
LH刺激により壁顆粒膜細胞で発現・分泌されたEGF-like factor（AREG，EREG）とNRG1は，卵丘細胞に発現するEGFRとErbB2/3複合体にそれぞれ特異的に作用する。その結果，以下のようになる。
①EGFRはCa^{2+}放出を促進し，ErbB2/3がそれを抑制する。
②このCa^{2+}制御によりPKC活性の非生理的増強（NRG1欠損マウスで観察される）や生理的水準のPKC活性が維持される（野生型マウス）。
③Ca^{2+}放出は，PKCのみでなくカルパイン活性を正に制御し，卵丘細胞間の脱接着を誘導する結果，ヒアルロン酸を主成分とする細胞外マトリックスが蓄積される空間が形成される。
④ERK1/2は，EGFRにより直接的にリン酸化（活性化）され，ErbB2/3系により増強される結果，排卵刺激により最大活性となる。
⑤PKCとERK1/2は転写因子をリン酸化し，標的遺伝子発現を誘導する。この時，NRG1欠損マウスではPKC活性が異常値を示すため，CREBの機能が高まり，一部の排卵期特異的遺伝子発現が増大される。野生型マウスでは，PKC活性とERK1/2活性の両者が生理的水準であるため，排卵期特異的遺伝子発現が正常に誘導される。
⑥PKCとERK1/2は，ギャップジャンクションを構成するコネキシン43もリン酸化し，それにより立体構造が変化することでギャップジャンクションの物質輸送が遮断される。つまり，PKC活性とERK1/2活性の両者が生理的水準に制御されることで，ギャップジャンクションの遮断時期が適切化され，第二減数分裂中期への減数分裂進行が卵胞の破裂が起こる時間に同調され，受精能を持った卵子が卵管へと排卵される。

る[10]。

5）排卵と卵子の減数分裂進行速度の同調

卵子はCSF活性により受精可能な第二減数分裂中期で停止しているが，この停止時間が長くなると染色体の紡錘体赤道面での整列に乱れが生じることや，精子侵入後の卵子活性化が不十分になるなどの機能低下が起こる。このことを卵子の加齢化（oocyte aging）と呼んでいる。AREGあるいはEREGのみを添加した培養条件では，第二減数分裂中期への進行は体内のそれに比較して著しく早いため，卵子の加齢化が生じやすくなる。このことは，AREGやEREGなどのEGF-like factorといった減数分裂を誘導する因子だけでなく，その速度を調整し，早期の加齢化を抑制する因子も存在することを示唆している。

最近，この減数分裂進行速度を調節するブレーキ因子としてneuregulin 1（NRG1）が報告された[11]。NRG1をコードする遺伝子を顆粒膜細胞特異的に欠損させたマウス（$Nrg1^{flox/flox}$; $Cyp19a1Cre$）では，野生型マウスでみられる排卵刺激直後のNRG1分泌が認められず，卵丘細胞のPKC活性が急激に上昇する。この非生理的なPKC活性はコネキシンを短期間でリン酸化することで，ギャップジャンクションの閉鎖が早期に誘導される（図3）。このNRG1欠損マウスでみられるPKCの非生理的活性化は，EGF-like factor-EGFR系により直接的に誘導されることから，NRG1はEGF-like factor-EGFR系の作用を拮抗する因子であることがわかった。

しかし，排卵過程の卵丘細胞におけるERK1/2のリン酸化は，AREGやEREGなどのEGF-like factorとNRG1により協調的に誘導される。このことから，NRG1はEGF-like factorの作用を補完することで卵丘細胞の膨潤を誘導し，AREGやEREGなどのEGF-like factorの作用を拮抗することで減数分裂のブレーキ役を果たしていることが明らかとなった（図3）。

さらに，NRG1遺伝子欠損マウスは，卵子の加齢化が早期に起こるため，交尾のタイミングにより正常受精率が大きく変動する。その結果，妊娠に至る確率が大きく低下することから，NRG1により排卵と卵子の減数分裂進行速度を同調化させることが雌の妊孕性担保に重要であることも示された。

3. まとめ

卵子の成熟と排卵は，卵胞と卵子それぞれがその能力を獲得して，初めて可能となる。そのために，卵子は周囲の体細胞（卵丘細胞，顆粒膜細胞）のサポートを受ける必要があり，卵丘細胞と顆粒膜細胞の細胞増殖期と細胞分化期からなる卵胞発育が行われる。その過程で，卵子は減数分裂再開能を卵胞の排卵準備の完了以前に獲得するため，卵胞発育の後半期は卵子の減数分裂再開を停止させる環境となっている。

排卵刺激は，卵胞破裂や卵丘細胞層の膨潤を引き起こすだけでなく，卵子減数分裂停止機構を解除する。これには，LHにより発現されるEGF-like factorとNRG1が重要な役割を果たしている。AREGやEREGなどのEGF-like factorはERK1/2とPKCの活性上昇による卵丘細胞・卵子間ギャップジャンクションを閉鎖させ，卵子成熟を促進する。

しかし，PKCの著しい活性上昇は，早熟な卵子を生み出し，卵子加齢化による受精機会の消失となる。NRG1は，卵丘細胞のPKC活性を適正水準に下方修正し，排卵と卵子の減数分裂進行を同調させ，受精能力を長期間担保させる機能を担っている。

文 献

1) Eppig JJ : The Ovary, pp.185-208, Raven Press, NY, 1993.
2) Robker RL et al. : *Proc Natl Acad Sci USA* **97** : 4689-4694, 2000.
3) Ko C et al. : *Endocrinology* **147** : 1770-1779, 2006.
4) Shimada M et al. : *Development* **135** : 2001-2011, 2008.
5) Zhang M et al. : *Science* **330** : 366-369, 2010.
6) Hashimoto N et al. : *Nature* **370** : 68-71, 1994.
7) Park JY et al. : *Science* **303** : 682-684, 2004.
8) Hsieh M et al. : *PloS One* **6** : e21574, 2011.
9) Hsieh M et al. : *Mol Cell Biol* **27** : 1914-1924, 2007.
10) Fun HY et al. : *Science* **324** : 938-941, 2009.
11) Kawashima I et al. : *Mol Endocrinol* **28** : 706-721, 2014.

（島田昌之，星野由美，山下泰尚）

III 卵子・精子

3 未成熟卵子の体外成熟法

1. 未成熟卵子の体外成熟法とは

　卵巣内で十分に発育した卵母細胞は，下垂体からの性腺刺激ホルモンのサージ（LHサージ）によって成熟を開始し，ほとんどの動物種では第二減数分裂中期へと到達したのちに排卵され，精子の侵入を待つ。体外成熟（in vitro maturation：IVM）法は，LHサージが起こる前に卵胞から卵母細胞を取り出し，体外培養によって受精可能な状態へと卵子を誘導する技術である（図1）。これまで，マウスなどの実験用小動物からウシなどの大型家畜まで，多くの動物種で培養条件が検討され，受精能力はもちろん胚発生能力を備えた卵子へと成熟させることが可能となっている。動物卵子のIVMは，in vivo（体内）の環境ほど完全でないものの，体外受精などの目的で成熟卵子を作出することは可能なレベルに達しているというのが現状である。

　成熟期の卵母細胞では，発育期とは異なる数々の現象が一気に進行する。成熟卵子としての不可欠な変化は，第一減数分裂前期で停止していた減数分裂の再開と，受精が起こる段階である第二減数分裂中期への進行である（核の成熟）。また，卵母細胞の細胞質でも次々と変化が起こる（細胞質の成熟）。いずれの成熟も重要であり，十分に成熟していない卵子では，たとえ受精できたとしても胚発生が進まず，やがて死滅する。In vivoでは核の成熟と細胞質の成熟が自然に起こる。しかし，IVMにおいては，できるだけ核と細胞質の両方の成熟を促す環境を整える必要がある。そのためには，卵子の成熟という現象を深く理解することと，成熟を誘導するために必要とされる培養技術を理解し十分に習得することが重要となる。

2. IVMの仕組み

　IVMによって成熟できるのは，成熟能力を有しながら卵胞内では成熟が抑制されている状態の卵母細胞である。そのような卵母細胞を培養液中に取り出すと，自発的に減数分裂が再開され，成熟が始まる。成熟開始を遅らせることが必要な場合には，減数分裂の進行を止める薬剤などが使われる。一旦，成熟が開始されると，その後はin vivoとほぼ同じ時間経過で成熟を進行させることができる。順調に成熟が進み，体外受精（in vitro fertilization：IVF）あるいは核移植・単為活性化（クローン胚の作出）などの操作に適した状態まで核と細胞質が達すれば，IVMは完了である。受精に最適な時間帯は，動物種にもよるが通常は数時間と短い。その時間内に受精が起これば卵子が活性化され，胚発生が始まる。一方，受精しなかった卵子では透明帯の硬化や細胞膜の脂質過酸化などの変化によって受精可能な状態を徐々に失い，やがて死滅することになる。

3. 卵子の成熟の成り立ち
1）核の成熟

　IVMによって第二減数分裂中期（第1極体の放出）が誘導されたとする記述は古く，1935年に報告されたウサギ卵子の研究[1]まで遡る。格段の進歩を遂げた現在のIVMにおいては，核の成熟は極めて高率に達成される。核の成熟が起こらないような卵母細胞は，次に述べるような理由でIVMに適さない。

　例えば，発育を完了していない卵母細胞では，

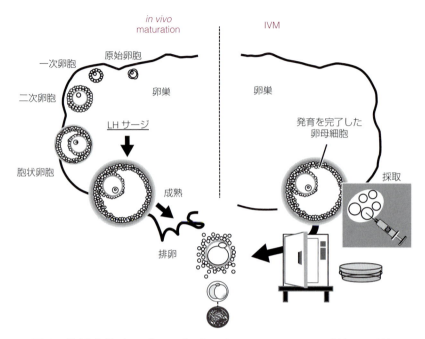

図1 体外成熟（IVM）のプロセスと *in vivo* における成熟との対比

成熟能力が獲得されていないため，IVMに導入されても減数分裂が再開されないか途中で停止してしまう。減数分裂を再開する能力は，卵母細胞が最終的な直径の80％に達すると現れ始め，さらに90％に近づくにつれて第二減数分裂中期へと到達する能力が獲得される。発育完了時の直径が約75 μm（透明帯を除く）のマウス卵母細胞では，約60 μmで減数分裂を再開する能力，約65 μmで第二減数分裂中期へ進行する能力が獲得される。同様に，直径約125 μmまで発育するブタやウシの卵母細胞では，約100 μmおよび約110 μmで段階的に核の成熟能力が獲得される。

IVMにおいて，核の成熟率を高めるために最も有効な手段は，最大直径に達した卵母細胞だけを胞状卵胞から集めることである。通常，卵母細胞が入っている卵胞の直径が目安となる。ウシでは直径3 mm以上，ブタでは直径4 mm以上の卵胞から採取すれば，卵母細胞の発育は完了していると考えてよい。一方，マウスでは，あらかじめ性腺刺激ホルモンを投与して卵胞の発育を促した上で，卵胞腔の十分な発育が確認できた卵胞から採取すれば，最大直径に達した卵母細胞を多数集めることができる。

2）細胞質の成熟

核の成熟には目に見える第1極体の放出という明確な指標があって判定が容易であるのに対し，細胞質の成熟の度合いについては卵子を生かしたまま判定する手段がほとんどなく，有効な評価法の確立が望まれている。実際には，IVMに由来する卵子の受精や胚発生の過程で生じる不具合によって，細胞質の成熟が不十分であったことが判明する。代表的な例では，ブタ卵子のIVM-IVFが開発された後，受精後の卵子内において精子から形成されるはずの雄性前核が形成されないという問題に研究者は何年もの間，悩まされていた。のちに，その原因が精子核を脱凝縮させるために必要なグルタチオンの不足にあると特定された。そしてグルタチオンの材料であるシステインが卵子の細胞質に取り込まれるよう培養条件を整えることでその問題は解決された[2]。この例のように，研究の進展と培養技術の進歩によって，IVMに由来する卵子の課題は徐々に解消されてきている。近い将来，*in vivo*で成熟した卵子と

全く同じ能力を持つ卵子がIVMによって作出されることが期待される。また，今後のトランスクリプトーム解析やプロテオーム解析の進展によっては，細胞質の成熟を数値化されたリストで判定できるようになるだろう。

4. IVMという細胞培養技術

IVMの基本となる培養液は，Eagle's minimum essential medium（MEM），alpha-MEM，Waymouth's medium，TCM199などの組織培養液から選ばれることが多いが，ブタのように特定の動物種のために培養液が開発されることもある。基本の培養液には，通常IVMのために何らかの修正が加えられる。修正の内容はIVMの目的や動物種に応じて様々であるが，ピルビン酸ナトリウムは必ず添加される。それは，卵母細胞が一般的な細胞とは異なり，エネルギー源としてグルコースではなくピルビン酸を利用するという特性による。

培養液の修正が目指す方向には，培養で不可避的に生じるストレスを軽減しようとする方向と，in vivoの成熟で機能している因子を追加してin vivoの環境に近づけようとする方向の2つがある。最も一般的な修正はウシ胎子血清の添加であり，それは培養で生じるストレスを軽減する効果とin vivoに近い環境を作出する効果の両方の面を持つ。ブタのIVMでは血清に代えてしばしば卵胞液が添加される。血清や卵胞液の添加によって成熟率や成熟卵子の質は顕著に改善されるが，多くの因子が含まれるために個々の因子の影響を厳密に調べることは難しい。そのため，IVMの目的に応じて血清などを含まない完全合成培地などと使い分けられている。

培養で細胞が受けるストレスのうち，最も深刻なストレスの要因は活性酸素種の毒性である。生体内の酸素分圧は大気中よりも低いことから，培養装置内の酸素分圧を5％程度まで下げることや，通常の酸素分圧下で発生してしまう活性酸素種に対してシステアミンなどの還元剤やアスコルビン酸などの抗酸化ビタミンの添加で対応し，毒性を最小限に抑えることが行われる。

一方，IVMの培養条件を in vivo に近づけるために重要なことは，卵母細胞と周囲の卵丘細胞／顆粒膜細胞を1つの機能的な複合体として組織培養するという考え方である。IVMの培養液には性腺刺激ホルモンや上皮成長因子（epidermal growth factor：EGF）を始めとする成長因子が添加されるが，それは卵丘細胞の変化を in vivo に近づけることによって，その影響を受ける卵母細胞の成熟を in vivo に近づけるためである。したがって，卵丘細胞の培養にも適した組織培養液が選択されている。また，卵丘細胞に核濃縮などの変性があると，機能的な複合体としての培養とならず，成熟できない場合がある。したがって，退行性の変化が認められる卵胞由来の複合体はIVMに供するべきではない。最近ではさらに研究が進み，in vivo における卵丘細胞の遺伝子発現や卵胞液成分の変化に合わせて，培養液への添加物を変えていく培養方法も報告されている[3]。

5. 発育途上卵母細胞の培養

前述のIVMに適さない卵母細胞の例では，発育途上の卵母細胞をあげた。しかし，発育途上卵母細胞はまだ成熟能力を持たないが，異常な細胞ではない。卵母細胞が発育するための時間と環境を与えること（in vitro growth：IVG）によって，IVMに適した卵母細胞となる（図2）。卵巣は卵母細胞を育てる器官であると同時に，膨大な数の卵母細胞を徐々に死なせていく器官でもある。卵巣で退行する運命にある卵母細胞を体外培養によって育てることができれば，潜在的な卵子資源の活用につながるとともに，卵子形成のメカニズムの解明に役立つ。

発育途上卵母細胞のIVGは，1980年代から1990年代にかけて，米国ジャクソン研究所のEppigにより，その原型が作られた。1996年には，同チームは出生直後のマウス卵巣の器官培養と卵胞培養を組み合わせた計22日間の培養で原始卵胞から卵母細胞を発育させることに成功し，世界初の産子を得ている[4]。それらの研究で明らかになったのは，卵母細胞と顆粒膜細胞の関係を正常に保つことの重要性である。卵母細胞は顆粒膜細胞からギャップジャンクションを介して様々な物質を

Ⅲ 卵子・精子

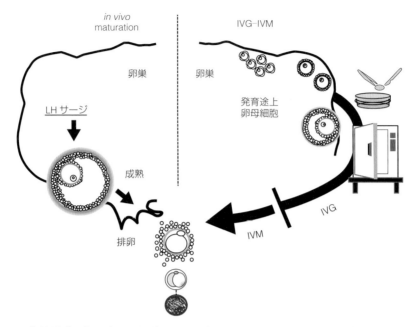

図2 体外発育（IVG）およびIVMのプロセスと in vivo における成熟との対比

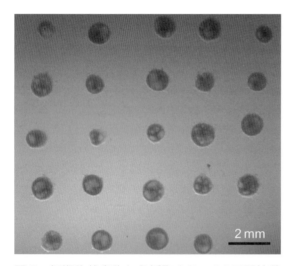

図3 初期胞状卵胞から採取され，14日間培養された後のウシ卵母細胞・顆粒膜細胞の複合体
卵胞に類似したドーム構造が形成されている。

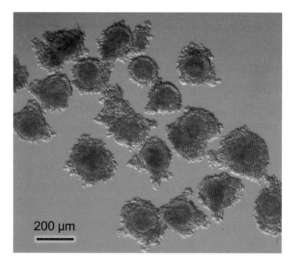

図4 14日間培養後のドーム構造から採取されたウシ卵丘卵子複合体
卵母細胞はほぼ最大直径に達している。

受け取りながら発育し，その一方で周囲の顆粒膜細胞の増殖・分化を積極的に制御して自らの発育に適した環境を構築していく．組織培養によって，そのような関係性を再構築することができれば，IVGが可能であることをマウスの実験は示した．

マウスで作られたIVGの方法は，一部改変されてウシやブタの卵母細胞に応用されている．し

かし，それらの動物種のIVGで可能となっているのはまだ発育期の後半のみである。その原因として，マウスと比較してブタやウシの卵母細胞は4～5倍の体積にまで発育することや，発育に要する期間も長いことなど，単純に達成までの条件がマウスのIVGよりも厳しいことがある。

一方，動物種によって好ましい培養条件が異なるため，最適な培養条件の検討が動物種ごとに続けられている。例えば，ウシのIVGにおいて，高濃度（4%）のポリビニルピロリドンを添加した培養液をIVGに使用すると，*in vivo*の胞状卵胞に類似したドーム構造が形成されることが見出された（図3, 4）。マウス以外の動物種では，ウシにおいて成熟能力を持たない卵母細胞（直径100μm程度）と顆粒膜細胞の複合体を出発点とする14日間のIVGが行われ，さらにIVMとIVFを経て作出された胚から産子が得られている[5]。

6. おわりに

IVGはもちろんIVMについても，組織培養の視点で技術全体を常に見直していく姿勢が大切である。また，多能性幹細胞の培養で得られた始原生殖細胞様細胞からの配偶子の作出が現実のものとなり[6]，組織培養における卵子形成に関する知見もこれまでにない速さで蓄積される可能性がある。そこからIVGやIVMに資する知見が得られると考えられ，IVGやIVMで得られる知見から幹細胞研究の新機軸が生まれる可能性もある。

文 献

1) Pincus G *et al.*：*J Exp Med* **62**：665-675, 1935.
2) Yoshida M *et al.*：*Biol Reprod* **49**：89-94, 1993.
3) Kawashima I *et al.*：*Reproduction* **136**：9-21, 2008.
4) Eppig JJ *et al.*：*Biol Reprod* **54**：197-207, 1996.
5) Hirao Y *et al.*：*Biol Reprod* **70**：83-91, 2004.
6) Hayashi *et al.*：*Science* **338**：971-975, 2012.

（平尾雄二）

III 卵子・精子

4 精子の成熟機構と培養法

1. はじめに

　精子形成は，複雑で長期間に及ぶ細胞の増殖・分化の過程である。最終産物である精子には次世代を作るための遺伝情報が詰め込まれており，受精後の胎児発生のためのエピゲノム修飾（ゲノムインプリンティング，DNAメチル化など）も組み込まれている。それ故，精子形成を培養下で誘導・再現し，精子成熟の機構解明につなげる試みには長い歴史があるにもかかわらず，それが現実化しつつあるのはごく最近である。ここでは精子形成機構の概略と培養法の発展について解説する。

2. 精子形成の概略

　精子形成は，精子幹細胞が精子になるまでの増殖と分化の過程であるが，マウスでは35日間，ヒトでは74日間という長期間を要する。精子形成は3つの過程に分類できる。①精原細胞の増殖期，②精母細胞の減数分裂期，③精子細胞から精子までの精子完成期である。それぞれの過程は，マウスでは約12日間ずつ，ヒトでは約24日間ずつを要する。これらの過程にはそれぞれ重要な役割がある。

　精原細胞の分裂は，膨大な数の精子を産生するために重要である。マウスでは1つの精子幹細胞が12回の分裂をすることにより，計算上は4,096個の精母細胞になる。半数以上は途中でアポトーシス死するが，それでも膨大な数の精子産生の基礎がここにある。

　続く減数分裂の役割は，個々の精子のゲノムの多様性を作ることである。両親から受け継いだ染色体（遺伝子）を組み合わせ直し，2度の分裂を行って半数体になる。よって，個々の精子が持つ染色体ゲノムは，父親由来と母親由来のモザイク状態になる。これがゲノム多様性の基本的な原理である。また，この過程はゲノムの異常を修復する役割もある。

　最後の精子完成の過程は，丸い精子細胞が小さな頭部と鞭毛を持った精子に変身するダイナミックな形態変化であり，精子が卵に到達し，受精する機能を獲得するために必須である。

3. 精巣の組織学的構築

　精巣の基本構造は，精細管と間質からなっている。精細管を作っているのはセルトリ細胞と精細管周囲筋様細胞（以下，筋様細胞）である。この2つの細胞がタイプⅣコラーゲンなどの基底膜成分を産生し，管状構造の基本が作られる。精細胞は精細管構築には関与していない。精子形成が始まる以前の精細管では，少数の精子幹細胞が基底膜上に存在している（図1）。この状態の精細管の直径は0.1 mm足らずである。精細管の外は総称して間質と呼ばれる。そこには血管系，リンパ系が存在し，かつライディッヒ細胞が島状に散在している。精子形成が開始すると精原細胞が増殖して精細管基底膜上を埋め尽くし，精母細胞となって内腔側に移動する。完全な精子形成が生じている精細管の内腔では，ほとんどが精細胞であり，セルトリ細胞の比率はわずか数％となる。精細管は太くなり，その直径は約0.2 mmである。

4. 精子形成を支えるホルモン環境

　精子形成の開始と維持は，生体内の内分泌環境が制御している。思春期になると視床下部から性腺刺激ホルモン放出ホルモン（gonadotropin releasing hormone：GnRH）が産生され，脳下垂体を刺激して黄体形成ホルモン（luteinizing hormone：LH）と卵胞刺激ホルモン（follicle stimulating hormone：FSH）の分泌が始まる。LHは精巣のライディッヒ細胞を刺激してテストステロンを産生させる。セルトリ細胞，筋様細胞などの精巣の体細胞はテストステロンに反応し，精子幹細胞に作用して精子形成を開始させる。FSHは，テストステロンと協調してセルトリ細胞に働き，精子形成を支持する環境を整える（図1）。もし，脳下垂体からLHとFSHが分泌されなければ，ライディッヒ細胞からテストステロンが産生されず，精子形成は開始されない。ヒトにおいては，先天的に脳下垂体からのLH/FSHの分泌が低下・欠如している中枢性性腺機能低下症がある。そのような場合は，思春期になっても第2次性徴が発来せず，精子形成も生じない。そのような症例ではLH/FSHを皮下注射することで，身体の男性化と精子形成を誘導できる。

　精子形成の誘導は，FSHとテストステロンが主としてセルトリ細胞に働くことが重要であるが，セルトリ細胞がどのように精原細胞を分化誘導し，精子形成させるかの詳細は未解明である。そのメカニズムの1つとして，セルトリ細胞が特定の因子を分泌もしくは細胞表面に発現し，それが精細胞に直接働いて分化が進行することが考えられる。そのような例として幹細胞因子（stem cell factor：SCF）が知られている。SCFは，セルトリ細胞が産生する成長因子であり，精原細胞の表面にあるレセプターに結合して，精原細胞を分化させる機能がある。よって，SCFが欠損している変異マウスでは，精子形成は全く生じない。また，セルトリ細胞は血液精巣関門（blood testis barrier：BTB）を形成していることで，精子形成の進行に貢献している。BTB形成もFSHやテストステロンの刺激により促進される。すなわち，セルトリ細胞の働きは精細管という閉鎖空間を形成し，精細胞が増殖と分化という2つをバランスよく実行できる環境を作っていると考えられる。

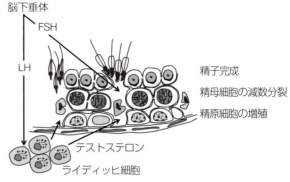

図1　ホルモンと精子形成

5. 精子の成熟機構

精子形成の3つの過程を解説する。

1）精原細胞の増殖および精子幹細胞の維持

　精子の元である精子幹細胞（As精原細胞）は，精細管内の辺縁，基底膜の上に存在し自己複製増殖を行っている。1つの精子幹細胞が分裂すると2つの精子幹細胞になる場合と，細胞質でつながったままの精原細胞（Apr）になる場合がある。実際にはほとんどの場合Aprになる。このAprは再度分裂して4個のつながった精原細胞（Aal）に，さらに分裂すれば8個，16個，32個というようにつながったままの精原細胞になっていく。一方で，これらの精原細胞の細胞間橋は，ちぎれることも多く，これにより再びAs精原細胞（精子幹細胞）に戻ることになる。このような精原細胞の振舞いは確率的なものであり，決まった法則はないが，全体として精子幹細胞を一定数に維持するようになっている（図2）。

　これまで精原幹細胞の動態はAs細胞のみが精子の幹細胞だとする説が定説であった。しかし，前述したごとく最近の研究では，AsのみならずAprやAalも細胞間橋がちぎれることによりAs細胞に戻ることが頻繁に生じ，AsからAalまでのすべての未分化精原細胞が集団として幹細胞機能を持っていると考えられるようになってきた。このモデルは精子幹細胞が傷害にあって一時的に減少しても再び増加して一定数に保たれることをシミュレーションできており，モデルの正当性を

示していると考えられる[1]。

2）減数分裂

精子形成および卵子形成において，最も重要な過程は減数分裂であるといっても過言ではない。減数分裂を経ることによって通常は2CであったDNA content（DNA総量）が1Cとなり，2Nだった染色体数も1Nに減少する。すなわち半数体になる。精子と卵子が半数体であり，受精によって2Nになることは胚発生に必須であり，減数分裂の最大の役割はそこにある。ただし，減数分裂にはもう1つ重要な意義がある。相同染色体の組換えと分配により，産生される半数体のゲノムが多様性を持つことである。組換えを考慮しなくても23個の染色体が各精子に分配されると，800万（2^{23}）以上のゲノムパターンが生じる。そこに相同染色体の組換えを考慮すると，10^{15}（4^{23}）以上のゲノムパターンが生じると計算できる。1回に射精される精子数は10億（10^9）には満たないことから，それら精子の一つ一つは独自のゲノムを持っており，一つ一つが異なるということになる。

減数分裂を誘導する外的因子としてレチノイン酸（ビタミンAの活性体）が重要な役割をしている。ビタミンAは精子形成の初期，未分化型精原細胞から分化型精原細胞への分化にも必要であり，かつ減数分裂への導入にも必須であることがわかっている。よって，ビタミンA欠乏食でマウスやラットを飼育すると精子形成が完全に停止してしまう。レチノイン酸の刺激によって，生殖細胞では*Stra8*遺伝子の発現が誘導され，これが減数分裂の開始の引き金を引いている[2]。*Stra8*を欠損した生殖細胞は，有糸分裂はできるが，減数分裂はできない。

以下に，減数分裂の各ステージについてみていく（図3）。

分化型精原細胞から精母細胞に分化したばかりの状態をプレレプトテン期という。プレレプトテン期の精母細胞はDNA複製し，DNA量は2Cから4Cとなる。引き続いて減数分裂前期が始まるが，この時期は特徴的な細胞像を呈するので組織学的にも同定しやすい。

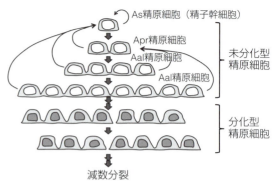

図2 精原細胞の増殖と分化

減数分裂前期はレプトテン，ザイゴテン，パキテン，ディプロテンの各期に分類される。レプトテン期（細糸期）において重要なことはトポイソメラーゼSPO11によって計画的なDNA 2重鎖の切断（double strand break：DSB）が生じることである。DSBは，薬物や放射線などのDNAを障害する外的因子によって生じることが知られているが，レプトテン期においては細胞が自主的にDSBを作る点が興味深い。しかも，このDSBは染色体ごとに最低1カ所生じることになっており，それがのちに生じる染色体交差（crossing over）の局在部位となる。つまり，染色体交差を作るための足場のような役割をDSBがしていると考えられる。実際，この交差のおかげで相同染色体は第一減数分裂中期（metaphase I：M I）までは離れることなく挙動をともにすることができ，このことがaneuploidyなどの染色体異常を防いでいる。ザイゴテン期（接合糸期）精母細胞においては相同染色体同士が対合し，シナプトネマ構造（synaptonemal complex）を形成する。対合が完了した精母細胞はパキテン期（厚糸期）となり，各々の染色体が太くなっていく。この時期に染色分体（新たに合成されたDNAと鋳型となったDNA）の区別がつくようになる。染色体交差はパキテン期の初期に生じる。パキテン期では細胞質も増大するので，精巣の組織切片において減数分裂期の細胞として最も同定しやすい。ディプロテン期（複糸期）においてはシナプトネマ構造が解消し，相同染色体が解離していく。続く分離期（diakinesis）においては，交差を起こし

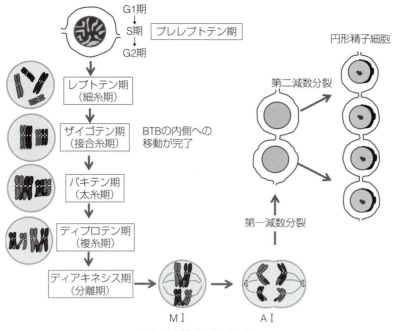

図3 減数分裂と染色体

た部位がキアズマ（chiasmata）として残り，各染色体はそこでのみ結合した状態となる。

　以上の減数分裂前期に引き続き，MIでは各染色体が赤道面に並び，後期（anaphase：A）では両極に向かって相同染色体が分離される。精子形成における減数分裂は，前期が非常にゆっくりと進行し，長時間を要するのに対し，それ以降の2回の分裂は非常に短時間のうちに完了する。この点は出生時から排卵直前までの長期間にわたりMIで停止している卵とは対照的である。また，精子形成では，減数分裂により4つの半数体（円形精子細胞）ができるのに対し，卵では1つの卵子と3つの極体ができる。前述したごとく，これら4つの精子細胞は独自のゲノム構成を持っている。

3）精子完成

　減数分裂が完了し，半数体となった後に，精子形成の仕上げの過程（精子完成：spermiogenesis）が待っている。精子が卵に辿り着くまでとその後の過程を考えると，丸い円形精子細胞から，小さな頭部と鞭毛を持つ精子に変身するこの過程は非常に重要であることが理解できる。円形精子細胞は，ドラマチックな形態変化を遂げるばかりでなく，そのクロマチン構造も大きく再編され，DNAの容積は10分の1以下に凝集される。それまでのヒストンを主体としたヌクレオソーム構造から，プロタミン主体の構造に入れ替わる。この衣替えは，ヒストン-バリアントと呼ばれるヒストンの変異体と，ヒストンの翻訳後修飾，クロマチンのリモデリング，さらに一過性のDNA鎖の切断などから成り立っている。プロタミンの役割はDNAを凝縮してパッケージングするのみならず，物理的化学的な傷害から精子のDNAを守る役割をしている。

6. 精巣組織の培養法
1）培養法の発展

　培養法の歴史は器官培養から始まっているが，20世紀初頭に始まった*in vitro*精子形成の研究も器官培養法を用いて開始された。1960年代にはSteinberger夫妻らが精力的に*in vitro*精子形成にチャレンジし，多くの知見を得た。例えば，生後間もないラットの精巣組織片を気層液層境界部に

おいて培養し，減数分裂パキテン期まで分化を進めることに成功した。しかし，器官培養法を用いた精子形成はパキテン期という壁を越えることはできなかった。このことから，器官培養法では精子形成を完遂できないということが研究者の間では通念として認識されるようになった。

1980年代以降は，培養法の発展と分子生物学の隆盛により，器官培養法は廃れ，細胞培養法が生物学実験の主流となった。それに呼応して in vitro 精子形成の試みも細胞培養法を用いて行われた。特に培養下で減数分裂を完遂することが研究目標となり，いくつかの報告もなされた。しかし，細胞培養法を用いた試みにおいては現在に至っても精子幹細胞が減数分裂を経て精子になるという成果は得られていない。

2）精子形成を支える精巣の組織構造

精子形成は，精細胞のみでは遂行することができず，精巣内の体細胞，特にセルトリ細胞と筋様細胞という精細管を構成する細胞が必須の役割を果たしている。精巣内において生殖細胞がおかれている状況を考えてみると，いくつかの点で精細管構造の重要性が理解できる。まず，セルトリ細胞同士はタイトジャンクションによってBTBを形成しており，これが基底膜上部のコンパートメントと内腔側のコンパートメントを隔離している。前述したごとく，基底膜側では精原細胞が分裂を繰り返して増殖しており，内腔側では精母細胞が減数分裂を行い，精子細胞が精子完成を行っている。つまり，この2つのコンパートメントでは全く別の細胞過程が進行していることになる。これらの細胞過程が隣接して効率よく行われているのは，セルトリ細胞が仕切りを作ってそれぞれにとって最適な環境を醸成していることが重要であると考えられる。

また，生殖細胞は細胞分裂しても分離することはなく，細胞質の伸長（細胞間橋）でつながっており，多核細胞もしくは合胞体ともいうべき状態で存在している。この細胞間橋も精子形成の進行に必須であり，細胞間橋が形成されない変異マウスでは精子形成障害が生じることが知られている。細胞間橋でつながりながら一緒に分化していく生殖細胞のあり方は，円柱構造である精細管内で中心に向かって分化していく形式が適していると考えられる。さらに，精細管の外である間質には種々の細胞が存在し，特にライディッヒ細胞が果たす役割は大きい。ライディッヒ細胞の主な機能はテストステロンを産生することである。前述のごとくテストステロンは精子形成に必須のホルモンである。

3）精巣内環境の再現（器官培養法の復権）

以上のような観点から，生殖細胞を単離して通常の細胞培養法で培養しても，精子形成が進行し，精子になっていくことは非常に困難であると推測される。細胞にとって培養環境は，非生理的な環境であり，多大なストレスがかかる場である。精細胞にとっては極端に居心地の悪い環境だと想像される。それ故，培養法の根幹はなるべく生体内に近い環境を再現し，そこに精細胞を置くことにあると考えられる。その考え方を採用した最も端的な方法が器官培養法（組織片培養法）である。

前述のごとく器官培養法での精子形成は減数分裂中期で停止してしまうという限界があったが，2011年にマウス精巣組織片を用いた器官培養法で完全な精子形成が可能であることが報告された[3]。この成功にはいくつか重要なポイントがある。

1つ目は気層液層境界部培養法という器官培養法の王道に従ったことである。具体的には1.5％アガロースゲルを培養液に半分ほど浸し，その上に組織片を置いた。これにより培養液からの栄養供給と気層からの酸素供給を両立することができた（図4）。

2つ目は培養温度である。通常の細胞培養は37℃で行われているが，精子形成は37℃では進行せず，34℃以下での培養が必須であった。インキュベーター内温度を34℃にすることで精子形成効率は格段に上昇した。

3つ目は培養液の工夫であった。多くの培養実験において，培養液にウシ胎子血清（fetal bovine

serum：FBS）を添加することは有効であり，時に必須である。器官培養法での精子形成実験にもしばしばFBSは用いられてきたが，その効果は限定的であった。マウス精子形成を完成に導いたのは，FBSに代わって用いられた血清代替物のknockout serum replacement（KSR）であった。

　また，その後の研究から，KSRの効果はそこに含まれているAlbuMAXというアルブミン製剤（いずれもウシ血清が材料）であることが明らかとなった。すなわちFBSを添加した培養液では，マウス精子形成は減数分裂途中までしか進行しないが，AlbuMAXを培地に加えることで精子形成は完成し，精子産生に成功した[3]。この培養下の精子形成は，生体内での精子形成とほぼ同様の時間経過で進行した。例えば，*Acrosin*遺伝子は生後15日前後の減数分裂中期で精母細胞において発現を開始するが，新生子マウス精巣を培養した場合も，16～17日齢相当で*Acrosin*の発現が認められた。また半数体の出現も生体内とほぼ同様に生後20日前後で認められた。

　これらのことから，器官培養での精子産生は生体内での現象を忠実に再現しているものと考えられる。実際，器官培養法で産生された精子や円形精子細胞で顕微授精実験を行うことにより産子が得られた。それら産子は健康に成長し，性成熟後に自然交配することにより次世代も産まれている。すなわち，産生された半数体精細胞は，正常の妊孕性を持っていることが証明されている。

　生体内の環境を模倣するためには，培養液の化学組成に集約される化学的な側面と培養環境の物理的パラメーターに集約される物理的・空間的側面の2つを調整することが必要である。KSR/AlbuMAXによる化学的側面と，気層液層境界部培養法や温度という物理的側面の両方を調整することが重要であると考えられる。

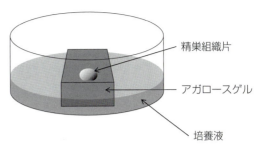

図4 精巣組織の器官培養法

7. おわりに

　精子形成は長期間に及ぶ複雑な細胞増殖・分化の過程であり，次世代産生のための情報と材料が詰め込まれた精子は一つ一つが特別でユニークな存在である。その精子を体外で作る試みはいまだ途に就いたばかりであり，今後の研究の発展が期待される。

文献

1) Hara K *et al.*：*Cell Stem Cell* 14：658-672, 2014.
2) Anderson EL *et al.*：*Proc Natl Acad Sci U S A* 105：14976-14980, 2008.
3) Sato T *et al.*：*Nature* 471：504-507, 2011.

（小川毅彦）

5 ヒト卵子の成熟と排卵のメカニズム

1. ヒト卵胞発育

1) 原始卵胞の形成

胎生4週頃に形成された始原生殖細胞は，生殖隆起に移動し卵原細胞へと分化し，増殖して複数の細胞集塊を形成する．一部の卵原細胞は，第一減数分裂を開始して一次卵母細胞に分化し，周囲を扁平な一層の上皮様細胞で囲まれた原始卵胞を形成する．胎齢20週頃に約700万個に達した卵原細胞の多くはアポトーシスにより失われ，卵巣表層近くに局在する一次卵母細胞のみとなる．

X染色体が1本欠失するターナー症候群（染色体核型：45, XO）では，卵原細胞が形成されない．そのため，肉眼的には索状卵巣となり，組織学的には卵巣内に線維組織のみを認め，原始卵胞が存在しない卵巣となる．一部の細胞が45, XOとなるモザイクターナー症候群では，そのモザイクの程度に応じて原始卵胞数が減少し，多くは40歳未満で閉経となる早発卵巣不全（primary ovarian insufficiency：POI）となる．

2) 卵胞発育

原始卵胞は，一次卵胞，前胞状卵胞，胞状卵胞，成熟卵胞（グラーフ卵胞）の順に発育する（図1）．卵胞発育は，ゴナドトロピンへの依存性から，3段階に分類される（図2）．初期の卵胞発育は，原始卵胞から前胞状卵胞までの期間であり，この時期はゴナドトロピン非依存性に卵胞が発育する．ヒトでは前胞状卵胞から直径2 mmを超える胞状卵胞まではゴナドトロピン依存性であるものの，ゴナドトロピンの月経周期変化の影響は受けず，基礎値のゴナドトロピンの変化に依存する時期でゴナドトロピン感受性期と呼ばれる．直径2 mmを超えた胞状卵胞は，ゴナドトロピン依存性期に移行し，月経周期に伴うゴナドトロピンの上昇により急速に増大し，排卵前卵胞となる．ヒト原始卵胞が排卵前卵胞に至るまで，6カ月以上かかるとされる[1]．

3) ゴナドトロピン非依存性卵胞発育

一次卵母細胞では，DNAの複製と組換えが起こり，第一減数分裂前期の複糸期まで進んで減数分裂を停止する．この停止期の卵子には卵核胞（germinal vesicle：GV）と呼ばれる核が存在し，GV期卵子と呼ばれる．この停止期は長期に及び，LHサージによる減数分裂再開までヒトでは数十年にもなる場合がある．この長期間の減数分裂の途中での停止が，母体年齢の高齢化に伴う染色体異常の増加に関連していると考えられている．

出生後に性周期が確立すると，休眠状態にあった原始卵胞は，1性周期当たり数百〜1,000個が活

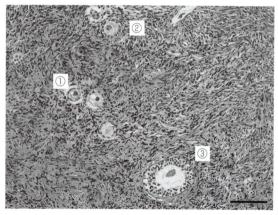

図1 各発育段階のヒト卵胞
①原始卵胞，②一次卵胞，③前胞状卵胞
スケールバー：100 μm

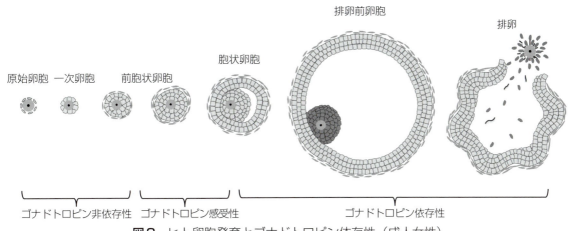

図2 ヒト卵胞発育とゴナドトロピン依存性（成人女性）

性化され，発育を開始する．現在のところ，多数存在する休眠原始卵胞の中から，一部の原始卵胞が選択されて性周期ごとに活性化する機序は明らかにされていない．

ヒト原始卵胞の活性化には，PI3K（phosphoinositide 3-kinase）-PTEN（phosphatase with tensin homology deleted in chromosome 10）-Akt-Foxo3 経路が重要な役割を果たしている[2〜4]．Foxo3は細胞核内で細胞周期を停止して原始卵胞が活性化するのを抑制しており，PI3K-Aktのシグナルが伝わるとFoxo3は核外移行し，その機能を失う．その結果，休眠原始卵胞が活性化する．通常原始卵胞は，PTENによるPI3K-Akt経路の抑制のため発育が停止している．この状態で何らかの発育開始シグナルが原始卵胞に作用すると，PTENによるPI3K-Akt経路の抑制が解除，またはPTENの抑制作用を上回るPI3K-Aktの活性化が生じ，Foxo3が不活性化して原始卵胞が発育を開始する．現在のところ，発育開始シグナルについては明らかにされていないが，mTOR（mammalian target of rapamycin）シグナルの関与が示されている．

一次卵胞から前胞状卵胞までのゴナドトロピン非依存性期では，卵巣局所でのパラクライン・オートクライン因子が卵胞発育に重要な働きをしている．これらの因子の主体は，様々な成長因子やサイトカインであり，growth differentiation factor-9（GDF-9），bone morphogenetic protein（BMP），neurotrophic factorなどの因子が卵胞発育に重要な働きをしていることが示されている．GDF-9およびBMP-15は，一次卵胞以降の卵より産生され，顆粒膜細胞の増殖を促進して卵胞発育を制御すると考えられている．

また，neurotrophic factorファミリーにはbrain derived neurotrophic factor（BDNF），neurotrophin-4/5（NT-4/5）が含まれており，チロシンキナーゼ受容体（tyrosine kinase receptor B：TrkB）と結合する．これらのリガンドおよび受容体は，原始卵胞から胞状卵胞までの初期卵胞において卵子および顆粒膜細胞に発現しており，卵胞発育を促進する．

4）ゴナドトロピン感受性・依存性卵胞発育

卵胞腔が存在しない前胞状卵胞の発育が進み卵胞腔が形成されると胞状卵胞となる．前胞状卵胞では，卵子の径が増大し，卵子周囲に透明帯が形成される．顆粒膜細胞が3〜6層まで増加すると，顆粒膜細胞の外側に存在する基底膜に隣接している間質の線維芽細胞が莢膜細胞に分化する．

内側の細胞は，内莢膜細胞と呼ばれ，LH受容体を発現し，LHの作用によりアンドロゲン産生能を持つ．また，顆粒膜細胞にはFSH受容体が発現してくる．顆粒膜細胞には莢膜細胞に存在しないアロマターゼ酵素があり，FSHにより莢膜

細胞で血中のコレステロールを原料として産生されたアンドロゲンからエストロゲンを合成する（2-cell 2-gonadotropin theory）。胞状卵胞では，はじめに卵胞液が貯留する小さな卵胞腔が顆粒膜細胞の中に複数形成され，それらが融合して1つの卵胞腔となる。ヒトでは，0.2～0.5 μmの前胞状卵胞が2～5 mmの胞状卵胞に達するまで約3周期の月経を要する。

直径2～5 mmまで発育した胞状卵胞は，ゴナドトロピンの作用で急速に増大するが，この時期に首席卵胞の選択が起こり，ヒトでは最終的には1個の排卵前卵胞となる。これまで，ゴナドトロピン以外の性ステロイドホルモン，成長因子やサイトカインも胞状卵胞の発育に関与することが示されているが，胞状卵胞の発育を促進する主役はFSHである。

黄体期後期になると黄体から産生されるエストロゲンおよびプロゲステロンが減少し，下垂体に対するネガティブフィードバックが解除され，その結果，下垂体におけるFSHの分泌が増加する。この時点までに直径2～5 mmに達していた胞状卵胞は，FSHの作用によりその径を急速に増大していくが，直径2～5 mm以下の卵胞では，このFSHによる急速な卵胞発育作用は認めない。

ヒトでは，黄体期後期にFSH刺激に反応する胞状卵胞が，卵巣1個当たり3～11個あるとされている。首席卵胞の選択は，FSHとインヒビンの作用により起こると考えられている。すなわち，FSHの作用により発育した胞状卵胞の顆粒膜細胞からインヒビンが産生され，インヒビンは下垂体に作用してFSHの分泌を抑制する。その結果，少量のFSHによって発育可能に成熟した卵胞のみが発育を続け首席卵胞となり，他の卵胞は閉鎖に陥る。この生理学的なFSHの分泌抑制を補うために，FSHを一定量投与し続けることで，多数の卵胞を排卵前卵胞まで発育させることが可能であり，複数の卵子を得るための卵巣刺激に用いられている。

胞状卵胞は発育を続け，成熟卵胞（グラーフ卵胞）となる。成熟卵胞では，卵胞腔が大きくなり顆粒膜細胞層は菲薄化する。卵子の周囲の顆粒膜細胞は卵胞腔に丘状に突出して卵丘細胞に分化し，このうち特に卵子を中心に放射状に存在する細胞は放射冠を形成し，卵子との間にギャップジャンクションと呼ばれる細胞間をつなぐ孔を形成する。このギャップジャンクションを介して，卵子は様々なmRNAおよびタンパク質を取り込み，容積が増大していく。

また，卵子の核（ゲノム）は発育過程において特定の遺伝子がメチル化修飾される。その結果，父方あるいは母方どちらか一方のアレルのみが発現する遺伝子刷り込み現象が起こる。このため，雌または雄のゲノムのみから構成される単為発生胚は，インプリント遺伝子の過不足により致死性となる。

2. 卵子成熟と排卵

顆粒膜細胞で産生されるエストロゲンは，卵胞の発育に従ってその産生量が増加し，ヒトではエストロゲンの血中濃度が200～400 pg/mL以上，2～3日間持続することでポジティブフィードバックによりLHサージが惹起される。LHサージの期間は約48時間であり，最終的な成熟を経た卵は，LHサージの開始から約36時間，ピークから約12時間で卵胞壁が破裂し排卵される。16 mm以上に発育した卵胞はLHサージに反応し，内包する卵子の成熟と排卵が起こる。胎児期に第一減数分裂の前期で停止していた卵子は減数分裂を再開し，第二減数分裂の中期で再び停止する。

第一減数分裂前期の卵子は，完全に成長したものでも，受精・発生能を持たない未成熟な卵子である。生理学的には，LHサージにより減数分裂が再開するが，卵子は卵胞から単離されることで自発的に減数分裂が再開することが知られている。卵胞液中には，卵子成熟抑制因子（oocyte maturation inhibitor：OMI）が存在し，このOMIの作用により減数分裂の再開が抑制されると考えられてきた。OMIは，長らく同定が試みられてきたが，最近，顆粒膜細胞より産生されるc-type natriuretic peptide（CNP）が，卵丘細胞に発現しているnatriuretic peptide receptor 2（NPR2）を介して減数分裂を抑制していることが明らかと

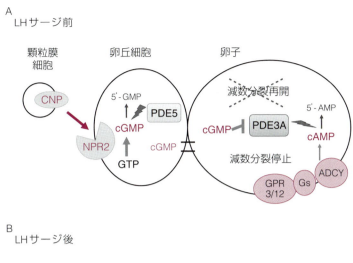

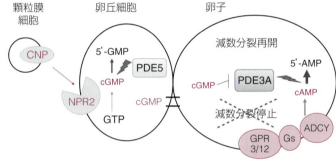

図3 卵胞液中の卵子成熟抑制因子（OMI）であるCNPが制御する減数分裂再開抑制
A：LHサージ前は，顆粒膜細胞で産生されたCNPが卵丘細胞で発現している受容体（NPR2）に作用し，cGMPの産生を促進する．cGMPはギャップジャンクションを介して卵子に移送され，卵子内のcAMPを分解するphosphodi-esterase 3A（PDE3A）の働きを抑制する．その結果，卵子内cAMP値は高値のまま維持され，減数分裂の再開が抑制される．
B：LHサージ後は，CNPの産生量が減少し，卵丘細胞内のcGMPが減少する．その結果，PDE3Aの働きが盛んになりcAMPが減少して減数分裂が再開する．

なった（**図3AB**）[5]．減数分裂の再開は核成熟と呼ばれ，第一減数分裂前期に静止している卵が減数分裂を再開し，第二減数分裂中期に達することである．これらの卵子は核成熟が完了しているにもかかわらず，受精やその後の初期発生の能力が，体内でLHサージを経て成熟した卵子よりも劣る．この卵子が成熟するに伴って獲得する受精能および初期胚へと発生する能力は，「細胞質成熟」と呼ばれ，核成熟とは区別されている．

卵巣におけるLH受容体は，顆粒膜細胞および莢膜細胞に局在しており，卵子には発現していないため，LHサージにより誘導される卵子の核成熟および細胞質成熟には，顆粒膜細胞および莢膜細胞由来のパラクライン因子が関与していると考えられている．これまで，LH刺激により顆粒膜細胞や莢膜細胞から産生されるepidermal growth factor（EGF）-like growth factors, BDNF, glial cell-line derived neurotrophic factor, endothe-lin-1, leptin, kit-ligand, insulin-like 3などが卵子成熟を促進することが報告されている．今後，これらの因子を含め，卵成熟誘導因子を適切に用いることで，卵子の体外成熟培養を至適化することができるであろう．

3. 卵胞閉鎖と卵巣予備能

　始原生殖細胞は卵原細胞となり，分裂・増殖して胎生20週頃に最多となるが，そのうち，70%が出生までに消失する．胎生12週頃から，一部の卵原細胞はDNA合成期に入って一次卵母細胞となり，減数分裂を開始する．その後，多くの卵原細胞は閉鎖に陥り，月経開始頃には約30〜40万個に減少している．この卵子数の減少過程は卵胞閉鎖と呼ばれ，卵の退縮，卵胞の変形，顆粒膜細胞の核濃縮（pyknosis）などが認められる．出生後，少なくとも体内においては，卵胞の再形成は行われず，卵巣内の卵胞は加齢とともに減少し，その減少率は37.5歳を超えるか，残存卵胞数が2.5万以下になると加速し，閉経する頃には卵巣1個当たりの残存卵胞数は約1,000個程度まで減少する．

　卵巣の機能は排卵と性ホルモン産生であり，その機能は残存卵胞数の減少により次第に損なわれ，閉経期には廃絶する．この卵巣機能がどの程度残存しているかという概念が「卵巣予備能（ovarian reserve）」であり，不妊治療の計画を立てる際に考慮すべき重要な項目である．特に，昨今の妊娠時期の高年齢化に伴い，卵巣予備能の低下した患者を治療する機会が増えており，個々の患者の卵巣予備能を正確に測定できることが望まれる．現在のところ，卵巣予備能の測定には，血中FSH，エストロゲン，抗ミュラー管ホルモン（anti-Müllerian hormone：AMH），インヒビンB値や超音波での胞状卵胞数測定などが用いられている．これらの中で，一次卵胞から前胞状卵胞の顆粒膜細胞で産生されるAMHは，血中で測定可能なホルモンであり，その値は卵巣内の残存卵胞数を反映することから，比較的感度が高く卵巣予備能の測定に汎用されている．しかし，AMHが測定感度以下となっても，排卵が認められることがあり，卵巣予備能の正確な把握のためには，より感度・特異度の高いバイオマーカーの開発が重要である．

文　献

1) Gougeon A：*Endocr Rev* **17**：121-155, 1996.
2) Li J et al.：*Proc Natl Acad Sci USA* **107**：10280-10284, 2011.
3) Kawamura K et al.：*Proc Natl Acad Sci USA* **110**：17474-17479, 2013.
4) Hsueh AJ et al.：*Endocr Rev* **36**：1-24, 2015.
5) Kawamura K et al.：*Hum Reprod* **107**：3094-3101, 2011.

　　　　　　　　　　　　　　　　（河村和弘）

III 卵子・精子

6 ヒト未成熟卵子の体外成熟法の実際

1. はじめに

　生殖補助医療（ART）の扉は，1978年のSteptoeとEdwardsによる体外受精・胚移植法（*in vitro* fertilization and embryo transfer：IVF-ET）の成功により開かれ，卵細胞質内精子注入法（intracytoplasmic sperm injection：ICSI）が，その普及を急速に拡大させた。自然周期で始められたARTも，GnRHアゴニストの開発により確実に複数成熟卵子回収が可能となったため，ARTの主流は刺激周期となった。

　しかし，歴史的にみればIVF-ET開発の過程でEdwardsは摘出卵巣から未熟卵子を回収し体外成熟させ，体外受精を行い，胚盤胞までの培養に成功している。本邦においてもIVF臨床応用の前段階として卵胞内卵子を体外で培養して成熟させた卵子の体外受精が実験的に行われていた。当初，この方法の臨床応用も考えられたが，経腟超音波出現以前の医療現場で摘出卵巣ではなく，患者卵巣から腹腔鏡下に直径数mmの卵胞を穿刺し未成熟卵子を回収することは不可能であった。必然的に卵胞径の大きい成熟卵胞を穿刺する体外受精法が臨床応用されることとなった。その一方で，刺激周期ARTの卵巣過剰刺激症候群（ovarian hyperstimulation syndrome：OHSS）の発生，患者に対する肉体的精神的負担，さらに受精卵の質に対する観点から，近年は適切な数の卵子を回収し着床能の高い少数の良好胚を得て単胎妊娠を目指す方向へと変換されつつある。

　未成熟卵子体外成熟-体外受精-胚移植法（*in vitro* maturation, *in vitro* fertilization and embryo transfer：IVM-IVF-ET）は，無刺激もしくは少量のFSH/hMGを投与した卵巣の小卵胞より未成熟卵子を採取し，体外成熟したものに体外受精/顕微授精を行い，得られた受精卵を子宮内に移植する方法である。IVM-IVFの臨床応用は，1991年に未成熟卵子由来胚がドナー胚として[1]，1994年には多嚢胞性卵巣症候群（PCOS）患者に治療として初めて用いられた[2]。その利点は，OHSS発生の危険性がないこと，またゴナドトロピン注射に伴う肉体的，精神的苦痛や時間的制約，経済的負担の軽減につながることがあげられる。さらにゴナドトロピン投与による長期的影響に関する懸念もない[3]。これは近年のARTの方向性，すなわちpatient friendly，もしくはtailor made ARTと一致するものである。IVM-IVFによる妊娠率はIVF-ETに比べ低いといわれてきたが，その妊娠率も徐々に上昇してきており，PCOSに対してはARTの選択肢の1つとみなすことが可能となっている[4~7]。本項ではPCOSに対するIVM-IVFの方法と問題点を解説する。

2. IVM-IVF臨床応用の歴史

　IVM-IVFによる最初の臨床応用は，Chaらが1991年に婦人科疾患のため手術で摘出された卵巣より未成熟卵子を採取し，受精卵をドナー胚としてレシピエント患者の子宮に移植し妊娠出産に成功したものである[1]。1994年にTrounsonらがPCOSの患者に対しIVM-IVFを実施し成功したのが，実際の不妊症治療として用いられた初めての例である[2]。Trounsonらの報告以降IVM-IVFの臨床応用が世界的に開始され主にPCOSに対する不妊治療の1つとして行われているが，正常月経周期婦人や体外受精反復不成功例に対しても成果をあげている[8, 9]。本邦では1999年に初の妊娠

表1　IVM-IVFとIVFで得られる未成熟卵子の相違点

	IVM-IVF	刺激IVF-ET
卵胞の背景	HCG投与36時間後 無刺激または軽度刺激 直径10 mm以下	HCG投与36時間後 FSH/HMG刺激卵巣 直径18 mm以上
核の状態	GV卵	GV期またはMI期
体外成熟後の染色体異常率	体内成熟卵子と同等 刺激IVF未熟卵子由来に比べ低い	体内成熟卵子に比べ高い IVM-IVF未熟卵子由来に比べ高い
妊娠可能性	通常成熟卵子と同等？	通常成熟卵子に比べ非常に低い

例が[10]，2000年には未成熟卵子由来胚の凍結融解胚移植による妊娠も報告されており[11]，現在IVM-IVFを診療に取り入れている施設数は徐々に増加している。

3. IVM-IVFにおける未成熟卵子の意味するもの

ARTでは卵巣刺激周期，自然周期にかかわらず，採卵時に得られた第二減数分裂中期（MⅡ期）卵子を成熟卵子と呼び，それ以前の状態，卵核胞期（GV期）から第一減数分裂中期（MI期）までの卵子が未成熟卵子と呼ばれる。刺激周期のIVF-ETで偶発的に得られる未成熟卵子は本来成熟卵子であるべき時期に未熟であった卵子であり，何らかの異常の存在する可能性が高い。このような未成熟卵子では妊娠成立の可能性が低いだけでなく得られた成熟卵子の高い染色体異常率も報告されている[12]。これに対してIVM-IVFに用いられる未成熟卵子は最初からGV期卵子を目指して採られたものである。この両者の違い（表1）を認識することはIVM-IVFの安全性を論じるうえで重要である。

4. IVM-IVF実施方法の変遷と現在

妊娠率向上を目指して以下の項目について，様々な変更が加えられている。

1）採卵針と吸引圧

筆者らは，開始当初は通常IVF用の17ゲージ（G）を用い150 mmHgで吸引していたが，採卵効率が低く，妊娠例を得ることはできなかった。そこで2重針を改良して独自にIVM針（北里サプライ）を作製した。外筒針は17 Gであるが，内筒針は当初の21から19 Gに変更した。内筒針の口径変化に伴い吸引圧を300 mmHgから150〜200 mmHgに低下させた。

2）卵子の実体顕微鏡下検索

卵胞液中の卵子の実体顕微鏡下での検索は，当初は通常体外受精と同様に行われていたが，卵胞液の血性が強く液量の少ないことから卵丘卵子複合体（cumulus-oocyte complex：COC）の検索に長時間を要した。そこで採取卵胞液を70 μmのメッシュに通し，メッシュ上に残った細胞成分からCOCを検索することとした。この方法（図1）を用いることにより所要時間を大幅に短縮することが可能となった。

3）前投薬およびゴナドトロピン投与

血中インスリン濃度やインスリン抵抗性指数HOMA-R（空腹時血糖値×空腹時インスリン濃度÷405）にかかわらず，PCOS患者全例にメトフォルミン（糖尿病治療薬）1日1,500 mgを投与している。副作用（下痢，胃部不快感など）の強い場合には1,000〜750 mgに減量し，可能な限りメトフォルミン投与後にIVM-IVFを実施している。また，卵胞径が極端に小さい場合は，採卵周期に卵胞径が10 mm前後になるようday 7よりリコンビナントFSHを少量投与し，採卵36時間前にhCG 10,000単位を投与する[13,14]。FSH投与についてはday 3からの投与では多核胚の増加をきたすとの報告があるため，day 7よりの投与としている[15]。

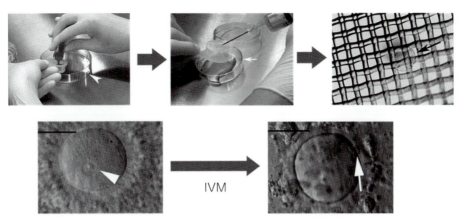

図1 未成熟卵子の回収法と成熟過程
吸引された血性卵胞液をメッシュに通し顆粒膜細胞に包まれた未成熟卵子（COC）を回収（上段），このCOCを体外成熟培養（IVM）することにより成熟卵子を得ることができる（下段）。

表2 当院で使用しているIVM-IVFにおける各ステップの培養液と添加薬品

	基本培養液	添加薬品
洗浄用培養液	Modified HTF medium (Irvine Scientific; CA, USA)	14 U/mL Heparin sodium (Mochida, Osaka, JP)
成熟培養液	MediCult IVM medium (Origio; Måløv, DK)	75 mIU/mL FSH: Follistim (MSD; NJ, USA)
		100 mIU/mL HCG: Profasi (Merck Serono; Geneva, CH)
		10% Human serum albumin: HSA (Irvine Scientific; CA, USA)

4）IVM-IVFに用いる培養液

　最初はTCM-199にFSH，LH，水溶性エストロゲン，刺激周期卵胞液を添加したものを用いていたが，その後，卵胞液に代え患者血清を用いたり，100％卵胞液で成熟培養を実施したが，成熟率に変化はみられなかった。現在はより簡便で安定した成績の得られる市販のIVM培養液（Origio）にSSS 10％添加したもの（**表2**）を使用し，成熟培養時間は約26時間としている。当初48時間まで培養していたが，48時間培養卵子からは妊娠例は得られず現在の26時間とした。

5）孵化促進法

　通常のIVFより得られた胚と同じレーザーによる孵化促進法を実施している（254頁参照）。

6）その他の相違点

　IVM-IVFでは採卵日が早期となるため子宮内膜の着床への準備が十分でない。そこで胚移植日までにエストロゲン製剤の投与が必要となる。子宮内膜準備用のエストロゲン製剤貼り薬は皮膚反応の問題（かぶれ，発疹など）や日常生活（入浴など）による脱落などで十分な効果が得られない場合があるため，採卵後のエストロゲン製剤を貼り薬から経口剤（プロギノーバ）に変更した。

5．採卵時期

　採卵条件として卵胞径約6〜8 mmの小卵胞が2個以上確認でき，首席卵胞（卵胞径14 mm以上）出現前とする。月経周期7日目より経腟エコーによる卵胞モニターを開始し，卵胞径の大きさに応じてFSHを投与する。採卵決定時の子宮内膜が

Ⅲ 卵子・精子

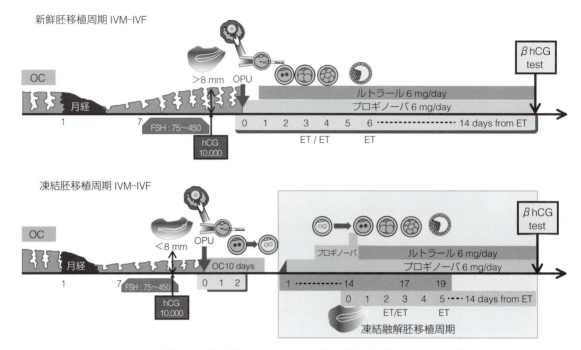

図2 新鮮／凍結周期IVM-IVFの胚移植後妊娠判定までの投薬
新鮮胚移植周期（上段）と凍結胚移植周期（下段）におけるIVM-IVFでの採卵前準備から胚移植，妊娠判定までの継時的スケジュール。
ルトラール：経口黄体ホルモン，プロギノーバ：経口エストロゲン

8mm以上か未満かにより，新鮮胚移植または凍結周期への振り分けを行う。

6. 経時的スケジュール

標準的な新鮮周期と凍結周期のIVM-IVFプロトコールにおける臨床的操作，ラボワーク，投薬を示した（図2）。採卵36時間前にhCG 10,000単位を投与する[13]。hCG量を増量しても効果に差は認められない[14]。採卵日より経口卵胞ホルモン剤，翌日より経口黄体ホルモン剤を投与し，胚移植のため子宮内膜を整える。すべての投薬は図の中に経時的に示している。妊娠成立後はホルモン状態に応じて投薬量を調節する。採卵決定日に子宮内膜が8mmに達していない場合には受精卵を前核期の状態で一旦凍結し，次周期にホルモン補充下に凍結融解胚移植を行う（図2）。

7. 採卵方法

1) 麻酔

採卵は経腟超音波ガイド下に通常IVFと同様の静脈麻酔を用いて実施する。プロポフォールに鎮痛薬を加えた方法を実施している。大豆や卵にアレルギーのある患者に対してはソセゴン＋セルシンのNLA変法にケタミンを組み合わせている。

2) 採卵針

採卵針には17G外筒針と19G内筒針を組み合わせた2重針（IVF Osaka needle：北里サプライ）を用いる。外筒針の先端にヤスリ目を入れ，卵巣の把持を可能としている（図3）。

3) 卵胞吸引法

外筒針を卵巣実質内に約1cm挿入し，卵巣把持用として用い，この中に19Gの内筒吸引針を挿入して小卵胞を穿刺吸引する（図3）。吸引圧は通常IVFと同様であり吸引ポンプ（Rocket社

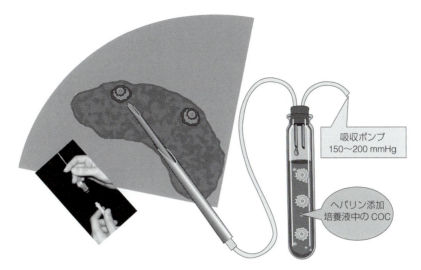

図3 卵胞内卵子の吸引
卵巣内に刺入された17G外筒針で卵巣を把持し、その中に19G内筒針を通し小卵胞から顆粒膜細胞で包まれた未成熟卵子（COC）を吸引採取する。

製）を用いる。卵胞1〜2個吸引ごとに吸引針の洗浄をヘパリン添加培養液で行い、針が詰まらないよう注意する。

8. 培養および顕微授精

採取された卵子は顆粒膜細胞をつけたまま成熟培養液で培養する。26時間培養後に卵丘細胞を除去し、卵子の成熟度をチェックする。これ以上の培養時間の延長は成績の向上に結びつかない[16]。この時点で第1極体の認められた成熟卵子に顕微授精を行う（図2、3）。ICSI翌日に前核の認められた受精卵子は通常体外受精と同様の培養液中で胚移植まで培養する（図2）。凍結IVM-IVFでは患者の背景に応じて2PN前核期卵、分割胚、胚盤胞のいずれかの時期で凍結する。胚移植前にレーザーにより透明帯の一部を開口するレーザー孵化促進法（laser assisted hatching：LAH）を実施している（図2）。

9. 胚移植法ならびに移植後の管理

胚移植は、経腹超音波モニター下に行う。胚移植後の黄体管理は、ホルモン補充周期凍結融解胚移植の場合と同様に、経口卵胞ホルモン剤と経口黄体ホルモン剤を妊娠判定までの14日間投与する（図2）。

10. 治療成績

当院では日本で初めて1999年にIVM-IVF妊娠成立に成功し、以後16年以上にわたり連綿と臨床応用を継続している。当院にてIVM-IVFの成績が安定した2003年から2014年までの12年間の臨床成績を図4に示した。12年間の平均臨床妊娠率は27％、流産率は22％であり、日本産科婦人科学会の2013年の通常体外受精統計の妊娠率29％、流産率26％と比べ遜色はない。IVM-IVFではOHSSの危険性がないことを勘案すれば十分に日常臨床に用いられる成績と考えられる。もちろん、通常IVFとは対象患者群の違いや実施周期数に差があるため、IVM-IVFの成績が通常IVFを超えたとはいえない。その安全性についてはどうであろうか。当院のIVM-IVF出生児の追跡調査をみると、先天異常児の発生頻度は2012年までに出生し追跡可能であった86児に1例（1.2％）であり、通常IVFと差がなかった。この1例は、偶発的に発生する非常に稀な先天異常、ゴールデンハー症候群であった。流産絨毛検査においても染色体異常頻度は53.8％で、通常IVF-ICSI症例の71.6％と有意差はなく、異常

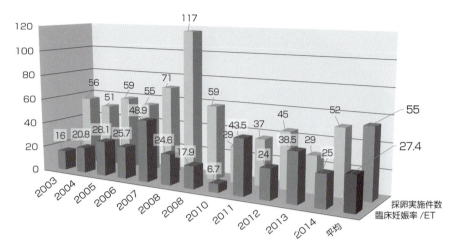

図4　2003〜2014年のIVF大阪クリニックにおける実施症例数と臨床妊娠率の推移と平均値

発生染色体番号にも差は認められなかった。IVM-IVFが，通常臨床において広く用いられない理由の1つとして採卵の技術的困難があげられるが，2003〜2012年の10年間の新鮮移植356周期に限れば，卵子が1個も採れなかったのは5周期（1.4%）であり，通常IVFに比べ採卵数0個周期が特に多いわけではない。採卵を過剰に不安視する必要はないと考えている。IVM-IVFは，まだまだ発展途上であり，より多くの生殖専門医がIVM-IVFに取り組むことにより，改善の余地が通常IVFより多く残されている。

11. おわりに

IVM-IVFはIVFより16年遅れて臨床応用が開始された比較的新しい技術である。未成熟卵子の体外成熟に関しては卵細胞質の成熟と核の成熟の不一致が一番の問題点であると考えられ，様々なIVM培養液や添加物が試みられた。しかし，劇的な成熟率の上昇や妊娠率の改善をもたらす物質は明らかとなっていない。培養環境はそれほど大きな要因ではなく，いかなる時期にどのような準備を行い採卵するかが重要な因子であると考えられる。当院でもすでに経験しているが，IVM-IVFにおける胚盤胞移植後妊娠[17]や複数の児をIVM-IVFで得たとの報告[18]もある。IVM-IVFには未解決の部分もあるが，PCOS患者に対してはOHSSの回避のみならず様々な利点があり，また刺激周期で良好卵が得られない症例にも有効である可能性があることから，将来的にはIVM-IVFがARTの主流となることも考えられる[19]。

文　献

1) Cha KY et al.：*Fertil Steril* 55：109-113, 1991.
2) Trounson A et al.：*Fertil Steril* 62：353-362, 1994.
3) Whittemore AS：*N Engl J Med* 331：805-806, 1994.
4) Mikkelsen AL et al.：*Reproduction* 122：587-592, 2001.
5) Child TJ et al.：*Fertil Steril* 76：936-942, 2001.
6) Cha KY et al.：*Fertil Steril* 83：1461-1465, 2005.
7) Solderstrom-Anttila V et al.：*Hum Reprod* 20：1534-1540, 2005.
8) Barnes FL et al.：*Hum Reprod* 10：3243-3247, 1995.
9) Mikkelsen AL et al.：*Hum Reprod* 14：1847-1851, 1999.
10) 福田愛作ほか：日本受精着床学会誌 18：1-4, 2001.
11) 福田愛作ほか：産科と婦人科 12：1871-1876, 2001.
12) Nugeira D et al.：*Fertil Steril* 74：295-298, 2000.
13) Chian RC et al.：*Fertil Steril* 72：639-642, 1999.
14) Gulekli B et al.：*Fertil Steril* 82：1458-1459, 2004.
15) Vlaisavljevic V et al.：*Fertil Steril* 86：487-489, 2006.
16) Smith SD et al.：*Fertil Steril* 73：541-544, 2000.
17) Son WY et al.：*Fertil Steril* 87：1491-1493, 2007.
18) Al-Sunaidi M et al.：*Fertil Steril* 87：1212. e9-12, 2007.
19) Piquette G：*Fertil Steril* 85：833-835, 2006.

（福田愛作）

III 卵子・精子

7 ヒト精子の形成と成熟

1. はじめに

哺乳類の精子は，精巣内で分化し形成される。精子形成は幹細胞である精原細胞（spermatogonia）から高度に分化した雄性配偶子である精子が形成される過程であるが，精巣における分化の最終段階に至っても卵子に侵入する能力を有していない。精巣内で最終的に分化した精子は，精細管腔内を移動し，精巣網へ集められ，さらに①精巣上体における成熟（epididymal maturation）によって潜在的な受精能を有するようになり，かつ運動能も獲得していく。②射精後，精子の運動能は活性化される。続いて③雌性生殖管内において受精能獲得（capacitation）によって顕在受精能を獲得して，最終的に④先体反応を起こした精子のみが卵子と受精する能力を得る。精子は，精巣で形態的に成熟し，精巣上体で機能的に成熟するといえる。精子が機能的に成熟し，卵子と相互作用を起こして受精するためには，これら①〜④の4つのステップを踏まなければならない。

本稿では，精上皮でみられる精子形成過程および受精能獲得に至る成熟機構についてヒトの精子についての知見を中心に概説する。

2. 精子形成（spermatogenesis）

精巣は，精細管の集合体から成り立っており，その精細管の上皮は精細胞と支持細胞であるセルトリ細胞から構成されている。ライディッヒ細胞は，精巣の間質に存在している。精細管の外側から内側へ，周期的に効率よく膨大な数の精子が連続的に生産されている。精細胞のうち，生殖幹細胞である精原細胞は精細管の最も外側にあり，分化した精子形成過程の細胞は次第に精細管の内腔側に移動する。このため，異なった分化段階の精子形成過程の細胞が精細管の外側から内腔側に配置する。なお，精原細胞の分裂が周期的であること，精子形成過程の細胞の分化速度が一定であることから，精子形成過程の細胞は，精細管の外側から内腔側に一定の分化段階で配列することになる。この配列は，精細管周期段階（seminiferous epithelial stage）と呼ばれ，ヒトでは6段階に分類される（図1，2）。

この精子形成の過程は，①体細胞分裂期：生殖幹細胞である精原細胞の自己増殖と精子への分化の開始，②減数分裂期：精母細胞（spermatocyte）の減数分裂とそれに伴う染色体の組換え，③精子完成期：半数体である精子細胞（spermatid）から精子への形態形成の3段階に分けられる[1]。精子細胞までの過程をspermatogenesisと呼び，精子細胞から精子完成までの過程をspemiogenesisと定義する場合もある。ヒト精上皮の詳細な組織学的検討はClermont[2]によって初めてなされ，生殖細胞の分化の段階に応じて6つに分類されている。なお，明調A型精原細胞が分裂を開始し，精子が完成し，精巣上体に放出されるまで約74日かかるといわれている。

1）始原生殖細胞

生殖細胞の起源となる始原生殖細胞（primordial germ cell：PGC）は，妊娠4週（着床後2週）頃に，卵黄嚢後方の壁に出現し，後腸の上皮を経て，腸間膜をアメーバ様運動により移動し，妊娠5〜6週には，生殖隆起（生殖堤）に侵入する。生物学的には，体細胞は生殖細胞のキャリアーにすぎないという言葉通り，着床後2週間にして，

Ⅲ 卵子・精子

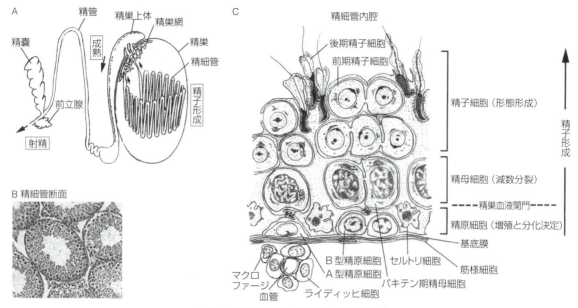

図1　哺乳類精巣の構造と精子形成
A：哺乳類精巣は精細管と呼ばれる細い管の集合体であり，この管内で精子形成が連続的に行われ，一定の分化段階の精細胞のステージが連続的・周期的に並んで観察される．分化した精子は，精巣網へと集められ，精巣上体で成熟し，精嚢液，前立腺液とともに射精される．B：精巣を横断面でみると数多くの精細管断面が観察される．C：その壁内では，外壁側から内腔へと精子形成が行われている．

次世代にDNAを引き継ぐ準備が開始されていることになる．移動期のPGCの性は決定しておらず，精子にも卵子にもなり得，生殖隆起に入ってから，その性分化が開始される．Y染色体上にある*SRY*遺伝子（精巣決定遺伝子：sex-determining region on Y chromosome）が，PGCの周囲のセルトリ前駆細胞に発現し，*SRY*発現後下流の*Sox9*遺伝子（SRY-related hMG box）などの多くの生殖腺における雄特異的遺伝子が活性化し，セルトリ前駆細胞はセルトリ細胞に分化していく[3]．セルトリ細胞は抗ミュラー管ホルモンを分泌し，ミュラー管を退縮させるほか，PGCを精子に分化させる．これに続いて，*Sox9*はライディッヒ細胞を分化させる．ライディッヒ細胞は，アンドロゲンを分泌する．アンドロゲンにより，ウォルフ管は精巣上体管や輸精管に分化していく．このようにして，未分化生殖腺原基は精巣へと分化していく．

2）精原細胞

精巣に入ったPGCは，胎児期にはG1期で停止し，出生後基底膜へ接着し，思春期が訪れるまで前精原細胞のまま存在する．思春期の少し前に，前精原細胞は，精原細胞になる．ヒトにおいて，精原細胞はA型とB型の2つに分類される．A型精原細胞は，すべての周期段階に認められ，均一なクロマチンと1ないし数個の核小体を有する核を有する．A型精原細胞は，暗調な細胞構造を持つdark type A（Ad）と，明調な細胞構造を持つpale type A（Ap）が存在する．Adが生殖幹細胞として働き，完全な細胞質分裂をして，1つは生殖幹細胞を補充していき，もう1つはApとなり，16日かけて5回ほど有糸分裂を繰り返し，B型精原細胞へと分化していく．B型精原細胞は精細管周期段階のstage 1とstage 2に認められ，核は不明瞭となる．Apからの分裂は，spemiogenesisを完了するまで細胞質の分離は終了せず，それぞれの細胞はネットワークを形成している．

3）精母細胞と減数分裂

B型精原細胞は，1回の有糸分裂をして前細糸期一次精母細胞（プレレプトテン期，preleprotene

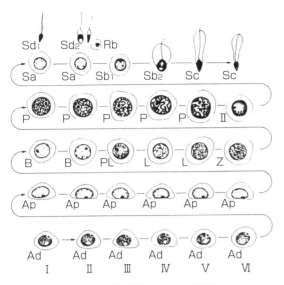

図2　精原細胞の分化段階
各段階の生殖細胞を示す。ヒトでは6つの周期段階が認められる。Ad, Ap, Bは精原細胞, PL, L, Z, Pは精母細胞, Ⅱは精娘細胞, SaからSdは精子細胞である。Rbは遺残体である。
文献2）より

合完了後，相同染色体同士の遺伝情報の交換（相同組換え），遺伝子組換えが行われる。次の複糸期（ディプロテン期，diplotene phase：D）には，相同染色体の対合は解離を始め，移動期（ディアキネシス期，diakinesis phase）となり，染色体は核膜を離れる。次の中期（metaphase）には紡錘体が出現し，染色体は赤道面上に配列をした後，染色体は両極へ移動し，二次精母細胞（精娘細胞）となる。二次精母細胞は短期間（2～3時間）のうちに第二減数分裂を終了し，「染色体数1n（23, Xまたは23, Y），DNA量1c」のhaploid細胞である精子細胞が形成される。

減数分裂は性成熟後に開始する。一旦開始したら，精子になるまで停止しない。卵子の減数分裂では，胎生期に一次卵母細胞は，第一減数分裂に突入し，出生時にディプロテン期に入り停止する。性成熟で減数分裂は再開し，精子が侵入し第2極体を放出した時点で，卵子の第二減数分裂は終了するので，精子とは異なる。

primary spermatocyte：PL）となる。この時期は，DNAの複製時期であり，DNA量は2cから4cに倍増する。すなわち，減数分裂に先立って細胞はDNA複製を行いDNAの量を倍増させ，2本の染色体が形成される。それぞれ染色分体と呼ばれ，2本のセットを姉妹染色分体という。B型精原細胞では，「染色体数2n（46, XY），DNA量4c」である。

精母細胞の分類は，核染色質を指標としてなされる。一次精母細胞は第一減数分裂の進行に伴って，細糸期（レプトテン期，leptoten：L），合糸期（ザイゴテン期，zygotene：Z）ならびに太糸期（パキテン期，pachytene：P）と分化した後に第一減数分裂を終了し，2つの「染色体数1n（23, Xまたは23, Y），DNA量2c」を持つ二次精母細胞へと分化する。レプトテン期では，複製によって2本の姉妹染色分体が密着した一価染色体の状態である。ザイゴテン期で，2本の染色分体からなる相同染色体同士が近接し，4本の染色分体からなる二価染色体を形成，対合を開始する。パキテン期は，全精細胞中最も大きな細胞で，対

4）精子細胞

精子細胞は，半数体になった時点ですでに胚の発生に至る潜在能力を有しているが，球形で，不動の精子細胞のままでは自然の受精に関与することはできない。すなわち，細胞質を減少させ，細胞内器官を変形させ，運動性を獲得しなければならない。精子となるためには以下の変化をとげる。

（1）先体（アクロソーム）の形成

精子細胞は，精細管内で，Sa, Sb1, Sb2, Sc, Sd1ならびにSd2と分化してその形態を変える（精子成熟，spermiogenesis）（図2）。形成されたばかりのSa精子細胞（円形精子細胞：Sa-Sb1）は精子形成過程の細胞の中で最も小さく先体を認めないが，Sb1精子細胞において先体が認められるようになる。先体は，細胞内小器官であるゴルジ体で形成された分泌顆粒とそれを包む膜が癒合して大きな顆粒となり，核膜と接して先体が形成される。先体外側の精子細胞膜と接している膜が先体外膜である。この膜は，先体反応で細胞膜と癒合して，穴があく部分である。内側の核膜と接している膜が先体内膜である。先体部は，精子の

前方から，先体頂端部，先体主部，先体赤道部の3部分で構成される。先体頂端部と先体主部はアクロソームキャップと呼ばれる。先体赤道部は，卵子との癒合の際に，最初に相互作用する場所である。

(2) 核の凝縮と形態の変化

Sb2精子細胞（核伸張化精子細胞）において核の伸長が生じ，Sc精子細胞（核伸張精子細胞：Sc-Sd2）では核の凝縮と尾部の形成が認められ，Sd1精子細胞では成熟型の凝縮した核が認められる。精子細胞核は，精子成熟過程において，細胞質の中央から辺縁へ移動するとともに，核タンパク質の変換とクロマチンの濃縮が生じ，種特異的な形態へと変形を遂げる。精子細胞核は，最初は円形で，その電子密度は中等度で核内のDNAはヒストンと結合している。精子細胞の分化につれ，細かい顆粒状であったクロマチンは，核の変化とともに凝縮され粗な顆粒状になるが，さらなる凝縮により最終的に電子密度の高い均質な核となる。その形態も，当初の球形から次第に細長い円錐形へと変化する。精子細胞核は一部，膜を持たない低電子密度構造である核小胞と呼ばれるクロマチンを含まない空砲を核の先端近くに残して，最終的に，均一で高電子密度を示すようになる。

精子核の凝縮は，核タンパク質の変化と関連する。すなわち，精子の形成の最終段階において精子細胞から精子形成が行われる頃に，精子の核タンパクは体細胞核タンパクであるヒストンから精子核特有な変遷タンパク質に置換された後，システインを多く含む塩基性核タンパクであるプロタミンへと置換される。プロタミン分子は，side-by-side型のクロマチン配列を形成し，精子核を体細胞核に比して非常にコンパクトなものにしている。さらに，精子が精巣上体を通過する間に，プロタミン分子内や近接したプロタミン分子間にジスルフィド結合（S-S結合）が形成され，精子核はさらに強固に凝縮して，きわめて安定したものとなる。この精子核の凝縮は精子の成熟と呼ばれ，射出後の外的環境によるDNAの損傷を防止しているほか，卵子の強固な透明帯を通過する際に必要な変化であると考えられている[4]。

(3) 尾部（鞭毛）の発生

尾部は，形態的には，結合部（connecting piece），中片部（middle piece），主部（principal piece）ならびに終末部（end piece）に分類される。また，構造的には，軸糸（axoneme），ミトコンドリア鞘（mitochondrial sheath），外緻密線維（outer dense fiber）ならびに線維鞘（fibrous sheath）により構成される鞭毛（flagellum）である。

精子尾部の形成は，先体の形成が進行し核膜と接する時期に，頭側と反対側に一対の中心体が移動することから開始される。中心子の1つは近位中心子と呼ばれ，鞭毛の軸とほぼ直角に配列し，結合部の形成にかかわる。中心体は，自己複製する小器官で受精時に卵子に引き継がれる重要な器官の1つである。なお，精子の中心体には，近位中心体のほかに遠位中心体（distal centriole）があるが，これは精子形成過程において精子尾部の軸糸（axoneme）の形成に関与する。

尾部の中片部にはミトコンドリアが存在する。精子のミトコンドリアの構造は，本質的には体細胞と同一であるが，半月状の形態を示す。この特徴的な形態は，主にミトコンドリア外膜に存在するシステインならびにプロリンを多く含む複数のタンパク間にジスルフィド結合が形成されることによるものと考えられている。このミトコンドリアカプセルと呼ばれる構造により，精子ミトコンドリアは機械的に強度が強く，低い浸透圧環境の下でも膨化が起きにくい。最近の研究で，このミトコンドリアカプセルを構成するタンパクの1つが，ミトコンドリアの外膜に発現するセレン含有抗酸化酵素であるリン脂質ヒドロペルオキシドグルタチオンペルオキシダーゼ（phospholipid hydroperoxide glutathione preoxidase：PHGPx）であると報告された。すなわち，PHGPxは，精子形成過程では本来の抗酸化酵素として機能するが，最終成熟段階では，ジスルフィド結合を形成して抗酸化作用を失うと同時にミトコンドリア外膜の構造タンパクに変化する。

尾部の主部は，軸糸，外側粗大線維ならびに線維鞘から構成される。軸糸は精子尾部の中心に存

在し，繊毛と同様の9＋2構造〔中心に対になった2本の中心微小管（中心小管，central microtuble）と，それを取り囲む9対のダブレット微小管（周辺微小管，outer doublet）〕を持つ。軸糸の周囲には外側粗大線維が存在する。外側粗大線維は，結合部の分節柱の末端部から始まり，合計9本存在し，軸糸の9対のダブレット微小管の外側にそれぞれ縦列する。

終末部では，微小管は不規則に配列するようになり，外側粗大線維，線維鞘は認められなくなる。

3．精子の成熟

ヒト精子は，精巣の精細管内で精原細胞から分化・形成された後，精巣内の精巣網ならびに精巣輸出管を経て精巣上体に入り，精巣上体の頭部，体部および尾部を経て精管へと進む。精管膨大部から射精管を経て尿道に入るという精路を経て精嚢液，前立腺液とともに射精される。精細管内の精子は機能的に未熟で，ほとんど運動性がなく，卵子と相互作用し受精する能力を有していないが，この精路の通過過程で受精能を獲得して成熟精子となる。精子が受精能を獲得する部位は主に精巣上体であり，精巣上体における精子の成熟過程は，精巣上体成熟（epididymal maturation）と呼ばれる。

1）精巣上体成熟

精巣上体は非常に顕著な液吸収能と分泌能を備えている。したがって，精巣から放出された精子が精巣上体を移行する間に，様々な変化・修飾を受けるが，精巣上体における精子の最も顕著な変化は運動能の獲得である[5]。

なお，精巣上体成熟を経て体外に射精された精子は，多くの哺乳動物ではほぼ全体が成熟しているのに対して，ヒトをはじめとする霊長類では射出精子になお未成熟精子が混在し，成熟度に多様性（heterogeneity）が認められる。これは，ヒトではほかの動物に比して陰囊内の温度が高いこと，精子の精巣上体通過時間が短いことなどに起因しているものと考えられている。ヒトの精巣上体頭部・体部の通過時間は，0.7～3.5日間で精巣上体尾部の通過時間は，1.5～4.5日間といわれている[6]。男性不妊の症例中には精子核タンパクの置換異常や精巣上体の機能異常によって射出精液中に未成熟精子の占める割合が増加している例も認められる[7]。

2）精子の運動能の獲得

精巣内の未成熟精子にはほとんど運動性はないが，精巣上体成熟を経た成熟精子は活発に運動するようになる。げっ歯類の精子を用いた研究では，精巣内の未成熟精子はアデノシン三リン酸（ATP）による運動性の変化を認めないが，この未成熟精子の細胞膜を界面活性剤により「脱膜化」するとATPによって運動性が亢進するようになる。このことから，精巣内精子の運動能の獲得は，精巣上体成熟の過程で生じた精子細胞膜の変化に基づくものであると考えられている。ただし，「脱膜化」した精巣内未成熟精子のATPに対する反応性は精巣上体成熟を完了した精巣上体尾部の成熟精子よりも低いことから，精巣上体成熟により精子の細胞内伝達系の変化も生じているものと考えられる。

3）精巣上体成熟による精子細胞膜の変化

精巣上体成熟によって精子細胞膜の脂質ならびにタンパク質に種々の変化が生じる。これらの変化については，げっ歯類，ブタならびにヒツジを用いた研究によって，その詳細が検討されてきた。細胞膜の脂質に関しては，精巣上体で合成されたコレステロールが精子細胞膜に取り込まれるなどにより，コレステロールは細胞膜を安定化する作用があるので，精子が卵子に到達するまでの，特に雌性生殖管において，細胞膜が損傷することを防止していると考えられる[5]。また，精巣の未成熟な精子の細胞膜には種々のタンパク質が結合もしくは吸着している。これらの細胞膜の変化により，精子に卵子透明帯への接着能や運動能が生じるものと考えられている。さらに精巣上体液中に存在する糖転移酵素の作用により，種々の糖タンパク質の鎖が成熟精子細胞膜上に形成される。それらは細胞膜を安定化し，早発性の先体反

応（premature acrosome reaction）の防止や透明帯や卵細胞膜との相互作用に関与するものと考えられている。

4) 精巣上体成熟後の精子への精漿中の受精能獲得抑制因子の結合

精巣上体において，精巣上体成熟した精子は，主として前立腺と精嚢から主に分泌される精漿とともに射精される。前立腺はクエン酸分泌により精液の浸透圧を調節し，精嚢は精子の運動のエネルギー源となるフルクトースを分泌し，さらに両者によって精液のpHが一定に保たれる。また，精漿中のコレステロールなどの脂質や糖タンパク質など受精能獲得抑制因子（decapacitation factor）が精子表面に強固に結合する結果，すでに精巣上体成熟により安定化している精子細胞膜をさらに安定化させる。精子細胞膜の受容体を被覆したり，精子へのCa^{2+}流入を抑制するなどの機序により，精子に先体反応が生じることを抑制している。

4. 精子のキャパシテーション（図3）
1) キャパシテーションの定義

精巣上体の通過中に精子は，精巣上体成熟により卵子と相互作用し受精する「潜在的な」能力を獲得するが，射出直後には受精能力を有しておらず，雌性生殖管内において一定の時間が経過した後に，初めてその受精能を顕在化させるようになる。この現象は，1951年にAustinならびにChangにより，同時に初めて報告され，Austinによりキャパシテーションと命名された[8]。キャパシテーションは，精子が雌性生殖管内を移動する過程で精子自身に生ずる一連の変化の総称である。その結果，射出精子は，卵子透明帯への接着の準備を完了すると同時に，透明帯の通過および卵細胞との融合に必要なハイパーアクチベーション（hyperactivation）ならびに先体反応（acrosome reaction）を起こすことが可能となる。このキャパシテーションは，雄性生殖管内で安定に保存されていた精子の活性化過程，あるいは特に複数の卵子を排卵する動物においては，生殖管内で精子の受精能の

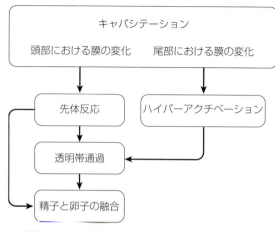

図3 キャパシテーション，先体反応，ハイパーアクチベーションの関係

獲得速度を調節し，排卵した卵子に受精能を獲得した直後の「新鮮な」精子を供給することを可能にする過程であると理解されている。

2) キャパシテーションの過程

頸管粘液中では精子は72時間まで自発的な先体反応を生じない。また，頸管粘液中から回収した直後の精子に卵胞液による刺激を与えても先体反応は生じないが，培養液中で6時間培養するとそれが惹起される。これらのことから，頸管粘液中には精子機能を温存する機能があること，また頸管粘液中から子宮腔内に進行する時点で，精子のキャパシテーションが開始するものと考えられる。頸管粘液から遊離した精子は，子宮腔内を経て卵管に到達する。ヒトにおいては，この過程でキャパシテーションがどのように進行するのか，また精子と子宮内膜や卵管上皮細胞がどのように相互作用し，どのようにキャパシテーションが調節されているかについては，ほとんど解明されていない。雌性生殖管は，適切な時間に適切な部位において，適切な状態で精子が卵子と相互作用することが可能となるようにキャパシテーションの進行を調節しているものと考えられる。

なお，腹腔内に注入した精子でも受精は可能であることから，精子のキャパシテーションが雌性生殖管の特定部位でのみ惹起されるのではなく，腹腔内などの雌性生殖管以外の器官でも起こ

りうると考えられる。また，YanagimachiとChangによるハムスター精子のin vitroでのキャパシテーションの成功以来[9]，ヒトを含む種々の動物種においても精子のキャパシテーションをin vitroで誘起することが可能であることが明らかにされている。

3）キャパシテーションによる精子の変化

キャパシテーションの過程で，精子のすべての構成成分（頭部と尾部の細胞膜，細胞質ならびに細胞骨格）の変化，精巣上体液や精漿を起源とする諸因子の除去ないしは再分布，ならびに細胞膜の脂質やタンパク質の再構築が生ずる。同時に，細胞内イオン濃度の変化，活性酸素の産生，細胞内情報伝達機構による情報伝達などが起きるものと考えられている。

次に，雌性生殖管のそれぞれで起こる精子の変化について述べる。

（1）卵管峡部（isthmus）

卵管峡部の管壁において，卵管上皮に直接接している精子に尾部の運動がみられるが，管腔内に遊離した精子のほとんで運動がみられない。このことは，この後卵管膨大部に存在する精子数がきわめて少数であることと関係がある。すなわち，卵管峡部は排卵が起こるまでの間，精子を貯蔵すること，受精部位に達する精子を選択することの2つの役割を担っている。体外受精などで媒精後に，透明帯の周囲に多数の精子が付着している場面はよく観察されるが，in vivoでは，非常に少ない精子が卵子に到達すると考えられている。卵管峡部に一定期間とどまった精子は，引き続き受精の場である卵管膨大部へと移動する。

（2）卵管膨大部（ampulla）

卵管峡部から卵管膨大部へ移動してくる精子はハイパーアクチベーションと呼ばれる特別な型の激しい尾部運動をする。この運動は卵管峡部から卵管膨大部への移動だけでなく，卵子を囲む透明帯の通過にも必要と考えられている。

（3）卵丘細胞（cumulus oophorus）

卵巣から放出された成熟卵子は，卵丘細胞によって覆われている。受精時，卵周囲に卵丘細胞が存在することは必須ではないが，存在した方が受精は容易に起こる。卵丘細胞の構成成分は，精子の運動や先体反応を増進させる働きを持つ。

（4）キャパシテーションによる精子の生化学的変化

① 精子細胞膜のコレステロール／リン脂質比

射出されたばかりの精子細胞膜には，精巣上体ならびに精漿に由来するコレステロールが取り込まれており，細胞膜が「安定化」している。種々の動物を比較検討すると，精子細胞膜のコレステロール／リン脂質比が高いものほどキャパシテーションに要する時間が長い[10]。また，ヒト精子について検討した場合でも，精子細胞膜のコレステロール／リン脂質比が高いものほどキャパシテーションに要する時間が長いことが明らかになっている。したがって，精子細胞膜のコレステロール含有量が精子のキャパシテーションの直接的な調節因子であることが示唆される。精子細胞膜のコレステロールが精子機能を調節する機構はまだ不明な点が多いが，膜のコレステロール含有量の減少により細胞内のpHが上昇して先体反応が惹起されやすい状態になり，精子の先体反応の準備が完了することが示唆されている。

② 精子細胞内Ca^{2+}濃度

哺乳類においては，精子細胞内へのCa^{2+}の流入が先体反応の誘起に必要かつ十分であることは，すでに明らかにされた事象である。ヒトにおいても培養液中のキャパシテーションにより精子細胞内Ca^{2+}濃度が増加することから，精子のキャパシテーションには，精子細胞内Ca^{2+}濃度が重要な役割を果たしていることが明らかになっている。精子細胞内Ca^{2+}濃度は，主にアデニル酸シクラーゼ／cAMP／PK-A系の活性化を介してキャパシテーションに関与しているものと考えられている。

③ 精子細胞内pH

キャパシテーションに伴って精子細胞内pHが上昇すること，精子細胞内pHの上昇はコレステロール添加によって抑制されること，精子細胞内pHの低下によりキャパシテーションが進行しないことが明らかになっている。

④フリーラジカル

　ヒト精子がキャパシテーションによって活性酸素を産生すること，また，この活性酸素はキャパシテーションを進行させることが明らかになっている[11]。しかし，精子に存在する活性酸素産生系とキャパシテーションに伴うその産生調節機構，ならびにキャパシテーションの誘起機構については未解明な部分が少なくない。

⑤アデニル酸シクラーゼ／cAMP／PK-A系

　実験動物において，キャパシテーションに伴って精子のアデニル酸シクラーゼ活性が上昇してcAMP量が増加することが明らかにされている。ヒト精子についての検討でも，Ca^{2+}やHCO_3^-により精子のアデニル酸シクラーゼが活性化することが報告されており，キャパシテーションの過程においてアデニル酸シクラーゼ／cAMP／PK-A系が重要な役割を果たしていると考えられる[12]。

⑥タンパク質のリン酸化

　精子のキャパシテーションに伴って種々のタンパク質がリン酸化される。ヒト精子についての研究では，チロシン残基がリン酸化を受ける複数のタンパク質，ならびにセリン／スレオニン残基がリン酸化を受ける複数のタンパク質の存在が報告されている。これらのリン酸化を受ける精子タンパク質についての研究では，チロシンリン酸化ならびにセリン／スレオニンリン酸化を受ける51kDaの糖タンパク質の解析が進められた。このタンパク質はfertilization antigen-1（FA-1）と命名され，その機能や1次構造の解析の結果，精子の細胞膜に存在し，透明帯への接着に関与することが明らかにされている。また，同様のリン酸化を受ける95kDaの細胞膜タンパク質についても解析が進んでおり，このタンパク質も精子と透明帯との接着に関与することが明らかにされている。したがってFA-1ならびに95kDaのタンパク質のリン酸化は，精子のキャパシテーションにおける先体反応の準備の完了と深い関連を有しているものと考えられる。

⑦ミトコンドリア

　X線顕微鏡によるヒト精子の解析により，キャパシテーションに伴って精子のミトコンドリアが膨張することが報告されている。精子のミトコンドリアの体積は，精子運動能と関連していることから，キャパシテーションに伴うミトコンドリアの膨張は，ハイパーアクチベーションの準備と関連を有しているものと考えられる。

　これらのうち，アデニル酸シクラーゼ／cAMP／PK-A系による精子タンパク質のリン酸化がキャパシテーションの主経路と考えられており，アルブミン，細胞内Ca^{2+}，細胞内pHならびにフリーラジカルがこの系の修飾・調節因子である。さらに，実験動物を用いた検討では，ヘパリンやグルコースなどもこの系の修飾・調節因子であると考えられている。卵胞液は精子のキャパシテーションを促進するが，この促進作用は卵胞液に含まれるプロゲステロンの転写を介さず，細胞膜上の受容体と結合して起こす作用による細胞外Ca^{2+}の細胞内への流入作用によるものと考えられる。

文献

1) de Kretser DM et al.：*Hum Reprod* 13（Suppl 1）：1-8, 1998.
2) Clermont Y：*Am J Anat* 112：35-51, 1963.
3) Brennan J et al.：*Nat Rev Genet* 5：509-521, 2004.
4) 星和彦：日本産科婦人科学会雑誌 50：617-622, 1998.
5) Yanagimachi R：Physiology of Reproduction, 2nd ed., pp.189-317, Raven Press, New York, 1994.
6) Johnson L et al.：*Biol Reprod* 39：812-817, 1988.
7) Hoshi K et al.：*Fertil Steril* 6：634-639, 1996.
8) Austin CR：*Nature* 170：326, 1952.
9) Yanagimachi R et al.：*Nature* 200：281-282, 1963.
10) Hoshi K et al.：*Hum Reprod* 5：71-74, 1990.
11) Leclerc P et al.：*J Androl* 19：434-443, 1998.
12) Leclerc P et al.：*Biol Reprod* 55：684-692, 1996.

〈笠井　剛，平田修司，星　和彦〉

IV 受精

1 受精のメカニズムとプロセス

1. はじめに

はじめに，体内受精の概略と各プロセスを述べ，その後，体外受精と異常受精について述べる．精子，卵子，体内受精および体外受精の最近の分子レベルを含む知見の詳細については，他項や成書も参照されたい[1〜7]．

2. 体内受精機構

卵管膨大部に到達した精子は，卵子を取り巻く卵丘細胞間を通過した後，透明帯と出合う．精子は透明帯と出合うまでに先体反応を起こしたのちに，透明帯を通過する．囲卵腔に到達するとすぐに精子細胞膜は卵細胞膜と融合し，卵活性が起こる．雌雄前核が形成されると，卵子の中央に移動して融合する．この時点が真の受精の成立である．

卵丘細胞間の基質にはヒアルロン酸が存在する．精子はここを通過するため，精子細胞膜と先体にあるヒアルロニダーゼなどの酵素を用いて，基質を融解するか，物理的に離散させる推進力を持つ必要がある．そのような運動は，ハイパーアクチベーションと呼ばれ，キャパシテーション（受精能獲得）を経て獲得される．ハイパーアクチベーションの開始は，カルシウムの細胞内流入が引き金となる．

先体反応は，精子細胞膜と先体外膜が融合し内容物を放出する過程であり，カルシウムの細胞内流入が引き金となる．先体反応後，前先体を覆う細胞膜は消失し，赤道部とそれより後方の細胞膜のみが存在する．前先体部では先体内膜が露出する．したがって，精子細胞膜が融合できる部位は，赤道部かその直後の後先体領域である．先体内膜が卵子膜と融合することはない．配偶子膜融合にかかわる代表的な精子側の分子は，Izumo[8]であり，卵子側はCD9[9〜11]であるが，他の分子も関与すると考えられる．

精子-卵細胞膜融合が起こると同時に，卵子活性化が誘起される．卵活性化が起こるためには，精子由来の可溶性因子が必須である．その代表はphospholipase C zeta（PLCζ）[12]である．しかし，PLCζの精子内局在は不明であり，活性化の詳細は不明である．

卵活性化が起こると，細胞周期が再開する．この時期の受精卵子（接合子）の代謝は，卵細胞由来の遺伝子産物に依存する．やがて，配偶子のエピジェネティックな変化が起こる[13]．

精子-卵細胞膜が融合すると，精子頭部にある核と少量の細胞質成分，頸部にある中心体とその周辺分子が卵細胞質内に入る．精子由来の中心体は卵子内に侵入すると，微小管形成中心（精子星状体）を形成する．そこから微小管が伸張して，雌雄前核を引き寄せる．微小管が形成されなければ，前核は移動できず胚発生が止まる．げっ歯類では，精子星状体は形成されず，卵の微小管形成中心が微小管を形成する．

膜融合後，精子核は核膜が崩壊膨大して雄性前核になる．一方，卵子の第二減数分裂が再開し，紡錘体を形成していた半分の染色体部分（半数体：n）に核膜が形成され，雌性前核になる．反対側の半分（n）は，第2極体として囲卵腔へ放出される．雌雄両前核は次第に卵細胞質の中央部（髄質）に移動し，核融合する．ここまで，マウスでは20時間程度を要する．

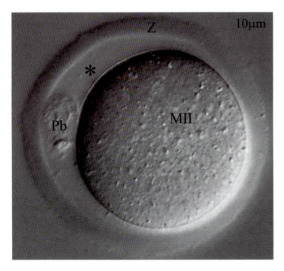

図1 未固定の未受精卵子を示す微分干渉（DIC）像

マウス。透明帯と卵細胞膜との間に囲卵腔（*）が存在する。卵丘細胞はヒアルロニダーゼ処理で取り除いてある。点線内はMⅡ期を示す（ヘキスト像：ここではみえない）。
Pb：第1極体，Z：透明帯

3. 卵子の形態，受精の準備と老化

卵子（卵母細胞）は，卵胞内で卵胞刺激ホルモン（FSH）と黄体形成ホルモン（LH）の刺激を受けて発育した後，卵子（二次卵母細胞）として卵管膨大部腔内に排卵され，成熟する。

1）卵子の形態と受精の準備（げっ歯類を含めて）

卵子は，次のような形態的特徴を持っている（固定後の組織切片観察結果を含む）。①～④は光学顕微鏡（光顕）レベル，⑤～⑦は電子顕微鏡（電顕）レベルである。

①排卵直後の卵子は，周囲の卵丘細胞との間に卵丘卵子複合体を形成する。この複合体は次第に離散し始める。離散した卵丘細胞はアポトーシスに陥る。ヒト卵子は厚さ約10μmの透明帯を含めて，直径100～120μmである。

②透明帯と卵細胞膜との間に囲卵腔がある（図1）。極端に広い囲卵腔を持つ卵子は，質が悪い。

③細胞周期は，MⅡ期である（図2）。卵核胞の崩壊後に核膜は消失し，染色体は細胞質に露出

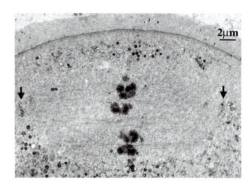

図2 卵子の紡錘体を示す透過型電顕像

マウス。両端には濃く染まる物質（矢印）がみえるが，中心小体はない。

する。紡錘体の長径は約20μm，短径は約10μmである。赤道板は，ヒトでは卵細胞膜に対して水平であるが，げっ歯類では垂直である（図2）。

④第1極体（極細胞）が，囲卵腔に1個存在する。第1極体は，卵母細胞が排卵直前に第一減数分裂を終え，囲卵腔に放出される。極体は長径15～20μmの球形であるが，卵子の回転に伴い，扁平あるいは楕円形に変形する。

⑤中心体（中心子）はないが，中心体関連物質は存在する（図2）。

⑥微絨毛は，卵子表面から囲卵腔に向けて多数突出するが，紡錘体領域や極体にはない（図3）。十数μmに達する微絨毛は，高精細・高分解能の光顕で確認できる。

⑦卵細胞膜直下に，直径0.1～0.3μmの大きさの表層（顆）粒が多数存在する（図3）。表層粒は，ヒト卵では細胞質全体に存在し，その数は卵の成熟とともに増加する。

2）卵子の老化

卵子が精子を受け入れる能力は，排卵後24時間程度しか持続しない。卵子はこの間にストレスを受ける。形態的には次のような特徴を示す。

①卵丘細胞が離散し，次第に裸化する。

②微絨毛の丈が低くなり，数が減少する。

③細胞内小器官（ミトコンドリアなど）が，次第に変性し，凝集する。

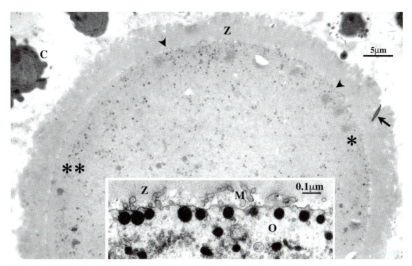

図3 透明帯を通過中の精子を持つ未受精卵子の透過電顕像
マウス。右端に透明帯内の1個目の精子がみえる（矢印）。表層粒（挿入図参照）は，精子が侵入しつつある部位の卵子皮質に多くみられる（＊）。この反対側には紡錘体（この図ではみえない）があり，表層粒が少ないため，細胞膜直下の皮質は硝子状にみえる（＊＊）。微絨毛（▲）は，表層粒の少ない部位では同様に少ない（この倍率ではみえにくい）。
挿入図：卵子の微絨毛と表層粒を示す電顕像。微絨毛（直径約0.1μm）が卵子表面に存在し，多数の表層粒が細胞膜の直下にみえる。
C：卵丘細胞，M：微絨毛，O：卵子（卵母細胞），Z：透明帯

④透明帯が硬化し始め，精子が侵入しにくくなる。透明帯の硬化は，放出された表層粒内容物が，透明帯構成分子を化学的に変化させることによる。老化した透明帯を形態的に区別することは難しい。ヒトではげっ歯類ほど硬化しない。
⑤細胞質が，断片化しやすくなる（断片化卵子）。

4. 精子の形態と受精の準備

形成直後の精子（精巣精子）は，運動能がない。精巣精子は，卵子へ侵入する能力を持たないが，ゲノムレベルでは個体を産生し得る能力と卵活性化能を持っている。精子形成と精子成熟については他項で記載されるので，ここでは成熟精子の微細構造を含めた形態的特徴と受精の準備について述べる。
精子の受精能を「精子が女性生殖管内において卵子に出合い合体することができるようになる能力」と定義すれば，受精の準備の開始は，キャパシテーションである。

1）精子の形態と受精との関係

精子は，通常の光顕では頭と尾の外見を観察できるが，きわめて特殊に分化した内部構造を持っている（図4）。したがって，受精現象のメカニズムを正しく理解するためには，微細構造を含めた内部構造を知る必要があるが，詳細は拙著[2]や他項を参照されたい。下記記載のうち，①，③〜⑥，⑧，⑨は光顕で観察され，②，⑦，⑩〜⑬は電顕レベルで観察できる。特異抗体を用いた免疫染色を用いると，光顕レベルでもかなりの成分を区別できる。

①ヒト精子は全長約50μmのオタマジャクシ型であり，頭部と尾部（鞭毛）からなる。頭部は，やや細長い"うちわ型"であり，長さ5μm×幅3μm程度である。尾部は細長い円柱状で約45μmである。頭部と尾部の機能と微細構造は連動する。
②頭部のほとんどを核が占める。核タンパク質は体細胞型のヒストンからプロタミンに変換されているが，変換不完全な精子も多い。核は核膜

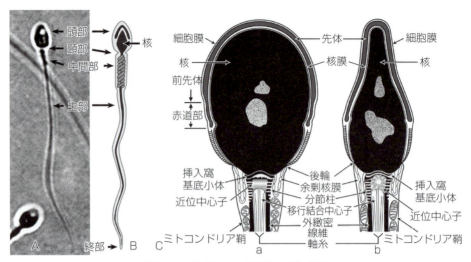

図4 ヒト精子の光顕像と模式図
A, B：ヒト精子を示す光顕像（A）と模式図（B）
C：ヒト精子の頭部と尾部の一部を示す模式図（a：横断, b：矢状断）

によって覆われる。

③頭部に核空胞を持つ精子が多い（図4）。核空胞については，現在種々の議論がある。卵細胞質内高倍率下精子選択注入法（intracytoplasmic morphologically selected sperm injection：IMSI）は，高倍率の顕微鏡を用いて，主として頭部形態を詳細に観察することにより，正常形態精子を選別してICSIを行いARTの成功率を高めようとする方法である。

④頭部前方約2/3の部分は，先体で覆われる。先体は，多数の水解酵素や基質成分を含む。

⑤前先体は，先体反応にかかわる。

⑥頭部中央部の狭い領域（赤道部あるいは後先体）は，卵との接着/融合にかかわる。

⑦核周囲に狭い細胞質があり，卵活性化因子が存在すると考えられている。

⑧尾部は，近位部から，頸部，中間部，主部，そして終末部に区分される。

⑨頸部（結合部）は約1μmの立方状であり，頭部と尾部を結合する。内部に中心体を含み，中心子と関連物質がある。ヒト中心体は，微小管形成中心として機能する。

⑩中間部（中片部）は，エネルギー産生に必要なミトコンドリアを備える。中心部には軸糸がある。

⑪主部は，尾の後方の大部分を占める。鞭毛運動を行うために特殊化した構造を呈し，解糖系酵素を持つ。

⑫終末部は，尾末端のわずかな部分であり，軸糸構造のみから成る。

⑬鞭毛運動は，軸糸ダイニンにあるATPaseによって可能となる。

これらの構造で精子形成過程に異常が生じると，奇形精子症となり，男性不妊症につながる。球形頭部精子症のように頭部が球状である精子，頭部尾部で離断した精子，中間部と主部で屈曲切断した精子，軸糸構造に欠陥のある精子など，多彩な形態を呈する。これらが複合した症例も多い。多くの場合，*in vivo* やcIVF（conventional *in vitro* fertilization）では受精は成立せず，ICSIの対象となる。

2）精子の変化と受精準備：キャパシテーション（受精能獲得）

精子内の分子は，生殖管を移動する間に周囲と相互作用して，化学的修飾や生理学的変化を受ける。その中でも特に重要なキャパシテーションについて記す。

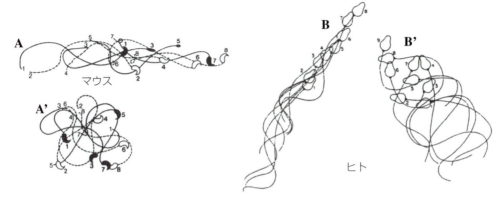

図5 鞭毛の鞭打ち運動の変化（ハイパーアクチベーション前後）を示す模式図
A：前，A'：後，B：前，B'：後
文献1）の図30を改変

　精子は，精巣上体尾部や精管から取り出されて適正な体外受精培地に入れられると自由に動き回り始めるが，この段階ではまだ潜在的な受精能を示すにすぎない．真の意味での受精能は，精子が雌性生殖管内を上昇する間に獲得される．しかし，体外受精では，用いる培地の組成が大きく影響するため，受精能は体内受精ほど効率よく獲得されない．キャパシテーション開始後しばらくすると，ハイパーアクチベーションと呼ばれる，激しい鞭打ち運動が起こる（図5）．この特徴的な動きは光顕下でも容易に判別できる．精子は，キャパシテーションを終えると先体反応の準備に移行する．

5．配偶子相互作用
1）卵丘細胞間の通過
　卵丘細胞間を通過する過程では，ヒト精子は光顕で確認できるような顕著な形態変化を起こさないが，化学的変化は起こる．

2）透明帯の認識と接着
　体内受精条件では，卵管の膨大部に到達する精子数は限られており，卵子数と同等か，やや多い程度である．体内受精では，第1番目の精子と2番目の精子が透明帯に同時に接着することはきわめて稀である．しかし，体外受精では多数の精子を用いて媒精するため，複数の精子が透明帯に同

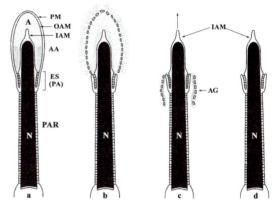

図6 精子頭部の先体反応を示す模式図
ハムスター．説明の詳細は本文参照．矢印は進行方向を示す．
A：先体，AA：前先体，AG：アクロソームゴースト，ES（PA）：赤道部（後先体），IAM：先体内膜，N：核，OAM：先体外膜，PAR：先体後領域，PM：細胞膜

時接着する可能性が増える（多精子受精あるいは異常受精）．

　体外受精では，透明帯に接着して間もない精子は先体反応を起こしていない．そのため，接着力は弱く，容易に透明帯からはずれる．しかし，先体反応が進行した精子は，接着力が強くなり透明帯からはずれにくくなる．

3）先体反応
　先体反応に伴う形態変化は詳細に解析されてい

Ⅳ 受精

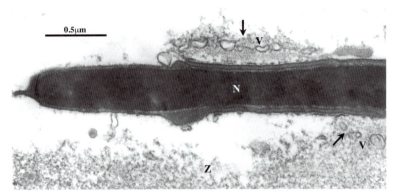

図7 体内受精中における先体反応中の精子頭部を示す電顕像
ハムスター。赤道部付近には小胞（V）と先体内容物からなる複合体（アクロソームゴースト；矢印）が観察される。
N：核，Z：透明帯

る（図6）。げっ歯類の場合を示す。
① 先体反応は，精子の前先体部で起こる（図6a, b）。前先体部を覆う細胞膜と，その直下の先体外膜が部分的に融合する結果，小胞が形成される（図6b）。
② 形成された小胞間隙を通って，先体内成分が放出され，その一部は小胞に付着して移動する（図6b～c）。先体内部には多くの酵素（ヒアルロニダーゼ，アクロシン，トリプシン様タンパク質分解酵素など）や基質成分が含まれる。
③ 赤道部を覆う細胞膜は，先体反応には関与しない（図6d）。
④ 小胞と先体内容物は複合体（アクロソームゴースト）を形成して，透明帯成分と結合する（図7）。この部を支点にして透明帯に侵入する。

4）透明帯の通過

精子は数分もしないうちに透明帯を貫通する。運動性が重要である。先体反応中に放出される先体内酵素や基質成分は，透明帯通過を補助する。

5）卵細胞膜の認識，接着，融合

げっ歯類では，透明帯に達した精子内部にあるIzumo1やEquatorin[14]が，赤道部表面に移動して接着や融合にかかわる。卵子から分泌された分子（CD9やJunoを含む小胞状の分泌物）が精子表面に付着し，接着や融合を補助すると考えられている。赤道部を覆う細胞膜が，微絨毛の細胞膜と出合い，膜融合が起こる。先体内膜は膜融合を起こさない。極体と紡錘体領域は微絨毛がないため，膜融合が起きない。

6）精子の卵細胞質内への侵入

(1) 頭部の侵入

赤道部より前方の頭部部分は，貪食される（図8）。

(2) 受精丘（fertilization cone）

頭部が侵入した卵皮質の領域は，囲卵腔側に向けてドーム状に盛り上がり，受精丘と呼ばれる（図9）。受精丘表面が平滑になり，硝子様にみえる。その後，平滑となり，前核期が終わる頃に消失する。

(3) 精子核の脱凝集と尾部の侵入

頭部侵入後，精子核は脱凝集し雄性前核へと進む。鞭毛は前核期が終わる頃までに卵内にすべて侵入する。頭部が侵入した後，中間部と主部が侵入する。侵入した鞭毛の成分は最終的には崩壊するが，2細胞期になる頃にもまだ完全には消失しない部分がある。電顕レベルでは，赤道部とその後方領域の核が最も早く脱凝集する（図8）。脱凝集には卵子内に多量に存在する還元分子グルタチオンの果たす役割が大きいと考えられている。

(4) 精子星状体

精子星状体を模式図で示す（図10）。微小管

1 受精のメカニズムとプロセス

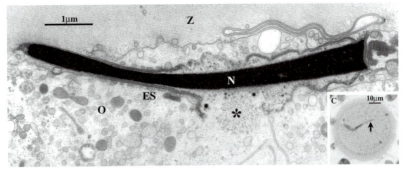

図8　脱凝集中の精子核を示す電顕像
ハムスター。赤道部のやや後方の領域の核周囲部（＊）が最も早く崩壊する。
挿入図：精子尾部（矢印）の侵入を示す光顕像。マウス。頭部は脱凝集中。
C：卵丘細胞，ES：赤道部，N：核，O：卵子（卵母細胞），Z：透明帯

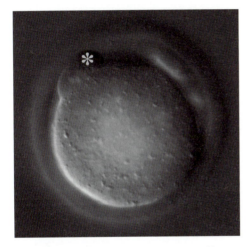

図9　受精丘（＊）を示すDIC像
マウス受精卵子のタイムラプス撮影像。

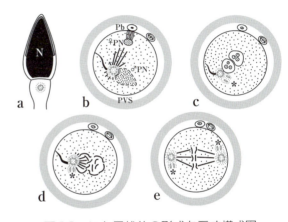

図10　ヒト星状体の形成を示す模式図
a：精子頸部の中心小体。
b：極体と雌性前核が形成される卵子内に侵入した精子中心小体から雌性前核に向かって微小管が伸びて星状体（実線）が形成される。
c：雄性前核に近接する中心小体と複製された中心子。
d：核融合時期の核内に伸びる星状体。精子中心小体は核内に微小管と複製された中心子を伴っている。
e：新個体として最初の分裂に伴って形成された一対の中心小体（中心子）を示す。
N：核，Pb：極細胞（極体），♂PN：雄性前核，
♀PN：雌性前核，PVS：囲卵腔，＊：中心子
Sathananthan AH et al.：Human Reprod 11：345-356, 1996.を改変

は，ヒトを含むサルやウシなどの多くの哺乳動物では星状体から形成される。マウスやハムスターなどのげっ歯類では微小管形成中心（MTOC）で形成される。

7）卵活性化と減数分裂再開

精子-卵膜融合直後の卵細胞質はきわめてダイナミックに変化する。そのうち，卵活性化，減数分裂再開，多精子侵入防御，そして極体形成の流れを記す。

（1）卵活性化

配偶子接着・膜融合から卵子活性化まではきわめて迅速に起こる。卵子活性化は，配偶子膜融合とほとんど同時に誘発される。PLCζは，卵細胞質内の滑面小胞体からのCa^{2+}放出を促進する。放出されたCa^{2+}は細胞質内を波状に伝播する。この現象はCa^{2+}ウェーブと呼ばれる。卵細胞質内に増加したCa^{2+}はただちに小胞体に取り込まれる。その後，一過性Ca^{2+}上昇はリズミカルに

繰り返されるようになる（Ca^{2+}オシレーション）。Ca^{2+}オシレーション開始と同時に減数分裂再開や表層粒放出が起こる。精製されたPLCζを卵細胞質に注入すると間もなくCa^{2+}オシレーションが惹起されることから，Ca^{2+}オシレーションは接合子の発生（受精卵子の細胞質内分子の機能発現）に必須であると考えられている。Ca^{2+}オシレーションは前核期まで持続する[15]。

（2）減数分裂再開

MⅡ期停止は，配偶子膜融合によって速やかに解除され，卵子は第二減数分裂後期へ移行する。これに伴い，精子核脱凝集が進行する。卵活性化が起こると，げっ歯類の紡錘体はすぐに回転し始め，赤道板が卵子細胞膜に対して平行になり（ヒトは最初からこの状態），長軸が垂直になるまで回転し続ける。やがて，第2極体が放出され，雌性前核が出現する。

（3）多精子侵入の防御

過剰の精子侵入の防御反応は，多精子侵入防御（あるいは多精子侵入拒否）と呼ばれる。多精子侵入防御には「早い防御反応」と「遅い防御反応」がある。体内受精では，余剰精子は囲卵腔に蓄積するが，体外受精では多精子侵入が起こりやすい。

（a）早い防御反応：卵細胞膜反応とも呼ばれ，膜融合後すぐに起こる。配偶子膜融合に伴う卵細胞膜荷電の変化による。

（b）遅い防御反応：透明帯反応と呼ばれ，透明帯硬化により起こる。最終的に完全な多精子侵入防御が完成する。

（c）表層粒放出（表層粒反応）：配偶子膜融合が起こると，表層粒の内容物が一斉に卵表面から放出され，囲卵腔全周へ広がる。表層粒の内容物は，酵素やムコ多糖類を含み，透明帯タンパク質を変性させる。

（4）極体の形成：第2極体の放出と第1極体の分裂

成熟卵子（二次卵母細胞）は，分裂した第1極体を2個持つ。第二減数分裂が完了すると，雌性前核にならない半分が第2極体として放出されるため，極体（n）は最大3個存在する。第1極体は変性することが多いため，通常，極体は2個存在する。

赤道板が卵子表面に対して水平位になると，染色体は両極に引かれて中間帯が形成される。割溝（cleavage furrow）は，極体が囲卵腔に飛び出す頃にみられ，やがて分裂溝ができる。この頃，紡錘糸（染色体）は凝集し始めて丸くなり，雌性前核が形成される。割溝は細胞間橋の様相を呈するようになる。数時間後，第2極体が完全に分離される。

8）接合子発生，前核形成と核融合

雌雄の前核形成速度は，若干異なる。

（1）雄性前核（male pronucleus）

卵子侵入前の精子核は核膜に覆われ，精子核タンパク質はヒストンからプロタミンに変化している。卵子内に取り込まれた精子核は，核膜崩壊後，脱凝集しつつ膨化する過程でプロタミンのジスルフィド結合（S-S結合）がスルフィドS-H結合に還元される。このようにして，次第にヒストンに戻り，核膜が形成される。進行順は，精子核膜崩壊→核の脱凝集→再凝集→雄性前核の核膜形成である。

マウスの体内受精条件下では，雄性前核が形成されるまでは最低3時間程度が必要であるが，ヒトの体外受精，特にICSIではさらに長い時間を要する。体外受精の困難さや卵細胞質内で起こる現象の複雑さ，初期胚培養の至適条件の不十分がその主な理由である。侵入した鞭毛構成成分が雄性前核の近傍に確認できれば，雄性前核と確定できる（図11）。鞭毛成分は次第に頭部から離れる。

（2）雌性前核（female pronucleus）

雌性前核は減数分裂完了直後には，第2極体に相対する卵細胞質内にみられる。この時点で染色体の数と量は半分である。卵子の染色体周囲には核膜がないため，進行順は，卵子核の脱凝集→再凝集→雌性前核の核膜形成である。雌雄前核が順調に進んだ場合，雌性前核は雄性前核より若干早く形成される（図11）。

（3）核融合（syngamy）

げっ歯類の体内受精では，雌雄前核形成から，

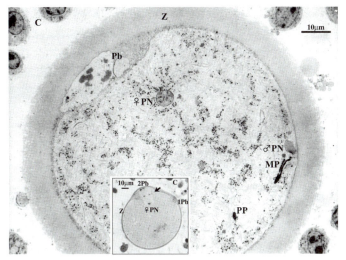

図11　雌雄前核を示す電顕像
ハムスター。雌性前核の形成は雄性前核の形成より進んでいる。
挿入図：雌性前核（♀PN）を示す光顕像。マウス。矢印は割溝を示す。
C：卵丘細胞，MP：中間部，Pb：囲卵腔内の極体，♂PN：雄性前核，PP：主部，Z：透明帯

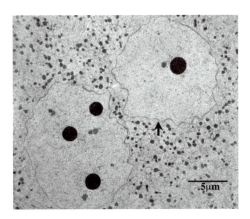

図12　前核の融合
ハムスター。核膜はやや不整になっているが，まだ断裂していない（矢印）。

10〜12時間後に雌雄前核融合が始まる。タイムラプスで解析すると，細胞質内の小器官はダイナミックに動いていることがわかる。接合子の代謝は，卵母細胞由来の遺伝子発現により制御されている。

(a) 前核移動：卵細胞質中央部へと移動する頃になると，雌雄前核は区別しにくい。

(b) 核融合（雌雄前核融合）：雌雄前核は中央部でしばらく対峙し，輪郭が次第に不規則になり（図12），核小体が消失する。染色質は次第に濃縮し，染色体としての様相を呈する。やがて，不規則に走る微小管が出現し，前核核膜は全周にわたって断裂する。

核膜が断裂し始めると，相同染色体が対合し始める。この頃には，体細胞としての紡錘体が準備されており，染色体はその赤道面に向かって配列し始める。これが原胚子（接合子）の核であり，受精の終点である。同時に，新個体としての最初の卵割の中期であり，無限の細胞分裂の第一歩である。

6. 体外受精機構

cIVFは，射精精子あるいは精巣上体尾部の精子を採取し，卵巣から採取した卵子と体外で人工的に媒精して受精させる。得られた受精卵を2細胞期以降の胚や胚盤胞にまで成長させてから，子宮内に戻す（胚移植）。卵子を体外で一定期間成熟させる点と胚移植する点を除けば，配偶子相互作用から核融合までのメカニズムは体内受精と同じである。しかし，卵細胞質内精子注入法（intra-cytoplasmic sperm injection：ICSI）では，先体反応を起こしていない精子が注入される可能性が高

いため，体外受精の受精卵／初期胚の発生速度は，体内受精より遅くなる。

この他に，精巣内精子回収法（testicular sperm extraction：TESE）による卵細胞質内精子注入法（TESE-ICSI）や円（球）形精子細胞（round spermatid）を用いたICSIすなわち円形精子細胞注入法（round spermatid injection：ROSI），あるいは顕微鏡下精巣上体精子回収法による卵細胞質内精子注入法（microsurgical epididymal sperm aspiration and intracytoplasmic sperm injection：MESA-ICSI）による体外受精が行われる。これらの方法を用いた受精のメカニズムは，精子形成や精子成熟度により異なる。

7. 異常受精

異常受精はIVFにおいて起こりやすく，3PN以上の多前核胚が起こる可能性がある。精子が進入しない場合は，1PN（雌性前核；単為発生）あるいは0PNとなる。0PNは受精していない状態であるが，卵形成過程における不分離（減数分裂に伴う染色体分離の失敗）が起きている場合もある。異常受精は，位相差顕微鏡法やそれに準ずる方法により，採卵後（あるいは媒精後）24時間以後の極体数と前核数を確認することで判断できる。

3PN以上の多前核胚では，前核が3個以上あり，極体（Pb）は1〜3個ある。例えば，正常卵に2個の精子が受精すると，1個の雌性前核と2個の雄性前核（2精子）となる〔3PN2Pbあるいは3PN3Pb（第1極体が分裂）〕。正常な受精であっても，第2極体の放出が障害されると，2個の雌性前核と1個の雄性前核となる（3PN1Pbあるいは3PN2Pb）。実験的には，前核数の確定は，DAPI（4',6-diamidino-2-phenylindole），ヘキスト（Hoechst）などの蛍光色素等を用いて核染色すると確実である。媒精後6時間程度では，雄性前核は極体から離れた皮質にあり，雌性前核は極体近傍にある。しかし，小胞構造を前核と見誤る可能性もあるので注意すべきである。3Pb胚は，極体が正常に分裂したすべての極体が残存した場合にみられる。2Pb胚は，第1極体が分裂せずに残り（2n），さらに第2極体が出現するか，第1極体が分裂した後に1個のみが残存し，さらに第2極体が出現するか，のどちらかである。後者による2極体胚が多い。

1PN胚は，雌性前核あるいは雄性前核が卵細胞質にある場合である。雌性前核のみを持つ1PN胚は，精子が進入していない未受精卵の単為発生（処女生殖）である（1PN2Pb）。この場合，雌性前核は2nとなるため，通常は胚発生しない。雄性前核のみを持つ1PN胚は，24時間以内（2細胞期以前）であれば，前核の側や囲卵腔に鞭毛を確認できる。このような雄性前核のみを持つ1PN卵は，卵形成過程において染色体の不分離が起こっており，その結果，母親由来の染色体が細胞質に存在せず，囲卵腔にも極体が存在しないため，胚は発生しない。

このように，採卵後あるいは媒精後24時間時点で0PN，1PNあるいは3PN胚は，通常，移植しても正常に発生しないことが多い。3PN胚の場合，稀に2精子（23, Xまたは23, Y）あるいは46, XYの1精子が23, X卵子に受精して三倍体胚（3n；69, XXYまたは69, XXX）になると，部分奇胎になる可能性がある。前核の1つを治療的に取り出すことは可能であろう。また，2精子（23, Xまたは23, Y）が枯死卵（無核あるいは不活化卵）に受精して二倍体胚（46, XXまたは46, YY），すなわち父親のみの染色体のみからなる胚になると，全奇胎になる可能性がある（奇胎妊娠）。しかし，0PN胚，1PN胚あるいは3PN胚に染色体異常が頻繁に起こるわけではなく，胚発生する可能性もある。

8. 異常受精とrescue-ICSI

Rescue-ICSIは，IVFを行っても受精障害により胚発生が期待できない場合，IVF失敗を回避するためにICSIを行う方法である。1 day old ICSIでは，卵子の老化が起こるため，成績は悪い。したがって，rescue-ICSIをIVF後6時間程度の早期に決断することが重要となる。注意すべき点は，目的の卵が正常受精（2PN）でないこと，すなわちMⅡ期未受精卵であること，異常受精（3PN以上の多前核胚，1PNまたは0PN）でない

こと，これらを正しく診断することである．臨床的には，非侵襲的な明視野法（位相差法や微分干渉法およびその変法）により，極体数，前核数と，できれば精子鞭毛数を確認する．精子鞭毛の確認は，鞭毛の位置が個々の胚により異なり，また対物レンズ40倍以上が必要になることも多いため難しい．多くのクリニックでは，極体数と前核数で判断されるであろう．異常受精胚が選択されてrescue-ICSIされた場合，前述したように，3PN以上の多前核胚や1PN胚となるため，多くの場合，移植しても正常に胚発生しない．Rescue-ICSIを成功させるためには，MⅡ染色体が確認され，老化が進行していない未受精卵を選別する必要がある．

文 献

1) Yanagimachi R：*The Physiology of Reproduction*, 2nd ed., Vol. 1, pp. 189-317, Raven Press, New York, 1994.
2) Toshimori, K *et al.*：*The Physiology of Reproduction*, 4th ed., Vol. 1, pp. 99-148, Academic Press, London, 2014.
3) Florman, H *et al.*：*The Physiology of Reproduction*, 4th ed., Vol. 1, pp. 149-196, Academic Press, London, 2014.
4) 毛利秀雄ほか編：精子学，東京大学出版会，東京，1992.
5) Toshimori K：*Anat Embryol Dev Cell Biol* **204**：5-98, 2009.
6) 岡部勝ほか：精子学，pp. 152-167, 東京大学出版会，東京，1992.
7) 年森清隆ほか：人体の正常構造と機能．Ⅵ. 生殖器，pp. 1-259, 日本医事新報社，東京，2012.
8) Inoue N *et al.*：*Nature* **434**：234-238, 2005.
9) Kaji K *et al.*：*Nat Genetics* **24**：279-282, 2000.
10) Le Naour F *et al.*：*Science* **287**：319-321, 2000.
11) Miyado K *et al.*：*Science* **287**：321-324, 2000.
12) Saunders CM *et al.*：*Development* **129**：3533-3544, 2002.
13) Jenkins TG *et al.*：*Front Genet* **143**：1-8, 2012.
14) Yamatoya *et al.*：*Biol Reprod* **81**：889-897, 2009.
15) 宮崎俊一：卵子と精子—不妊の病態をさぐる—, pp. 140-149, メジカルビュー社，東京，1998.

〈年森清隆，伊藤千鶴〉

IV 受精

2 透明帯の構造と機能

1. はじめに

　透明帯は，卵細胞の周囲に存在する細胞外マトリックスで，輪郭のはっきりした形態と特徴的な生合成機構，生理機能を有する．透明帯を構成するタンパク質は，卵胞発育の初期から卵母細胞により合成され，その発育に伴って周囲に沈着し厚みを増す．完成した成熟卵子の透明帯の厚みは，ヒトでは約15～25 μm，マウスでは約10 μmである．ヒトの卵細胞の直径は約130 μm，マウスは約80 μmなので，卵細胞にほぼ比例しているといえる．透明帯タンパク質は，哺乳類のみならず，他の脊椎動物やウニ・ヒトデなどの海洋生物においてもその起源を同じくし，雌性生殖細胞の周囲に形成される．それらはegg coatと総称され，古くから継続して生物学の研究の対象とされてきた[1]．ヒトの透明帯に関する理解はこれらの研究の延長線上にある．

2. 透明帯の構造の特異性
1) 排卵卵子における透明帯の形態

　ヒト卵巣内卵母細胞の透明帯の電子顕微鏡写真を図1に示す．顆粒膜細胞から伸びる細胞質突起が透明帯に貫入し，図1Bではその断面が観察される．また，顆粒膜細胞と卵母細胞間にギャップジャンクションが形成され，無機イオン類やアミノ酸などの低分子成分が顆粒膜細胞から卵母細胞に供給される．透明帯は単に顆粒膜細胞と卵母細胞を隔てるのではなく，物質輸送にかかわる細胞間相互作用に関与している．この強固なギャップジャンクションは黄体形成ホルモン（LH）による排卵刺激を受けると消失する．排卵直前に顆粒膜細胞（卵丘細胞）が拡散し，それと同時に卵細胞と透明帯の間に囲卵腔と呼ばれる間隙が生じる．

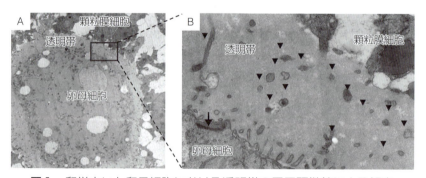

図1　卵巣内ヒト卵母細胞における透明帯の電子顕微鏡による観察
A：透明帯は顆粒膜細胞と卵母細胞の間に位置する．
B：Aの四角で囲んだ部分の拡大像を示す．顆粒膜細胞から伸長した多くの細胞質突起が透明帯に貫入しているのが観察される（▼）．↓は顆粒膜細胞の細胞質突起が卵母細胞と強固に結合して形成されるギャップジャンクションで，卵母細胞と顆粒膜細胞間の物質輸送に関与する．

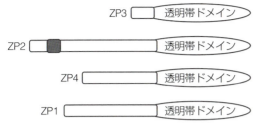

図2 透明帯タンパク質の模式図
各タンパク質はカルボキシル末端側に，配列相同性の高い透明帯ドメインを持つ．アミノ末端側は長さにばらつきがある．種特異的結合に関与するのはZP2の塗りつぶし部分である．実際には，S-S結合により複雑な分子内および分子間結合が構築され，不溶性の高分子重合体として存在する．
文献3）より改変

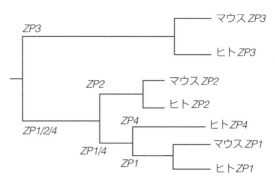

図3 透明帯遺伝子の進化
透明帯タンパク質の起源となる祖先遺伝子は，進化の過程で*ZP3*系列と*ZP1/2/4*系列の2系列に分岐する．前者はのちにマウスおよびヒトの*ZP3*になる．後者はさらに枝分かれして*ZP2*系列と*ZP1/4*系列になり，*ZP2*系列はマウスおよびヒト*ZP2*になる．*ZP1/4*系列は*ZP4*系列と*ZP1*系列に分岐した後，それぞれヒトとマウスの*ZP4/ZP1*になる．現在，ヒト*ZP4*はタンパク質に翻訳される遺伝子であるが，マウス*ZP4*は偽遺伝子である．*ZP1*系列は最も最近マウスおよびヒト*ZP1*に分岐した．

2）透明帯の構造的進化

　一般に哺乳類の透明帯は，3〜4種の糖タンパク質より構成され，それらはいずれもアミノ酸配列の類似した透明帯ドメインと呼ばれる領域を，カルボキシル末端に持つ．模式図を**図2**に示した．ヒトでは4種の構成成分ZP（zona pellucida）1，ZP2，ZP3，ZP4よりなる．マウスではZP4に対応する遺伝子が，ストップコドンの入った偽遺伝子となっているため，タンパク質に翻訳されるのはZP1，ZP2，ZP3の3種である．これらの構成タンパク質はS-S結合により複雑な分子内および分子間結合を形成し，不溶性の高分子重合体として透明帯を構築する．

　図3に，ヒトとマウスに絞って透明帯タンパク質の進化の過程を示す．進化の早い時期に透明帯タンパク質の起源となる祖先遺伝子は，*ZP3*系列と*ZP1/2/4*系列の2系列に分岐する．前者はのちにマウスおよびヒトの*ZP3*になる．後者はさらに枝分かれして*ZP2*系列と*ZP1/4*系列になり，*ZP2*系列はマウスおよびヒト*ZP2*になる．*ZP1/4*系列は*ZP4*系列と*ZP1*系列に分岐した後，それぞれヒトとマウスの*ZP4/ZP1*になる．現在，ヒト*ZP4*はタンパク質に翻訳される遺伝子であるが，マウス*ZP4*は偽遺伝子である．*ZP1*系列は最も最近マウスおよびヒト*ZP1*に分岐した．ちなみに，ウシ，ブタ，イヌの透明帯はZP2，ZP3，ZP4の3種の成分から構成される．

3）透明帯の動物種の特異性

　哺乳類の透明帯は一般に緩やかな動物種特異性を持ち，同種の精子との親和性が高い．卵子と精子はオスとメス別々の個体で産生されるが，進化の過程で親和性の高い組み合わせが選択され，種が確立したと考えられる．よって，一般には *in vitro* で異種間の精子と卵子を共培養しても受精しない．しかし，人為的または自然界において，一世代限りの交雑種が存在することはよく知られており，異種間の透明帯と精子の結合や受精も，特定の組み合わせによっては，まれに起こり得る．

4）ハムスターテスト

　前述したように，一般的に受精には動物種特異性がある．卵子が異なる動物種の精子の侵入を排除する機構は，透明帯と卵細胞膜の両方に存在する．すなわち，透明帯をタンパク質分解酵素により融解・除去しても，異種精子の侵入は起こらない．しかし例外として，ゴールデンハムスターの場合，卵細胞膜に種特異性がない．透明帯を除去した卵細胞膜は様々な動物種の精子の侵入を許容する[2]．このゴールデンハムスターの卵細胞膜の

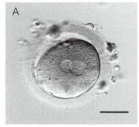 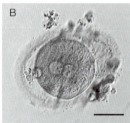 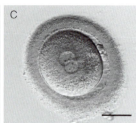 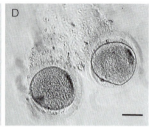

図4　生殖医療において観察された異常な形態のヒト透明帯
A：正常，B：楕円形，C：肥厚，D：形成異常
A，B，Cは通常の体外受精で受精し，雌雄両前核が形成された．Dは，前核形成が認められず，未受精と判定された．この透明帯においても精子の結合はみられたことより，受精が成立しなかった理由は，精子に進むべき方向を示す機能が欠如していることが考えられる．

性質を利用して，zona-free hamster egg penetration test（ZFPT）が考案された．ゴールデンハムスター卵子の透明帯を除去してヒト精子と培養し，卵細胞への侵入率を算定してヒト精子の受精能力とする検査法である．これは，ヒトの精子の受精能力を検査する方法がなかった当時，画期的な方法であった．しかし，生殖補助医療において，顕微授精が開発され広く実施されるに至り，ヒト精子の卵細胞膜通過性の問題は克服されたといえるかもしれない．

5）マウス透明帯をヒト透明帯に置き換える実験

生殖工学を応用した分野で，透明帯の動物種特異性に焦点を当てた大変興味深い研究がある．マウスの透明帯は元々ヒト精子とは全く結合しない．そのメカニズムを分子レベルで明らかにするため，ヒト精子と結合する透明帯をマウス卵細胞の周囲に構築する実験が行われた．すなわち，マウスのZP1, ZP2, ZP3遺伝子をヒトのZP1, ZP2, ZP3遺伝子と入れ替え，さらにヒトZP4も発現するように遺伝子を改変したマウスが作出された．その結果，完全にヒトの透明帯タンパク質で構成されるマウス卵子が作られた．この卵子の透明帯はヒト精子と結合したが，マウス精子とは結合しなかった[3]．特に重要な領域はZP2のカルボキシル末端側であった（図2）．

3．ヒト透明帯の形態と受精能
1）ヒト透明帯の形態

生殖医療では多くのヒト卵子を扱うので，多様な形態の異常な透明帯が観察される．よく観察される形態異常は，楕円状，肥厚（過形成），不均一などである．その例を図4に示した．楕円と肥厚は受精に影響しないことが多い．非常にまれな例であるが，受精に影響する透明帯の形態の異常を図4Dに示した．この症例は，採取された複数の卵子のすべてに透明帯形成不良と思われる形態異常があり，通常の媒精では受精（前核形成）は全く成立しなかった．この透明帯においても精子は結合していたことより，受精が成立しなかった理由は，透明帯に，精子に進むべき方向を示す機能が欠如していることが考えられた．すなわち，透明帯には卵細胞側から外に向けて何らかの物質の濃度勾配があり，精子に進むべき方向性を示しているのではないだろうか．

2）ヒト透明帯タンパク質の遺伝子変異

妊孕性に問題のない透明帯タンパク質にも，遺伝子の多型があり，正しい遺伝子配列というものは存在しない．透明帯の形態異常と遺伝子の一塩基多型（single nucleotide polymorphism：SNP）の関係を調べた研究[4]では，ZP2の特定部位のSNPが楕円の形状と関係するとされているが，受精障害との関係は認められていない．一方，妊孕性の有無で透明帯遺伝子の配列を比較した研究でも，特に妊孕性に関係する変異はみつかってい

ない[5]。概して，透明帯に多少の遺伝子変異や形態異常があっても受精に問題がない場合が多い。

4. 透明帯の機能

透明帯の機能として，卵巣内における卵母細胞の保護，受精における精子との相互作用，受精後の胚の保護があげられる。しかし近年，新しく開発された遺伝子組換え法やライブセルイメージングなどの技術により，透明帯の機能に関する新事実が明らかになってきた。透明帯の主たる役割として，従来より提唱されている4つの機能と，これに関連した最新の知見に基づく考え方を次に解説する。

1）卵巣内での卵母細胞の発育促進

遺伝子改変マウスを使った研究において，透明帯遺伝子を欠損させた動物では卵胞発育がきわめて悪いことから，透明帯が卵母細胞の発育に促進的に働いていることはほぼ間違いない。図1に示したように，透明帯は顆粒膜細胞と卵母細胞との結合を適切に保持し，細胞間相互作用を維持していると考えられる。マウスでは，実験的にZP2またはZP3を欠損させた場合，透明帯はほとんどまたは全く形成されず，メスは不妊になる。ホルモン刺激で成熟卵子を採取し，体外受精を行わなければ，産子を得ることはできない。図5に，ZP2欠損マウスの卵巣組織像を示した。卵胞発育が著しく障害されていることがわかる。一方，ZP1欠損マウスは，透明帯の厚みは通常の半分程度で産子数も少ないが，不妊ではない。ヒトにおいて透明帯欠損による不妊症が存在するかどうか今のところ十分なデータはない。

2）受精における精子の認識と先体反応の誘起

かつて，透明帯タンパク質には精子を認識するレセプターがあり，その結合により先体反応が誘起されると考えられてきたが，最近の研究では精子が先体反応を起こすためには，必ずしも透明帯は必要でないことが明らかになってきている。すなわち，精子は透明帯侵入前に何らかの機序で先体反応を完了していなければならないが，これから侵入する卵子の透明帯によって先体反応が誘導される必要はない。マウスでは，透明帯に到達する前に精子先体反応が完了している場合があることや，一旦先体反応を起こして囲卵腔に侵入した精子でも，回収して再度媒精に用いると別の卵子の透明帯を貫通できることが観察されている。

3）多精子受精の阻止

$In\ vitro$ と $in\ vivo$ で，透明帯の多精子受精阻止における重要性は異なる。生殖補助医療（$in\ vitro$ 受精）では1〜数個の卵子に $5×10^4$/mL の濃度の精子を媒精するので，透明帯に多数の精子が付着する。よって多精子受精の起こる可能性が $in\ vivo$ より高く，透明帯が多精子受精阻止に働いていることは事実である。その機序は，最初に透明帯を通過して卵細胞膜と融合した精子が卵細胞膜の性質を変化させ，細胞膜直下に存在する表層顆粒の崩壊が起こり，そこから放出される酵素により透明帯に変化が生じる，というものである。マウスでは透明帯のZP2タンパク質が開裂することにより，余剰の精子の侵入がブロックされることが示されている。

一方，$in\ vivo$ では卵管膨大部に到達する精子は非常に少なく，透明帯の多精子受精阻止における重要度は高くない。$In\ vivo$ における多精子侵入阻止は，透明帯における排除機構以外に，雌性生殖管による侵入精子の数の制御や，卵細胞膜による余剰精子の侵入阻止も機能していると考えられる。実際に，前述した透明帯を形成しない遺伝子改変マウス卵子の多精子受精の頻度は，$in\ vitro$ では確かに高率であるが，$in\ vivo$ では透明帯を有する卵子とほとんど変わらない。

4）雌性生殖管内通過における受精卵子の保護

透明帯が初期胚の保護に関与していることは，着床前の様々なステージで透明帯を除去した胚を，偽妊娠マウスの卵管に移植して，その発生能を調べる実験により明らかにされた[6]。分割期胚は，$in\ vitro$ では，透明帯がなくても胚盤胞に発生する能力を持つが，卵管に移植した場合，着床が阻害され胎子に発生しない。おそらく胚は，卵

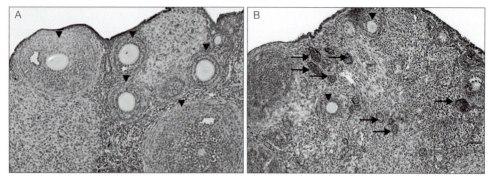

図5　*ZP2*遺伝子欠損マウスの卵巣組織像（A，Bいずれも8週齢）
A：対照の野生型マウスの卵巣。よく発育した卵胞が観察される（▼）。
B：*ZP2*遺伝子欠損マウスの卵巣。少数の発育卵胞が観察される（▼）が，卵母細胞の直径は小さい。また卵母細胞を含まない変性卵胞が多数認められる（→）。このマウスも数は少ないがホルモン刺激により成熟卵子を排卵することができる。

管上皮への吸着により輸送が障害され子宮に到達できないと考えられる。しかし，in vitroで胚盤胞にまで発生した胚は，透明帯がなくても卵管輸送は障害されない。言い換えれば，卵管は透明帯がなければ，分割期胚を異物として認識し排除するが，胚盤胞の栄養外胚葉細胞に対してはそのような認識はしない。卵管上皮細胞に，免疫における自己・非自己認識に類似した反応機構があるのかもしれない。

5. 透明帯をめぐる最近の話題
1）透明帯のない卵子

マウスにおいて遺伝子改変により実験的に透明帯のない卵子を作ることは可能であることを述べたが，最近，ヒトでも透明帯のない卵子がみつかることが報告された。マウスと同様，注意深く卵細胞質内精子注入法（ICSI）を行い胚盤胞に発育させ，子宮に移植することにより産児の誕生に至った[7,8]。透明帯が存在しない理由として，その脆弱性のために処理中に壊れて卵細胞からはずれることが最も多いと考えられる。しかし前述したように，マウスにおいて透明帯遺伝子を欠損させた場合，通常十分な卵胞発育はしないが，過剰排卵処理により透明帯のない卵子が排卵されることがある。よってヒトにおいても，透明帯の形成が障害され通常は発育しない卵子であっても，強力なホルモン刺激により透明帯のない卵子として発育する可能性は否定できない。

2）卵子の存在しない卵胞

最近，卵子の存在しない卵胞（empty follicle）の報告が散見される。その多くは，採卵条件や卵胞液の扱いに問題があるか，または刺激方法が不適切であったと考えられるが，何らかの原因で本当に卵子が存在しない卵胞が発育するのも事実である。それらはgenius empty follicleと呼ばれる[9]。家族性あるいは繰り返しgenius empty follicleが発育する症例では，透明帯の遺伝子異常が卵子を含まない卵胞を形成するとの考えもある[10]。通常は透明帯を欠損した卵母細胞は，後期卵胞にまで発育しない（図5）が，生殖補助医療により強力に卵巣刺激を行った場合，卵子を含まない卵胞として発育する可能性も否定できない。すなわち，透明帯欠損卵子やgenius empty follicleの発生原因の一部は，透明帯の形成が障害された結果かもしれない。

3）抗透明帯自己抗体

透明帯は，免疫学的に特異的な抗原性を持つので，動物実験では自己抗体を誘導することができる。ヒトにおいても，透明帯に対する自己抗体が不妊の原因になる可能性が指摘され，長く議論されてきたが，結論は得られていない。もし透明帯に自己抗体が結合して精子侵入を阻害したとして

も，顕微授精によって精子の透明帯侵入をバイパスしこれを解決できるので，臨床的重要度は高くないかもしれない。また，受精しても抗体によりハッチングが障害される可能性があるが，これも現在の生殖補助医療では卵化促進法（assisted hatching）により救済できるであろう。

動物実験では，抗透明帯抗体により発症した不妊の機序は，受精障害やハッチング障害よりむしろ卵巣における卵胞発育障害であることが示されている。このことより，卵胞発育が若年で障害される早発卵巣機能障害の中には，透明帯の自己抗体が原因で発症するものがあると考えられている[11]。

6. おわりに

透明帯は形態的に顕著な構造物であるが，受精にかかわる細胞そのものではないので，その存在意義は低いようにみえる。また，生殖補助医療においては，顕微授精の開発によって透明帯の受精における重要性は低下したようにも思える。しかし，生殖現象において透明帯は不可欠な存在であり，透明帯なしには子孫を残すことはできない。すなわち，透明帯の機能は一連の生殖現象の流れの中で理解されるべきであり，生殖補助医療によって置き換えられるものではない。

文 献

1) Shu L *et al.*：*Mol Ecol* 24：4052-4073, 2015.
2) Yanagimachi R *et al.*：*Biol Reprod* 15：471-476, 1976.
3) Avella MA *et al.*：*J Cell Biol* 205：801-809, 2014.
4) Pökkylä RM *et al.*：*Fertil Steril* 95：2669-2672, 2011.
5) Männikkö M *et al.*：*Hum Reprod* 20：1578-1585, 2005.
6) Bronson RA *et al.*：*J Reprod Fertil* 22：129-137, 1970.
7) Ding J *et al.*：*Hum Reprod* 14：476-478, 1999.
8) Stanger JD *et al.*：*Case Report* 16：164-167, 2001.
9) Duru NK *et al.*：*J Reprod Med* 52：858-863, 2007.
10) Kim JH *et al.*：*Clin Exp Reprod Med* 39：132-137, 2012.
11) Hasegawa A *et al.*：*Reprod Med Biol* 13：1-9, 2013.

〈長谷川昭子〉

IV 受精

3 細胞骨格系の役割

1. 受精成立の本質と必要な動き

　多様性（heterogeneity）の創造とは生命が存続するために必須の事柄であり，生殖現象自体が多様性の創造そのものであるともいえる。その中でも配偶子形成過程における減数分裂と本項の主題である受精現象は生命に多様性の息吹を吹き込む重要な営みとしてあげられる。特に，卵子と精子という全く異なった細胞同士が融合する受精現象は自然が創造した究極の「多様性形成システム」といえる。現存する有性生殖する生物種の受精メカニズムを細胞生物学的，分子生物学的に解析するとウニのような無脊椎動物から我々哺乳動物まで，きわめて共通したルールが存在することが理解される。多様性を保ち，その生存を継続している種に共通してみられる受精のメカニズムを理解把握していることは，胚培養士にとって必須の項目といえる。

　全く異なる個体からの細胞（雌性配偶子，雄性配偶子）が融合するためには，精子の運動に代表される大きなアクションが必要であることは容易に考えうる。図1に受精の諸プロセスを示す。これらのプロセスはすべて「卵細胞質内での雌雄ゲノム＝前核の融合」という受精の最終ゴールに向かう動きである。すなわち，雌雄の個体が接近して性交渉を営み，その配偶子（特に精子）が運動し，お互い接近し融合を始めるという一連のベクトルの先に受精の最終ゴールである雌雄ゲノムの融合が存在するのである。特に両配偶子の融合

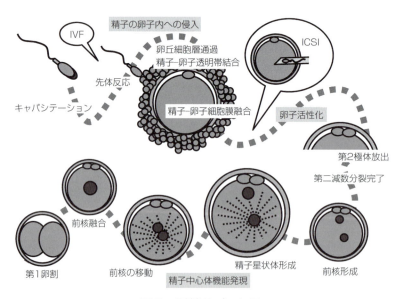

図1　受精のプロセス
受精のゴールである雌雄ゲノム（前核）の融合までの過程にはICSI以後に長い過程が存在する。
筆者原図

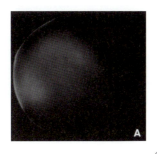 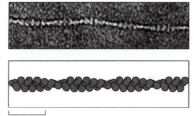 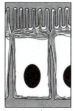

微小線維（microfilament：MF）

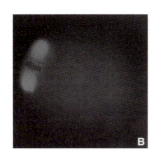  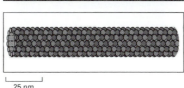 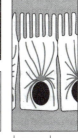

微小管（microtubule：MT）

図2　細胞骨格系
微小線維はアクチンの重合，脱重合により形成される細胞骨格系であり，微小管はチューブリンの同様のアクションで形成される。
A：マウス成熟卵子における微小線維の局在。
B：同一卵子での微小管および核：マウス成熟卵子は大きな第二減数紡錘体をその表層に有し，その周辺の細胞膜には微小線維が強く集積している極性に富んだ細胞である。
筆者原図

から受精のゴールまでのいわゆる post ICSI events in fertilization（ICSIで精子を顕微注入した後の卵細胞質内でのイベント）には雌雄のゲノムが接近して融合するまでのダイナミックな動きが存在する[1]。

2. 細胞骨格系とは

細胞内部で形成と崩壊を繰り返し，その変形や運動，細胞内の物質の移動を実際に行う"細胞内の現場の仕事人"が細胞骨格系である。微小線維，微小管などの細胞骨格系はそれぞれアクチン，チューブリンと呼ばれるタンパク質が重合（構成タンパク質が結合しあい構造を形成する）と脱重合（構成タンパク質がはずれあい，構造が崩壊する）を繰り返し，それぞれの役割を果たしている（図2）。これらの細胞骨格の動きはきわめて多数の調節タンパク質によって制御されていて，その機能解析は現在の細胞生物学の重要な項目になっている。

3. 卵子の細胞骨格系の特徴
1）成熟卵子は特徴的な極性を示す細胞である

成熟卵子は本来細胞の中心にあるべき紡錘体が細胞の表層近くに存在することからも推測できるように，極性（細胞の構造が対称的ではない）が顕著な細胞である。図2A, Bにマウス成熟卵子の微小線維と微小管の形成を示す。マウス卵子には微小管より構成される巨大な減数紡錘体とその周辺の細胞表層に広く存在する微小線維（この部分の細胞膜には微絨毛が存在しない）の形成が顕著である。

IV 受精

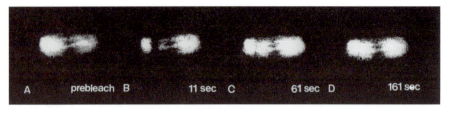

図3 マウス減数紡錘体におけるチューブリンのターンオーバー
蛍光標識チューブリンをマウス卵子に注入すると，速やかに減数紡錘体に取り込まれ，その形態が観察される。その一部をレーザーでbleachさせると，数分の間に退縮した蛍光が回復する。すなわち卵細胞質内のチューブリンが速やかに紡錘体内にリクルートされているのが観察できる。
文献2）より改変

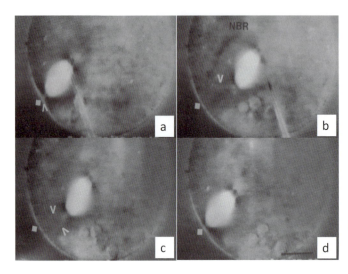

図4 生体観察下の卵子減数紡錘体のmanipulation
文献3）より改変

2）卵子の減数紡錘体の特徴

図3にマウス成熟卵子の減数紡錘体を構成するチューブリンタンパク質のターンオーバーを示す。静的な構造にみえる卵子減数紡錘体であるが，それを構成するチューブリンは数分の間隔で入れ替わり，その構造を維持していることが理解できる[2]。また，減数紡錘体の表層への移動および細胞内の配置に関してはRas関連核タンパクGTP加水分解酵素（RAN-GTPase）のシグナルの元，アクチン関連タンパク質が活性化されて起こるといわれている[3]。図4は生体下に卵子減数紡錘体を移動させる実験である。ツバサゴカイ卵子の紡錘体をポロスコープにて生体観察しながら（図4a），卵子内に針を刺入し，その位置を移動させる（図4b）。しばらく観察を続けると紡錘体は移動前に存在した卵子表層の位置に戻る（図4c, d）。この現象は成熟卵子には減数紡錘体を細胞表層に繋留（アンカー）しておく細胞の仕組みがあることを示す。この卵子の仕組みは減数紡錘体の今後の役割（極体を放出）に整合するものと捉えられる[4]。紡錘体を構成する微小管のチューブリンの重合，脱重合は温度の変化を大きく受ける。図5はヒト成熟卵子を急速に0℃の環境におき，第二減数紡錘体の形態を経時的に観察した結果である。冷却2分後には紡錘体は縮小をはじめ，形態が変化する。紡錘体の極性が消失するにつれて染色体の配列がばらばらになり，10分後には微小管が細胞内に認められなくなる[5]。以上の知見は，動的，しなやか，そして温度変化に敏感な細胞内の構造が成熟卵子減数紡錘体であるといいうる。

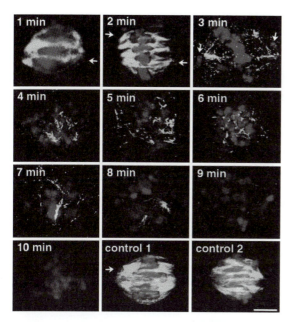

図5 低温処理による卵子減数紡錘体の分解
文献4) より改変

4. 卵子成熟における細胞骨格系の役割

哺乳動物グラーフ卵胞内の未成熟卵子を卵胞外に摘出し体外培養系に供すると，少なくとも核相はあたかも自動的に成熟卵子のフェーズである第二減数分裂中期まで至る。この体外成熟培養系に細胞骨格阻害剤を添加することにより，細胞骨格と核の挙動に関していくつかの興味深い知見が得られる。マウス卵核胞期卵子（GV期卵子）を微小線維の阻害剤（脱重合剤）を添加した培地で成熟培養を誘導すると，GV期卵子は第一減数分裂中期で卵子成熟を停止する。この卵子は細胞中央に巨大な第一減数紡錘体を持った状態で停止しており，細胞の運動，変形を司る微小線維の挙動が阻害されたことで，卵子成熟が停止したことが理解される[6]。また，培地に微小管の脱重合剤を添加してマウス未成熟卵子を成熟培養すると，分裂装置の制御を失った染色体は細胞内の諸所に散見されるようになる。さらに，細胞質内に分散した染色体は時間経過とともに卵細胞の表層ところどころに移動しその近辺の細胞表層には微小線維の集積が観察される。すなわち，成熟卵子においては染色体自体も細胞の表層に移動するようなメカニズムが存在し[7]，その反応は質量と距離に依存すると考えられている。Dengらによると，距離が20μm以下であるときにアクトミオシン構造の形成が誘導され，その反応は質量に正比例した[8]。また，阻害剤添加実験により，染色体の挙動に合わせて，細胞骨格系が形成されたり，消去されたりするシステムが存在することが理解される。

5. 精子，卵子の融合における細胞骨格系の役割

精子と卵子の細胞膜が融合し，精子核が卵細胞質に侵入した時点で最も顕著に観察される構造は，受精丘（fertilization cone）と呼ばれる卵子細胞表層の隆起構造である。マウス受精卵子では受精丘の形成はきわめて顕著で，体外受精系での観察でその存在は以前より指摘されていた。

ヒト受精卵子では受精丘の形成は報告されていなかった。しかし，MioとMaedaのtime-lapse cinematographyによる詳細な観察でヒト受精における受精丘の形成が確認された[9]。マウス卵子での検討では，受精丘には微小線維が強く集積しているのが観察される。また，マウス透明帯除去卵子を微小線維阻害剤の存在下に媒精すると精子頭部の侵入は観察されるが，頸部，尾部の侵入は観察されない。これらの知見は，マウス受精卵子では微小線維（とそれにより構成される受精丘）は少なくとも精子頭部の侵入には関与しないが，その後の精子核の移動には関与していることが理解される[6]。他の哺乳動物の受精における微小線維の役割を検討した報告は少ない。しかし，他の哺乳動物では微小線維阻害剤を体外受精系に添加すると精子核の侵入も観察されないようである。受精丘は精子を卵子内部に放り込むようなアクションの一部を担っているのではないかという印象を筆者は持っている。

6. 卵子内での雌雄ゲノムの融合における細胞骨格の役割[10]

Time-lapse cinematographyによる時間軸に基づく解析が導入され，ヒト受精の全過程が明らか

Ⅳ 受精

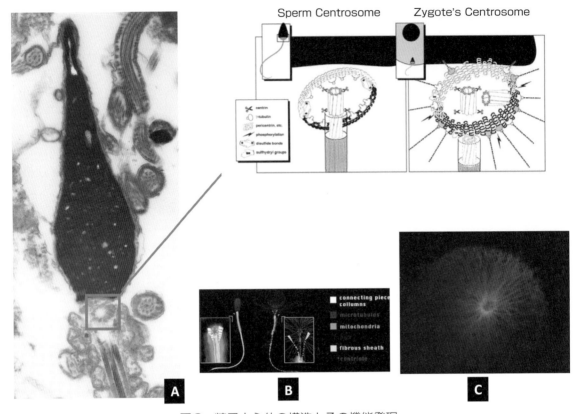

図6 精子中心体の構造とその機能発現
精子頸部には1対の中心小体とその周辺のチューブリンの重合，脱重合に関する種々のタンパクを含むマトリックスより構成される中心体が存在する（A四角内）．卵子内では中心体がより放射状に微小管を形成し（B），精子星状体を形成する（C）．
B：Schatten G：*Dev Biol* 165：299-335, 1994, Sutovsky P *et al*.：*Biol Reprod* 55：1195-1205, 1996より改変

になりつつある．詳細は「ヒト初期胚の発生形態と評価」145頁に譲るが，卵細胞質内で巨大な雌雄の核（前核）が接近，融合するというダイナミックな動きが存在する．精子侵入部より波状の細胞質の動きが観察され，形成されつつある雌性前核が雄性前核に向けて移動，接近する．接近した雌雄前核はあたかも手を取り合うように卵細胞質の中心に移動し，しばらくみつめあった後（S期：DNA合成期と考えられる）一気に融合し，速やかに第一減数分裂紡錘体が形成される．受精が成立した瞬間である．すなわち，受精とは生命の第1回目の分裂（途中まで）の過程であり，ヒトの命は生体を構成する37兆個に至るまで細胞分裂を繰り返してゆくのである．

これらの一連の雌雄前核の動きを司るのが精子星状体と呼ばれる放射状の微小管の束であり，それは精子頸部に存在する精子中心体により形成される．中心体とは，細胞周期の進行に不可欠な微小管形成中心（microtubule organizing center：MTOC）である（図6）．げっ歯類以外の哺乳動物や無脊椎動物の精子頸部には中心体が存在する．また，ヒトを含めた哺乳動物の卵子には構造的な中心体（中心小体とその周辺のマトリックス）は存在しない．図7にヒト受精卵子における微小管の形成を示す．精子が侵入すると，その頸部の中心体より微小管が形成され，精子星状体が形成される．雌性前核表面にはダイナクチンなどの微小管モータータンパク質（微小管のレール

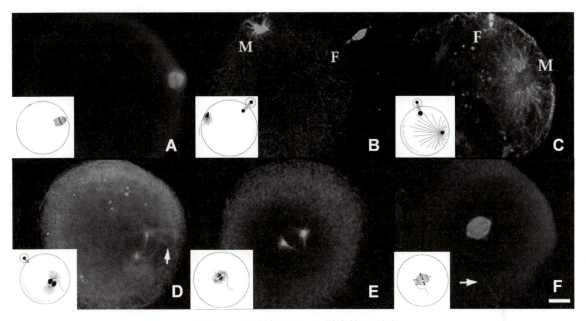

図7 ヒト受精における微小管の形成
Simerly C et al.: Nature Med 1：47-53, 1995より改変

の上を走るトロッコのようなもの）が存在しており，それらの働きにより雌雄の前核は接近する。また，星状体の放射状の構造が球体の卵子全体に展開することにより，雌雄の前核は卵子中心に移動する。第一分裂紡錘体のどちらかの極には，尾部に連なる精子中片が接着しており，この紡錘体が精子中心体により形成されたことが理解される（図7E）。

以上に述べたように，精子中心体は受精の成立のために雄性ゲノム以外に精子が卵子内に持ち込むエレメントである。我々は精子中心体の不妊症例における機能不全やその治療開発への基礎的な研究を展開している。文献を参照されたい。

7. おわりに

受精不成立と判断された卵子には今後のARTを進歩させるヒントがたくさん隠されている。それらをただ破棄してしまうのではなく，受精がどの過程で停止してしまい，その原因は何かを種々の角度からレビューするべきである。本項で記した受精における細胞骨格系の形成に関する知識はヒトの命と対峙する胚培養士という職責を持つ者が身につけておくべき知識である。

文 献

1) Terada Y et al.: *Arch Androl* **49**：169-177, 2003.
2) Gorbsky GJ et al.: *Proc Natl Acad Sci USA* **87**：6049-6053, 1990.
3) Coticchio G et al.: *Hum Reprod Update* **21**：427-454, 2015.
4) Lutz DA et al.: *Cell Motil Cytoskeleton* **11**：83-96, 1988.
5) Zenzes MT et al.: *E Fertil Steril* **75**：769-777, 2001.
6) Terada Y et al.: *Mol Reprod Dev* **56**：89-98, 2000.
7) Schatten G et al.: *Exp Cell Res* **166**：191-208, 1986.
8) Deng M et al.: *Dev Cell* **12**：301-308, 2007.
9) Mio Y et al.: *Am J Obstet Gynecol* **199**：e1-5, 2008.
10) Terada Y et al.: *Tohoku J Exp Med* **220**：247-258, 2010.

（寺田幸弘，下田勇輝）

IV 受精

4 受精と免疫

1. はじめに

　生体は種の保存のために，精子や卵子などの配偶子形成から受精・着床に至る妊娠の成立過程において，これらを排除するような免疫現象は通常起こらない仕組みになっている。ところが，男性では自らの精子が自己抗原として関与し，感作される場合がある。一方，女性では自己抗原としての卵子，あるいは非自己抗原である精子など，様々な生殖関連抗原により感作される場合がある。その結果，抗精子抗体，抗卵子抗体，抗透明帯抗体などの産生，あるいは胚や胎児に対する免疫現象により，男性および女性における不妊症，あるいは不育症の一因となることが知られている。

　以上のようなリプロダクションの一連の過程における様々な免疫の関与のうち，本項では受精の過程における抗精子抗体および抗透明帯抗体の関与について解説する。

2. 抗精子抗体による受精障害
1) 抗精子抗体とは

　抗精子抗体は男性においては自己抗体として，女性においては同種抗体として産生され，精子が本来発揮すべき運動や受精機能に対して抑制的に作用する結果，免疫性不妊症の一因と位置づけられている。ただし，患者がどのようなメカニズムで抗体産生に至るかは，まだ完全には解明されていない。

　抗精子抗体による女性側・男性側の臨床的特徴を，表1，2に示す[1]。抗精子抗体を理解する上で重要な点の1つは，抗体には多様性が存在するため，抗精子抗体とは様々な特徴を持つ抗体の集合であるということを，まず認識することに始まる。その1例として，抗精子抗体の検出法によっ

表1　女性側の抗精子抗体の臨床的特徴

(1) 検査法
　a) 血中精子不動化抗体測定の有用性が高い
　b) 治療法決定のため，SI_{50} 値の測定によって患者の持つ抗体価の強弱および自然変動パターンを把握する

(2) 不妊発症機序
　a) 性器管内精子通過障害
　　・PCT 不良，PSRT 不良
　　・AIH に抵抗性（特に抗体価が高い時期）
　b) 受精以後の障害
　　・受精障害　　（IVF では患者血中抗体の混入に注意）
　　・胚発生障害　（抗体存在下での培養）
　　・着床障害　　（精子の抗原性は受精卵子に移行）
　　・流産発生　　（最近の論文では否定的）

(3) 治療法
　　IVF-ET の有用性は抗体価にかかわらず高いが，低抗体価の時期には AIH による妊娠成立が期待できる

表2　男性側の抗精子抗体の臨床的特徴

(1) 検査法
　a) 一次スクリーニング検査
　　射出精子細胞膜上に結合する抗精子抗体の検出法として，直接イムノスフェア（IS）を行う
　b) 治療法決定のための二次検査
　　PCT により精子通過障害を判定する
　　HZA により受精障害を判定する

(2) 不妊発症機序
　a) 造精機能障害（射出精子濃度をみる限り否定的）
　b) 精子無力症（精子不動化抗体結合の場合，ほぼ必発）
　c) 性器管内精子通過障害（表1に準ず）
　d) 受精以後の障害（表1に準ず）

(3) 治療法
　a) HZA 不良：ICSI
　b) HZA 良好で PCT 良好：タイミング指導
　c) HZA 良好で PCT 不良：AIH

ては，女性側における精子不動化抗体のように不妊症発生と密接な関連性が広く認知されている抗精子抗体を検出する場合もあるが，反対に不妊症との関連性がない抗精子抗体まで広く検出してしまうアッセイも存在する。

そこで抗精子抗体の検出法として，女性側では血清を用いる精子不動化試験（sperm immobilization test：SIT），あるいは，より正確に表現するならば間接法によるSIT（indirect-SIT）を実施する。ここでいう間接法とは，例えば血清中，精漿中あるいは卵胞液中に存在する抗精子抗体を，抗体が結合していないことを確認済みの精子を用いて検出する方法をいう。反対に直接法とは，射出精液中の精子細胞膜に元々結合する抗精子抗体の検出法を指す。

SITで陽性と判定した場合には，引き続き確認試験と抗体価の定量を目的に，定量的精子不動化試験[2]によるSI$_{50}$値（50%精子不動化値）の測定を行う。SI$_{50}$値には個人差，および周期的変動があり，治療方針決定の上でも重要である。

現在，わが国では精子不動化試験を検査センターに委託可能なことから，一般化している。

一方，男性側にはこれまで精子結合抗体検査法である直接イムノビーズテスト（direct immunobead test：D-IBT）[3]を行っていたが，製造中止に伴いIBTと同じ原理による抗精子抗体検出法としてイムノスフェア（Immunospheres：IS）を行っている。なお，Centolaらは両者の相関性に関して検討し，ISによる抗精子抗体の検出結果はIBTによる結果と一致していたと報告している[4]。

女性側における抗精子抗体の存在が不妊症の発生にかかわる機序として，女性の性器管内に分泌される抗体が精子に結合し，腟内に侵入した精子の運動機能が障害されることがあげられる。また，精子が卵子に接近しても，抗精子抗体が精子に結合すると，抗体は精子が容易に受精できないよう阻害的に作用する。具体例をあげると，精子不動化抗体は頸管粘液中に分泌され，PCT（post-coital test）の成績不良の原因となる。さらに子宮腔〜卵管内にも抗体は分泌され精子通過障害の原因となるため，治療法として子宮内人工授精（intra-uterine insemination：IUI）により，精子を子宮腔に注入した場合でも，卵管内での通過が障害される。なお，精子不動化抗体価の上昇に伴い，腹水中精子回収試験（peritoneal sperm recovery test：PSRT）の結果はさらに不良となる。したがって，精子不動化抗体が陽性であっても，その抗体価が低ければIUIによる妊娠成立も期待できるが，抗体価が高い場合にはIUIの効果はきわめて低いことが予想できる。

男性側の抗精子抗体も多様性に富む[5]。例えば，射出精子細胞膜上にすでに抗精子抗体が結合して存在する際，その患者の血清中に同一の抗体を検出できる場合もあれば，全く検出できない場合もある。臨床的に問題となるのは，射出精子自身に抗精子抗体が結合するため，女性の性器管内に侵入した精子の運動機能や受精機能が十分に発揮できない場合である。

そのほかに抗精子抗体が多様性を示す点として，抗体の結合部位（頭部・頸部・尾部），抗体のイムノグロブリン（Ig）クラス（A，G，M），抗体結合精子が全体に占める割合，抗体が生物活性（不動化，凝集）を有するか，など様々である。なお，射出精子に結合する抗精子抗体に精子不動化作用がある場合，程度の差はあるものの，患者は精子無力症をほぼ必発する。

2）抗精子抗体と受精障害

重症男性不妊患者における受精障害を主な適応とする卵細胞質内精子注入法（intracytoplasmic sperm injection：ICSI）の臨床応用成功は，不妊治療に革命をもたらしたといっても過言ではない。同時に精子が本来進むべき種々の受精過程をバイパスしても，ICSIにより受精が成立するという事実は，生殖生理の基本，すなわち精子は受精能を獲得し，透明帯に接着・結合し，先体反応を起こして，透明帯を貫通し，囲卵腔に侵入して，ようやく卵細胞に到達するという一連の過程は，精子が受精するために必ずしも必要ではなかったことを示唆する新事実であった。しかしながら，多くの患者はICSIに依存することなく不妊治療を受けている現状を考えると，精子の受精過

程に関する研究は，いまだ重要といえる．この精子側からみた受精過程の詳細は「受精のメカニズムとプロセス」95頁を参照されたい．

ところで，抗精子抗体は受精障害の発生と密接にかかわる．精子不動化抗体を保有する不妊女性のIVF結果を検討してみる．IVF-ETに用いる培養液に患者血清を添加した当時の受精率と，添加するタンパク源としてアルブミンを代用するに至った以後の受精率を比較すると，患者血清を使用した場合，受精率が有意に低率であることがわかる（表3）．しかし，すべての精子不動化抗体が受精障害と関連するわけではないことに注意しなければならない．なぜなら患者の血清中に存在する抗精子抗体はポリクローナルな性格を有し，精子不動化抗体を保有する患者において，精子不動化抗体とは別に，何らかの機序により受精障害を生じる抗体が共存する可能性も否定できない．実際，精子不動化抗体を有するモノクローナル抗体を受精系に添加しても，全く受精障害を示さない抗体が存在することも判明している[6]．

では，受精のいずれの過程において，抗精子抗体は阻害的に作用するのであろうか．抗精子抗体は，その対応抗原が多種類存在することから，受精障害作用を持つ抗精子抗体自身も，おそらく複数が存在するであろうと想定している．すなわち，精子の受精能獲得，透明帯への結合・貫通，先体反応など，各々の受精過程において重要な役割を果たす精子抗原に対して抗精子抗体が産生される結果，それらは各々の受精過程に対し影響を生じる可能性を持つ．

なお，抗精子抗体による精子の透明帯への結合障害については，図1に示すような少なくとも2通りの機序が考えられている．すなわち，抗精子抗体が精子細胞膜上の透明帯リガンドへ直接結合する場合ばかりでなく，抗体が透明帯リガンドの近傍に存在する抗原と反応する場合にも，精子の透明帯レセプターへの結合は立体的に阻害される[5]．したがって，受精障害作用を示す抗精子抗体をプローブとして，今後，その対応抗原を精子細胞膜上で同定できた場合においても，その対応抗原が必ずしも受精に特異的に関与するタンパク

表3 精子不動化抗体保有不妊女性のIVF結果

添加タンパク	媒精卵子数	受精卵子数	受精率[*1]（%）
患者血清[*2]	85	41	48.2
アルブミン	50	43	86.0

[*1]：$p<0.0001$
[*2]：精子不動化試験を導入後，凍結保存していた血清を用い陽性と判明

でない場合もある．

一方，男性側の射出精子細胞膜上に結合する抗精子抗体も，受精障害に関与しうる．精液所見が正常，もしくは通常のIVFにより一定の受精率が期待できるレベルでありながら，予想外に低受精率を呈する患者に遭遇した場合，その原因の1つとして男性側の抗精子抗体が関与していたことを経験する．我々が不妊症の発生との関係で注目するのは，抗精子抗体が結合する精子の割合が，Igのクラス，すなわちIgA，IgGあるいはIgMを問わず，80％以上を示す患者において，IVFやヘミズーナアッセイ（HZA）による著しい受精率低下を認めるという点である[1]．すなわち，抗精子抗体を保有する男性において，抗体フリーの精子がきわめて少ない患者では，受精能力が著しく阻害されていると予想し，ICSIを準備するなど適切に対応することが必要と考えてよい．

3．抗透明帯抗体による受精障害
1）抗透明帯抗体とは

透明帯の構造や機能に関しては「透明帯の構造と機能」106頁に詳細に記述されているので，参照されたい．

透明帯は受精から着床に至る過程で重要な役割を担うとともに，臓器特異抗原としての強い抗原性を有する．例えば，比較的大量に入手可能なブタ透明帯を用い，種々の動物（ウサギ，イヌ，ウマ，サル，ハムスター）に能動免疫を行うと，免疫動物のほとんどが不妊になる．この場合，抗透明帯抗体の産生と同時に，卵巣は形態学的には著明に萎縮し，内分泌学的には性周期の乱れが観察される[7]．組織学的には原始卵胞も含めほとんどの卵胞が消失し，房状の顆粒膜細胞塊を認めるの

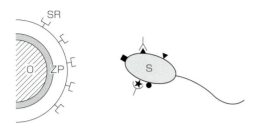
1）抗体が精子細胞膜上の透明帯リガンドに直接結合

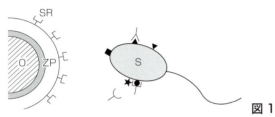
2）抗体が透明帯リガンドに隣接する抗原に結合した結果生じる立体障害

・卵子側
ZP：透明帯
O：卵母細胞
SR：精子レセプター

・精子側
S：精子
★：透明帯リガンド抗原
●■▲▼：精子細胞膜抗原
Y：透明帯リガンド抗原に対する抗体
Y：そのほかの抗原に対する抗体

図1 抗精子抗体による精子-透明帯結合阻害作用

みとなる。

　ヒトにおいては，血中に抗透明帯抗体を保有する不妊女性の存在することが報告されてきたが，抗透明帯抗体は透明帯への精子結合阻害ばかりでなく，ハッチング障害による着床阻害の原因となりうることも知られている。

　ところが現在に至るまで，抗透明帯抗体の検出法は一般に普及していないのが実状である。その理由として，抗透明帯抗体の検出に必要なヒト卵子透明帯の入手がきわめて困難であったことが，大きな原因の1つであった。したがって，ヒト卵子透明帯と共通する抗原性を有するブタ卵子透明帯を材料として，抗透明帯抗体と不妊症の関係に関する研究が進んできた経緯がある。その結果，不妊女性あるいは原因不明不妊女性において，抗透明帯抗体の検出率が高いという興味深い報告がある[8]。その一方で，対照女性や健康男性における非特異的反応を指摘する追試報告もあることから，ブタ卵子透明帯を材料とする抗透明帯抗体検出法の結果から，不妊症との関連性に関する明確な結論は得られていなかった[9]。

　そこで我々は，微量のヒト卵子透明帯を用い，特異性の高い抗透明帯抗体検出法であるmicro-dot assayを開発した[10,11]。この方法は，可溶化したヒト卵子透明帯を材料として，ニトロセルロース膜上でmicrodotを作製し，対象となる患者血清を一次抗体として抗透明帯抗体の存在を判定する免疫染色である。検査材料としては，インフォームドコンセントのもとART後のヒト受精不成立卵子の提供を受けている。一般不妊症患者56名における抗透明帯抗体保有者は5名であり，その陽性率は8.9％であった[12]。

2）抗透明帯抗体測定の臨床的意義

　一般不妊症患者に対する一次スクリーニング検査としてmicrodot assayを行い，抗透明帯抗体を検出することで，卵巣予備能低下，受精障害，ハッチング障害などが存在する可能性が予測できれば，ARTの適応についての判断が容易となりうる。一方，すでにART治療中の症例におけるmicrodot assayによる抗透明帯抗体の検出は，ICSIや孵化促進法（assisted hatching：AH）の適応がないかの重要な情報を提供できると考えている。

4. おわりに

　本項では免疫が関与する不妊症の中で，抗精子抗体および抗透明帯抗体による受精への影響につ

いて解説した．この領域においては，臨床面でもまだまだ研究課題が山積している．一方，基礎研究面においては，各々の抗体に対応する配偶子上の抗原を同定し，分子生物学の手法を利用して，各々の遺伝子組換えタンパクを作製し，将来的には避妊ワクチンの開発を展望する研究が進んでいる．

日常の不妊診療，あるいはラボラトリーワークにおいて，通常の経験や知識では理解できない現象が発生した場合，このような免疫による影響が潜んでいる可能性を少しでも念頭におき，適切に対処することが重要といえる．

文献

1) 柴原浩章ほか：産婦人科治療 88：766-772, 2004.
2) 礒島晋三：臨床生殖免疫, pp.39-52, メジカルビュー社, 東京, 1996.
3) 柴原浩章ほか：ARTラボラトリー―不妊治療の新しい展開のために, pp.122-125, メジカルビュー社, 東京, 2000.
4) Centola GM et al.：*Am J Reprod Immunol* **37**：300-303, 1997.
5) 柴原浩章ほか：産婦人科治療 85：538-542, 2002.
6) 柴原浩章：図説ARTマニュアル, pp.373-380, 永井書店, 大阪, 2002.
7) 長谷川昭子：哺乳類の生殖生化学, pp.433-452, アイピーシー, 東京, 1999.
8) 鎌田正晴ほか：新女性医学大系14 受精と着床, pp.213-223, 中山書店, 東京, 2000.
9) 香山浩二：新女性医学大系15 不妊・不育, pp.220-226, 中山書店, 東京, 1998.
10) 高見澤聡ほか：Hormone Frontier in Gynecology **11**：2-5, 2004.
11) 高見澤聡ほか：産婦人科治療 **96**：77-83, 2008.
12) 郡山純子：*J Mamm Ova Res* **27**：S10, 2010.

〈児島輝仁，柴原浩章〉

V 胚発生と着床

1 初期胚の発生

1. 初期胚の発生

哺乳動物の排卵卵子は，卵管膨大部において，受精能獲得（capacitation）した精子と遭遇する。精子は，卵子の周囲にある卵丘細胞の間隙を通過し，先体反応（acrosome reaction）を生じ，透明帯を通過し囲卵腔に侵入する。精子頭部赤道域の細胞膜と卵細胞膜の間で細胞融合が生じ，精子核は卵子の細胞質内に取り込まれる。精子核タンパク質プロタミンのS–S結合は還元され，卵子由来のヒストンと置換され，精子核は膨潤を開始する。膨潤した精子核の周囲に核膜が新生し，雄性前核となる。一方，精子侵入によって活性化した卵子は減数分裂を再開し，雌性前核を形成する。

前核期においてDNA合成を開始し，雌雄両前核が卵子の中央に移動して，前核融合，核膜消失を生じ，染色体が卵子中央に出現する。次いで，第1卵割を生じ，2細胞期胚となる。この過程を受精という。その後，2細胞期胚は卵管を下降し，第2卵割（4細胞期胚）を生じ，8細胞期胚から桑実胚の発生段階で卵管から子宮に到達する。子宮において胚盤胞に発生する。一般的に，第1卵割から子宮に着床するまでを初期発生，着床後から器官形成を経て分娩に至る時期を後期発生と区別する。

初期胚の卵割速度は，動物種によって異なる。マウスを含めた主な哺乳動物胚の卵割時間と着床時期を表1に示した。マウス胚の卵割は，家畜胚やヒト胚と比べ比較的速く，着床時期は早く妊娠期間は短い。マウスの系統間でも卵割速度は異なっており，C57BL/6の発生は速い。

2. 初期胚の発生機構の特徴と形態的変化
1）初期胚の特徴

卵子の大きさは，マウスで約70 μm，ウシで約140 μm，ヒトで約130 μmであり，体細胞と比べて大きい。卵細胞は，その周囲を透明帯で覆われている。透明帯は，初期発生過程において卵細胞の保護や卵細胞の立体構造を保つ役割を果たす。初期胚の細胞分裂では，体細胞とは異なり細胞周期のG1期に細胞小器官の合成や複製が行われ，体積が増加することはなく，細胞分裂のたびに割球（blastomere）の体積は減少する。すなわち，初期胚の細胞分裂ではG1期がほぼなく，1細胞周期の時間は短い。初期胚は，外部からの栄養塩類の供給なしでは発生することができない。初期段階の細胞分裂は，完全に母性因子に依存するが，胚性ゲノム活性化（zygotic genome activation：ZGA）が生じ，胚独自の遺伝子発現により自立する。このZGAは，マウスでは1細胞期の末期から2細胞期，ブタでは4細胞期，ウシでは8細胞期で生じる。

2）初期胚の形態的変化

マウス胚の前核期から拡張胚盤胞期までの発生段階を図1に示した。

（1）1細胞期胚から8細胞期胚

第1極体を放出した未受精卵子の核は，第二減数分裂中期にある。卵細胞質内への精子侵入により減数分裂は再開し，第2極体を放出する。1細胞期胚とは，前核期胚のことをいう。受精卵子を接合体（zygote）とも呼ぶ。マウスでは，雄性前核が雌性前核よりも少し大きい。第1卵割によって2細胞期胚，その後の卵割で4細胞期胚，8細

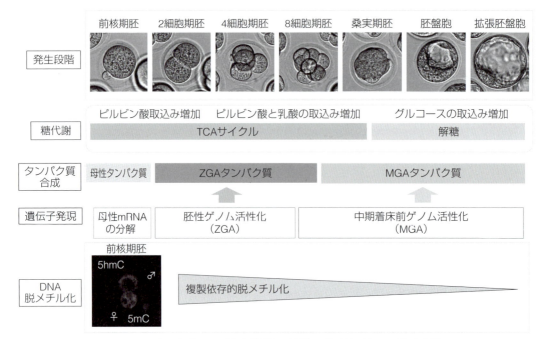

図1 マウス初期胚の発生機構の特徴：代謝とゲノム発現制御

筆者原図

表1 各種哺乳動物胚の卵割時間と着床時期

動物種	1細胞期胚	2細胞期胚	4細胞期胚	8細胞期胚	桑実胚	胚盤胞	着床時期（日）	妊娠期間（日）
マウス	～24	24～38	38～50	50～60	68～80	74～82	5	21
ラット	12～20	37～61	57～85	64～87	96～120	105～120	6	22
ハムスター	～16	16～18	24～26	36～42	60～70	～86	5	16
ブタ	～51	51～66	66～72	90～110	110～114	114	11	114
ウシ	～30	40～50	44～65	46～90	144	192～216	30～35	280
アカゲザル	―	～24	24～36	36～48	72～96	―	9	150～180
ヒト	～35	<38	38～46	51～62	113～135	120～192	8～13	280

各卵割の時間単位（時間）
文献1）を改変

胞期胚と発生する．哺乳動物の卵割は必ずしも厳格に同期化しているわけでなく，割球ごとで卵割の時期がずれる場合がある．しかし，割球ごとで卵割時期に相違が生じる原因は明らかではない．

割球分離の研究から，2～8細胞期胚の割球は遺伝的に同一であり，等しい分化能を持つことが報告されている．8細胞期以降に内側に位置する割球と外側に位置する割球が出現し，割球表面のタンパク質末端の糖鎖の分布に極性を生じ，分化を開始する．

（2）桑実胚：極性の出現とコンパクション

8細胞期胚から初期胚盤胞までの発生段階を図2に示した．

8細胞期胚の後期から桑実胚において，割球がお互い密に接着するようになる．この過程で割球間の間隙はなくなって胚は収縮し，コンパクトになる．この発生段階の胚を，コンパクションを起こした桑実胚と呼ぶ．コンパクションは，マウスやラットでは8細胞後期，ブタやウシでは16～32細胞期で開始する．

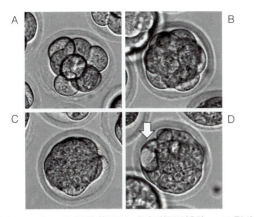

図2 マウス8細胞期胚から初期胚盤胞への発生
A：8細胞期胚，B：桑実期胚，C：コンパクションを起こした桑実期胚，D：初期胚盤胞
矢印は胞胚腔
筆者原図

(3) 胚盤胞：内細胞塊と栄養外胚葉への分化

桑実胚でのコンパクションにより内側に位置する割球と外側に位置する割球に分かれる。外側に位置する割球が栄養外胚葉（trophectoderm：TE），内側に位置する割球が内細胞塊（inner cell mass：ICM）に分化する。最終的には，TEは胎盤に，ICMは胎子へと分化する。外側に位置するTEとなる細胞から内側に向けて液が分泌され間隙ができ，胚盤胞腔（blastocoel）が形成される（図2D）。この胚を胚盤胞（blastocyst）と呼ぶ。さらに，胚盤胞腔が拡張し，拡張胚盤胞となる。

マウスの8細胞期胚から胚盤胞へ発生する過程におけるICMとTEの分化に関連する遺伝子発現の一部を図3に示した。ICMの多能性（pluripotent）あるいは未分化能のため，転写因子である Oct4（octamer-binding transcript factor 4）または POU5F1（POU domain, class 5, transcription factor 1），Sox2（SRY-BOX2），Nanog の遺伝子発現が必要である。Oct4は，8細胞期胚ではすべての割球で発現しているが，コンパクションを起こした桑実胚では外側に位置した細胞での発現は低下し，胚盤胞ではICMで発現する。Cdx2（caudal type homeo box transcription factor-2）は，TEで特異的に発現する遺伝子である。コンパクションを起こした桑実胚ではCdx2は外側に位置する細胞で発現し，胚盤胞ではTEの細胞でのみその発現が認められる。Cdx2は，Oct4の遺伝子発現を抑制するため，Oct4はICMに特異的な発現となる。

(4) ハッチング（孵化，脱出）

拡張胚盤胞は，収縮と拡張を繰り返しながら透明帯の一部を溶解し，透明帯から孵化あるいはハッチング（hatching）を開始する。多くの動物種では，透明帯の一部から胚盤胞は脱出するが，ハムスターでは透明帯を完全に溶解（zona lysis）して脱出する。脱出した胚盤胞は子宮内膜と直接接触し，着床に備える。

3. 初期胚の代謝とゲノム発現制御

初期胚の代謝とゲノム発現制御を図1に示した。

1）初期胚の糖代謝

胚代謝での優先エネルギー源は発生初期ではピルビン酸と乳酸で，好気性代謝であるTCAサイクルによりATP合成を行う。胚性ゲノムの活性化に伴い，コンパクションを起こした桑実胚の辺りからグルコースの取込みは増加し，解糖による代謝が開始する。初期胚の発生段階に伴う栄養塩類の優先選択の変化は，体外培養液の開発に影響を与え，シーケンシャル培地やワンステップ培地においても，初期胚の必要とするエネルギー源を考慮して作製されている。

2）初期胚のゲノム発現制御

卵胞発育に伴って，卵子には母性mRNAが蓄積される。未受精卵子から前核期胚では，母性mRNAを用いてタンパク質が合成され，母性因子によって第1卵割が進行する。一方で，母性mRNAは分解され，ZGAが生じ，胚性特異的遺伝子が発現する。ZGAは，マウスでは前核期の後半から2細胞期，ウシでは8細胞期，ヒトでは4～8細胞期で生じる。

着床前胚の発生に伴うグローバルな遺伝子発現のパターンの特徴は，ゲノムアレイ分析から報告され，ZGAと中期着床前ゲノム活性化（mid-preimplantation gene activation：MGA）の2つの

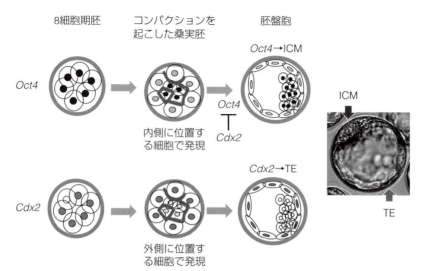

図3 マウス胚盤胞における内細胞塊と栄養外胚葉への分化：*Oct4*と*Cdx2*遺伝子発現の分布
*Oct4*はICMに，*Cdx2*はTEに局在する。
文献3）を参考に作成

パターンからなる。初期発生に必要とする母性効果遺伝子としては，*Mater*（maternal antigen that embryos require），*Dppa3*（developmental pluripotency associated 3, *Stella*として知られる），*Zar1*（zygote arrest 1），ZGAとしては，*Zscan4d*（zinc finger and scan domain-containing protein 4, マウス2細胞期で特異的に発現），*AQP*（アクアポリン，水チャネル），Na^+/K^-ATPase，E-カドヘリン，MGAとしては，*Cdx2*, *Oct4*, Na^+/K^+ATPase $β$の発現が報告されている。

4. 初期胚発生におけるエピゲノムリプログラミング

初期発生におけるDNA脱メチル化については**図1**に示した。配偶子形成過程で確立されたDNAメチル化の大部分は，受精後に消失する。精子由来ゲノムの5メチルシトシン（5mC）シグナルは受精卵子の雄性前核で急速に失われる。卵子由来ゲノムの5mCシグナルは卵割過程でDNA複製依存的に失われる。このうち雄性前核の5mCシグナル消失はTet3（ten-eleven translocation-3）タンパク質により5mCが5ヒドロキシメチルシトシン（5hmC）へ変換されることで生じる。PGC7/Stellaタンパク質は，ヒストン3リジン9のジメチル（H3K9me2）を認識して雌性前核のクロマチンに結合し，Tet3タンパク質による水酸化から保護する。そのため，雌雄両前核でのDNA脱メチル化に相違を生じる。初期胚の卵割に伴って，複製依存的脱メチル化が起きて，一部の領域を除いて低メチル化状態となった着床前胚のゲノムは，着床後の細胞分化に伴って新たにメチル化する。すなわち，初期発生の過程では，広範なDNA脱メチル化を生じ，着床後に細胞系譜に特異的なDNAメチル化パターンを確立し，維持することで，個体形成が進んでいく。

文 献

1) 菅原七郎ほか：生殖機能の組織学，pp.256-289, 理工学社，東京，1981.
2) 松代愛三ほか：発生，pp.35-88, 化学同人，東京，1991.
3) Rossant J *et al.*：*Development* **136**：701-713, 2009.
4) 白根健次郎ほか：実験医学 **32**：847-852, 2014.

（堀内俊孝）

V 胚発生と着床

2 初期胚の代謝

1. エネルギーの代謝

着床前胚のエネルギー代謝の特徴として，代謝活性が胚ゲノムの活性化の前後で大きく異なることがあげられる．すなわち，胚ゲノムの活性化前では，胚の代謝活性は低く，卵母細胞に蓄積された母体由来のmRNAとタンパク質によって制御されている．一方，ゲノムの活性化後では，胚の代謝活性は劇的に上昇し，特に胚盤胞が拡張する時期に顕著になる．このような代謝活性の変化は，胚におけるゲノムの転写と翻訳の能力を反映したもので，異なった代謝活性を示す2種類の細胞系列への割球の分化や胚盤胞の拡張とも関係している．

多くの動物の卵割期の胚では，解糖活性は低く，発生のためのエネルギー源としてはピルビン酸や乳酸が利用される．したがって，この時期の胚が高濃度のグルコースに曝露されると発生が阻害される．また解糖は，ラットとウシの胚盤胞のエネルギー代謝の重要な位置を占めており，このことは，着床前にこれらの動物の胚盤胞が子宮内で遭遇する低酸素状態と密接な関係があることも知られている．なお，マウス胚盤胞の内細胞塊細胞のエネルギー代謝は，栄養膜細胞よりも解糖に依存しているが，その代謝のための基質の利用を制御しているのは栄養膜細胞であるといわれている．さらに酸化的代謝は，マウスとウシでは胚盤胞の拡張とともに著しく上昇し，この上昇は栄養膜細胞の代謝活性の上昇および細胞の増加と関係している．

1）エネルギー代謝の基質

初期胚は，ピルビン酸，グルタミン，乳酸，酢酸，脂肪酸やグルタミン以外のアミノ酸を取り込み，クレブス回路の基質として使用しているが，それらがエネルギー分子として利用されるのはわずかであることを示した報告もみられる．なお第1卵割は，胚の酸化的代謝に依存しているといわれている．

一方，培養系ではピルビン酸とグルタミンは基質として最も重要な物質である．グルタミンは，胚が速やかに分裂するためのエネルギー源として利用される．ピルビン酸は，体細胞と同様に胚でも主要なエネルギー源となるが，マウスとウシの胚では，エネルギー源としての機能のほかに，過酸化水素と反応し，胚を酸化ストレスから保護する作用もある．さらにピルビン酸はアラニンにも転換され，転換されたアラニンは初期胚からアンモニアを取り去るための役割を果たしている．ピルビン酸以外に複数の役割を持つ栄養分としてアミノ酸があげられる．アミノ酸は，タンパク質の前駆物質としての役割のほかに，エネルギー代謝の基質，浸透圧の調整，抗酸化剤としての機能や細胞内pHの維持などにも役割を果たして胚発生に有効に作用している．

2）胚の性によるエネルギー代謝の相違

解糖活性は，マウスでは雌雄の胚で相違ないが，グルコースの取込み能は雄胚に比べて雌胚で高い．これは発生初期胚でのX染色体の不完全な不活化と関係している．すなわち，卵割期の雌胚では，X染色体2本が活性化しているので，雄胚に比べX染色体に結合したグルコース6リン酸脱水素酵素（G-6-PDH）が2倍の活性を示すためである．なお哺乳動物において，X染色体を2

本有する雌胚では，X染色体に連鎖する遺伝子による産物の総量を，X染色体を1本しか持たない雄胚と同じにするため，発生の過程でX染色体の1本の不活性化が起こることが知られている。ペントースリン酸回路の活性とG-6-PDH遺伝子の発現は，ウシでは雄胚に比べて雌胚で高いことも知られている。

G-6-PDHは，ペントースリン酸回路に存在する酵素で，前述のようにX染色体と結合していることからX染色体の活性と密接な関係があるとともに，この酵素の作用によって産生されるNADPHは，ステロイドホルモンの生合成，脂肪酸合成やコレステロールの還元的生合成を促進すること，ブタでは酸化ストレスから卵母細胞を保護する役割を果たしていることも知られている。また最近では，G-6-PDH活性は，卵母細胞の成熟分裂の再開にも関係していることが報告されている。卵母細胞において，G-6-PDH活性は，卵巣内で発育中には高いが，発育を終え，フルサイズになったものではきわめて低いことが調べられている。一方，ブリリアントクレシル青（BCB）は，青色を呈する超生体染色試薬で，G-6-PDHによって産生されたNADPHによって還元され，無色のleuco BCBになる。したがって，細胞のG-6-PDH活性が高いと，多量に産生されるNADPHがBCBを還元するためにこの色素の青色は細胞質に沈着しないが，G-6-PDH活性が低いと，産生されるNADPHが少ないためにBCBを還元できず，青色が細胞質に沈着する。

最近，このようなBCBの染色特性を利用して，良質な卵母細胞の選別がマウス，ブタ，ウシ，ヤギ，ヒツジ，ウマおよびバッファローで試みられている。これらの研究において，胞状卵胞から採取したBCBに陽性の未成熟卵母細胞は，BCBに陰性のものに比べ，MⅡ期への成熟率および媒精後の受精率が有意に高かったという。さらに，成熟および加齢マウスの初期胚において，BCB陽性のものの出現率は，BCB陰性胚の出現率に比べて各時期で有意に高いとともに，BCB陽性胚の胚盤胞への発生率も，BCB陰性胚の値に比べ，すべての時期で有意に高いことが知られている。なお，BCB陽性の胚の出現率は，成熟マウスに比べて加齢マウスから採取した胚において有意に低いものの，BCB陽性胚の胚盤胞への発生率は，成熟マウスと加齢マウスの間で相違なかったという。これらのことから，BCB染色は，体外での成熟能，受精能の高い良質な卵母細胞，ならびに発生能の高い良質胚の非侵襲的選別に有効な手段であると考えられている。

2. 胚の代謝能と正常性および発生能

形態的に正常なウシ胚のグルコース代謝は，退行しているものに比べて著しく高いこと，また，マウス体外胚とウシ体内胚では，グルコースの取込み量が多いほど移植後の着床率が高いことが知られている。なお単為発生胚も，胚盤胞期では受精胚と同様の高いグルコース取込み能を示すことも知られている。一方，体内胚と同レベルの低い解糖活性を示すマウス体外胚は，移植後に高い発生能を示すが，乳酸産生の多い胚は，その後の発生能が低いことが明らかにされている。さらに，ピルビン酸の取込みは，マウスとヒトの受精卵子と活性化卵子では未受精卵子よりも有意に多いとともに，胚盤胞期に発生したヒト胚では卵割期で発生を停止したものに比べて多いことも知られている。一方，正常な1細胞期と胚盤胞期のマウス胚では，退行しつつあるものに比べて酸素消費が多いとともに，酸素消費が1時間当たり2nLよりも多いウシ体内胚盤胞では，移植後の発生能が高かったといわれている。なお，ウシ体外胚の酸素取込みは，グルコースとピルビン酸の取込みと同様に，胚の細胞数，特に栄養膜細胞の数によって変化することも確かめられている。

ヒトにおいて，胚の形態，卵割の動態および移植後の妊娠率と胚の血小板活性化因子（PAF）分泌とはそれぞれ正の相関のあることが知られている。また，絨毛性性腺刺激ホルモン（hCG）分泌は，最良の条件で培養したヒト胚では増加するものの，hCG遺伝子の転写量と胚盤胞期での細胞数あるいは死滅細胞の割合との間に相関はみられないという。さらに，妊娠特異タンパク質（SP-1）の分泌量は，形態的に良好なヒト胚ほど

多いとともに，空胞化した桑実胚では同じ日齢の胚盤胞に比べて少ないことも確かめられている。一方，反芻動物の胚盤胞の栄養膜細胞で産生される代表的なタンパク質であるインターフェロンタウ（IFN-τ）の分泌は，day 8でハッチングを完了したウシ胚盤胞では，ハッチングを完了していないものに比べて多いとともに，良質のものほど多いことも調べられている。IFN-τ産生能は，媒精後44時間に卵割を1回しかしないで発生した胚盤胞では低いことから，発生動態とこのタンパク質の合成および分泌との間には関係のあることが示唆されている。また，day 7あるいはday 8のウシ胚盤胞は，それ以降に形成された胚盤胞に比べてIFN-τ産生は少ないものの，移植後の発生能は高いという。

3. 封入体の代謝

各種哺乳動物の初期胚は，細胞質にタンパク質，グリコーゲンあるいは脂質を封入体として蓄積している。一般に，これらの物質は，細胞の構成分であるばかりでなく，エネルギー源としての役割も持っている。

初期胚が含有する脂質とグリコーゲンの発生に伴う変化は表1に示した通りである。これらの動物の初期胚が含有している脂質は，主としてリン脂質と中性脂肪で，糖脂質，コレステロールなどは含んでいない。一方，マウス胚盤胞の脂質含量は，過排卵処置したものと自然排卵したものとの間で差はないが，培養したものでは子宮内のものに比べて多いことが報告されている。これは培養液が子宮液に比べて栄養条件がよいためと考えられている。また，人為的に着床を遅延させた胚盤胞の脂質含量は，無処置胚盤胞に比べ，内細胞塊細胞では少ないが，栄養膜細胞では多い。なお，各種哺乳動物の卵母細胞も脂質およびグリコーゲンを含有しており，特に，ブタとマウスの卵母細胞が細胞質に蓄積する脂質小滴は，成熟に伴って大型のものが減少し，小型のものが増加することから，このような変化は細胞質成熟の指標になると考えられている。

表1に示した動物の初期胚において，グリコーゲンと脂質の含量は発生に伴って増減することから，これらの物質は消費されつつも合成されていることが示唆される。実際にハムスター，スナネズミおよびウサギの初期胚には，グリコーゲン合成に関与しているウリジン二リン酸グルコースグリコーゲントランスフェラーゼおよびホスホリラーゼの存在が，また，マウス，スナネズミ，ハムスター，ウサギおよびウシの初期胚には，糖質と脂質の相互転換に役割を果たすα-グリセロリン酸脱水素酵素の存在がそれぞれ確かめられており，胚は，初期発生の過程でグリコーゲン合成，糖質から脂質への転換あるいは脂質から糖質への転換を行っていることが考えられる。一方，初期胚のグリコーゲン含量は，動物の年齢や下垂体摘出処置によって変化しないとともに，過排卵胚盤胞と自然排卵胚盤胞，子宮内胚盤胞と培養胚盤胞との間でも相違ないが，卵管内で発生させた胚盤胞では子宮内胚盤胞に比べて多いという。また，人為的に着床を遅延させた胚盤胞では，グリコーゲンを含まないものが多い。

4. ステロイドとプロスタグランジン（PG）の代謝

表2に示したように，哺乳動物の胚盤胞は各種のステロイドとPGを含んでいることが知られている。一方，それらの由来については，胚に存在しているものと同種のステロイドあるいはPGが子宮液中にも存在していることから，子宮液のものが胚に浸透し，蓄積されたものであろうと考えられていた。しかし，その後，胚がステロイドとPGの合成能と分泌能，ならびに代謝系を持つことが確かめられたことから，胚に存在するステロイドとPGは胚自身が合成・代謝したものであると考えられるようになった。

1）ステロイド

ラットにおいて，ステロイド生合成の指標となるΔ^5-3β-ヒドロキシステロイド脱水素酵素（Δ^5-3β-HSD）の活性は，妊娠4日の胚から出現し，妊娠6日以降の胚では低下することが組織化学的に確かめられている。このことから，ラット胚は

表1 発生初期の哺乳動物胚におけるスダン好性脂質とグリコーゲンの量

動物	スダン好性脂質						グリコーゲン					
	1細胞期	2細胞期	4細胞期	8細胞期	桑実胚期	胚盤胞期	1細胞期	2細胞期	4細胞期	8細胞期	桑実胚期	胚盤胞期
ハタネズミ	＋	＋	＋	＋	＋	＋	＋	＋	＋	＋	＋	＋
スナネズミ	＋＋＋	＋＋＋	＋＋＋	＋＋＋	＋＋＋	＋	＋＋＋	＋＋＋	＋＋＋	＋＋＋	＋	＋
マウス	＋＋	＋＋	＋＋	＋＋	＋＋	＋＋	＋＋＋	＋＋＋	＋＋＋	＋＋＋	＋	＋
ハムスター	−	−	＋	＋		＋	＋＋＋	＋＋	＋＋	＋＋		＋
マストミス	−	−	−	−	−	−	＋＋	＋＋	＋＋	＋＋	＋＋	＋＋
ラット	＋	＋	−			＋	＋＋＋	＋＋＋	＋＋＋	＋＋	＋	＋
モルモット	＋＋＋	＋＋＋	＋＋＋	＋＋＋	＋＋＋	＋＋＋	／	／	／	／	／	／
ウサギ	＋＋＋	＋＋＋	＋＋＋	＋＋＋	＋＋＋	＋＋＋	＋	＋	＋＋	＋＋	＋＋＋	＋＋＋
ブタ	＋＋＋＋	＋＋＋＋	＋＋＋＋	＋＋＋＋	＋＋	＋	＋	＋	＋	＋	＋	＋
ウシ	＋＋＋	＋＋＋	＋＋＋	＋＋＋	＋＋＋	＋	＋＋	＋＋	＋＋	＋＋	＋＋	＋

−:含まず, ＋:少量, ＋＋:中等量, ＋＋＋:多量, ＋＋＋＋:きわめて多量

表2 胚盤胞で検出されているステロイドとプロスタグランジン

動物	ステロイドの種類	PGの種類
マウス		PGE_2 / $PGF_{2\alpha}$
ハムスター		PGE_2 / $PGF_{2\alpha}$
ラット		PGE_2 / $PGF_{2\alpha}$
ウサギ	プロゲステロン / 17α-ヒドロキシプロゲステロン / 20α-ヒドロキシプロゲステロン / エストロン / エストラジオール-17β	PGE / PGF / PGE_2 / $PGF_{2\alpha}$
ブタ	プロゲステロン / エストロン / エストラジオール-17β	PGE-A / PGF
ウシ	プロゲステロン / エストラジオール-17β / テストステロン	PGE_2 / PGF
ウマ	プロゲステロン / エストロゲン / アンドロゲン	
ヒツジ	エストロン / エストラジオール-17β	PGE_2 / $PGF_{2\alpha}$

ステロイド代謝を行っており,生合成されたステロイドは桑実胚から胚盤胞への形態変形と着床を制御していると推察されている。その後,ハムスター,マウス,ラット,スナネズミ,モルモット,ウサギ,ブタ,ウシの初期胚で各種HSDが検出されており,これらの動物の初期胚はアンドロゲン,エストロゲンおよびプロゲスチンの代謝を行っていることが確かめられている。

ハムスターとブタ胚のステロイド代謝はゴナドトロピンやPGの処置によって影響を受けることが調べられている。また,初期胚にはhCG様およびLH様ゴナドトロピン,各種のPG,サイクリックAMP(cAMP)とその合成酵素であるアデニル酸シクラーゼが存在することがそれぞれ確かめられており,初期胚のステロイド代謝に及ぼすゴナドトロピンやPGの影響は,アデニル酸シクラーゼ-cAMP系を介して現れているものと考えられている。

2) PG

胚のPGは,発生の調節,胚盤胞のハッチングや着床に役割を果たしているばかりでなく,ステロイド代謝のメディエーターとしての役割や胚の母体認知にも役割を果たしていることが示唆されている。

ウサギ,ブタ,ウシおよびヒツジの胚盤胞は,アラキドン酸からPGを合成して分泌していることが知られている。また,PG合成の阻害剤であるインドメサシンで処置したマウス胚盤胞では,PGE_2含量は減少し,これを含まないものも出現する。さらにマウスにおいて,PGE_2含量は体内胚と体外胚との間で相違ないこと,また,胚盤胞期までの胚にはPG合成に不可欠なPGHシンターゼとPG合成酵素が存在することも確かめられている。なお,ヒト胚では,PGE_2と$PGF_{2\alpha}$の合成は報告されているが,分泌が確認されているプロ

スタノイドはトロンボキサンのみである。

　PGを生理活性の低い15-ヒドロキシPGに代謝するPG脱水素酵素（PGDH）の活性は，Ⅰ型（NAD依存性）のものが8細胞期までのハムスター胚，胚盤胞期までのマウスとウサギ胚およびブタ胚盤胞でそれぞれ検出されているが，Ⅱ型（NADP依存性）のものは胚盤胞期までのウサギ胚に検出されているのみである。なお，ハッチングを完了したマウス胚盤胞ではⅠ型のPGDH活性はみられなくなることも知られている。

5. 培養胚の代謝

　グルコース，ピルビン酸，乳酸などの利用と産生のパターンは，体内胚と体外胚との間で質的に相違ないが，胚の代謝活性は，培養液中のそれらの濃度によって影響を受けることが一般的に知られている。また最近では，培養液に添加する血清の有無によっても胚の代謝活性に変化がみられることもわかってきている。

1）培養条件が代謝に及ぼす影響

　ピルビン酸の取込みは，ウシとヒトの胚では培養液中のピルビン酸濃度に依存して増加するとともに，乳酸の酸化はマウス胚では培養液中の乳酸濃度に比例して変化するという。また，培養液中のピルビン酸濃度は，ヒツジ胚のグルコース取込みにも影響を及ぼすことが知られている。さらに，培養液へのグルコースの添加は，ウシの桑実胚と胚盤胞での酸素取込みを減少させるが，胚盤胞の質に影響を及ぼすことなく乳酸産生を増加させるという。

　一方，ウシ体外胚の酸化的代謝は，培養液に添加するタンパク源によって変化することが知られており，培養液中のタンパク質をポリビニルアルコールで置換すると，ピルビン酸取込みは有意に上昇するが，クレブス回路を介したピルビン酸からのCO_2産生は，酸素取込みと同様に低下するという。また解糖活性は，タンパク質を含まない培養液で培養したウシ胚では低く，体内胚で報告されている値に近くなることが知られている。

　なお，培養液の組成は，上述の代謝以外に，ヒト胚からのSP-1，マウス胚からのPAF，ウシ胚からのIFN-τのような物質の分泌にも影響を及ぼす。

2）体内胚と体外胚での代謝の相違

　マウス，ヒツジおよびウシの体外胚は，体内胚に比べてグルコースをより乳酸に転換する傾向があり，胚の高い解糖活性は，培養によるストレスの程度を反映したものと考えられている。また，ヒトの体内胚と体外胚との相違はhCG分泌にみられ，着床の初めの1週間における体内胚からのhCG分泌量は，同時期の体外胚に比べて100倍多いといわれている。さらにPAFの分泌量は，マウスでは体内胚に比べて体外胚で少ないという。

　一方，血清の存在下で培養したウシ胚では，体内胚および血清を含まない培養液で培養した体外胚に比べ，桑実胚期と胚盤胞期に，脂質小滴（主としてトリグリセリド）を特に栄養膜細胞に多量蓄積することが知られている。脂質小滴の蓄積量の増加の程度は，添加した血清の濃度に依存して高くなるといわれている。血清の存在下で培養したウシ体外胚では，含有する脂肪酸の組成にも変化がみられ，特に不飽和脂肪酸を多量含んでいるという。また，このようなウシ胚が含有する脂肪酸の組成は，添加したウシ血清のものと同様であることから，胚に蓄積される脂肪酸は添加した血清そのものに由来するのであろうと考えられている。

　このように血清の存在下で培養した胚が多量の脂質を蓄積するのは，それらの代謝活性が，体内胚とは異なっているためと考えられている。胚において，ミトコンドリアの成熟は，酸素消費やCO_2産生といった代謝活性の上昇とともに，恐らく蓄積した脂質の消費とも関係していると考えられている。実際に，桑実胚期と胚盤胞期のウシ胚では，成熟した形態を示すミトコンドリアの割合が，体内胚に比べ，血清の存在下で培養した胚では低いことも電子顕微鏡観察から明らかにされている。体内胚に比べ，成熟形態を示すミトコンドリアの割合が低いことは，血清の存在下で培養したヒツジ胚でも確かめられている。

なお，血清の存在下で培養したウシ胚盤胞における多量の脂質小滴の蓄積は，アポトーシスの増加，ガラス化保存後の生存率の低下，移植後の胚の伸張の抑制などをもたらすといわれている。このような現象の理由として，脂質を多量に蓄積することによって胚が酸化ダメージを受けやすくなるためと考えられている。さらに，血清の存在下で培養した胚が過度に脂質小滴を蓄積することは，過大子の出産や妊娠期間の延長の原因になると考えられている。また，血清の存在下で培養したウシ胚のアミノ酸取込み量は，体内胚に比べて少なく，約30分の1であることが調べられている。

6. 凍結融解胚の代謝

融解直後のマウス8細胞期胚では，形態の正常な割球にシトクロム酸化酵素の活性がみられるのみであるが，このような胚を培養すると，$NADH_2$脱水素酵素の活性は24時間培養して得られた桑実胚に，乳酸脱水素酵素の活性は48時間培養して得られた桑実胚と胚盤胞に，コハク酸脱水素酵素の活性は52時間培養して得られた胚盤胞に，それぞれ初めて出現することが確かめられている。このように，融解直後では未凍結胚に存在する各種の酵素活性が欠損していることから，凍結融解胚の物質代謝能は，凍結による影響を受けて停止あるいは著しく低下しているが，培養することによって徐々に正常に回復することが考えられる。

一方，融解後培養したウシ胚において，解糖活性は，ハッチングを完了したもので高いとともに，胚盤胞腔の再拡張の能力は，乳酸の産生量とグルコースの取込み量，ならびにグルコースの酸化によるCO_2産生量が多いものほど高いことが知られている。さらに，グルコースの取込み量は，凍結融解後に胚盤胞期に発生したマウス胚では，発生しなかったものに比べて有意に多いことも調べられている。

前述のように，血清の存在下で培養したウシ胚では，体内胚および血清を含まない培養液で培養した体外胚に比べ，脂質含量がきわめて多いとともに，凍結融解後の生存率とハッチング率が有意に低いことも確かめられている。したがって，脂質含量の多い胚は，冷却および凍結に感受性が高く，耐凍性は低いが，これは培養液に血清を添加しないで発生させることによって改善されるものと考えられる。

文献

1) Enders AC：The Biology of the Blastocyst, pp.71-94, The University of Chicago Press, Chicago, 1971.
2) 新村末雄ほか：獣医学1989, pp.148-168, 近代出版，東京, 1989.
3) Donnay I：Assessment of mammalian embryo quality, pp.57-94, Kluwer Academic Publishers, Dordrecht, 2002.
4) Wassarman PM *et al.*：The Physiology of Reproduction, 2nd ed, pp.79-122, Raven Press, New York, 1994.
5) Alm H *et al.*：*Theriogenology* 63：2194-2205, 2005.
6) Ericsson SA *et al.*：*Theriogenology* 39：214, 1993.
7) Pujol M *et al.*：*Theriogenology* 53：466, 2000.
8) Rodríguez-González E *et al.*：*Theriogenology* 57：1397-1409, 2002.
9) Manjunatha BM *et al.*：*Theriogenology* 68：1299-1304, 2007.
10) Wu Y-G *et al.*：*Cell Res* 17：722-731, 2007.
11) Massip A *et al.*：Assessment of mammalian embryo quality, pp.121-138, Kluwer Academic Publishers, Dordrecht, 2002.

〔山城秀昭，新村末雄〕

V 胚発生と着床

3 初期胚の染色体異常

1. 染色体異常とは

染色体とは，真核生物の細胞核内に存在する遺伝子を担う構造体で，DNAとタンパク質からなっており，細胞分裂の時期によってその形態は種々変化する。通常，光学顕微鏡で観察される染色体は，分裂中期の凝縮が一番強い時期のものであり，有糸分裂中期における数や構造によって，その正常性を判定している。有糸分裂中期の染色体は雄由来の1組と雌由来の1組から対をなしており，それらは相同染色体対と呼ばれて，その形態や数は生物の種によって固有であり，染色体を大きさと形態によって並べたものを核型と称している。有糸分裂中期染色体の形態（図1）は，細胞分裂の際に染色体が両極に移動する時に紡錘糸が結合する動原体と呼ばれる部分によって，染色分体が結合しており，その動原体の位置によって，中部動原体型，次中部動原体型，次端部動原体型，アクロセントリック型，端部動原体型に分類される（図2）。次中部動原体型などのように，染色体が2つの部分に分かれる場合，長い部分を長腕，短い部分を短腕と称している。

種々の論議の後，ヒトの染色体数が2n＝46であることが明らかになったのは1956年のことであり，まだ50年余である。それにもかかわらず，ヒトにおける染色体の研究は，ダウン症候群のような常染色体異常や，ターナー症候群，クラインフェルター症候群などの性染色体異常の発見による遺伝疫学的研究，さらに流・死産と染色体異常の関連，放射線，薬物などの外的要因と染色体異常，癌や白血病における染色体研究，染色体地図作製など多岐にわたっている。これは細胞培養法の導入や分染法の開発などの染色体標本作製・観察における様々な技術的進展に負うところが大きいといえる。

ヒトの正常核型は，大きさと形態，バンドパターン（分染した場合の濃染部分と淡染部分の縞模様）によってA～Gの7グループに分けられる22対の常染色体とX，Yの性染色体からなる2n＝46である（図3）。染色体異常とは，この正常核型から外れるものを称しており，数的異常と構造的異常（構造異常ともいう）に大別される。数的異常とは，染色体数が正常な2n＝46ではなく，3nや4nなどの多倍体，nの半数体，2n±αの異数体などがある。構造的異常には，染色体型（例えば，G1期からS期前半の時期に染色体に損傷が生じ，断裂が起きて再結合しないまま細胞周期が進行した場合に一対の染色分体上の同一座位に切断が起こる）と，染色分体型（S期後半以降に生じた損傷の場合，染色分体形成以後であるた

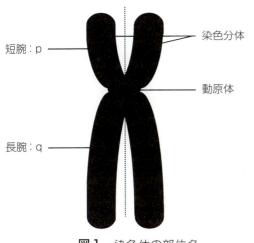

図1 染色体の部位名
著者原図

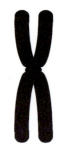 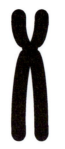 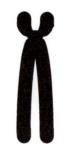 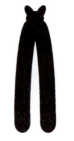 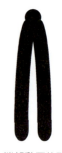

中部動原体型　次中部動原体型　次端部動原体型　アクロセントリック型　端部動原体型
(metacentric)　(submetacentric)　(subtelocentric)　(acrosentric)　(telocentric)

図2　染色体の形態による分類
筆者原図

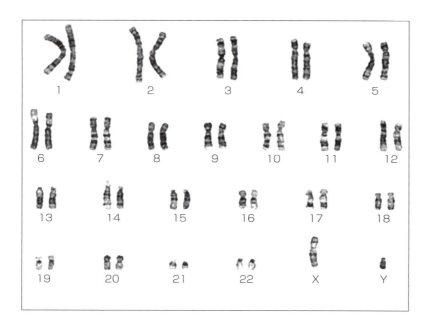

図3　ヒトの核型
中央クリニック院長　本山光博
先生提供

めに染色分体のいずれか一方に異常が生じる）があり，異常の種類には切断，欠失，交換，逆位などがある。

　染色体異常の個体，特に数的異常の個体のうち倍数性の異常や染色体数が足りないなどの重篤な異常では，個体として出生することなく流・死産に終わる。しかし，ダウン症候群（21番染色体のトリソミー）のような染色体数が1本多いトリソミーのような異数性，性染色体の異常や部分的な欠失などの構造的異常の場合などの生命の存続に関係しないような異常の場合には，種々の先天的異常を伴った個体として出生することが知られている。これらの染色体異常は遺伝性疾患として次世代に継代されることから，ヒトでは詳細な研究が行われている。

2. 初期胚における染色体異常

　前述のように重篤な染色体異常の個体は出生せず流・死産に終わるが，他の哺乳動物に比べ，特にヒト流・死産胎児においては染色体異常の出現率が高いことが知られており，より初期の胚においては染色体異常の出現率は非常に高いものと推察されている。自然界の哺乳動物に対し，ヒトでは生殖の特殊性や環境などストレスの影響についての感受性の高さなどがその原因として考えられる。しかし，実験動物や家畜などでは，その繁殖

表1　マウス体内受精卵および体外受精卵の第1卵割期における染色体異常の出現率

	体内受精卵	体外受精卵	
	ICR	ICR	F_1
受精率	92.8% (499/538)*1	92.2% (627/680)*1	88.3% (499/565)*1
染色体異常の出現率			
3倍体	0.4% (2/447)*2	5.7% (26/454)*2	15.6% (69/442)*2
4倍体	0.2% (1/447)	0	0
1倍体	0.9% (4/447)	0.7% (3/454)	0.9% (4/442)
高2倍体	0.9% (4/447)	0.7% (3/454)	0.2% (1/442)
低2倍体	1.6% (7/447)	1.3% (6/454)	0.9% (4/442)
構造的異常	0.4% (2/447)	1.3% (6/454)	1.1% (5/442)

*1:有意差あり$p<0.05$, *2:有意差あり$p<0.001$
Yoshizawa M et al.: J Mamm Ova Res 6: 119-125, 1989, Yoshizawa M et al.: J Reprod Dev 39: 115-122, 1993より引用

が人の管理下にあることや近年の種々の先端生殖技術の利用などにより、胚の染色体異常の出現率および発見率が上昇している[1]。

例えば、現在ヒトの不妊症治療に用いられている体外受精の技術は、マウス、ウシ、ヒトで特に多用されているが、これらの動物種において体外受精で得られた初期胚に染色体異常の出現率が高いことが知られている（表1）。これらの動物種における体外受精技術を比較すると、当然用いられている培地や媒精時の精子濃度、培養条件、さらに用いる配偶子の状況も異なっている（表2）。これらの条件の差異が染色体異常の出現率に影響していることが種々報告されている。例えば3前核胚は、3倍体やモザイク胚の原因となることがマウス、ウシ、ヒトなどにおいて報告されており[2]、また体外受精に由来するブタ[3]やウシ[4]の媒精2日目での分割速度が中庸な胚は、胚盤胞への発生率が高く染色体異常の出現率が低い。また胚盤胞期で発生・形態が良好な胚において、染色体異常の出現率が有意に低いことが明らかになっている。鵤牧ら[5]は、円形精子細胞卵子内注入法（round spermatid injection：ROSI）により得られたマウス胚の染色体分析を行い、ROSI胚では雄由来の染色体異常や雌性ゲノムに由来する単為発生が生じやすいこと、しかし正常な産子も得られることを報告している。

ヒトにおいては、染色体異常の出現率が高いとされ、また個体としての生命の重要性および次世

表2　主要な哺乳動物の体外受精に用いられる配偶子

	卵子	精子
マウス	ホルモン処理・過剰排卵卵子	精巣上体尾部精子
ウシ	体外成熟卵胞内卵子	射出凍結融解精子
ブタ	体外成熟卵胞内卵子	凍結融解精巣上体尾部精子 射出凍結融解精子
ヒト	ホルモン処理・卵胞内卵子	射出新鮮精子, 射出凍結融解精子

代への影響については他の動物とは比較にならないほど重大であり、ARTによる染色体異常個体の出現率の増加はあってはならない重要な問題である。胚の染色体異常を調べるには、染色体標本の作製が必要であり、受精卵子の場合には胚をそのまま標本とする。下記にヒト初期胚における染色体標本作製法を紹介する。

受精時において前核数の確認などが精緻に行われ、異常な受精卵子があらかじめ排除されるヒトの場合には、分割の進んだ胚の割球を1個もしくは数個取り出して染色体標本を作製し、胚の正常性を判定することも技術的には可能である。しかし、実験動物や家畜などにおいては前核の観察が必ずしも行われないことや動物種によっては前核観察が困難であることから、前核数の確認による正常胚の選別がなされず、多精子侵入による多前核形成に由来するモザイク胚の出現の可能性を否定できない。この場合、割球1個もしくは数個か

V 胚発生と着床

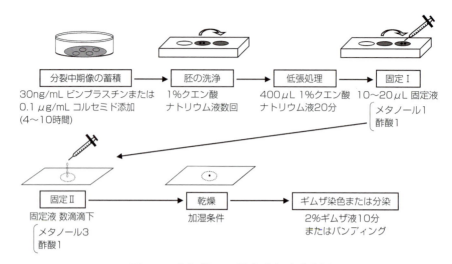

図4 ヒト初期胚の染色体標本作製法
Yoshizawa M et al.: Jpn J Fertil Steril 42 : 34-38, 1997

ら染色体異常の個体を判定することは困難と考えられる。

1) ヒト初期胚の染色体標本作製法

ヒト初期胚（1〜8細胞期）の染色体標本作製について，筆者ら[6]の方法を図4に記し，以下に箇条書きで方法を説明する。前述したように，通常は最もその凝縮が進んだ時期である分裂中期で細胞分裂を人為的に停止させて染色体を観察している。胚の染色体を観察，分析するための標本作製に当たっては，まず胚の体細胞分裂を中期で停止させなければならない。

①細胞分裂阻止剤であるコルセミドやビンブラスチンで胚を一定時間（4〜10時間）処理し，分裂中期像を蓄積する。

②胚を低張液（1％クエン酸ナトリウム水溶液）で洗浄し，同低張液中に約15〜20分程度おく。

③少量の固定液（メタノール1：酢酸1の混合液）を低張液中に注入し，胚を弱固定する。

④スライドガラスにダイヤペンで裏から円を描いて70％エタノール中に保存しておき，使用の直前に取り出してキムワイプで拭って乾燥させておく。1枚のスライドガラスの円の中に少量の液とともに1個の胚を載せ，メタノールと酢酸の混合比を変えた固定液（メタノール3：酢酸1の混合液）を1滴ずつゆっくりと胚の上に落とし，固定する。固定液の滴下数は4〜7滴程度である。胚の周りに固定液が残っている段階では，胚の位置の液が盛り上がっているので，スライドガラスの裏に油性ペンで小円を描いて胚の位置をマークしておく。油性ペンの円は染色の際に除去されるおそれがあるので，後に染色する際には，ダイヤペンで円を描き直す。

⑤加湿条件下で乾燥させた後，染色体の展開の程度を無染色のまま検鏡し，標本作製時の固定液の滴下数を調節する。

⑥十分に乾燥した標本を2％ギムザ染色液（pH6.8のリン酸緩衝液で希釈）で10分間染色し，水洗乾燥後，検鏡する。必要に応じて，Gバンド染色，Qバンド染色を施す。

留意点：胚の透明帯は固定液を滴下する段階で壊れ，固定液が蒸散する時に染色体が固定液の伸展によって広がる。なお，標本作製を十分な加湿条件下で行わない場合，固定液の蒸散が早く，十分に染色体が広がらないので注意する。胚盤胞の標本作製は，スライドガラスに置いた胚の上に，ごく少量の酢酸を1滴置くようにして，ピペットでブローイングし割球を分散させて，中期像が混じり合わないようにしながら，直ちに固定液を1滴ずつ滴下し染色体を展開する。作製した標本を光

学顕微鏡で直ちに検鏡し，染色体の展開の程度や細胞質の残余をチェックする。染色体の展開が不十分な場合には，滴下する固定液の量を増やして蒸散を遅くし，染色体が広がりすぎて逸失が危惧されるような場合には，固定液の滴下数を減らすことで，染色体の展開の程度をある程度は調節できる。細胞質が残っている場合には固定液を数滴滴下して除去，乾燥させる。

2）マウス卵子へのICSIによるヒト精子染色体分析

当研究室では，マウス卵子へのICSIを用いたヒト精子染色体分析法を確立し，精子染色体の正常性診断を可能としている[7]。この標本では，マウスの染色体とヒト精子の染色体が別個に2つのグループとして出現する。マウスの20本の染色体はすべてが端部動原体型であるので，種々のタイプを示す23本のヒトの染色体とは明らかに区別しうるが（図5），核を除去したマウス卵子を用いてヒト精子染色体のみを観察する方法[8]，さらに除核マウス卵子を凍結保存し，必要に応じて融解してICSIによりヒト精子染色体を観察する方法を報告している[9]。この標本作製の場合，マウス卵子の透明帯はICSIや除核操作で傷ついていることから，通常の低張処理時間による標本作製では低張処理の間に膨潤した卵細胞質が透明帯の穴から漏出してしまう。その際に染色体が一緒に脱出することがあり，染色体数が不足するという結果を招いてしまう。そこで，透明帯を酵素処理して除去する必要がある。または筆者ら[10]の短時間低張処理法を用いて標本作製を行うことで，染色体の逸失を避けられる。この短時間低張処理法を用いた染色体標本作製法の概要を次に紹介する（図6）。

(1) 短時間低張処理による胚の染色体標本作製法

① 30 ng/mLのビンブラスチンで胚もしくはバイオプシーした割球を数時間処理し，核膜が消失したことを確認して染色体標本作製に供する。

② 胚を低張液（1％クエン酸ナトリウム水溶液）で洗浄し，低張液中に約1～1.5分程度おく。

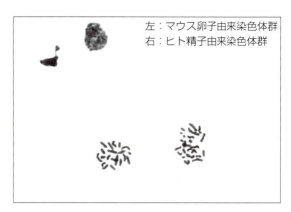

図5 マウス卵子へのICSIによるヒト精子染色体の検索
筆者原図

③ 少量の固定液（メタノール1：酢酸1の混合液）を低張液中に注入し，胚を弱固定する。

④ ダイヤペンで裏から円を描いて70％エタノール中に保存しておいた1枚のスライドガラスに1個の胚を載せ，メタノール3：酢酸1の固定液を1滴ずつゆっくりと胚の上部に落とし固定し，軽く息を胚に吹きかける（ブローイング）。胚の位置の目印に，スライドガラスの裏に小円を油性ペンで描く。

⑤ 加湿条件下で乾燥させた後，染色体の展開の程度を無染色のまま検鏡し，標本作製時の固定液の滴下数を調節する。

⑥ 十分に乾燥した標本をギムザ染色もしくは分染し，観察・分析する。

3）Gバンド染色法

光学顕微鏡で観察可能なGバンド染色法には，トリプシン法，尿素法，ASG（acetic saline Giemsa）法などがあるが，標本作製法，作製後の経過日数，保存状態などが分染結果に影響し，薬品処理の過程で過剰処理のために染色体が変形する場合があり，方法の標準化が困難とされている。通常の末梢血の染色体標本の場合には，数多くの標本を作製できることから，分染を行う場合，何回か試行することが可能であるが，胚の染色体の分染では，標本がただ1つであるために，過剰処理の場合には分析が困難となることを考慮しなければ

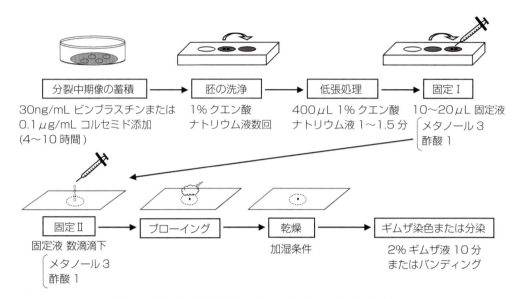

図6 短時間低張処理によるマウス染色体標本作製法
Yoshizawa M et al.: Theriogenology 33:789-797, 1990

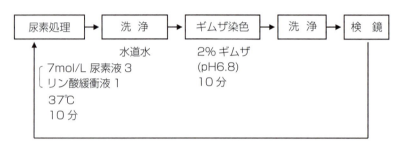

図7 尿素法によるGバンド分染法
Yoshizawa M et al.: J Mamm Ova Res 13:44-47, 1996

ならず, 最適な条件の設定が特に難しい。これらの観点から, 以下に述べる尿素法が安全な方法といえる。

(1) 尿素法

KatoとYoshidaの尿素法[11]を筆者ら[12]が改変したもので, 分染の繰り返しが可能であることから, 胚の染色体分染に有用である (図7)。

① 7mol/Lの尿素液とpH6.8のリン酸緩衝液を3:1の割合で混合し, 37℃に加温した液中で標本を10分間処理。
② 水道水で軽く洗浄。
③ 2%ギムザ染色液 (pH6.8のリン酸緩衝液で希釈) で10分間染色。
④ 洗浄, 乾燥後, 検鏡。

1度の処理でバンドが得られない場合, ギムザを脱色後, 再度同じ処理を行う。

4) 胚の染色体標本の分析

顕微鏡観察の際には, プレパラートの裏から円を描いたところを低倍率 (接眼レンズ10または15倍, 対物レンズ4もしくは10倍) で調べ, 胚の染色体をみつけたところで対物レンズの倍率を20, 40, 60と上げて観察する。染色体数の検査には20もしくは40倍の対物レンズで可能であるが, 個々の染色体の形態を観察するには60, 100倍の対物レンズによる観察が必要である。しかし, 100倍の対物レンズを使う際には, 通常の顕微鏡であればプレパラートにカバーガラスをかけ

て油浸として検鏡する。染色体観察に便利なノーカバーレンズを使えば，カバーガラスと油浸の必要はない。

　胚の染色体数の調査では，染色体が一群となって適度に分散していることが望ましい。もし広がりすぎて，染色体数が明らかに足りない場合には，判定不能として扱う。しかし，前述したように，標本作製時の無染色標本でのチェックにより滴下固定液数を調節することで，このような判定不能の標本を減らすことができる。染色体が一群になっている中期像をみつけて，その数と各染色体の構造に異常がないか否かを調べる。発生が進んだ胚，特に胚盤胞では，2個以上の中期像が混じり合って，倍数性の判定が困難なことがあるが，染色体の収縮度合でこれを判定できる。すべての中期像を調べ，それらが同じ染色体数（倍数性など）である場合にのみ，3倍体や4倍体の異常と判断する。前述したように多精子侵入に由来する多前核胚の場合に初期分割が異常となって倍数性のモザイクが生じることがあり，半数体と2倍体，2倍体と3倍体などの組み合わせがみられる。また必要に応じて写真撮影し，中期染色体を大きさとバンドパターンによってペアリングし，形態と大きさの順に並べて核型を作製する。

　胚の染色体分析は，精緻で根気，時間と労力も要する地味な仕事であるが，その重要性を認識されて，本項の知識，技術を活用くだされば幸いである。

文　献

1) 吉澤緑：日本胚移植雑誌 25：127-135, 2003.
2) Yoshizawa M：*J Mamm Ova Res* 20：7-15, 2003.
3) Ulloa Ulloa CM *et al.*：*J Reprod Dev* 54：22-19, 2008.
4) Ulloa Ulloa CM *et al.*：*J Reprod Dev* 54：465-472, 2008.
5) 甑牧千秋ら：*J Mamm Ova Res* 26：86-93, 2009.
6) Yoshizawa M *et al.*：*Jpn J Fertil Steril* 37：395-401, 1997.
7) Araki Y *et al.*：*Zygote* 12：111-116, 2004.
8) Araki Y *et al.*：*Hum Reprod* 20：1244-1247, 2005.
9) Araki Y *et al.*：*Fertil Steril* 86：348-351, 2006.
10) Yoshizawa M *et al.*：*Theriogenology* 33：789-797, 1990.
11) Kato H *et al.*：*Chromosoma* 36：272-280, 1972.
12) Yoshizawa M *et al.*：*J Mamm Ova Res* 13：44-47, 1996.

〈吉澤　緑〉

V 胚発生と着床

4 ヒト胚の初期発生

1. ヒト着床前胚の発生

　ヒトをはじめとする哺乳類では，胎児（子）期に発生する生殖細胞から配偶子である精子と卵子が形成され，受精することにより新たな個体の形成が開始する．受精は雌の卵管膨大部で起こり，受精卵子（胚）は分割を繰り返しながら卵管内を移動し，ヒトの場合，受精後約3日経った12～16細胞期胚（桑実胚）の時期に子宮腔内に到達する．受精後4～5日目に胚は胚盤胞へと発生し，6～8日目に子宮内膜内に着床する（着床前胚発生）．生殖補助医療（ART）では，この発生過程を体外培養下で行っている．着床前胚発生には受精，核のリプログラミング（ヒストン修飾の変化とDNA脱メチル化），胚性ゲノム活性化（zygotic genome activation：ZGA），コンパクション，胚盤胞腔の形成，内細胞塊と栄養外胚葉への分化といった発生学および生殖医学において，きわめて重要な事象が含まれている．本項では，動物モデルとの比較を交えつつ，ヒト着床前胚発生における分子機構について概説する．

2. 着床前胚発生における分子機構およびその特徴

1）初期胚発生：受精卵子～8細胞期胚（maternal to zygotic transition：MZT，ZGAと分化全能性獲得）

　受精後，第1卵割を経て2細胞期胚となり，その後分割を繰り返して8細胞期胚へと到達する．この一連の過程において，これまでの遺伝子発現プロファイリングにより受精後の遺伝子動態がマウスをはじめヒトでも明らかとなっている（図1）[1]．

　受精直後にあらかじめ卵子に蓄えられた母性因子（mRNAやタンパク質）が積極的に分解され，胚由来のタンパク質へと入れ替わる過程はMZTと呼ばれ，その後の正常な胚発生において重要なプロセスであると考えられている[2]．タンパク質やオルガネラを含む細胞質の一部が自身のリソソームで分解される経路はオートファジーと呼ばれ，ユビキチン・プロテアソーム系とともにこの過程のタンパク質分解に協調的に働いている．これまでに，オートファジーにかかわる遺伝子は30種類以上みつかっており，その1つであるAtg5をノックアウトしたマウスにおいてオートファジー機能の欠損した受精卵子は4～8細胞期にかけて発生停止することが知られている[3]．すなわち，受精後の胚発生においてオートファジーによる卵性タンパク質の分解が不可欠であり，分解産物として得られるアミノ酸は胚性タンパク質合成の原料あるいは胚発生のエネルギー源として重要であると考えられている．

　受精直後の雌雄両前核は母性因子によって，当初は転写が抑制された状態にあるが，初期発生に伴い母性因子は徐々に減少し，胚自身のゲノム依存性の転写制御に切り替わる．これをZGAと呼び，マウスでは1細胞期後期から2細胞期[1]に起こるのに対し，ヒトでは4～8細胞期[4,5]にみられる（表1）．ZGAの初期から特異的に発現している遺伝子の中には，転写増幅やエピゲノム制御を介した転写制御により，その後の着床周辺期胚発生にかかわるものが報告されている．これらZGA遺伝子の中には発生に関与するのみならず，分化全能性の獲得，多分化能維持，ゲノムの安定性に寄与する遺伝子がいくつか報告されており

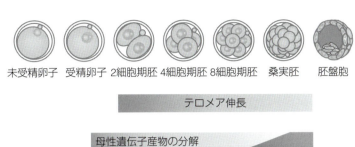

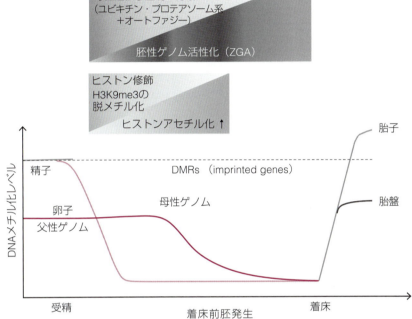

図1 ヒトにおける着床前胚の分子発生機構

表1 哺乳類における胚性ゲノム活性化（ZGA）およびコンパクション時期

動物種	胚性ゲノム活性化（ZGA）時期	コンパクション時期
マウス	2細胞期	8細胞期
ハムスター	2細胞期	8細胞期
ウサギ	4細胞期	8細胞期〜桑実胚期
ブタ	4細胞期	胚盤胞形成直前
ヒツジ	〜16細胞期	16細胞期
ウシ	8〜16細胞期	32細胞期
ヒト	4〜8細胞期	16細胞期後期

（*Ronin*, *Hmgpi*, *Chd1*, *Oct4*など），着床前胚発生における巧妙な遺伝子発現制御が効率的なリプログラミング機構を含んでいると考えられる。例えば，マウスにおいて2細胞期に特異的に発現する遺伝子*Zscan4*は，胚盤胞から樹立される胚性幹細胞（embryonic stem cell：ES細胞）においてテロメア伸長によるゲノムの安定性に寄与することが報告されている[6]。

2006年に樹立された人工多能性幹細胞（induced pluripotent stem cell：iPS細胞）はES細胞と並び，新しい多能性幹細胞として再生医療を実現するため，近年注目されている。iPS細胞の樹立

過程では外来遺伝子（*Oct4, Sox2, Klf4, Myc*）を同時に強制発現させ，一般に12〜14日間という長い時間をかけて樹立する．一方，初期胚発生では卵子が受精してわずか4日間で分化全能性を持つ割球を発生させるため，着床前胚発生における遺伝子発現制御は，より効率的なリプログラミング機構を含んでいると考えられる．iPS細胞樹立に重要な外来遺伝子（*Oct4, Sox2, Klf4, Myc*）について初期胚における発現動態を検討すると，卵子に存在するのは*Oct4*と*Sox2*のみでの受精後にいったん発現は低下する[7]．その後ZGAにより*Klf4*，遅れて*Myc*，*Sox2*，*Oct4*の発現が増加し，内細胞塊が形成される．すなわち，卵性遺伝子産物によりZGAが起こると*Oct4*の発現につながるという遺伝子発現カスケードの存在とともに，iPS細胞樹立過程においても同様の経時的な遺伝子発現制御をすることで，より効率的なリプログラミングが可能となることが示唆される．

2）コンパクション〜胚盤胞期胚（内細胞塊と栄養外胚葉への分化）

8細胞期までは胚の割球は遺伝子的に同一であり，等しい分化能を持っていることが知られている[8]．その後，各割球は相互に接着し，光学顕微鏡下で細胞境界は不明瞭となる．この現象をコンパクションと呼ぶ．コンパクションは，マウス（8細胞期）をはじめ，ウサギ（8細胞期から桑実胚期）[9]，ヒト（16細胞期後期）[10]などの動物種で確認されている（表1）．

コンパクションでは，まず表面物質が部分的に架橋構造を作り，次にタイトジャンクションおよびギャップジャンクションを形成する．カルシウムイオンはタイトジャンクションの形成に関与することが知られており，培養液中のカルシウムイオン濃度を低下させるとコンパクション直後の胚はコンパクション前の状態に戻る．この細胞間結合の形成される時期より細胞の代謝は活発化し，タンパク質合成が増加する．マウスにおいて，細胞分裂時の紡錘体微小管形成に必須とされる*Eg5*はMZTに伴い胚性に翻訳され，コンパクションにもかかわっていると報告されている[11]．このように，ZGAがヒトにおいてもコンパクションの形成に関与している可能性がある．

コンパクションにより細胞間結合が形成された後，胚は内部に胚盤胞腔と呼ばれる液体を貯留した中腔を形成し，胚盤胞に発生する．胚盤胞期では，外壁を構成する栄養外胚葉と内部に位置する内細胞塊に分化する．栄養外胚葉は着床後に胎盤へ分化する一方，内細胞塊は将来胎児（子）として成長する．

栄養外胚葉あるいは内細胞塊への分化は，細胞が胚の内側にあるか外側にあるかで誘導されることが知られている．マウスを用いた研究から，内側の細胞ではangiomotinタンパク質が細胞間接着装置であるE-カドヘリンと複合体を形成することでHippo経路が活性化され，栄養膜分化に必要な*Cdx2*の発現を司る*Tead4*が抑制されることが明らかとなっている．

一方，外側の細胞では細胞間接着のない部位においてangiomotinが切り離されることによってHippo経路が抑制され，*Tead4*が発現している[12]．これによって内側の細胞では*Oct4*が，外側の細胞では*Cdx2*が発現し，それぞれが内細胞塊，栄養外胚葉へと分化する．*Tead4*変異マウス胚では，すべての細胞が内細胞塊へ発生することが報告されており，細胞の極性とHippoシグナル，*Tead4*という経路が，初期の分化に重要な役割を果たすことが示されている[12]．

このようにして分化した内細胞塊からはFGF4が産生され，内細胞塊に接触している極栄養外胚葉に作用して未分化な栄養外胚葉の増殖を促し，外側の細胞は一次栄養膜巨細胞へと分化する．さらに，増殖した極栄養外胚葉は，*Cdx2*を介してBMP4を産生し，BMP4が内細胞塊の増殖を促進するというパラクラインニッチを成立させている[13]．

3. 初期胚における核のリプログラミング（DNA脱メチル化とヒストン修飾）

DNAの塩基配列に変化を伴わず安定的に維持・伝達される遺伝子変化をエピジェネティクスと呼び，特定の細胞が持つエピジェネティクスの状態をエピゲノム（epigenome）と呼ぶ．哺乳類

の初期胚では，精子または卵子由来の因子が作用することによって，DNA脱メチル化やヒストンの化学修飾（メチル化やアセチル化），クロマチン構造に変化が起きる。これにより正常な発生に必要な転写制御を誘起し，精子および卵子由来のゲノムは未分化状態へとリプログラミングされる。

精子由来の雄性ゲノムは，受精後速やかに脱メチル化されるが，卵子由来の雌性ゲノムは遅れて受動的に脱メチル化される（図1）。両者とも着床後，速やかに再メチル化されるが，胚体組織と胚体外組織ではメチル化の程度は異なる。精子由来の雄性ゲノムは受精後DNA複製を伴わない能動的脱メチル化を受けるのに対して，母親由来の雌性ゲノムはこの脱メチル化から保護され[14]，しばらくの間メチル化状態が維持される。この雌雄ゲノムの不均等性は，epigenetic asymmetryと呼ばれ，正常な発生に必須であると考えられている。Epigenetic asymmetryの詳細な機構は明らかとなっていないが，*Pgc7/Stella*欠損の受精卵子において，雄性ゲノムだけではなく雌性ゲノムにおいても能動的脱メチル化が生じることから，*Pgc7/Stella*は雌性ゲノムを受精後の能動的脱メチル化から保護する機能を有することが知られている[15]。

メチル化可変領域（differentially methylated region：DMR）は，初期胚発生において脱メチル化を受けずにメチル化状態が維持されることで知られる。DMR領域のメチル化状態は対立遺伝子に特異的な発現制御を行い，父方と母方由来のいずれか一方のみが発現するインプリント遺伝子の発現制御を担っているとされる。DMRは，始原生殖細胞でのみ脱メチル化されることが明らかとなっており，初期胚で生じるDMRのDNAメチル化維持は，以後の正常な胚発生に重要である（図1）。

一方，ヒストン修飾は，クロマチン構造を弛緩あるいは凝縮させることで遺伝子の発現制御に大きく関与している。一般にコアヒストンがアセチル化されると，クロマチンは転写活性化された状態となり，遺伝子発現が促進されるが，初期胚においてもヒストン修飾は様々な働きをすることが知られている。例えば，精子形成の間，精子のクロマチンタンパクであるプロタミンは，受精後すぐに母方由来の高アセチル化ヒストンに置き換えられ，さらに雌雄両前核の融合と卵割による胚性ゲノムの新たな構築に伴って，母方の卵母細胞に特異的なヒストン構成から体細胞型のヒストン構成へと移行する。

ヒストン修飾におけるメチル化は，主にリジンやアルギニンのようなアミノ酸残基にメチル基が付加されて起こる。中でもリジンのメチル化にはSETドメインを持つメチル基転移酵素（lysine methyltransferases：KMT）が関与し，ヒストンH3K4（ヒストンH3のN末端から4番目のリジン），K9，K27，K36などのコアヒストン中のリジン残基をメチル化することで転写制御が行われる。H3K4，K36のメチル化はクロマチン構造を弛緩させ，H3K9，K27は凝縮させることが知られている。初期胚においては，H3K9me3（9番目リジン領域のtrimethylation），K27me3は雌性前核でのみみられ，脱メチル化されることでZGAが誘起される一因となっている（図1）。H3K9me3については，体細胞核移植胚においてH3K9の脱メチル化剤を使用することにより効率的にZGAが引き起こされ，胚盤胞発生率および核移植ES細胞樹立率が有意に改善すると報告されている[16]。このようなクロマチン構造の変化が，ZGAとそれによる遺伝子発現の調整に重要な役割を果たしていると考えられている。

初期胚発生過程がリプログラミングによる分化全能性獲得に重要な役割を果たしていることは，近年盛んに研究されている体細胞核移植法によっても明らかとなってきている。哺乳類の卵子には体細胞核を，分化全能性を持つ受精卵子の状態にまで初期化する能力がある。しかし，こういった体細胞クローン胚の発生効率は低く，ヒトにおいては4細胞期で発生停止し，発生停止胚ではZGAが起こっていなかった[17]。最近の報告によると，改善した体細胞核移植法（ヒストン脱アセチル化剤などを添加培養）を用いてクローン胚を作出し，網羅的遺伝子発現解析を行ったところ，8細胞期では正常発生胚に近似した遺伝子発現パ

ターンを示したことから，クローン胚の分化全能性獲得においても正常なZGAが必要であると考えられている[18]。

4. 着床前胚発生の分子機構を解明することの臨床的重要性

近年，ARTは進歩を続けており，日本では年間47,322人もの子どもたちが体外受精を通じて誕生している（2014年日本産科婦人科学会統計）。これは全出生数の4.7%を占める。しかし，体外受精は自然妊娠と比べ，エピジェネティクス異常が生じる割合が高いとの報告があり[19]，体外での培養環境の関与が示唆されている。

着床前胚の発生過程には，新たな個体の発生に必要な，これまでに述べたようなエピジェネティクス制御を介したリプログラミングをはじめとする多くの重要な事象が含まれており，着床前胚発生の分子機構を明らかにすることは，体外培養環境の最適化につながるのみならず，iPS細胞樹立過程やクローン胚における体細胞核リプログラミングにおける分化全能性獲得の機構解明につながると考えられる。

文献

1) Hamatani T et al. : *Dev Cell* **6** : 117-131, 2004.
2) Scier AF : *Science* **20** : 316-406, 2007.
3) Tsukamoto S et al. : *Science* **321** : 117-120, 2008.
4) Braude P et al. : *Nature* **332** : 459-461, 1998.
5) Niakan KK et al. : *Development* **139** : 829-841, 2012.
6) Zaltman M et al. : *Nature* **8** : 858-863, 2010.
7) Hamatatani T et al. : *Reproduction* **135** : 581-592, 2008.
8) De Paepe C et al. : *Mol Hum Reprod* **20** : 599-618, 2014.
9) Sultana F et al. : *J Am Assoc Lab Anim Sci* **48** : 52-56, 2009.
10) Iwata K et al. : *J Assist Reprod Genet* **31** : 421-426, 2014.
11) Castillo A et al. : *Biochem Biophys Res Commun* **357** : 694-699, 2007.
12) Nishioka N et al. : *Developmental Cell* **16** : 398-410, 2009.
13) Murohashi M et al. : *Stem Cells* **28** : 113-121, 2010.
14) Li L et al. : *Mol Aspects Med* **34** : 919-938, 2013.
15) Nakamura T et al. : *Nat Cell Biol* **9** : 64-71, 2007.
16) Matoba S et al. : *Cell* **159** : 884-895, 2014.
17) Noggle S et al. : *Nature* **478** : 70-75, 2011.
18) Yamada M et al. : *Nature* **510** : 533-536, 2014.
19) Chiba H et al. : *Pediatr Int* **55** : 542-549, 2013.

（小川誠司，山田満稔，浜谷敏生）

V 胚発生と着床

5 ヒト初期胚の発生形態と評価

1. はじめに

　生殖補助医療（ART）において，ヒト配偶子および受精卵子の体外培養は必須であり，その間の胚発生過程の形態学的観察は，臨床現場における種々の体外培養環境の改善を通した治療成績向上にも大きく寄与してきた[1~3]。しかし，初期胚の頻回な検鏡による観察は，胚に対する様々なダメージを助長する可能性から回避する必要があり，おのずから断片的な静止画像からの情報に限定され，その解析には明らかな限界がある。そこで，Payneらは，配偶子および初期胚発生のより詳細な検討のため，倒立顕微鏡ステージ上で卵子を培養し，その状況を連続撮影し記録するシステムを立ち上げ，ICSI施行後の卵子を連続観察（17~20時間）し，詳細な検討を行った[4]。しかし，その報告では観察期間が短く，前核形成までの期間に限られたことから，筆者らは，Payneらの検討を踏まえ新たな試みとして，倒立顕微鏡ステージ上に，培養環境がきわめて安定し，ヒト配偶子および初期胚を連続的かつ非侵襲的に長期間観察撮影できる体外培養装置（high-resolution time-lapse cinematography：hR-TLC）を独自に構築し，ヒト初期胚発生過程の動的解析を行ってきた[5~11]。

　本項では，これまでに，筆者らが知り得たhR-TLCを用いたヒト初期胚発生過程の解析結果とともに形態学的胚評価についても解説する。

2. ヒト胚発生過程における胚評価

　従来，体外培養後の初期胚から胚盤胞期胚までの発生過程の中で，胚移植に適した胚や凍結保存可能胚の選定は，主に形態学的評価で行われ，分割期ではVeeck分類，胚盤胞期胚ではGardner分類が主に用いられてきた[12, 13]。

　Veeck分類では割球の均等性およびフラグメンテーションにて評価され，Gardner分類では胞胚腔の広がりの程度，ならびに内細胞塊と栄養外胚葉の細胞の状態の組み合わせで評価される。しかしながら，これらの静止画像による形態評価は，必ずしも胚の品質評価として十分とはいえず，各国，施設ごとに独自に評価基準を設けていることが多く，統一された評価基準が設定されないまま今日に至っている。2011年，ヒト胚の動的解析ならびにこれまでの知見を総合して各国の専門家により配偶子や胚の品質評価法が再検討され，グローバルスタンダードとしてヒト胚の発生段階に応じた新たな胚評価基準が提唱された[14]。

3. high-resolution time-lapse cinematography（hR-TLC）

　ヒト配偶子および初期胚を連続的かつ非侵襲的に長期間連続観察撮影するために，筆者らが構築した体外培養撮影装置を示す（図1）。

　純アクリル製専用大型チャンバーで覆った倒立顕微鏡（IX-71, Olympus）ステージ上に初期胚培養のため独自に開発した専用小型チャンバーを装着した。ガラスディッシュ（30 mmφ）に初期胚を培養するマイクロドロップメディウム（5 μL）を作製した後，ミネラルオイル（2 mL）で被覆し，そのガラスディッシュを小型チャンバー内の倒立顕微鏡ステージ上に静置した。ディッシュを静置する小型チャンバー内の空間周辺を水槽で囲い超純水で充填した。条件設定用のマイクロドロップメディウム内温度は，専用大型チャンバー内に設置した加温機と倒立顕微鏡ステージ上のヒ

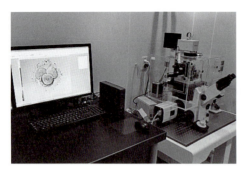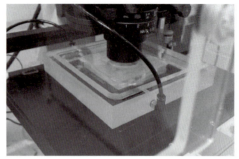

図1 high-resolution time-lapse cinematography

ートプレートの設定温度の微調整により至適温度（37.0±0.2℃）となるよう調節した。一方、CO_2ガスおよび空気は滅菌フィルター（0.24 μm）を介して小型チャンバーの水槽内に注入し、加温加湿後小型チャンバー内部のガラスディッシュを静置した空間に流入させ、条件設定用のメディウム内が至適pH濃度（7.37±0.02）に維持できるように、CO_2ガス流量をレギュレータ（流量調節器）で微調整した。以上の条件設定より、初期胚培養用マイクロドロップメディウム内が常に前述の至適培養環境となることを確認した。また、初期胚観察中の室内は照明を最小限とし、倒立顕微鏡全体を遮光した。

前述の至適培養条件下に顕微鏡ステージ上で初期胚の培養を継続し、顕微鏡に接続したCCDカメラにより定間隔で反復撮影（露光時間：1/20秒、撮影間隔：2～10分、撮影枚数：2,000～8,000）し、専用ソフト（MetaMorph®; Universal Imaging）を用いて再生解析した。

4. conventional IVF（cIVF）の受精過程

採卵後の卵子は、媒精後、約1時間でヒアルロニダーゼを使用しながら緩やかに卵丘細胞を機械的に除去し、マイクロドロップメディウム内に移した。卵子透明帯をマイクロマニピュレーターで回転させながら注意深く観察し、透明帯に最も深く侵入した精子に焦点を当て、観察を開始した。hR-TLCにより得られたcIVFでの初期胚発生過程の連続画像を示す（図2）。

1）時間的評価

cIVFにおける媒精から初期胚発生までの時間経過を示す（図3）。媒精から平均1.5時間で精子は透明帯を貫通し、2.5時間で第2極体が放出され、6.6時間で雄性前核（male pronucleus：mPN）、やや遅れて6.8時間で雌性前核（female pronucleus：fPN）がそれぞれ形成された。24.8時間で両前核は消失し、27.3時間で第1卵割、37.2時間で第2卵割が起こった[6]。また、いくつかの卵子では精子の透明帯貫通の様子が観察でき、受精現象の時間経過を確認することができた。精子の透明帯貫通の様子が観察できた卵子では、そのほとんどの精子は透明帯貫通後、直ちに卵細胞表面に接着したが、ある精子は、透明帯貫通後、囲卵腔内を約3分間移動した後、卵細胞表面に接着していた。いずれにおいても、精子が卵細胞表面に接着してから精子頭部が消失するまでに約40分間を要した。

2）形態学的評価

(1) 受精過程における評価

ⅰ）卵細胞質一過性隆起（fertilization cone：FC）

従来、ウニやヒトデなどの棘皮動物においては、精子侵入部位（sperm entry point：SEP）においてFCが生じることが知られており、多精子受精の防御に関与すると報告されている[15～17]。さらに、マウスやラットなどのげっ歯類においても、SEPにFCが出現することが確認され[18, 19]、FCは精子クロマチンの脱凝縮開始前から出現し、脱凝縮後には消失すると報告されていた[20～22]。ヒトcIVF胚の場合、SEP付近の卵細胞質が隆起

5 ヒト初期胚の発生形態と評価

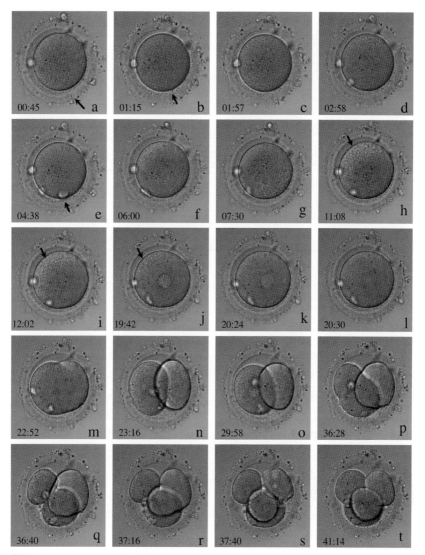

図2 high-resolution time-lapse cinematographyによるヒト卵子の受精および卵割過程の連続画像

卵子下方にみられる精子が透明帯を貫通し，直ちに卵細胞表面に接着した（a, b, 矢印）。やがて，精子頭部は消失し（c），第1極体付近に第2極体の放出がみられた（d）。その直後，この卵子においては精子侵入部位（SEP）に一過性卵細胞質隆起（FC）現象が確認された（e, 矢印）。その後，FC消失後SEPより細胞内顆粒状物質の拡散（flare）が放射状に現れ（f），雄性前核（mPN）および雌性前核（fPN）が相前後して形成され，やがて接合した（g）。両前核が拡大明瞭化しながら卵細胞中央へ移動するとともに，卵細胞辺縁部より細胞内小器官が前核周辺へと移動を開始し，卵細胞質辺縁透明領域（cytoplasmic halo：halo）が出現した（h〜j, 矢印）。この間，両前核内には核小体前駆体（NPB）が認められ，活発に前核内を動き回る様子が観察された。Haloは前核とほぼ同時に消失し（k, l），間もなく第1卵割が開始した（m, n）。第1卵割後，細胞質内には核が形成され（o），割球は小刻みなruffling現象を呈しながら，核消失直後に第2卵割が開始した（p）。この際，割球の分割は同期性を持たず，両割球は時間差を持って分割した（q〜s）。卵割後，それぞれの割球内に再び核が形成された（t）。

※時間は媒精からの経過時間

V 胚発生と着床

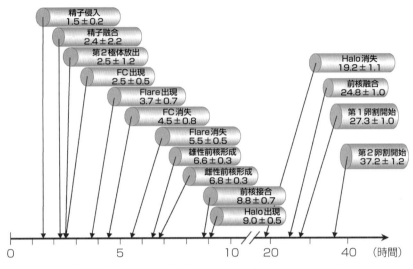

図3 cIVFでのヒト初期胚発生過程の時間経過

する像が筆者らのTLC解析から得られており，げっ歯類での報告同様に，ヒト胚においてもFCが出現することを初めて確認した（図2e）。さらに興味深いことに，ICSI胚の場合，精子を卵細胞中心部付近に注入した場合にはFCが観察されないが，卵細胞膜近傍に注入した場合には観察される。このことから，FCは卵細胞膜と精子との相互作用によって生じる現象であることが推測される。ヒト卵子におけるFCの意義はいまだ不明であるが，FCが観察されなかったICSI胚においても前述の通りcIVF胚とほぼ同じように発生することから，必ずしも発生に必要なわけではないことが筆者らのhR-TLC観察から示唆される。

ii）細胞質フレア（cytoplasmic flare：flare）

精子侵入後に精子核の脱凝縮が開始すると，精子中心体からの微小管重合によって精子星状体（sperm aster）が形成され，前核が移動し接合すると報告されている[23〜26]。また，Payneらはヒト初期胚発生過程の連続観察により，ICSI後卵細胞中央から放射状に広がるガラス様の細胞質の動きをflareと形容した[4]。筆者らのTLC観察においてもその動態が明瞭に確認でき（図4），FC消失直後にSEPより放射状に細胞内顆粒状物質が拡散する様子として認められた。前核の接合は，精子由来の中心体，星状体から伸びた微小管

に沿って移動するとされるが，精子侵入部位よりflare出現とともに相前後して雌雄前核が形成され，fPNがmPN方向へ速やかに移動するのが観察された。flare現象の認められた卵子では，媒精方法の違いによらず，そのすべてで前核の移動が確認できた。逆に，flare現象の認められなかったICSI卵子では前核形成は認められなかった。したがって，flare現象はsperm aster動態を視覚的に表していると考えられる。

iii）核小体前駆体

（nucleolar precursor body：NPB）

前核内において，NPBといわれる小球が観察される（図5）。哺乳類におけるNPBに関する初めての報告は1842年に遡り，1964年にはBrownとGurdonが，NPB形成不全のアフリカツメガエル胚の解析によりNPBは胚の発生に不可欠であり，さらにリボソームRNAの合成を行っている構造体であることが示唆されている[27, 28]。真核生物において，核小体は細胞周期を調整するタンパクが存在するとの報告がある。その前駆体であるNPBも核や細胞質分裂に関与していると考えられ，胚の質の評価の指標とする論拠とされてきた。従来の報告では，雌雄前核におけるNPB数や極性の一致はその後の良好な胚発生と関連があり，NPBの不均衡は核や細胞質分裂の異常に関

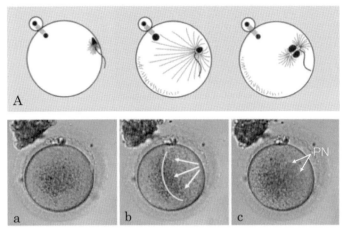

図4 cytoplasmic flare

精子侵入後，精子核の脱凝縮が開始すると，精子中心体からの微小管重合によりsperm asterが形成され，前核が移動し接合するとの報告がある（A）。FC消失直後，SEPより放射状に細胞内顆粒状物質が拡散し，前核が移動し接合する様子が観察された（a〜c）。

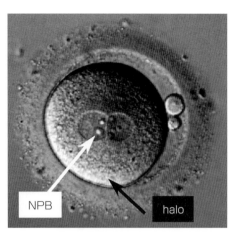

図5 前核内核小体前駆体（NPB）と卵細胞質辺縁透明領域（halo）

係するとされている[3,29,30]。臨床の場においての胚の質の評価法とし，その出現様式とその後の胚の質を評価する報告が散見され[3]，しばしば用いられている。

しかし，筆者らのNPB動態解析結果からは，NPBは出現期間を通して前核内を激しく移動しており，二次元画像での正確な評価は困難をきわめた。また，NPB動態が明瞭に観察可能であった胚に限定した解析における，NPBの出現様式と胚の質の間に一定の傾向はみられなかったことから[4〜6]，非連続的静止画像におけるNPB出現様式を指標にした胚の質的評価はきわめて困難であるといわざるを得ない。

iv）不均等前核期胚（不均等2PN）

hR-TLC解析結果から，通常の前核期胚においては，形成された雌雄前核の大きさは，mPN径が平均28.0 μm（範囲：23.7〜33.4），fPN径は平均26.4 μm（範囲：21.5〜32.1）であり，mPN径が2 μm程度大きいことが確認された。しかし，臨床の現場では，受精確認の際に，大小不同の不均等な前核を有する胚が散見される。これまで，不均等2PN胚の発生機序に関しては不明とされてきたが，hR-TLC解析により，不均等2PN胚の発生に関する新たな機序が示された。すなわち，通常，正常受精胚では，第2極体を放出後，雌雄両前核が形成され，卵細胞質中央にて接合する。しかし，筆者らが確認した3個の不均等2PN胚では，第2極体放出後，その近傍にさらなる極体様の卵細胞質が放出された。その後，放出された極体様卵細胞質内で，核膜に覆われた小さなfPN様物質の形成が確認され，そのfPN様物質が，再び卵細胞質膜内に吸収され，卵細胞質中央にてmPNと接合し，不均等2PN胚となった。これらの胚におけるmPN径は，平均29.9 μm（範囲：26.9〜32.5）であり，一方，fPN様物質は直径が平均17.5 μm（範囲：13.9〜20.0）と正常前期胚の前核径の違いとは明らかに異なる大きな前核径の差が認められた。このように，不均等2PN胚は正常胚とは異なる形成過程を経ている可能性があり，その臨床上での取り扱いは考慮する必要があると考える。

v）異常PN数と免疫組織化学的染色による胚評価

正常受精の場合，受精後に出現するPNは，卵子由来のfPNと精子由来のmPNの2個である。しかし，実際には1PN，3PNなどの異常なPN数を持つ胚に頻回遭遇する。その原因を解明するには通常の形態観察では限界があるため，筆者らは免疫組織化学的染色を用いて分子生物学的解析を

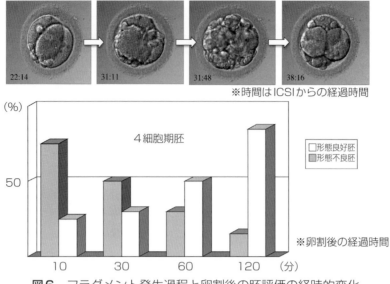

図6 フラグメント発生過程と卵割後の胚評価の経時的変化

行った。

雌雄前核はDNAのメチル化状態の相違によりfPNを5メチルシトシン（5-methylcytosine：5mC）単陽性として，またmPNを5mCおよび5ヒドロキシメチルシトシン（5-hydroxymethylcytosine：5hmC）両陽性として検出可能である。cIVFによる3PN胚20個のうち，19個は5mC/5hmC両陽性の核が2個と5mC単陽性の核を1個保持しており，ほとんどの3PN胚形成は多精子受精が原因であることが示唆された。また，cIVFによる1PN胚7個のうち2個は5mC単陽性であったが，興味深いことに4個が5mC/5hmC両陽性であった。fPN過放出の可能性もあるが，雌雄両ゲノムを有する前核の可能性があり，1PN胚が正常な核型である可能性も視野に入れる必要があることを示唆している[31]。

（2）分割期における評価

ⅰ）フラグメンテーション

ヒト胚の形態評価の上で最も重要視される所見は，フラグメントの有無および量的程度である。胚のフラグメントは細胞のアポトーシスとの関連があり，フラグメント含有率の高い胚の妊娠率，着床率が明らかに低下すると報告されている[32]。筆者らのhR-TLC解析により，フラグメントは卵割時に卵割溝より生じていることが初めて明らかとなったが，それと同時にフラグメントは胚発生過程において量的変化を呈することも初めて示された（**図6**）。第2卵割時に多量のフラグメンテーションが認められた胚も，時間の経過とともに徐々にフラグメントは細胞内に吸収され，卵割完了までに明らかに胚の形態が改善されていく様子が確認された。そこで筆者らは，卵割後の胚の形態学的評価の経時的変化を解析した。卵割時に形態不良と判断した胚を30分ごとに2時間観察すると，時間の経過とともにフラグメントが減少し，形態良好胚へと移行するものが多くみられた。通常，胚の観察を行う上では，胚の質を損なわないようにするため観察時間や回数を制限している場合が多いが，フラグメントは再吸収される可能性があることに留意し，少なくとも2時間程度の間隔をおいた再評価は有用であろう。

ⅱ）コンパクション開始時期と胚評価

胚は分裂を繰り返し，8細胞期になると割球間の接着が強まり，コンパクション（compaction）という現象が観察される。コンパクションが進むとその外容から桑実胚と呼ばれる段階へと発達し，やがて胚盤胞へと到達する。コンパクション開始時期は種によって異なり，マウスでは8細胞期，ウシでは16～32細胞期，ウサギでは64細胞期に観察されると報告されている。

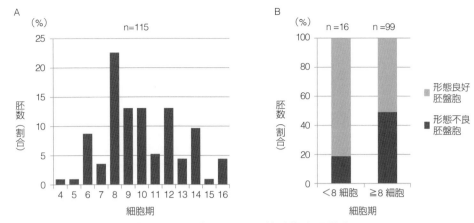

図7 コンパクション開始時期と胚発育

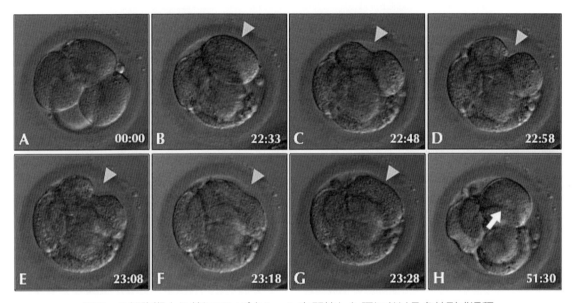

図8 8細胞期より前にコンパクションを開始した胚における多核形成過程

4細胞期においては，各割球にそれぞれ1個核を認め（A），核膜消失後，細胞分裂を繰り返した後，6細胞期胚に到達した。左下の割球においては，核膜が消失し（B），細胞の中央あたりに卵割溝様のくびれ（矢頭）が生じたが（C～F），細胞分裂することなく，再び1つの細胞に戻り（G），胚の細胞数が増加することはなかった。その後，核膜が形成された際には多核（矢印）が認められた（H）。

筆者らのヒト胚におけるコンパクション開始時期と胚の発育の解析より，コンパクションは，86.1％の胚で8細胞期以降に開始し，8細胞期胚（第3卵割完了時）に最も多く認められた（22.6％）（図7A）。8細胞期以降にコンパクションを開始した胚は，形態良好胚盤胞へ発育する確率が高く，逆に，8細胞期到達以前にコンパクションを開始した胚は，形態良好胚盤胞への発生が著しく低下した（図7B）。しかも，これらの胚の大多数で，均等なサイズの多核割球を有していることも明らかとなり，これは，核分裂は完了した後の細胞質不分離により生じていることが確認された（図8）[33]。これらのことを総合して考えると，コンパクション開始時期を見極めることも胚評価の一指標となり得ると考えられる。

(3) 胚盤胞期における評価

ⅰ）胚盤胞の発生から孵化（ハッチング）過程について

4細胞期以降の分割期胚から胚盤胞までのhR-

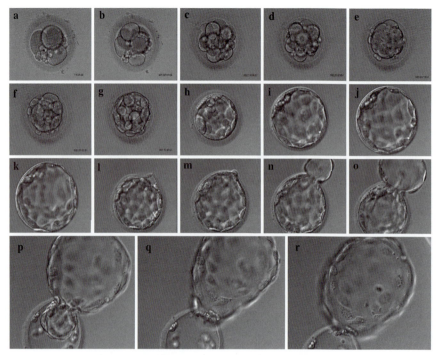

図9　4細胞期からハッチングまでの連続画像
4細胞期から8細胞期，そして16細胞期へと分割していく（a〜d）。その後，コンパクション現象が観察され，桑実胚へ至り（e），胚盤胞腔が形成され（f, g），胚盤胞期へと発生した（h）。そして，胞胚腔の拡張と虚脱（collapse）を反復し，拡張期胚盤胞に至った（i〜k）。最終的に，胞胚腔の大きな虚脱とともに透明帯が破裂し（l, m），破裂孔よりハッチングした（n〜r）。

TLC観察を行った（図9）。分割過程において，割球間の接着が強まり，コンパクションが観察され，桑実胚へと至り，その後，胞胚腔の形成を経て胚盤胞期へと発生した。そして，胞胚腔の拡張と虚脱（collapse）を反復し，拡張期胚盤胞へと至り，最終的に胞胚腔の大きな虚脱とともに透明帯に亀裂が生じ，ハッチングした。

ⅱ）ストランド現象と一卵性双胎発生機序

胞胚腔形成過程において，胚を構成する細胞と対側の細胞が糸を引く現象が初めて確認され，「ストランド現象」と命名した（図10A）。これまで，一卵性双胎（monozygotic twins：MZT）は，ハッチング過程において，透明帯により内細胞塊が分離されることで発生すると報告されてきた[34]。しかし，筆者らのhR-TLC観察により，内細胞塊と対側の細胞間にストランド現象が生じ，内細胞塊が分離されることにより，2個の内細胞塊を有する胚盤胞が形成されることが初めて確認された（図10）。筆者らの解析結果では，胚盤胞期胚の50.8％（30/59）に少なからずストランド現象が観察され，その頻度はきわめて高いことが明らかとなった。したがって，胚盤胞期におけるストランド現象がMZT発生の大きな誘因となり得ることが初めて確認され，ヒト受精卵の長期間体外培養の負の影響を無視できない可能性が示唆された[7]。

5. まとめ

タイムラプスによるヒト胚の動的観察は，ヒト胚発育における種々の新たな現象を見出したのみならず，ARTにおける胚の培養方法の改良ならびに胚評価の再検討に大きく寄与した。

現在，ART治療はその有効性と安全性を再検証する時代へと移行している。本来，体内で発育

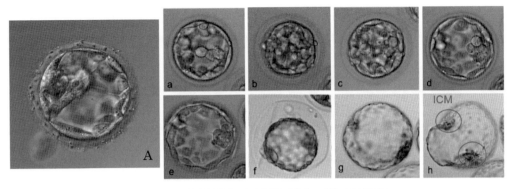

図10 一卵性双胎（MZT）発生に関する機序
胞胚腔を形成する過程において，胚を構成する細胞と対側の細胞が糸を引く現象，「ストランド現象」が初めて確認された（A）。内細胞塊（inner cell mass：ICM）と対側の細胞間にストランド現象が観察され，ICMが分離した（a〜e）。その後，大きな虚脱とともに透明帯が破裂し（f），2個のICMを有する胚盤胞が透明帯の破裂孔からハッチングした（g，h）。

すべき配偶子ならびに胚の体外培養では，体内環境とは異なる種々の外的要因に対する曝露は不可避であり，これらの要因の影響をできるだけ少なくする配慮が何より重要である。また，十分な配慮・工夫を行っても，体外培養環境は体内環境には及ばないことを銘記すべきである。

我々は，常に根拠に基づく医療（evidence based medicine：EBM）の実践を念頭に置き，検証を重ねながら慎重な対応を心がけ，ART治療の有効性と安全性を検証し続けるべきであると考えている。

文献

1) Nagy ZP et al.: *Hum Reprod* **9**：1743-1748, 1994.
2) Tesarik J et al.: *Hum Reprod* **14**：1318-1323, 1999.
3) Scott L：*Reprod Biomed Online* **6**：201-214, 2003.
4) Payne D et al.: *Hum Reprod* **12**：532-541, 1997.
5) Adachi Y et al.: *J Mamm Ova Res* **22**：64-70, 2005.
6) Mio Y：*J Mamm Ova Res* **23**：27-35, 2006.
7) Mio Y et al.: *Am J Obstet Gynecol* **199**：660e1-5, 2008.
8) Mio Y et al.: *Period Biol* **111**：323-327, 2009.
9) Mio Y et al.: *J Assist Reprod Genet* **29**：951-956, 2012.
10) Mio Y et al.: *J Health Med Informat* **5**：143, 2014.
11) Iwata K et al.: *J Mamm Ova Res* **32**：143-148, 2015.
12) Gardner DK, et al.: Towards reproductive certainty：fertility and genetics beyond 1999. Parthenon Publishing, Carnforth, pp.378-388, 1999.
13) Veeck L：Atlas of human gametes and conceptuses. Parthenon Publishing Group, New York, 1999.
14) Alpha Scientists in reproductive Medicine and ESHRE Special Interest Group of Embryology：*Hum Reprod* **26**：1270-1283, 2011.
15) Kyozuka K et al.: *Gamete Res* **20**：275-285, 1988.
16) Tilney LG et al.: *J Cell Biol* **87**：771-782, 1980.
17) Sun QY et al.: *Reproduction* **131**：193-205, 2006.
18) Yamasaki H et al.: *J Mamm Ova Res* **16**：43-49, 1999.
19) Shalgi R et al.: *Gamete Res* **1**：27-37, 1978.
20) Davies TJ et al.: *Hum Reprod* **17**：2368-2379, 2002.
21) Maro B et al.: *J Embryol Exp Morphol* **81**：211-237, 1984.
22) Piotrowska K et al.: *Nature* **409**：517-521, 2001.
23) Schatten G：*Dev Biol* **165**：299-335, 1994.
24) Simerly C et al.: *Nat Med* **1**：47-52, 1995.
25) Terada Y et al.: *Biol Reprod* **62**：557-563, 2000.
26) van Blerkom J et al.: *Hum Reprod Update* **1**：429-461, 1995
27) Bischoff TLW：Entwicklungsgeschichte des Kaninchen-Eies. Druck und Verlag von Friendrich Vieweg und Sohn, Braunschweig, 1842.
28) Brown D：*Proc Natl Acad Sci USA* **51**：139-146, 1964.
29) Scott L et al.: *Hum Reprod* **22**：230-240, 2007.
30) Tesarik J et al.: *Hum Reprod* **14**：1318-1323, 1999.
31) Kai Y et al.: *J Assist Reprod Genet* **32**：1589-1595, 2015.
32) Alikani M et al.: *Fertil Steril* **71**：836-842, 1999.
33) Iwata K et al.: *J Assist Reprod Genet* **31**：421-426, 2014.
34) da Costa AL et al.: *Hum Reprod* **16**：333-336, 2001.

（經遠智一，岩田京子，見尾保幸）

V 胚発生と着床

6 着床のメカニズム

1. 着床とは

卵管膨大部で受精した受精卵は，細胞分裂を繰り返し桑実胚となり，受精後約3日で子宮腔内に達する。受精後6〜7日には胚盤胞となり子宮内膜の緻密層内へ侵入する。こうして，子宮壁との間に器質的な結合が成立した状態を着床という（日本産科婦人科学会編：『産科婦人科用語集・用語解説集 改訂第3版』より）。

着床を担う主な役者は，受精卵（胚）と子宮（主に子宮内膜）の2つである。前述の通り，日本産科婦人科学会では，この両者が器質的に結合することを着床と定義している。しかし，この結合の前から，両者はそれぞれが変化をしながら着床に向けての準備を行う。そして，それぞれの変化が「時間的」に「同期」し，両者が「空間的」に接近・接触した時に，胚と子宮内膜の相互作用が開始され，器質的な結合へと進んでいく。換言すれば，準備状態にない両者がただ接近・接触しただけでは，相互作用は起こらず，したがって着床も開始しない。

2. 着床現象を担う役者とその構造と機能
1）子宮内膜

子宮内膜とは，子宮壁の最内層部で子宮腔を形成している粘膜である。1層の円柱上皮（表層上皮）と管状腺および間質からなる。子宮腔側の表面から月経時に脱落する内腔側2/3の内膜を機能層，月経時に脱落せず残存する筋層側1/3の内膜を基底層と呼ぶ。

子宮内膜は，少女期は菲薄であるが，思春期より厚くなる。生殖期に到達した子宮内膜は決して静的な組織ではなく，卵巣から産生されるエストロゲン（主にエストラジオール：E_2）と黄体ホルモン（プロゲステロン：P_4）の主に2つの性ステロイドホルモンの変動に応じて周期的にダイナミックに変化する（図1）。

月経時に出血とともに機能層が脱落し，主に基底層のみとなった子宮内膜は，月経中〜直後より新たに組織の再生を開始し，E_2の作用により増殖する。月経直後は2〜3 mm程度の厚さであった内膜は，10日間ほど経過し血中E_2がピーク値になる排卵直前には，10 mm前後の厚さになる。基底層から新生した機能層が，この内膜の増大に寄与すると考えられている。続いて，排卵により黄体が形成されてP_4が産生されると，その影響を受けて子宮内膜は分化とともに分泌期様変化を呈し，着床に向けてサイトカインやケモカインなどの様々な生理活性物質を産生・分泌する。

なお，月経周期を28日として，卵巣の変化に基づいて月経1日目〜排卵（13日目）までを卵胞期，排卵（14日目）後から月経周期の最終日（15〜28日目）までを黄体期と呼んで，月経周期を表すのが一般的である。なお，実際の正常な月経周期の範囲は25〜38日であり，かつその変動が5日以内とされている。一方，子宮内膜の変化に基づくと，図1の通り，月経1〜5日目を月経期，月経6〜13日目を増殖期，排卵後15〜28日目を分泌期と呼ぶ（ただし，この日数の区切りは諸家により多少異なる）。

分泌期には，子宮筋層の血管から子宮内膜に向かって，らせん動脈と呼ばれるらせん状の動脈が多数増生し，豊富な血流の供給を通じて，着床・妊娠の成立・維持に要求される子宮内膜の構造と機能を支える。子宮内膜には免疫反応を担当する

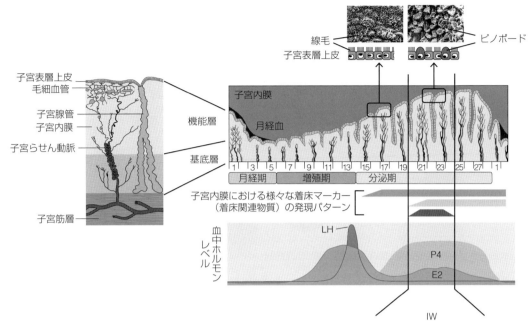

図1 子宮内膜および血中ホルモン値の周期性変化とIW

様々な細胞が存在し，着床期周辺から増加あるいは活性化する．その中で特に重要な免疫担当細胞は，ナチュラルキラー（natural killer：NK）細胞，マクロファージ，制御性T細胞などであり，血管新生，免疫寛容，自然免疫防御などに重要な役割を果たす．

分泌期の中期には，子宮内膜は胚を受容する能力を獲得し，胚が到来すれば着床を通じて妊娠が成立し得る．一方，妊娠が成立しなければ，黄体が退縮してE_2に加えて主にP_4の血中濃度が低下（消退）する．この消退により，子宮内膜の栄養血管（らせん動脈）の攣縮が惹起され子宮内膜の血流が低下する．この虚血に加えて，子宮内膜の組織構造の維持を担う蛋白〔細胞外基質（extracellular matrix：ECM）〕を分解する様々な酵素が子宮内膜組織内で産生されることにより，子宮内膜，特に機能層の組織構造が破壊され，出血とともに機能層は剥脱し体外に排出される．これが月経であり，前述の通り，月経後は主に基底層のみが残存することになる．妊娠が成立しなければ，この月経，再生，増殖，分化，組織剥脱からなる28日間の周期性変化を，初経から閉経まで延々と反復することになる．更年期を経て閉経に至ると，この周期性変化は停止し，再び菲薄化して老年期に至る．

ここで，着床に関連した特徴的な構造変化の1つに，内膜表層上皮にはピノポード（pinopode）という突起物の一過性の出現があげられる．この変化は受精卵が着床する分泌期中期頃にほぼ一致して起きることから，着床に必須の現象と考えられている[1]．しかし一方，ピノポードの出現と着床は直接関連しないという報告もあり[2]，ピノポードの意義についてはまだ不明な点が多い．ピノポードの生物学的意義については今後解明されることを期待するとして，重要な点は，月経周期の20〜24日目，あるいは排卵後の6〜10日目の期間だけが，胚を受容できると考えられていることである．この限定された期間を，着床ウインドウ（implantation window：IW）と呼ぶ．換言すれば，分泌期内膜であってもIWより前あるいは後の時期には着床は起きない（図1）．これは，子宮内膜には胚を着床させない能動的な仕組みがあ

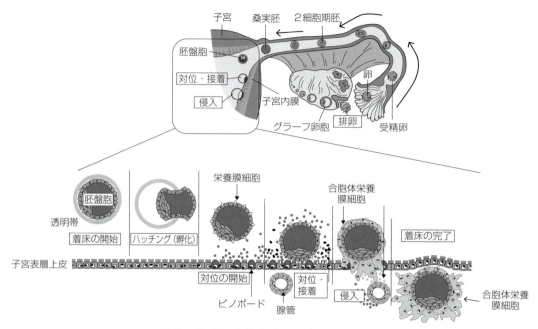

図2 排卵から着床までの卵・胚の流れ

り，IWの時だけその仕組みが解除されるという別の見方も可能である．実際，IW以外の時期では，胚は子宮内膜よりむしろ卵管や腹膜に着床しやすく，このことは異所性妊娠（子宮外妊娠）の発症の原因と考えられている．図1にあるように，ピノポードのような構造的変化だけでなく，IWあるいは着床期周辺に，後述するインテグリンも含めて様々な物質が様々なパターンで発現・産生・分泌される．これらの中から着床能や妊孕能を反映するマーカー（着床マーカー）を探索する研究が，生殖分野における重要な研究として盛んに行われている．

2）胚

卵管膨大部での受精に続いて，受精卵は分裂を繰り返しながら卵管内を移動し，受精後2～3日後の桑実胚の時点で子宮腔内に到達する．続いて内細胞塊（inner cell mass：ICM）と栄養外胚葉（trophectoderm：TE）から構成される胚盤胞（胞胚）となる．さらに発育が進むと，胚盤胞は，透明帯を伸展し，拡張・収縮運動による物理的な力と栄養膜細胞と子宮内膜間質細胞から分泌される透明帯融解酵素によって，菲薄化した透明帯より脱出（ハッチング，孵化）する．この状態になった胚盤胞が浮遊しながら次第に子宮内膜の管腔上皮に近づき接触することにより，受精後6～7日目頃から対位（apposition）と呼ばれる最初の着床のプロセスが開始する．この一連の過程を図2に示す．

3．着床の過程とメカニズム
1）対位（apposition）

前述の通りハッチング（孵化）した胚盤胞は，子宮収縮と子宮腔内でのムチン分泌によって生じるダイナミックな液流により子宮腔内を移動する．このような液流によって発生する「ずり応力（shear stress）」にもかかわらず，胚盤胞は内膜表層上皮に接近し，転がりながら正しい位置取り，すなわち内細胞塊直下の栄養外胚葉が表層上皮と対峙する位置関係となり，胚盤胞と表層上皮との間で初期の接着が起こる．これを対位（apposition）といい，続いて起こる強固な接着と侵入のための位置決めをする．この位置取りが生じるIWの時期に一致して，ピノポードが子宮内膜表層上皮

の子宮腔内側の膜上（apical surface）に出現する。ピノポードは胚盤胞と表層上皮との細胞間の接着をサポートしていると考えられている。

インターロイキン8（interleukin-8：IL-8），単球走化因子1（monocyte chemotactic protein-1：MCP-1）などのケモカインは，IW時に，特に対位の時期に子宮内膜および胚盤胞から産生される。さらに，セレクチン，特にL-セレクチンは，胚盤胞の対位時期において極めて重要な役割を果たす[3]。

セレクチンは細胞膜表面に存在するレクチン様の糖蛋白で細胞の接着に関与する。セレクチン系が作動する代表的な例として，血管内を流れているリンパ球と血管の内腔を覆う血管内皮の相互作用があげられる[4]。リンパ球が血管壁を通過して血管外に移動する際に，セレクチンの1つであるL-セレクチンがリンパ球の細胞膜上に発現することにより，まず血管内皮の上を転がっているリンパ球が，やがてその転がりを止めて血管内皮と接着する。血管内皮の細胞上にL-セレクチンのリガンド（結合相手となる分子）が発現するため，リンパ球のL-セレクチンとその血管内皮のリガンドとの間で結合が生じ，リンパ球は身動きがとれなくなる。この結合は短時間かつ可逆的であるとされている。続いて，後述するインテグリンという接着分子を主とする別の接着・固着システムが作動し，両者は強固に固着した後，リンパ球は血管内皮の間に侵入し，そこを通過して，血管内腔から血管外の間質へ侵入し移動する[4]。

ハッチング（孵化）した胚盤胞は，前述した同様の流れとメカニズムにより，内膜表層上皮と対位し接着が開始する[3,5]。すなわち，リンパ球-血管内皮間の相互作用において，リンパ球を胚盤胞，血管内皮を表層上皮と読み替えればよい。胚盤胞の内細胞塊近傍の栄養外胚葉に発現するL-セレクチンと表層上皮側に発現するL-セレクチンのリガンド（Lewis-X関連分子MECA-79など）との間での相互作用と結合により，対位と初期の接着が起こることになる[3,5]。ちなみに，MECA-79は増殖期には発現していないが，排卵後から発現し始め，排卵後6日目（IW中頃）でその発現レベルはピークに達する[3]。

一方，積極的に着床を抑制する分子の1つとしてMUC1があげられる。MUC1は，表層上皮および腺管上皮の表面を被覆し保護するムチンのコアタンパク質であり，無数の糖鎖よりなる巨大分子である。これにより胚盤胞は上皮に近づくことができない。ヒトでは，MUC1の発現は，月経周期にかかわらず一定である。しかし，胚盤胞から産生される生理活性物質が着床周辺のMUC1の発現を抑制することで，胚が内膜上皮にアクセスしやすくなる。さらに，MUC1がL-セレクチンのリガンドを提示することにより，胚と内膜上皮の接着が促進するとも考えられている[6]。このような接着促進分子の減弱や欠損が着床を阻害し，妊娠の不成立や妊娠が成立してもその後の胚発育障害など着床不全を引き起こすと考えられている。

図3に示す通り，対位と初期の接着に関与する分子として，L-セレクチン以外にはトロフィニン（trophinin），CD44，HB-EGF（heparin-binding EGF-like growth factor）などがあげられる。なお，後述するが，インテグリンは，初期の接着よりもむしろそれに引き続いて起こる強固な接着（固着）に関与する。

2）接着（attachment）／固着（adhesion）

対位を経て直ちにインテグリン依存性の接着と固着が起こる。これにより，胚盤胞は子宮壁に強固に固着するとともに，栄養膜細胞が表層上皮を通過し最終的に胚盤胞は子宮壁内に被包される。インテグリンはファミリーをなす細胞接着分子グループであり，その基本構造はαとβユニットのヘテロ2量体からなる。インテグリンは，栄養膜および内膜の両者に存在し，着床の様々な段階に関与している。特に栄養膜細胞上のインテグリンは細胞-細胞間，細胞-基質間の結合を含めた様々な相互作用を媒介することで，栄養膜の接着，侵入，分化およびアポトーシス（細胞死）に重要な役割を果たす。

一方，内膜表層では，ほとんどのインテグリンは内膜構造を維持するために機能する。着床の場

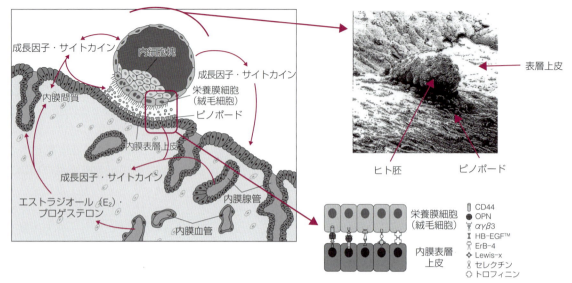

図3 対位と接着

において3つのタイプのインテグリンが存在する[7]。$α1β1$インテグリンはIWのすべてを含む分泌期の全期間にわたって発現する。$α4β1$インテグリンは排卵後から出現しIWが終了する24日目でその発現が消失する。$αvβ3$インテグリンは子宮内膜の表層・腺管上皮において月経周期の19～20日，すなわちIWの開始時期に出現し1週間程で直ちに消失する。インテグリンのリガンドであるオステオポンチン（osteopontin：OPN）も同時期に出現することから，子宮内膜あるいは胚へのシグナル伝達を通じて，子宮表層上皮の子宮腔側への胚の接着とそれに続く侵入に重要な働きをしていると考えられている。

IWにおける$αvβ3$インテグリンの消失は黄体機能不全や子宮内膜症，原因不明不妊，卵管留水症などにみられたとの報告がある[7]。$β1$欠損マウスでは胚盤胞までの胚発生は正常であったが，着床不全となった[8]。

対位の時期においてヒト胚は，ヒト子宮内膜におけるこれらのインテグリンを蛋白レベルで制御する[9]。したがって，ヒト胚はムチンなどの糖タンパク質層を通り抜けて表層上皮に接近すると，胚と内膜との相互作用を通じて，両者間のインテグリンの発現が誘導され，強固な接着（固着）が誘導される。

3）侵入（penetration/invasion）

着床の最終段階は胚の子宮内膜への侵入/浸潤であり，胎盤の形成へとつながる。侵入に際しての最初の障壁は子宮内膜の表層上皮である。続いての2番目の障壁は，表層上皮を裏打ちする，主にIV型コラーゲンで構成され基底膜である。基底膜の下は血管や免疫担当細胞など様々な細胞成分が存在する内膜間質になる。図4に，侵入の開始のシェーマを示す。接着と固着を経て栄養膜外胚葉は表層上皮と接する場で細胞同士が融合して合胞体となり（合胞体性栄養膜外胚葉），様々な蛋白分解酵素（matrix metalloproteinaseなど）の産生により細胞外基質を溶解・分解しながら，内膜の表層上皮の組織構造，基底膜，間質構造を破壊して侵入して行く。この過程において，表層上皮のアポトーシスが起こり空隙ができることや[10]，表層の上皮細胞が上皮間葉転換（epithelial-mesenchymal transition：EMT）により一時的に運動性を獲得して胚接着周囲から退くことにより道筋を作ることも[11]，栄養膜細胞の侵入をスムーズにするメカニズムの1つと考えられている。

受精後10日までには，胚盤胞は完全に子宮内

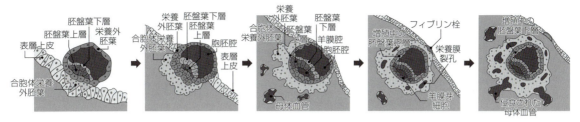

図4　侵入の開始と過程

合胞体栄養膜が表層上皮を貫通し始めている。

膜間質内に被包され上皮の再増殖あるいは再移動により着床により欠損した箇所は再上皮化される。最終的に，栄養膜細胞は細胞外基質を子宮内膜全体，内膜血管に侵入するだけでなく，子宮平滑筋層の内腔1/3まで侵入する。

栄養膜細胞が子宮の血管に到達すると，子宮胎盤循環を構成するラクナ（空隙）のネットワークが作られる。そこでは，栄養膜細胞が直接母体血液と接するように胎盤絨毛が配置される。胎盤は，母体と胎児の間での栄養，ガス，老廃物，ホルモン，成長因子などの交換・輸送器官として，重要な役割を果たす。侵入の各ステップを図4に示す。

4）脱落膜化（decidualization）

脱落膜（decidua）は，着床・妊娠の成立に伴い形態的および機能的に変化し，妊娠の終結により剥脱する子宮内膜組織の一部と定義される。内膜が脱落膜に変化することを，広義には脱落膜化（decidualization）というが，狭義には，内膜の構成細胞である間質細胞の形態的機能的変化，すなわち間質細胞が大型で敷石状の配列を示す形態を呈するとともに（図5），様々な生理活性物質を産生する細胞に分化するとき，これらを脱落膜細胞（decidual cell）あるいは脱落膜化細胞（decidualized cell）という。着床や絨毛・胎盤形成の過程において，脱落膜化は重要な役割を果たす。その主な生理学的意義は，様々な生理活性物質の産生や細胞間相互作用を通じて，絨毛の発育・侵入および胎盤の形成・維持を制御することにある[12]。

ヒト子宮内膜の脱落膜化を主に誘導するものとして，着床胚からのシグナルも重要だが，エストロゲンに十分曝露されて増殖した子宮内膜は胚からのシグナルがなくてもプロゲステロン単独で脱落膜化が起きる[12]。脱落膜化細胞は分泌期内膜のらせん動脈の周辺から出現し，分泌期後期に多くの部分で脱落膜細胞が出現し，前脱落膜化（predecidualization）と呼ばれる。一方，胚から産生されるヒト絨毛性ゴナドトロピン（human chorionic gonadotropin：hCG）なども脱落膜化を促進するので，着床胚周辺の脱落膜化も顕著になり，妊娠が継続すると，子宮内膜のほぼ全体が脱落膜となる。

前述したNK細胞，マクロファージ，制御性T細胞などの免疫担当細胞は，脱落膜において母児間の免疫反応を巧妙に調節することにより，本来母体にとって免疫的に異物である胎児が拒絶されないように妊娠を維持する（図5）。

4．着床不全

着床現象を担う役者は胚と子宮（特に子宮内膜）である。したがって着床不全をきたす因子は，胚あるいは子宮のいずれか，あるいは両者にあると考えられる。胚と子宮は正常でもその相互作用に問題が生じて着床不全に陥ることも概念的・理論的には考えられる。しかし，その検出や証明は難しい。

1）胚側の因子

着床不全を引き起こす胚側の因子としては，染色体の数的異常が最も多く，体外受精患者由来の胚盤胞の45％に，また反復して着床不全を呈する患者の胚盤胞の60％に認められる[13]。その他，染色体よりさらにミクロの遺伝学的異常やARTの過程で発生する外的要因（酸化ストレスなど）によ

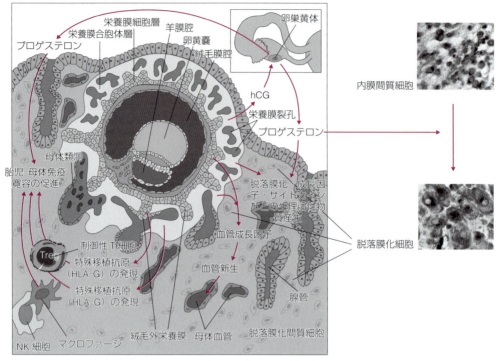

図5 侵入の完了と脱落膜化

る胚へのダメージなども着床障害の原因となる[14]。

2) 子宮側の因子

子宮内膜が作り出す適切な着床環境を撹乱・悪化させることで着床を阻害する要因として，物理的要因，免疫的要因，内分泌的要因などがあげられる．これらの要因を惹起する具体的な疾患は，筋層内あるいは粘膜下子宮筋腫，子宮腺筋症，子宮内膜ポリープ，子宮腔癒着症（アッシャーマン症候群），菲薄子宮内膜，子宮内膜炎，子宮奇形（単角子宮，双角子宮，中隔子宮など）などである[15]．

例えば，子宮腔内に突出する子宮筋腫（粘膜下筋腫）は子宮腔を圧排・変形することにより，子宮は適切な着床空間を確保することができず，着床が阻害される．一方，疾患の種類や程度によっては，単一の要因だけでなく複数の要因が重なり合うことも少なくない．例えば，大きな子宮内膜ポリープが多発している場合は，①物理的影響により子宮腔が変形し不適切な着床空間が形成される，②炎症が惹起されてNK細胞などの免疫担当細胞の量，バランス，機能が乱れる，③エストロゲンやプロゲステロンの受容体の発現変化によりこれらの性ステロイドホルモンに対する応答が異常になるため，様々な生理活性物質の産生バランスが崩れる，④子宮内膜が過度の増殖をきたすことで，着床の空隙を作るためのアポトーシスや細胞運動が適切に起きない，など複数の要因により着床不全が惹起し得る[15]．

さらに，子宮や子宮内膜は一見正常にみえても，反復着床不全患者の子宮内膜では分子レベルで異常がみられると報告されている．前述した通り，IWにおける$\alpha v \beta 3$インテグリンの消失が，黄体機能不全，子宮内膜症，原因不明不妊，卵管留水症などを有する患者の子宮内膜に多かった[7]．ただし，インテグリンの発現パターンだけでは反復着床不全患者の妊娠予後を予測することはできなかった[16]．最近，様々な遺伝子の発現パターンを用いれば予後予測は可能であったとの報告がなされた[17]．

5. まとめ

　胚および子宮内膜は，着床を成功させるために，着床前からそれぞれ入念な準備を行う。両者が邂逅し着床が始まると，様々な生理活性物質の産生あるいは分泌などを通じて相互に作用しながら，複雑な各ステップの1つ1つをクリアして着床を完了させる。生殖補助医療（ART）は，この一連の複雑かつ巧妙な自然の着床プロセスに介入する医療技術である。しかし，着床現象の正常と異常のメカニズムについてはいまだ不明な点が多い。今後のさらなる解明によって，エビデンスに基づいた着床障害に対するより良いARTが開発され実地臨床で行われることを期待したい。

文献

1) Nikas G：*Semin Reprod Med* 18：229-235, 2000.
2) Quinn CE *et al.*：*Hum Reprod Update* 15：229-236, 2009.
3) Genbacev OD *et al.*：*Science* 299：405-408, 2003.
4) Marki A *et al.*：*J Leukoc Biol* 98：503-515, 2015.
5) Dominguez F *et al.*：*FASEB J* 19：1056-1060, 2005.
6) Carson DD *et al.*：*Front Biosci* 11：2903-2908, 2006.
7) Lessey BA：*J Reprod Immunol* 55：101-112, 2002.
8) Stephens LE *et al.*：*Genes Dev* 9：1883-1895, 1995.
9) Simon C *et al.*：*J Clin Endocrinol Metab* 82：2607-2616, 1997.
10) Galan A *et al.*：*Hum Reprod* 15 (Suppl 6)：74-80, 2000.
11) Uchida H *et al.*：*Am J Reprod Immunol* 75：326-332, 2016.
12) Maruyama T *et al.*：*Endocr J* 55：795-810, 2008.
13) Koot YE *et al.*：*Curr Opin Obstet Gynecol* 25：274-279, 2013.
14) Agarwal A *et al.*：*Reprod Biol Endocrinol* 12：112, 2014.
15) Galliano D *et al.*：*Hum Reprod Update* 21：13-38, 2015.
16) Coughlan C *et al.*：*Fertil Steril* 100：825-830, 2013.
17) Koot YE *et al.*：*Sci Rep* 6：19411, 2016.

〈丸山哲夫〉

VI ヒト体外受精の実際

1 排卵のメカニズムと調節卵巣刺激法

1. はじめに

　生殖補助医療（ART）を成功させるためには，クオリティのよい卵子を多数個得ることが望ましいと考えるのが一般的である。ところが，ヒトでは他動物と異なり単一排卵機序が存在し複数個の成熟卵子を得るには卵巣刺激の必要性が生じる。さらに，内因性LHサージの抑制も行う必要があり，これを調節卵巣刺激法という。本項では，まずゴナドトロピンと性ステロイドのフィードバック機構を中心に精妙なヒトの排卵機構を理解する。その上でクロミフェンや各種FSH製剤による卵巣刺激法や採卵のために必要になるLHサージ抑制法の特徴を解説する。

2. ヒトの排卵機構
1）排卵周期

　ヒトの排卵周期，いいかえれば月経周期は**表1**に示すホルモンを中心に，視床下部-下垂体-卵巣系のフィードバック機構を軸として精妙に維持される（**図1**）。卵巣からはエストロゲンが分泌され，タイミングよく排卵が起こり，子宮内膜もプロゲステロンのホルモン作用により着床，妊娠の環境を作る（**図2**）。この機構を**図1**に従って概略する[1]。

① 卵巣ホルモンの分泌が低下して月経になると，視床下部から分泌されるゴナドトロピン放出ホルモン（gonadotropin releasing hormone：GnRH）の指令により下垂体から卵胞刺激ホルモン（FSH）が分泌される。

② FSHは卵巣を刺激し，発育した卵胞からエストロゲンが分泌され，子宮内膜が増殖する。卵胞の発育は超音波による卵胞径の計測とエストロゲン値の測定により評価される。卵胞期初期では複数個の卵胞発育がみられるが，首席卵胞が決定すると，次席以降の発育は停止する。卵胞径はおよそ10 mmを超えると1日2 mm程度増加する。

③ 卵胞が成熟しエストロゲンの分泌がピークに達

表1　排卵に関与するホルモンとその役割

	分泌場所	主な役割
GnRH	視床下部	下垂体に働きかけゴナドトロピンを分泌させる
FSH	下垂体	卵巣で卵胞を発育させる（卵胞刺激ホルモン）
LH	下垂体	卵巣で排卵や黄体の形成を促す（黄体形成ホルモン）
プロラクチン	下垂体	ゴナドトロピンの働きを調整する。乳汁分泌作用がある
エストロゲン	卵巣	子宮内膜を増殖させる。子宮以外にも多様な作用がある
プロゲステロン	卵巣	内膜を分泌期にし，妊娠の成立，維持に重要である　基礎体温を上げる作用もある
アクチビン	卵巣	ゴナドトロピン（FSH）の分泌を促進する
インヒビン	卵巣	ゴナドトロピン（FSH）の分泌を抑制する

GnRH（視床下部）がゴナドトロピン（FSH・LH：下垂体）の分泌を調節し，ゴナドトロピンがエストロゲン・プロゲステロン（卵巣）を調整する。エストロゲンはGnRH，FSH・LHの分泌を調整する（フィードバック）。アクチビン，インヒビンは首席卵胞の選別にも関与する。

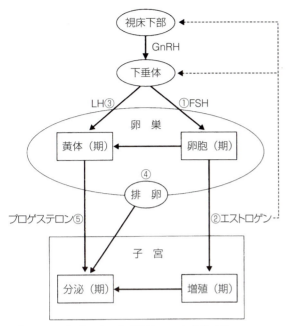

①GnRHの指令により下垂体はFSHを分泌する。
②FSHの刺激で卵胞は発育しエストロゲンを分泌し、子宮内膜を増殖させる。
③エストロゲンのピークのフィードバックにより下垂体はLHを分泌する。
④LHは排卵と卵胞の黄体化を指令する。
⑤黄体から分泌されるプロゲステロンは子宮内膜を分泌期に誘導し、妊娠準備状態を作る。
⑥黄体の寿命は2週間で終わり、月経となり①に戻る。

図1　ヒトの排卵機構

すると、そのポジティブフィードバックにより下垂体は黄体形成ホルモン（LH）を大量分泌する（LHサージ）。エストロゲンのピーク値はおよそ200〜400 pg/mL程度、卵胞径は18〜20 mmである。LHの上昇が始まって36時間、ピークから12時間程度で排卵する。
④LHは排卵を促すと同時に、卵胞の黄体化を指令する。hCGはLH作用を有するため、排卵誘発剤や黄体機能賦活剤としても用いられる。
⑤黄体から分泌されるプロゲステロンは子宮内膜に作用し分泌期化し、妊娠準備状態を作り、同時に体温は高温になる。正常な排卵があれば、プロゲステロン値は10 ng/mL以上になる。
⑥黄体の寿命は2週間で、プロゲステロン分泌が終わり基礎体温は低下し月経となり、①に戻

る。

　排卵周期で重要な働きをするフィードバックシステムについて補足する。生体内で観察されるフィードバックはネガティブフィードバックが多い。排卵機構においても、卵胞から分泌されるエストロゲンは通常状態では中枢側に抑制的に作用している。エストロゲンがピークを形成したときに、下垂体にポジティブフィードバックがかかり、LHサージが発生する。

2）排卵周期の確立

　思春期前の女性においては視床下部-下垂体-卵巣系は作動していない。排卵周期の確立に向けて、思春期前期においては身体的発育と性腺機能の活性化が平行して進む[2]。すなわち身長、体重とも思春期前期において急激な増加を示し、排卵周期確立とともに身長の増加は停止傾向をみる。視床下部に対する性ステロイド抑制閾値は高くなり微量の性ステロイドでは抑制がかからずGnRHおよびゴナドトロピンの産生、分泌が増加し卵巣のホルモン分泌が活発化する。性腺機能活性化が起こる思春期前期においては夜間睡眠時のGnRHの分泌が増加し、ゴナドトロピンの律動的分泌が開始される。視床下部の性ステロイド感受性の低下およびGnRH抑制の解除が進むが、そのメカニズムは不明な点が多い。およそ10歳前後で乳房の発育、11歳前後で陰毛の発生が始まり平均12.5歳で月経が初来する。

　思春期中期以降には排卵が起こり、ほぼ成人量の性ステロイドホルモンが分泌され、中枢へのフィードバック機構も成人と同じレベルで調節され、ゴナドトロピン量も成人量となる。乳房や陰毛および皮下脂肪による女性特有の体型も成人型へ発育する。

3）排卵周期と子宮内膜の周期変化

　子宮内膜は受精卵のいわばベッドとして着床の場となる[1]。受精卵の子宮内膜への着床は卵子と精子の出合いと同様タイミングが重要で、排卵後の限られた時間のみに起こり得る。この時期を着床ウインドウ（implantation window）と呼ぶこ

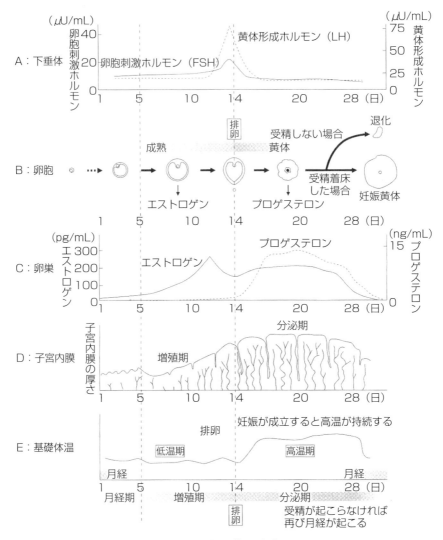

図2 月経周期の変化

ともある。

月経が開始すると出血とともに子宮内膜は剥離脱落し，基底層のみを残すだけとなる（**図2**）。その後FSHの働きで卵胞からエストロゲンが分泌されると子宮内膜が増殖を開始する。この期間は周期14日目の排卵日まで続き，卵巣からみると卵胞期，子宮内膜からみると増殖期と呼ぶ。増殖期初期の子宮内膜は厚さ3mm程度で腺管は直線状で数も少ない。増殖期中期では内膜は厚さを増し，腺管も迂曲蛇行が認められる。増殖期後期では内膜の厚さは10mmを超え，腺管迂曲蛇行が著しくなる。内膜が7mm以下では高い着床率は期待できない。

排卵を契機に卵巣は黄体期に入りプロゲステロンを分泌し，子宮内膜は分泌期に変わる。排卵から1週間ほどの分泌期前期では腺上皮に特徴的変化がみられる。上皮細胞の核の下方にグリコーゲンに富んだ核下空胞が認められ，基底膜側から管腔側に核が押し上げられた形態をとる。やがてグリコーゲンは管腔側に移行して分泌され，腺管はグリコーゲンで満たされ，核は基底側に戻る。この変化はプロゲステロンにより受精卵の発育や着床に備えたものと解釈される。分泌期後期では腺上皮には大きな変化はみられないが，間質側に浮

腫がみられるようになり，偽脱落膜化細胞も認められる。分泌期末期にはプロゲステロンの分泌が急減し，子宮内膜の血管にも変化が起こり，血液の供給が止まり，子宮内膜は基底部分を残し壊死し，剥がれ落ち月経になる。

3. ARTの卵巣刺激法

1）排卵誘発

　正常な排卵周期を有する女性においては，月経とともに複数の卵胞発育が開始するが，前述したように単一排卵機構が存在するため，首席卵胞だけが排卵される。ARTでは，自然周期採卵を行う施設もあるが[3]，一般には1個の卵胞に頼ったのでは，採卵，移植，妊娠成立までの成功確率が低いと考えられる。したがって，十分に成熟した卵子を多数採取するために，排卵誘発が行われることが多い[4]。

　排卵誘発に使用される主な薬剤を表2に示した。クロミフェンはエストロゲンのアナログでエストロゲン受容体の拮抗剤として作用する。ゴナドトロピンの分泌を促進し，卵巣が刺激される。アンタゴニスト作用で，頸管粘液が減少したり，子宮内膜が薄くなることがある。月経周期3ないし5日目から，1日1ないし2錠を5日間投与する。シクロフェニルはクロミフェンよりゴナドトロピン分泌促進作用は低いが，頸管粘液分泌抑制や子宮内膜に対する作用は弱く代用される。

　FSHは卵胞を直接刺激するが，製剤は大きく二分される[5]。1つはリコンビナントFSHで現在2種類が利用可能である。もう1つは尿由来のヒト閉経期尿性ゴナドトロピン（human menopausal gonadotropin：hMG）で，一定程度LH活性を有する。通常の排卵誘発剤として用いる場合は1日75単位を連日注射するが，ARTの卵巣刺激では150ないし300単位を用いることもある。月経周期3日目から連日注射する。自己注射できるものもあるが，卵巣過剰刺激を防ぐために，数日おきに外来受診し経腟超音波モニターなどを行う。なお，ここでは標準的な投与量を示すが，実際の使用量は患者あるいは施設により選択の幅は少なくない。

　GnRHアゴニスト，GnRHアンタゴニストはGnRH受容体に作用し，次項で述べるようにLHサージを抑制するために用いる。GnRHアゴニストは一時的にLH分泌を亢進（フレアアップ）するために，排卵のトリガーに用いる場合がある。GnRHアンタゴニストにはフレアアップ作用はないが，内因性ゴナドトロピンの抑制によりエストロゲンが低下することがあるので注意する。

　卵巣刺激の最終段階は，LH刺激による卵子の減数分裂の再開と排卵のトリガーである。LHサージを検出する方法は不安定で，通常は卵胞径が18ないし20 mmの時点で，ヒト絨毛性ゴナドトロピン（human chorionic gonadotropin：hCG）10,000単位を投与する。これはhCGのLH作用を利用するもので，投与36時間後には排卵するため，その直前に採卵する。hCGはLHより半減期が長く，作用も長期化するため，卵巣過剰刺激のリスクは高くなる。遺伝子組換えによるLHも開発されているが，日本では未認可である。

2）LHサージの抑制

　卵巣刺激により卵胞が発育してエストロゲンの分泌が高まると，前述したようにエストロゲンのポジティブフィードバック機構が作動して下垂体からのLHサージが発生し，排卵が起こる。体外受精では，排卵直前の成熟卵子を採取する必要がある。歴史的にはLHサージを経時的にチェックする方法が行われたが，既排卵で採卵が不可能なことがネックとなっていた。そこで，LHサージを抑制しタイミングよくhCGを投与する方法が開発され普及した。具体的にはGnRHアゴニスト（表2）の使用で，本来は偽閉経療法による子宮内膜症の治療薬として開発された。排卵誘発における使用は，月経周期の開始に合わせて使用する場合（ショート法）と，前周期の高温期7日目から使用する場合（ロング法）がある。最近よく使用されるのはGnRHアンタゴニストである。FSHないしhMGによる卵巣刺激中に，卵胞発育をモニターし，最大卵胞径が14 mmを超えた時点で同時投与する。

表2 排卵誘発に使用する主な薬剤

薬剤	解説
エストロゲンアナログ	クロミフェン（クロミッド®，セロフェン®）：中枢に作用してゴナドトロピン分泌を促進
	シクロフェニル（セキソビッド®）：クロミフェンに比して頸管粘液分泌抑制が少ない
リコンビナントFSH	ゴナールエフ®，フォリスチム®：遺伝子組換え技術により産生されLH作用を有しない
hMG製剤	ゴナピュール®，hMG富士，フェリングhMG，hMG帝臓®など：一定のLH作用を持つ
GnRHアゴニスト	酢酸ブセレリン（スプレキュア®，ブセレキュア®）：子宮内膜症治療薬だがLHサージ抑制
	酢酸ナファレリン（ナサニール®，ナファレリール®）：同上の作用を有する
GnRHアンタゴニスト	セトロタイド®，ガニレスト®：ともに下垂体に働きLHサージを抑制する
ヒト絨毛性ゴナドトロピン	hCGにはLH作用があり，減数分裂の再開，排卵をトリガーする。LHより半減期が長い
リコンビナントLH，hCG	遺伝子組換えによるLH（ルベリス®），hCG（オビドレル®）は日本では使用されていない

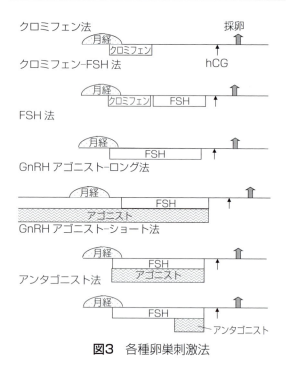

図3 各種卵巣刺激法

3）種々の卵巣刺激法

様々な卵巣刺激法があるが，主なものを図3に示した。

（1）クロミフェン法

クロミフェンを月経周期3日目前後より連日投与し，卵巣を刺激する。複数個の卵胞は発育するが単一排卵機序が働き多数個の卵子獲得は期待しがたい。LHサージの検出ないしhCG投与で採卵時期を決定する。GnRHアゴニスト投与によりLHサージを誘発する方法を用いるものもある。内因性のLHサージにより排卵が起こり採卵できない場合がある。

（2）クロミフェン-FSH法

クロミフェンで発育した卵胞をFSHないしhMGにより刺激し，より多くの成熟卵胞を得ようとするものである。月経周期3～7日目までクロミフェン50 mgを朝晩内服し，施設によっては隔日投与を行うこともあるが，原則的には8日目よりFSH製剤150単位程度を連日投与する。上記（1）と同様にGnRHアゴニスト投与によりLHサージを誘発する方法を用いるものもあるが，内因性のLHサージによる排卵で，採卵不可能な場合がある。

（3）FSH法

FSHないしhMGを月経周期3日目より投与して卵巣刺激を行う。過剰刺激を防ぐために通常150単位程度で開始するが，症例によっては300単位で開始することもある。一定量を連日注射する場合が多いが，漸減法や漸増法も行われることがある。hCGにより卵子の成熟をトリガーするが，クロミフェン法と同様，内因性のLHサージによる排卵で，採卵不可能な場合がある。また，卵巣過剰刺激症候群（ovarian hyper-stimulation syndrome：OHSS）が危惧される場合は，hCG投与を中止し，キャンセル周期とすることもある。

（4）GnRHアゴニスト-ロング法

採卵周期前の高温期中期からGnRHアゴニストを連続投与し，内因性のゴナドトロピン分泌を抑制し，LHサージを抑える方法である。月経開始後3日目よりFSHないしhMGを投与する。内因性のゴナドトロピンが低いため，投与開始量は300単位程度で，通常のFSH法よりは用量が多くなる。卵胞径とエストロゲン値をモニターし，一

定の基準を超えた時点でhCGを投与，採卵する．

(5) GnRHアゴニスト-ショート法

月経開始とともにGnRHアゴニストの投与を開始し，内因性のゴナドトロピン分泌を抑制し，LHサージを抑える方法である．月経3日目よりFSHないしhMGを1日量300単位ほどで開始し，卵巣を刺激する．ロング法と同様，卵胞径とエストロゲン値をモニターし，一定の基準を超えた時点でhCGを投与，採卵する．

(6) アンタゴニスト法

月経3日目よりクロミフェン100 mgを5日間投与し，その後FSHないしhMGを一定量投与する場合，あるいは月経3日目よりFSHないしhMGを1日量300単位ほどで開始し，卵巣を刺激する場合がある．いずれも卵胞発育をモニターし，最大卵胞径が14 mm程度を超えた時点から，GnRHアンタゴニストを併用し内因性のゴナドトロピン分泌を抑制し，LHサージを抑える方法である．アンタゴニストの影響でエストロゲン値が低下することがあるので，FSHからLH作用を持つhMGに変更したり，hMG投与量の増量をしたりして対応する考え方もある．

4) 卵巣過剰刺激症候群（OHSS）

OHSSは卵巣刺激にあたって最も注意すべき副作用である[6]．卵巣が腫大し，軽症では腹部膨満感，中等症では嘔気・嘔吐，重症では腹痛，呼吸困難を訴え，腹水や胸水を伴うこともある．重症化すると血栓症で生命の危険にかかわることもあり，FSH投与量を加減するなど予防に努める．hCG投与や妊娠はOHSSを増悪するので，リスクの高い時はhCG投与を見合わせ，可能ならGnRH投与あるいはキャンセル周期にする．同様にOHSSが危惧される場合は，全胚凍結により胚移植を回避することもある．重症例では入院の上，血栓塞栓症に注意しつつ補液などの管理が必要になる．

文献

1) 堤治：新版生殖医療のすべて，pp.11-15, 丸善，東京, 2002.
2) 堤治：女性の病気と腹腔鏡, pp.134-135, かまくら春秋社，神奈川, 2008.
3) 竹原祐志：産婦人科の実際 58：1793-1802, 2009.
4) 京野廣一ほか：産婦人科の実際 58：1803-1808, 2009.
5) 石川博士ほか：産婦人科の実際 58：1703-1708, 2009.
6) 高井泰：産婦人科の実際 58：1753-1760, 2009.

（堤　治）

VI ヒト体外受精の実際

2 採卵法の実際

本項では各施設における具体的な採卵法，留意する点，工夫などについて紹介する。

施設A

生殖補助医療（ART）における唯一の外科的処置であり，安全で良質の成熟卵子を採取することが成功の基本となる。

1. 採卵の実際

1）準備・説明・同意書

治療の流れ，リスク，コストなどを事前に口頭および文書による同意を得て実施する。スクリーニング検査（感染症，生化学，凝固機能，血栓性素因など）の実施，重婚防止のため戸籍謄本提出を求めている。既往歴・現病歴，アレルギー・血栓性素因の有無に留意する。採卵・胚移植に影響する子宮筋腫・卵巣腫瘍・子宮内膜症の有無，卵巣の位置，卵胞数を電子カルテに記録し，スタッフ間で情報を共有する。また，採卵予定日の1週間前より感染予防目的で抗生剤を処方している。採卵室の室温は25～27℃に保つ。

2）機材

（1）採卵針

35 cm・20Gシングルルーメン針（Kitazato OPU Needle®）を用い，230 mmHgの吸引圧で採卵している。白血病患者など出血傾向が予想される場合には21～23G針を用いる。未成熟卵の体外成熟培養の場合，シングルルーメンの20G針を用い，100 mmHgで吸引している。採卵針は採卵直前まで温めておき，低温による卵子の傷害を極力予防する。

（2）超音波装置

経腟超音波プローブにアタッチメントを装着し採卵する。カラードップラーは特に血管叢が発達していたり卵胞の位置が血管近傍で血管損傷の危険性が高い場合に用いる。プローブカバーは2枚重ねにして使用し，ラテックスアレルギー患者に対してはラテックスフリーのものを用いる。

（3）穿刺ガイド用アタッチメント

超音波洗浄機で洗浄後にオートクレーブで滅菌したものを使用する。

（4）吸引ポンプ

吸引ポンプを用い，フットスイッチでon・offを操作し，一定の圧で卵胞液を吸引する。

3）鎮痛・麻酔

安全で苦痛が少なく，採卵後2時間以内に帰宅できるのが理想である。当院では発育卵胞数が少ない場合にはNSAIDs座薬のみを用い，5個以上の場合では腟壁の局所麻酔を行っている。

採卵当日の午前0時より絶飲食とし，採卵30分前に来院，更衣・排尿・血管確保する。血圧・脈拍・呼吸・酸素飽和度・心電図のモニターを行う。

（1）NSAIDs

ボルタレン®座薬25〜50 mgを採卵30分前に挿入する。喘息・アレルギー歴に注意する。

（2）局所麻酔

超音波で穿刺部位（腟粘膜）を確認しながら，23Gカテラン針にて腟粘膜へ1％リドカイン10 mLを浸潤させる。局麻中毒症状（即時型，遅発型：初期症状として口周囲しびれ，耳鳴，めまいなど），徐脈に注意する。

（3）静脈麻酔

当院ではプロポフォール（添付文書により適応と禁忌を把握）を静脈麻酔薬として用いている。酸素3L／分をマスク下投与し，呼吸抑制や血圧低下などに注意しながら，至適投与量を遵守する。

（4）麻酔薬の卵胞液中への移行と妊娠・児への影響

静脈麻酔薬・局所麻酔薬ともに卵胞液中に検出されるが，受精率・着床率・児の安全性には影響しないとされている[1]。

4）手順

手術室に入室後，担当医・看護師・培養士の前で名前・生年月日の自己申告により本人確認を行う。子宮内膜症合併例や白血病など感染リスクが高い症例には10％ポビドンヨードによる外陰・腟消毒を行った後，温生理食塩水でよく洗い流す。通常は温生理食塩水で浸した綿球による腟洗浄を行っている。経腟超音波にて骨盤内を観察，卵胞個数・サイズ，子宮筋腫・癒着の有無・血管走行などを確認する。穿刺ガイドに沿って，採卵針を腟から穿刺，針先を常に卵胞の中心に置き，回転させながら，卵胞液を吸引する。卵胞液の入った試験管はパスボックスを通じて速やかに培養士に渡す。Follicle flushingは実施していない。採卵が終了したら，経腟超音波にて腹腔内出血・卵巣血腫の有無を確認する。子宮内膜厚が薄い場合は全胚凍結も考慮する。採卵後，腟内を観察し，出血の有無を確認し消毒する。腟壁からの出血に対してはガーゼによる圧迫止血で対応可能である。穿刺数が多い場合や出血が予想される場合など，採卵2時間後に血液検査を施行し，貧血の有無を確認する。

5）穿刺困難例

子宮筋腫，癒着などにより卵巣が子宮の裏側に偏位してやむを得ず子宮を穿刺貫通して採卵する場合，血管の走行を確認し，損傷しないよう注意する。子宮穿刺後の出血も通常と差がなく，受精率，妊娠率に差がないことが報告されている[2]。子宮体部内膜を穿刺した場合，新鮮胚移植への影響も考慮し，原則全胚凍結としている。

6）検卵

低温環境では卵の紡錘体が損傷される可能性があるため，可及的速やかに培養器に収納する必要がある。採卵針は事前に保温し使用直前に取り出すこと，検卵はホットプレート上で迅速に行うこと，採卵してから鏡検，インキュベーターに収納するまでの動線を短くすること，などが重要となる。部屋の光度，培養液の浸透圧，pHなどにも注意する。

7）卵胞径と卵の回収，受精率，分割率

卵胞径14 mm以下の卵胞では卵回収率・成熟率が低下し，かつ成熟卵であっても受精率が低下する一方，24 mm以上の卵胞から採取された卵では多精子受精の頻度が上昇する[3]。平均卵胞径15〜23 mmの卵胞からの採卵が望ましい。

2. empty follicle syndrome（EFS）

トリガーとしてhCGが処方され，片側卵巣から5個穿刺しても成熟卵子が採取できない場合，血中βhCGで確実に投与されたかを確認する。確認できない場合は再度hCGを投与して36時間後に採卵することもある。hCGが確実に投与されているにもかかわらず卵子が得られないことも経験する。その場合，①トリガーとしてロットの異なるhCGやGnRHアゴニスト，r-hCGを投与する，②dual triggerとする，③hCG投与から採卵までの時間を再考する，④刺激法を変更する（GnRHアゴニスト法であれば次回はアンタゴニスト法とする）などの対応策がある。

EFSの頻度は0.2〜7%とされ，35歳未満では散発的，35〜39歳では24%，40歳以上では57%が再発し，原因として加齢に伴う卵巣の低反応が示唆されている[3]。

3. 合併症

1）腹腔内出血・腟壁出血

腹腔内出血における採卵24時間後の平均出血量は230 mLとの報告もあるが，細い採卵針を使用することや穿刺数を減らすことにより，出血量の減少が可能となる[1]。腟壁からの出血は1.4〜18.4%で起こるとされるが，圧迫で止血可能である[1]。

2）他臓器損傷（膀胱，尿管，腸管）

膀胱損傷を予防するため，採卵直前に排尿させている。まれではあるが，膀胱内出血からタンポナーデを起こした1例を経験している。その症例では，泌尿器科にて経尿道的に膀胱内出血点を電気凝固止血した[1]。

3）感染

骨盤内の感染は周期当たり0.2〜0.5%の頻度で発生する[1]。採卵前後の抗生剤投与，採卵時の清潔操作を徹底する。チョコレート嚢腫，卵管水腫は極力穿刺しないように注意するが，やむを得ず穿刺した場合，抗生剤の点滴静注を行っている。

4）麻酔による副作用

局麻中毒の場合，投与約5分後頃より耳鳴，口周囲しびれ，呼吸促進，多弁などの症状が出現する。多くは輸液全開，酸素投与，ジアゼパム5〜10 mg静脈内投与で改善する。ショックや呼吸停止などにも対応できるように，手術室には救急医薬品・蘇生器具を準備しておく[1]。

5）卵巣過剰刺激症候群 （ovarian hyperstimulation syndrome：OHSS）

重症OHSSが予想される場合は，全胚凍結，カベルゴリン2錠／日を8日間投与し，血栓症に注意して管理する。

文献

1) 京野廣一：医学のあゆみ 249：77-82, 2014.
2) 日本生殖医学会編：生殖医療の必修知識，pp.278-284, 金原出版，東京，2013.
3) 日本生殖医学会編：生殖医療ガイドブック 2010, pp.230-235, 金原出版，東京，2010.

（橋本朋子，京野廣一）

施設B

採卵手技は，体外受精〜胚移植の一連の手技の中で最も侵襲が強いため，患者の安全を第一に考え，採卵に伴う負担・苦痛を最小限にする工夫が必要である。当院での採卵手技の特徴・工夫についてまとめる。

1. 準備

麻酔下での嘔吐・誤嚥を防ぐため，胃内を空虚にする。前日午後11時から絶食，飲水は当日午前7時まで可能としている。膀胱充満時には，膀胱損傷の危険があり卵巣位置が腟壁から遠くなるため，採卵直前に必ず排尿を行う。

2. 麻酔

発育卵胞数が1個〜数個と少ない場合は，ジクロフェナクNa 50 mgの坐薬で疼痛緩和を行い，無麻酔で採卵している。採卵にかかる時間が短く，穿刺回数も少ないため，坐薬による鎮痛のみで十分である。多数の発育卵胞がある場合や子宮筋腫や子宮内膜症による癒着で卵巣位置が腟壁から遠い場合は静脈麻酔下で採卵する。マスク下に酸素3 L／分を開始後，プロポフォール2 mg／kgを初期投与し，適宜30 mg前後ずつ追加する。鎮痛のためペンタゾシン7.5 mgを併用する。プロポフォールは鎮静・覚醒が非常に速やかであ

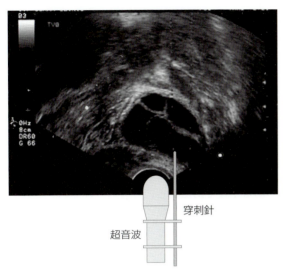

図1　採卵時の超音波画像
上下を反転させることで，穿刺針の操作方向と画面上の針先の動きが一致し，イメージが掴みやすくなる。

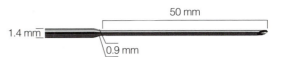

図2　Swemed Sense®の先端
穿刺部位は20G（0.9 mm）で，途中から17G（1.4 mm）となっている。
Wikland M et al.: Hum Reprod 26: 1377-1383, 2011より引用

り，覚醒後の嘔気や麻酔中の悪夢の訴えが少なく当院では第1選択としている。プロポフォールは卵胞液中に移行するが，受精率や胚質・着床率には影響しないこと[1]が報告されている。呼吸抑制や血圧低下に注意する。プロポフォールが使用不可の場合は，ジアゼパム3 mgとケタミン15 mgを使用する。

3. 超音波

通常，B-モード下で卵胞を確認し穿刺ガイドラインに沿って採卵する。超音波画像は外来診察時とは異なり画面の上下を反転させて実施している（図1）。これは卵胞を穿刺するために効き手で穿刺針を「押す」という操作と，超音波画面下の穿刺針の動く方向を一致させて誤操作を防ぐための工夫である。穿刺針を操作する向きと画面で確認される針先の動きが一致し，イメージが掴みやすい。また，採卵直前に必ずカラードップラーにて穿刺ルート上の血管の有無を把握し血管損傷を予防する。

4. 穿刺針

当院ではシングルルーメンを採用している。現在，針径が16〜21Gまでの採卵針が市販されてい

る。18Gの採卵針は，17Gや16Gと比べ，疼痛は少なく採卵率や受精率・妊娠率は低下せず[2]，19〜21Gの採卵針の比較検討では細い径ほど疼痛・出血量は少ないが，採卵時間が長く採卵率が低下するといわれている[3]。当院では低刺激法や自然周期法の場合は19G（Kitazato OPU Needle®）を使用し，調節卵巣刺激法で多数の卵胞が発育している場合は18G（Wallace Needle®）を使用している。血液疾患や化学療法後の血小板減少患者など，組織損傷をより最小限に抑える必要がある場合はSwemed Sense®（Vitrolife）を使用している。穿刺部位は外径が細く（20G）設計され，途中から17Gとなっており，採卵効率を低下させず細い採卵針の利点も兼ね備えている（図2）。

5. 採卵手順

まず，外陰部と腟内を温生理食塩水で洗浄し，穿刺アダプター装着の経腟プローブを腟壁に強く押し付けガイドライン上に卵胞を固定し，カラードップラーを施行後，穿刺針を卵胞の中央に刺入する。吸引ポンプを用いて160〜190 mmHg前後の一定の圧で吸引する。手動でも吸引可能であるが，個人差が出やすく卵子の損傷を予防するため吸引ポンプを用いる。超音波下で常に卵胞の中心に採卵針先端がくるように調節し，卵胞液を1滴残らず吸引する。感染や出血・疼痛を軽減するため腟壁および卵巣表面の穿刺回数をできる限り少なくし，なるべく針は卵巣内から抜去せず連続して卵胞を穿刺する。卵巣内で穿刺針の方向転換が困難な場合は，卵巣から抜けない程度に手前に引くことで可能となる場合がある。1つの卵胞液を吸引することで他の卵胞が移動し穿刺可能となることもよく経験される。穿刺ルート近くにあり容

易にアプローチできる卵胞から穿刺することが採卵時間の短縮と疼痛軽減につながる。穿刺針を卵巣外に抜去する時は必ず吸引を持続し，採卵針内の卵胞液が逆流しないようにする。卵胞液吸引後の卵胞内のflushing（卵胞洗浄）は，針やチューブ内に存在する卵子を傷つける可能性がある[4]。さらに感染や採卵時間の延長や疼痛の増加の原因となり，当院では施行していない。内膜症性囊胞や卵管留水腫は，感染の併発を避けるため採卵時の穿刺吸引は原則行わない。

6. 採卵後管理

当院では午前中に採卵し，1～2時間の安静で歩行可能になった場合は，排尿後に帰宅を許可する。この時，血圧・脈拍・呼吸・意識状態・腹痛の有無を確認し少しでも異変がある場合は，必ず診察し腹腔内出血の有無を超音波で調べる。帰宅時には数日分の抗生剤を処方し，帰宅後の急変時の連絡方法について説明する。採卵数が20個以上もしくは採卵決定時の血中E_2値＞3,000 pg/mL以上の場合は，OHSSのリスクが高くなるため全胚凍結とし，カベルゴリン2錠／日を7日間投与する。OHSS発症の可能性がある場合は採卵後1週間以内に必ず診察を行い，超音波で胸腹水の有無・卵巣の大きさを調べ，貧血・脱水・炎症の有無について採血で評価する。採卵手技は機器の発達とともに以前と比べ容易になってきたが，侵襲のある手技であることには変わりはない。ミスや合併症を防ぐために細心の注意を払い，全職員の意識の向上とチームワークが重要となる。

文　献

1) Ben-Shlomo I et al.: *Hum Reprod* 15 : 2197-2199, 2000.
2) Awonuga A et al.: *Ferti Steril* 65 : 109-113, 1996.
3) 宇都博文：日本生殖医学会誌 51 : 222, 2006.
4) Mok-Lin E et al.: *Hum Reprod* 28 : 2990-2995, 2013.

（山内博子，森本義晴）

施設C

採卵法は，体外受精の核となるべきものである。卵巣刺激法が革新され，移植方法や黄体補充が進化した現在であっても，採卵方法が稚拙であれば体外受精は成功しない。

現在では，採卵法は腹腔鏡下で行う過去の採卵とは異なり経腟超音波で容易に行うことができ，多くは入院を要しない。また，麻酔法を局所麻酔，静脈麻酔で使い分けることにより安全，迅速に採卵を行うことができる。個数が少ない場合は，鎮痛剤の投与のみで麻酔を使用しない採卵も可能である。本項では，実際に当院で行っている採卵法を紹介する。

1. 採卵法
1）採卵準備

種々の誘発法にて成熟させた卵胞が18～20 mmとなったところでhCG 5,000単位を投与する（採血上LHが高値となった場合や尿中LHが高濃度で検出された場合は投与せず翌日採卵することもある）。hCG投与から36時間後に採卵を行えるよう前々日夜に投与時間を調節する。

採卵当日は，採卵予定時刻の30分前に来院し，経腟超音波にて未排卵であることを確認し，卵胞の位置（穿刺部位が経膀胱，経子宮とならないかどうか，また経腟で採卵ができるかどうか），個数によって麻酔が必要であるかどうかを判断する。

採卵個数が左右合計3～4個以内であり，経膀胱，経子宮でなく穿刺が行える場合，局所麻酔または鎮痛剤投与のみでの採卵を選択する。それ以外の場合は静脈麻酔での採卵を選択する。

2）麻酔法
（1）鎮痛剤のみ

麻酔法選択後，ボルタレン®座薬を挿入する。手術室で砕石位となり腟内消毒を施行したのち穿刺を開始する。患者は意識下であるため，可能な限りリラックスして採卵が行えるよう積極的に声をかける。

(2) 局所麻酔

鎮痛剤投与と同様に，穿刺前に経腟超音波ガイドを穿刺卵胞に合わせ，20G採卵針にて0.5％キシロカインを5～10 mL程度局所注射する。この時，穿刺部位が超音波上膨隆していることが注入できている目安となる。別部位を穿刺するたびに局所麻酔の回数を増やす。

(3) 静脈麻酔

手術室入室後，心電図，サチュレーション，血圧測定にて問題ないことを確認し，プロポフォールを80 mg静脈内投与したのち30 mg/時間にて持続点滴を行う。同時に酸素を3L/分で呼吸管理を行う。呼吸管理はカプノメーターで行い，必要に応じて下顎挙上にて気道確保する。体動が強い場合や意識がある場合はプロポフォールの追加投与や笑気の併用を行う。

3) 採卵

当院での採卵の特色としては，卵胞液の吸引を用手ですることと卵胞内を洗浄することである。40歳前後での採卵が半数近くを占める当院では機械で卵胞を吸引するだけでは採卵ができないことも多く，用手で行い，内部を洗浄することで1個でも多く採卵できるように工夫している。

(1) 器具および人員

採卵は，穿刺する医師1名，卵胞を用手吸引する看護師1名と麻酔担当の看護師1名，卵胞液を運搬する助手1名，検卵する培養士1名の5名で行う。

穿刺針は，麻酔の場合は19Gで行い，意識下の場合は痛みを軽減するため20Gで行っている。洗浄液は39℃に加温した乳酸加リンゲル液500 mLにヘパリン1,000単位を混注して使用している。

(2) 採卵の実際

当院での2014年の採卵件数は6,273件であり，穿刺卵胞は56,282個であった。そのうち採卵個数は37,377個であった。

当院での採卵の原則としては，卵胞液が2 mL以上であった場合は良好卵である可能性が高いと判断し，原則的には卵子が発見できるまで洗浄を続ける。それに対して2 mL以下の場合は小卵胞と判断し，卵子が採取できたとしてもグレードが低いことが多いため洗浄回数を少なくするか，部位によっては穿刺しないこともある。

卵胞内の洗浄で留意することは，吸引した卵胞液の8割程度の洗浄液をゆっくりと注入することである。卵子は非常にもろいため，急速に注入することにより容易に破綻してしまう。採取した卵胞液は速やかに検卵し，採取ができた場合はすぐに次の穿刺へ移行し，麻酔時間を最短にするよう心掛けている。

OHSSの場合など卵胞数が多い場合，穿刺時，卵胞壁がくっついてしまい卵胞液が吸入できなくなる場合がある。その場合はゆっくりと洗浄液を注入し，再度吸引する。また，穿刺針の位置を変える，穿刺針を回転するなど工夫して卵胞液を残すことなく吸引できるように努める。

腟壁の穿刺回数は，できるだけ少なくすることを目指す。これは，腟壁の穿刺回数が増えることにより同部位からの出血頻度が増えるためである。腟壁は血流が豊富であり，穿刺回数が増えることにより，採卵後の消毒時，動脈性の出血があることも少なくない。多くはガーゼによる圧迫で止血が可能であるが，入院を要することもある。

穿刺針は，1度穿刺して次の卵胞に移行する際，卵巣表面まで戻し，腹腔内で針の位置をゆっくりと移動させ次の穿刺を行う。この際できるだけ移動距離を短くするため経腟超音波の隅から穿刺し，1つの画面中の卵胞を扇形に穿刺すれば最短距離で採卵が可能である。

穿刺回数を少なくすることは子宮，膀胱を貫いて穿刺する場合や経腟で採卵が必要となる場合，特に重要である。経子宮あるいは経膀胱で穿刺回数が多くなることにより腹腔内出血や膀胱内出血のリスクが増加し，入院が必要となるケースが増加する。そのため患者は採卵後，経腟超音波で腹腔内に出血がないことを確認し，血尿がないことを確認の後，帰宅という流れになっている。

採卵結果は当日，培養士から患者本人に渡している（図3）。採卵個数，採卵時に検卵した際のグレードを記載し，そこから3日後に再度分割の進み具合を伝え，移植へと進んでいく。

St. Mother Hospital

採卵結果

平成　年　月　日　　　　　　氏名　　　　　　　　様

本日の採卵個数は＿＿＿＿＿個です。

グレード	個数
G1	個
G2	個
G3	個
D	個

卵子のグレードについて

グレードは良いものから G1、G2、G3 となっています。D は変性卵です。

分類	G1	G2	G3	D
採卵直後				

個数・グレードが変動する可能性に関して

現在培養中の卵子の周囲には顆粒膜細胞がついておりますので、所見が大変見えづらく個数やグレードの判断が難しい状態です。顆粒膜細胞の除去後に再確認しますので、その際に卵子の個数やグレードは変動する可能性があります。あらかじめご了承ください。

図3　採卵結果

2. おわりに

本項では，当院での実際の採卵の流れ，留意することを列挙した．当院は入院施設があるため，重篤な状況となった場合は入院して患者の状況をみることができるが，施設によっては不可能なこともある．このように，自施設の特性も踏まえ，患者にとって最良の結果が出るように心掛けることが重要である．

(御木多美登，田中　温，永吉　基，伊熊慎一郎)

VI ヒト体外受精の実際

3 黄体補充療法

1. はじめに

妊娠が成立するためには，受精能を持った卵と形態および運動性が良好である精子とが形成され，これらが正常に受精し，その後，初期胚が健常に形成されることが必要である。現在の生殖補助医療（ART）は，体外での受精から胚盤胞に至るまでの胚培養を可能とした。しかし，どのステージで胚移植を行うにせよ，いったん胚が子宮内に置かれた後は，着床環境が良い条件にあることが必要である。これはすなわち子宮内膜の構造的・機能的環境が至適であることを意味する。後者すなわち機能的環境において内分泌学的に大きく影響するのは，黄体から産生・分泌されるプロゲステロンならびにエストロゲンである。生理的排卵周期では，黄体形成ホルモン（luteinizing hormone：LH）の作用により，排卵後の卵胞において顆粒膜細胞および莢膜細胞が黄体細胞へと分化し，黄体からプロゲステロンが分泌され，これが子宮内膜を分化させ，着床に適した環境を整える。海外におけるドナー卵を用いた胚移植プロトコールからも，プロゲステロンとエストロゲンの2種類のホルモンのみで妊娠の成立および維持が可能であることが示されている[1]。

LHの作用が不十分であったり，あるいは黄体におけるプロゲステロン分泌能が障害されていたりすると，着床環境が不良となり，結果として妊娠の成立が障害されることとなる。これを黄体機能不全と呼ぶ。現在，卵胞発育障害や甲状腺機能異常，あるいは高プロラクチン血症などの背景因子がない自然排卵周期においては，黄体機能不全という概念は否定されている[2]。一方，正常排卵周期を有する女性に卵巣刺激を行った場合には，複数個の卵胞発育および排卵が起こるにもかかわらず，黄体機能はむしろ障害される頻度が高いことが知られている。これは卵巣刺激の方法にかかわらず，クロミフェン（単独あるいはhMGとの併用）を用いた場合[3]，あるいはhMGを用いた場合のいずれにおいても認められる[4]。これがどのようなメカニズムによるものかは明らかではないが，エストロゲンおよびプロゲステロンが非生理的に高値をとることにより，両者の比が適正でなくなったり，脳下垂体からのLH分泌を障害したりすることによる可能性が示唆されている[5]。

ARTにおいては，多くの場合gonadotropin releasing hormone（GnRH）agonist（GnRHアゴニスト）やantagonist（GnRHアンタゴニスト）を用いた調節卵巣刺激（controlled ovarian stimulation：COS）が行われる。これは内因性ゴナドトロピンを抑制することにより，早発LHサージを防ぐのが目的であるが，この方法では，採卵後に黄体は形成されるものの，GnRHアゴニスト／アンタゴニストによる脳下垂体抑制の影響が残っているため，あるいは採卵操作に伴い顆粒膜細胞の多くが取り除かれてしまい，その後に形成される黄体が不十分となることなどの影響により，黄体機能は不完全となる[6,7]。したがって，採卵に引き続いて胚移植を行う場合，良好胚を移植したとしても，黄体機能が不十分であることに起因する内膜着床環境不良のために，妊娠成立が妨げられてしまうこととなる。この黄体期内分泌環境を改善する目的で行う操作を黄体補充療法と呼ぶ。これを行わなかった場合には，行った場合の1/2の妊娠率に止まるとする報告もある[8]。本邦においては，ここ数年間にARTにおける黄体補充を適

表1　黄体補充療法の種類と特徴

方法	hCG投与（プロゲステロン産生を促進）	プロゲステロン投与		
投与経路	筋注	経口	筋注	経腟
長所	高い妊娠率 回数が少なくて済む 安価	簡便 自己管理が可能	高い妊娠率	高い妊娠率 自己管理が可能
短所	OHSSリスクを高める	bioavailabilityが低い 高頻度の傾眠傾向 内膜発育遅延が起こる	頻回の通院が必要 疼痛・硬結・発赤 アレルギー反応 （局所・全身）	外陰部不快感

応とする薬剤が発売されてきており，それ以前と比較して黄体補充療法の方法に大きな変化が起こってきている．本項では，本法の種類ならびに実際のプロトコールについて概説する．

2. 黄体補充療法の種類 （表1）

　黄体補充療法は，黄体期内分泌環境を改善し，ひいては着床環境を整えることが目的であるが，黄体自体を刺激してプロゲステロン分泌を促進する方法と，プロゲステロンそのものを外部から投与する方法との2種類に大別することができる．

1）内因性プロゲステロン分泌を促進する方法

　正常排卵周期においては，排卵後に形成される黄体にLHが作用してプロゲステロンが産生・分泌される．GnRHアゴニスト／アンタゴニストを用いるCOSにおいては，前述のごとく採卵後も下垂体からのLH分泌が抑制された状態にあるため，黄体に対する刺激が不十分である．そこで新鮮胚移植を行う際にLH作用を有するヒト絨毛性ゴナドトロピン（human chorionic gonadotropin：hCG）を投与することにより，プロゲステロン分泌を亢進させることが行われる．hCGは半減期が30〜32時間と長いため，3〜4日に1回1,000〜3,000単位を合計3回程度筋注投与する．

　本法は，患者の通院回数が少なくて済み，またコスト的にも負担が少ないというメリットを有し，かつ十分な妊娠率が期待できるのが特長である．しかし一方で，hCGそのものが卵巣過剰刺激症候群（ovarian hyperstimulation sydrome：OHSS）を助長する作用を有するため，すべての症例に対して適応とはならない．特に卵巣刺激に対する反応が良好であるケースでは，むしろ本法の施行は禁忌であるといえる．どの程度の卵胞発育がみられたらOHSSのリスクが高まるかについて明確な線引きはできないが，採卵直前の血中エストラジオール値が2,500 pg/mLを超えるか，発育卵胞数が10個を超えるようであれば，本法による黄体補充は控えた方がよいとする報告もある[9]．実際，現在のARTにおいてhCGによる黄体補充はごく限られた症例でのみ使用されており，主体は次に述べる外因性プロゲステロン投与となっている．

2）外因性プロゲステロンを補充する方法

　外部からプロゲステロンそのものを投与する方法である．アンケートベースの報告であるが，世界的にみてプロゲステロン経腟投与剤が3/4以上を占めており，さらに筋注投与や複数の薬剤の併用例まで含めると実に99％がプロゲステロン製剤の使用に基づいたものとなっている[10]．

　一方，日本においては数年前まではプロゲステロンを用いた黄体補充の頻度は40％程度であり，この約半数が経腟投与を使用し残りが筋注製剤を用いたものとなっている．他の60％では合成黄体ホルモン製剤が経口剤や注射剤の形で使用されたり，ピルが使用されたりしているケースもみられた[11]．この一番の原因は，従来本邦ではARTにおける黄体補充を適応とする薬剤が発売されていなかったことがあげられる．2014年以降，複

表2 プロゲステロンとプロゲスチンの受容体親和性の違い

プロゲスチン	PR	AR	ER	GR	MR	SHBG	CBG
プロゲステロン	50	0	0	10	100	0	36
ジドロゲステロン	75	0	—	—	—	—	—
クロルマジノン	67	5	0	8	0	0	—
酢酸メドロキシプロゲステロン	115	5	0	29	160	0	0
ノルエチステロン （19-ノルテストステロン誘導体）	75	15	0	0	0	16	0

PR : progesterone receptor (promegestone=100%)
AR : androgen receptor (metribolone=100%)
ER : estrogen receptor (estradiol-17=100%)
CBG : corticosteroid-binding globulin (cortisol=100%)
GR : glucocorticoid receptor (dexamethason=100%)
MR : mineralocorticoid receptor (aldosterone=100%)
SHGB : sex hormone-binding globulin (dihydrotestosterone=100%)
文献36) より引用

数の適応製剤が発売されてきており，今後は世界標準といえるプロゲステロン経腟投与剤が主体となっていくものと考えられる．

3. プロゲステロンの種類と投与経路の比較
1) プロゲステロンと合成黄体ホルモンとの比較

前述の通り，世界的にみるとプロゲステロン経腟投与剤が黄体補充療法の主体をなしているが，その理由についてみていきたい．ステロイドホルモンを含めあらゆるホルモンは受容体を介してその作用を発揮する．ここで重要なことは，ホルモンが単一の受容体のみと結合するものではない点である．表2に示す通り，プロゲステロン自体も複数の受容体と結合能を持つことがわかる．

一方，診療上よく用いられる合成黄体ホルモン（プロゲスチン）製剤についてみてみると，そのうちのいくつか（chlormadinone, MPA, norethisteroneなど）はアンドロゲン受容体結合能を持っている．すなわち，これらの薬剤は男性ホルモン活性を持つことになり，これに起因する作用が生じることが予想される．とりわけ妊娠成立時に胎児に対する影響が問題となる．American Society for Reproductive Medicine（ASRM）の委員会報告によると黄体ホルモン製剤のうちアンドロゲン受容体結合能を持つ薬剤を投与した場合に，出生した乳児に尿道下裂が生じるリスクがあるとしている[12]．これまで本邦において使用されてきた合成黄体ホルモン製剤の中にはアンドロゲン受容体結合能を持つものもあり，児へのリスク回避の観点からは，プロゲステロンの使用が推奨される．

2) プロゲステロン製剤の投与経路別の比較

薬剤投与経路としては，大きく（1）経口投与，（2）注射（筋注）投与，（3）経腟投与に分けることができる．

（1）経口投与

利点としては、簡便である点があげられる．一方で，腸管からの吸収効率が悪く，また肝臓で代謝を受けるためbioavailabilityが低く，最終的に体内に取り込まれるのは10％程度とされる[9, 13]．また、傾眠傾向が他の投与経路に比較して高率にみられる[13]．さらに子宮内膜発育が遅延するとの報告があり[14〜17]，結果として妊娠率は他の経路の薬剤を使用した場合に比べ低値となる．なお，本邦には適応薬剤としての経口剤はない．

（2）注射（筋注）投与

プロゲステロン（ルテウム注®，プロゲホルモン筋注用®など）25〜50 mg/日を連日筋注投与する（ARTにおける黄体補充の適応薬剤とはなっていない）．妊娠率は経腟剤と同等であるが，自己注射ができないため連日の通院が必要となる点が欠点である[13]．さらに，油性製剤であり注射局所の発赤・腫脹・硬結・アレルギー反応などの局所症状が高率にみられる[9]ほか，急性好酸球性肺炎がみられたとの報告がある[18]．

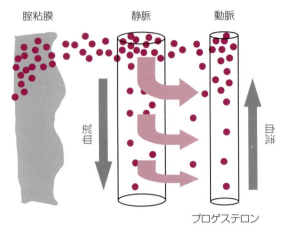

図1 子宮初回通過効果

対向流交換の生じるメカニズム。①動脈および静脈が近接かつ並走し，②両者の血流が逆方向であり，③ある物質の濃度が静脈血中において高値をとる場合に，静脈から動脈への物質の移行が起こる。
文献22）より引用

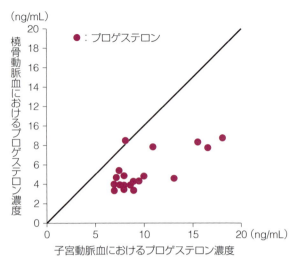

図2 経腟プロゲステロン投与時の橈骨動脈血と子宮動脈血におけるプロゲステロン濃度の関係

子宮全摘術が予定された閉経後女性20名に対し，手術施行45分前にプロゲステロン100 mgを経腟投与し，摘出後の子宮動脈血と術中の橈骨動脈血におけるプロゲステロン濃度の関係を検討したもの。ほとんどの患者において，子宮動脈血中の濃度が高くなっている。
文献22）より引用

(3) 経腟投与

前述の通り，現在世界で最も汎用されている投与方法である。本邦では，2014年に最初の経腟投与剤が発売されて以来[19]，現在4剤の使用が可能となっている。製剤ごとに用法・用量は異なっており，ルティナス腟錠®（100 mg×1日2または3回投与）・ウトロゲスタン腟用カプセル®（200 mg×1日3回投与）・ルテウム腟用坐剤®（400 mg×1日2回投与）・ワンクリノン腟用ゲル®（90 mg×1日1回投与）となっている。筋注製剤と比較して使用が簡便かつ全身性副作用は少ない。また，妊娠率も筋注製剤と同等の効果を有する。ただし，溶解した製剤が腟口より漏出して外陰部の不快感やかぶれの原因となることがある。

経腟投与剤の特徴として，投与時の血中プロゲステロン値は筋注製剤のそれと比較して低値をとるのに対し，子宮内膜の局所濃度は高値となることがあげられる[20〜22]。これは子宮初回通過効果（first uterine pass effect）と呼ばれるメカニズムによるものと考えられており，いずれも仮説ではあるが，①子宮筋層を直接拡散する，②子宮内腔を経由する，③リンパ向性に移行する，④対向流交換による，などがあげられる。このうち対向流交換（図1）については，動脈と静脈が近接・並走していてかつ血流が逆方向であり，ある物質の濃度が静脈中の方が高い場合に，静脈から動脈への物質の移行が起こるというものである。子宮摘出前にプロゲステロン腟剤投与を行い，手術時に末梢血と子宮動脈血を採取したところ後者でプロゲステロン濃度が高値をとったとする報告があり（図2），これは対向流交換を支持する知見である。

4. 黄体補充療法におけるエストロゲンの意義

黄体補充療法においては，対象となるホルモンは主としてプロゲステロンであるが，エストロゲンの補充に関しての検討もなされている。GnRHアゴニストのロング法で，黄体期にプロゲステロンに加えてエストラジオールを補充した方が，妊娠率が高く流産率が低いとする報告がある[23]。ま

た別な報告では，GnRHアゴニストのロング法では両ホルモンの併用が有効であるが，ショート法あるいはGnRHアンタゴニスト法では有効性は認められなかったとするものもみられる[9]。一方で，黄体補充としてプロゲステロンにエストロゲンを併用しても，有効性は認められなかったとする報告もある[24, 25]。

少なくとも，エストラジオールの補充が明らかに有用であると結論づけるだけの根拠は見当たらないが，GnRHアゴニストをロング法で用いて採卵直前のエストロゲンレベルが生理的レベルを遥かに超える上昇をみた場合，黄体期における血中エストラジオール値の大幅な低下への対処として，使用を考慮してもよいと考えられる。

5. 黄体補充療法の実際と注意点

ARTでは新鮮胚移植と凍結融解胚移植とが行われ，前者においては各種COSプロトコールが用いられる。一方後者では，自然排卵周期と外部からのホルモン剤に完全に依存するホルモンコントロール周期とが使用される。それぞれにおける黄体補充療法の実際と注意点について述べる。

1）新鮮胚移植の卵巣刺激法別にみた黄体補充療法のプロトコール

(1) 自然周期採卵またはmild stimulation法による採卵の場合

最近では卵巣刺激を全く行わない自然周期採卵や最小限の卵巣刺激下に行うmild stimulation法が行われるようになってきている。実際には，高年齢などの理由で卵巣予備能が低く，強い刺激を行っても多数の卵胞発育が期待できない症例に行う場合と，卵巣予備能は十分であるがOHSSなどの副作用を軽減するために行う場合とがあり，患者背景が異なるので黄体補充療法に関しては一律に論じることはできないが，何らかの黄体補充療法を行う必要はある。一般的には後述する卵巣刺激の程度が強い方法の場合に比べると介入の度合いが低い分，黄体補充もより軽度で済むことが期待される（hCGによる黄体補充で妊娠率が高まるとする報告がある[26]）。

(2) GnRHアゴニスト／ロング法およびショート法

GnRHアゴニストの使用の目的は，脳下垂体におけるGnRH受容体のダウンレギュレーションにより内因性ゴナドトロピンの分泌を抑制し，ひいては排卵を抑止することにある。さらに，この排卵抑止のみを主眼とした場合には卵巣刺激周期の前周期よりGnRHアゴニストを開始するロング法が用いられるのに対して，GnRHアゴニスト開始直後に起きるフレアアップにより卵胞のリクルートも併せて指向する場合にはショート法が用いられる。ちなみに，後者は卵巣刺激に対する低反応症例に対して適用されることが多い。黄体補充療法に関しては，ロング法についての検討は多くなされているが，ショート法は用いられる頻度が低いためか，まとまった検討はあまりなされていない。

概して，いずれの方法においても多発卵胞発育を主眼としているため，前述したような十分な黄体補充療法を要する。すなわち，プロゲステロンを経膣的（場合により筋注）に投与することが推奨され，その経口投与は治療効果が低いため，またhCG投与はOHSSのリスクを高めるため推奨度は低い。またロング法において，多くの場合採卵直前のエストラジオールは生理的レベルを遥かに超えた値をとることが多いが，このような場合プロゲステロンのみならずエストロゲンも併せて使用することが有用であると考えられる。

(3) GnRHアンタゴニスト法

GnRHアンタゴニストは，卵巣刺激の過程において，早発LHサージ，ひいては早発排卵を抑止するという目的において使用されるが，この点に関してはGnRHアゴニスト法と同じである。異なるのは，月経または消退出血開始後しばらくは内因性ゴナドトロピンの抑制を行わず，外因性のFSH/hMGと相加的に卵巣刺激が行われる点である。そして，卵胞発育が中盤以降にさしかかり，LHサージ発来が予想される直前からGnRHアンタゴニストが開始される。この使用方法の差異は，GnRHアンタゴニストが脳下垂体のGnRH受容体に対して即時的に作用するという特徴に由来

する。GnRHアンタゴニスト法においても卵巣刺激の程度は強いため，やはり十分な黄体補充療法を必要とする。

　GnRHアンタゴニストが導入された初期には，内因性ゴナドトロピンの抑制が短期間であることから，黄体補充療法は必ずしも不要ではないかと考えられた時期もあったが，その後の検討でこの考え方は否定されている。また，GnRHアゴニスト／ロング法において有用であるとされるエストロゲンの併用に関しては，GnRHアンタゴニスト法では積極的に支持する報告はない。

2）凍結融解胚移植における黄体補充療法

　これまでに述べてきたのは，卵巣刺激後に採卵を行い，受精-胚培養を経てそのまま新鮮胚移植を行う場合についてである。一方でARTにおいては，余剰卵の凍結やOHSS回避目的での全胚凍結を行う機会が多い。さらに最近では，卵巣刺激後の非生理的ホルモン環境のため，たとえ黄体補充療法を行っていても必ずしも満足のいく妊娠率が得られない可能性を考慮し，敢えて新鮮胚では胚移植を行わず，全胚凍結を行った上で以後の内分泌的に安定した周期に融解胚移植を行うケースが増えてきている。

　以上のように，凍結胚を融解後に胚移植する際には，自然排卵周期を利用する場合と，エストロゲンならびにプロゲステロンの投与により子宮内膜の状態を整えてから行う場合（ホルモンコントロール周期）とに分けられる。前者においては，理論上は黄体機能が十分保たれていれば，特に黄体補充療法は要さないが，この場合でも黄体補充療法を行った方が高い妊娠率が得られるとする報告もある[27,28]。

　一方，ホルモンコントロール周期では，排卵そのものが起こらないため黄体も形成されず，内因性プロゲステロンの分泌はみられない。したがって内膜の維持にはエストロゲン・プロゲステロン両ホルモンの継続的な投与が必須である[29]。この場合には，エストロゲンの経口または経皮投与を行って内膜厚を7〜8 mm以上にし，その後プロゲステロンを経腟投与（または注射投与）で併用する形をとる。

3）黄体補充療法の開始時期と終了時期
（1）新鮮胚移植周期

　黄体補充療法を開始する時期については，新鮮胚移植周期では採卵直後から開始する施設が多く，実際上この方法で妥当であると考えられる。黄体補充療法としてのプロゲステロン開始時期による妊娠率の差異についての報告がなされている。GnRHアゴニストのロング法において，プロゲステロン経腟投与の開始時期を① hCG投与時，② 採卵時，③ ET時とに割り付けて比較した成績では，臨床的妊娠率に差はみられなかった[30]。

　また，投与開始時期が採卵3日後の場合と6日後の場合とでの比較によれば，前者において妊娠率は有意に高値であり，特にGnRHアゴニストを用いたプロトコールにおいては，その差がより顕著であるとしている[31]。開始の遅れは，妊娠率低下につながると考えられる。

　一方で，妊娠が成立した場合に黄体補充療法をどの時点で終了するかについては，妊娠反応が陽性になった時点から児心拍が陽性になった時点までと，施設間で差がみられるようである。この点に関して検討した報告によると，まず妊娠4週の時点で血中プロゲステロン値が60 ng/mL以上と高値を示した症例を選んで，この時点で黄体補充療法を終了した場合では，妊娠継続率に差が認められなかった[7]。また，妊娠反応が陽性となった時点（妊娠4週に相当）において，プロゲステロン腟坐剤による黄体補充療法を終了した場合と終了しなかった場合との比較では，妊娠7週前および後の時期における流産率・妊娠継続率は両群でいずれも差がなかったとしている[32]。

　こうした報告を参考にすると，一般的には妊娠反応が陽性となる妊娠4週の時点で黄体補充療法を終了しても，妊娠率に影響を与えることはなさそうである。

（2）凍結融解胚移植

　完全に外部からのホルモン剤に依存する凍結融解胚移植では，治療開始時点よりエストロゲンやプロゲステロンの投与が行われる。したがって，

どの時点までこれらの薬剤を使用するかがポイントとなる。妊娠7週までに黄体を摘出した場合には流産となるが，8週以降では血中プロゲステロン値の一時的低下をみるものの，その後上昇に転じ，妊娠が継続するという報告がある[33]。また，早発閉経の患者に対して本プロトコール下に卵子提供（oocyte donation）を行った検討によると，血中エストラジオール値は妊娠5週よりも7週で高値を示し，血中プロゲステロン値は妊娠5週よりも9週で高値を示した[34]。これらの事実は，妊娠7週頃にluteo-placental shiftが起こることを示唆しており，エストロゲンおよびプロゲステロンの投与もこの時期（あるいはその少し後）まで行えば十分であると考えられる。

現在，本邦で発売されている薬剤の用法は，妊娠11週ないしは12週まで使用と記載されている。

4）血中プロゲステロン測定

プロゲステロン経腟投与剤の使用中に血中プロゲステロン値を測定すると時に低値をとることがある。しかし，前述の通り筋注製剤と比較し経腟投与剤では，子宮初回通過効果により子宮内膜組織中にプロゲステロンが高濃度に分布することが知られているため，増量や他剤の併用などは不要である[35]。むしろ，血中プロゲステロン値に応じた対応を必要としないことを考えると，血中プロゲステロン値のモニタリングそのものを行う必要性がないといえる。

6. おわりに

以上，黄体補充療法の概要について述べた。適応薬剤の発売に伴い，本邦においてもプロゲステロン経腟投与剤が主流になっていくものと考えられる。今後はこの方法を基盤としつつ，より効率の高い投与方法や薬剤の探求が必要であると考えられる。

文献

1) Textbook of Assisted Reproductive Techniques/Laboratory and Clinical Persoectives, 4th Edition, Gardner DK *et al.* ed., Informa Healthcare, 2012.
2) Practice Committee of the American Society for Reproductive Medicine. *Fertil Steril* 98：1112-1117, 2012.
3) Hurd WW *et al.*：*Fertil Steril* 66：587-592, 1996.
4) Keenan JA *et al.*：*Obstet Gynecol* 79：983-987, 1992.
5) Tavaniotou A *et al.*：*Ann NY Acad Sci* 943：55-63, 2001.
6) Beckers NG *et al.*：*J Clin Endocrinol Metab* 88：4186-4192, 2003.
7) Stovall DW *et al.*：*Fertil Steril* 70：1056-1062, 1998.
8) Buvat J *et al.*：*Fertil Steril* 53：490-494, 1990.
9) Fatemi HM：*Hum Reprod Update* 13：581-590, 2007.
10) Vaisbuch E *et al.*：*Reprod Biomed Online* 28：330-335, 2014.
11) 東口篤司：日本IVF学会雑誌 17：25-33，2014.
12) Practice Committee of the American Society for Reproductive Medicine：*Fertil Steril* 89：789-792, 2008.
13) Ludwig M *et al.*：*Acta Obstet Gynecol Scand* 80：452-466, 2001.
14) Devroey P *et al.*：*Int J Fertil* 34：188-193, 1989.
15) Critchley HP *et al.*：*Br J Obstet Gynecol* 97：804-810, 1990.
16) Bourgain C *et al.*：*Hum Reprod* 5：537-43, 1990.
17) Gibbons WE *et al.*：*Fertil Steril* 69：96-101, 1998.
18) Amir M *et al.*：*Fertil Steril* 90：1200. e3-6, 2008.
19) Fujiwara T：*Reprod Med Biol* 14：185-93, 2015.
20) Miles R *et al.*：*Fertil Steril* 62：485-490, 1994.
21) Zarutskie PW *et al.*：*Fertil Steril* 92：163-169, 2009.
22) Cicinelli E *et al.*：*Hum Reprod Update* 5：365-72, 1999.
23) Ghanem ME *et al.*：*Fertil Steril* 92：486-493, 2009.
24) Gelbaya TA *et al.*：*Fertil Steril* 90：2116-2125, 2008.
25) Kolibianakis EM *et al.*：*Hum Reprod* 23：1346-1354, 2008.
26) Vlaisavljevic V：*Reprod Biomed Online* 14：686-692, 2007.
27) Bjurestren K *et al.*：*Fertili Steril* 95：534-537, 2011.
28) Kim CH *et al.*：*Obstet Gynecol Sci* 57：291-296, 2014.
29) Shapiro D *et al.*：*Reprod BioMed Online* 29; S4-S14, 2014.
30) Mochtar MH *et al.*：*Hum Reprod* 21：905-908, 2006.
31) Williams SC *et al.*：*Fertil Steril* 76：1140-1143, 2001.
32) Nyboe Andersen A *et al.*：*Hum Reprod* 17：357-361, 2002.
33) Csapo AI *et al.*：*Am J Obstet Gynecol* 112：1061-1067, 1972.
34) Banz C *et al.*：*Eur J Obstet Gynecol Reprod Biol* 103：43-47, 2002.
35) 逸見博文ほか．日本受精着床学会雑誌 33：11-15, 2016.
36) Schindler *et al.*：*Maturitas* 46（Suppl 1）：S7-S16, 2003.

（藤原敏博）

VI ヒト体外受精の実際

4 胚移植の実際

本項では，各施設における具体的な胚移植法，留意する点，工夫などについて紹介する。

施設A

体外受精・顕微授精の成績に影響を及ぼす大きな6つの柱には，ART実績前の検査（夫・妻），卵巣機能を評価した適切な卵巣刺激法の選択，採卵，精子調整，体外受精や顕微授精などのラボワーク，胚の選別と胚移植（embryo transfer：ET），黄体補充がある。その中でETは，実施する医師によって妊娠率が約10％違うといわれるように，医師にとって最もプレッシャーがかかる手技である。「一胚入魂」で，子宮を収縮させないように，正確に短時間でETは遂行しなければならない。本項では，ETについて当院で実施している方法を述べる。

1．pre-cycle trial transfer

採卵前周期に，ET時と同様に尿をためた状態で，ETに使用するカテーテルを用いて，子宮腔長，挿入時の方向を記録する。また子宮頸部ポリープがあるときは切除する。

2．腟と子宮頸管の細菌培養

Pre-cycle trial transfer実施時に，腟と子宮頸管の細菌培養を実施する。子宮頸部に細菌感染がある症例では，慢性の子宮内膜炎を起こしているケースもあり，それが子宮内膜の胚受容能を下げたり，ET時に混入される頸管粘液中の細菌によって子宮内膜の性状が変化したり，細菌が直接胚の発育を阻害するとされている。そのため，細菌培養が陽性時には治療を実施する。

3．子宮鏡と子宮頸管拡張

Pre-cycle trial transferでETカテーテルの挿入が非常に困難な症例には，採卵前周期に子宮鏡を行う。子宮頸管が狭窄しているケースでは静脈麻酔下にHegar 7番までの子宮頸管拡張を行う。ET直前の頸管拡張によってETは容易になるが，子宮内膜が損傷される可能性があるために，妊娠率が非常に低くなるので，Hegarによる子宮頸管拡張は採卵前周期に行う必要がある。

4．体外受精・顕微授精の結果説明とET胚の決定

ET当日は，診察室で体外受精や顕微授精の結果を，ファイルメーカーProの画面で，採卵日からET当日までの胚の発育について写真も見ながら詳しく説明する。次にどの胚を胚移植に使用するかを患者の前で決定，画面上でETをスクロール画面から選択，患者ともダブルチェックをする。最後に，緊張を和らげる目的でジアゼパム（セルシン®）2 mgを患者に内服させる。

5．OPU・ET室における患者の本人確認

OPU・ET室に患者が入室したら，まず胚移植

補助者が，電子カルテの画面をみて，本人確認をする。次に，胚をETカテーテルに吸引するのを担当する実施者と補助者の胚培養士が，ラボ内の電子カルテの画面の患者情報と胚移植室の電子カルテの画面の患者情報が一致していることを確認した後，患者に自己紹介をする。次に患者自身に自分の名前と生年月日を言ってもらい，本人確認をする。最後に再度，医師の前で，患者から名前と生年月日を言ってもらい，本人確認をする。

6. 経腟超音波検査

経腟超音波を行い，子宮内膜の厚さを測定する。その時に，尿のたまり具合や子宮の方向を確認する。

7. 頸管粘液の除去

子宮頸部に洗浄を行って，頸管粘液をできる限り除去することは，確実に胚移植を実施する上で非常に重要なポイントである。頸管粘液が大量に残っているとETカテーテルの先を詰まらせて蓋をするようになり，シリンジを押してもうまく胚がカテーテルから出なくなり，余分な頸管粘液を子宮腔内に注入することにもなる。出血をさせないように頸管粘液を取り除かなければならない。まず，ブレードで子宮腟部を擦り出血させないように，クスコをゆっくりと慎重に腟内に挿入する。37℃に温めた生理食塩水20 mLで腟内を滅菌綿棒で洗浄，出血させないようにできる限りそっと頸管粘液を除去する。

8. 超音波下の胚移植

超音波下に胚移植を実施する利点として，①確実に子宮腔内に胚移植できるのが確認できる，②子宮底に当てることがなくなる，③スタイレットを使用しなければならない症例では超音波をみながらスタイレットを挿入すると進める方向がわかりやすくなる，という点があげられる。当院でも超音波下に胚移植を実施している。子宮前屈が強い症例では，クスコと経腹超音波のプローブで子宮の傾きを調整することもできる。経腹超音波でETカテーテルが確認できない子宮後屈が強い症例や肥満の症例では，経腟超音波下に胚移植を行う。

9. ETカテーテルの選別

ETを成功させるために，子宮内膜を損傷させない柔らかいカテーテルを使用して，出血をさせないようにETを実施することは重要である。

Pre-cycle trial transfer時のデータをもとに，ETカテーテルを選別する。Pre-cycle trial transfer時に，トライ用のカテーテルとガイドが一体になったETカテーテル（キタザトET-ECPR275218）が挿入できた症例には，まずそれを使用する。内子宮口まで挿入できた時は，本物のカテーテルとガイドが一体になっているETカテーテル（キタザトET-ECPR215218）（図1-①）に胚を吸引して，胚移植を実施する。

トライ用のカテーテルとガイドが一体になったETカテーテルが内子口まで挿入できない，または，pre-cycle trial transfer時に，スタイレットガイドしか挿入できなかった症例には，柔らかいスタイレットガイド（キタザトET-ECPR254015）（図1-③）を使用する。その際は，スタイレットガイドを子宮の屈曲角度に合わせて曲げて，スタイレットを回転させながら，出血をさせないように慎重にスタイレットの行きたい方向に進めるという感覚で，経腹超音波下にスタイレットガイドの方向を確認しながら内子宮口の少し先まで挿入する。そこでスタイレットを抜き，胚が吸引されたカテーテル単体（キタザトET-ECPR205218）（図1-②）と合体させる。カテーテル単体の先端が子宮底を突かないように，超音波でよく見ながら合体させる。

柔らかいスタイレットガイド（キタザトET-ECPR254015）が挿入できない時は，少し硬いスタイレットガイド（キタザトET-ST6017A-30）（図1-④）を使用する。それでもスタイレットガイドが挿入できない時に初めて塚原子宮腟部鉗子を使用する。ET時にETが非常に困難な症例を除いて，子宮腟部鉗子を使用すると子宮収縮が起こるため，安易に使用してはならない。

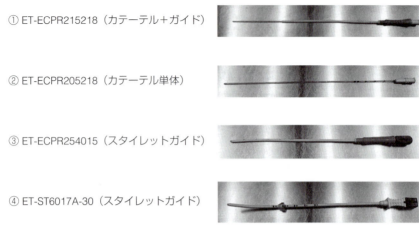

① ET-ECPR215218（カテーテル＋ガイド）
② ET-ECPR205218（カテーテル単体）
③ ET-ECPR254015（スタイレットガイド）
④ ET-ST6017A-30（スタイレットガイド）

図1　ETカテーテルの種類

10. 胚移植

　胚移植は，カテーテルの先に魂を込めて，「一胚入魂」の姿勢で，集中力を高めて実施する。経腹超音波下に，カテーテルの先端を確認しながらクスコを左手で持って子宮の傾きを調整しながらカテーテルをゆっくりと慎重に挿入し，子宮底約1～1.5 cm手前のところにETを実施する。胚注入用のシリンジはもちろん，医師がゆっくりと押す。シリンジを押す力を緩めて胚がETカテーテル内に逆流しないように，シリンジは押したままで，経腹超音波下または経腟超音波下で胚移植をしたところにある気泡とカテーテルの先を見ながら，ETカテーテルをゆっくりと内子宮口まで抜去する（図2）。そこでゆっくりとシリンジを押すのをやめて，ETカテーテルを腟まで抜去する。

11. 胚移植後の安静時間

　子宮収縮を起こさないように，胚移植がきちっと実施できた症例では，胚移植後のベッド安静は行ってない。やむを得ず塚原子宮腟部鉗子を使用した時は，15分間のベッド安静としている。

12. ラボ内での胚移植の手順

　ラボ内では実施者，補助者2名の胚培養士で，すべての操作をダブルチェックしながら行う。胚移植用の培養液は，ヒアルロン酸が入った胚移植

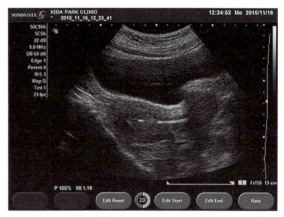

図2　ET時の経腹超音波像

専用の培養液EmbryoGlue®（Vitrolife Japan）を使用している。実施者はカテーテル洗浄用のディッシュの蓋に書いてある患者氏名を確認後，1 mLツベルクリン用シリンジ（テルモ：SS-01T）で胚移植用の培養液を0.5 mL吸い，丁寧に注射器内の空気抜きをする。

　次に，シリンジとETカテーテルをしっかりと接続し，培養液でカテーテル内を洗浄しながらカテーテル内の空気をすべて出す（このときシリンジ内の培養液はすべて押し出し，ETカテーテル内は培養液で満たされている）。補助者は再度モニターの患者氏名を確認後，インキュベーター表面に貼ってある患者氏名プレートでETディッシュの場所を再度確認後，患者の氏名を「〇〇様のデ

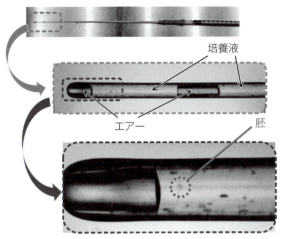

図3 ETカテーテルへの移植胚のセットの仕方

ィッシュ出します」と，患者，スタッフ全員に聞こえるように大きな声でゆっくりはっきりという。

補助者はインキュベーター内扉からETディッシュの患者氏名を確認後，ETディッシュを実体顕微鏡のステージ上に置く，補助者はET実施者に患者氏名を伝え，ET実施者はETディッシュの蓋に書かれてある患者氏名が合っているか患者，医師とともに確認し，その後補助者は蓋を慎重に開ける。補助者は強拡大にしてラボ内のモニター，オペ室のモニターを通して患者，医師，スタッフ全員でET胚を確認する。

胚の確認後，医師より確認済みの合図が出たら，直ちに弱拡大にしてピントを合わせる。ET実施者は，図3のようにETカテーテルに胚を吸引する。ETカテーテルの先端に触れないようにETカテーテルを持ち，まず空気を2 μL吸う。次に，約3 μLの培養液とともに胚を吸う（胚移植時の子宮腔内に注入する培養液と空気の量を極力少なくすることは，異所性妊娠の発生頻度を少なくして妊娠率を上げるために非常に重要なポイントである）。

最後に，空気を1 μL吸う。胚移植室の医師にカテーテルを持っていき，慎重に渡す。ETが終了したら，ETカテーテルを医師より受け取り，チューブ内の培養液をETディッシュ内にすべて出し，胚が残っていないかを確認をする。

〔吉田　淳〕

施設B

卵胞期管理から採卵，移植，そして妊娠判定に至る一連のARTの過程において，胚移植法は治療成績を左右する重要なステップである。胚移植法の善し悪しによってはそれまでの苦労が水の泡となることもあり得る。胚移植を成功に導く鍵として次の3つ，すなわち，子宮腔の適切な位置にスムーズに，子宮内膜が胚受容能を発現しているタイミングで，胚と子宮内膜を同期させて，移植を行うことが重要である。

本項では，まず子宮腔内のどの部位に移植するべきかについて述べ，次に子宮内膜の胚受容能獲得を促進する方法について，最後に胚と子宮内膜を同期させることの重要性について述べる。

1. 子宮腔のどこに移植するべきか？

一般的には，子宮底より10 mm前後に移植するべきという考えが受け入れられている。子宮腔のもっと低い位置に移植する方が妊娠率は高くなると主張する報告もあれば，子宮腔の上半分に移植する限り移植位置は成績と無関係であるとする報告もある。いまだに子宮腔のどの部位に移植すると最も良い成績を得られるかについては議論が定まっていないといえよう。しかし筆者らは，胚を子宮腔のどこに移植するかは，非常に重要なポイントであると考えている。

子宮腔のどこに移植するべきかを考える場合，まず，「胚は子宮腔のどこに着床するのか？」ということを知るべきであろう。そこで，妊娠5週で子宮内に胎嚢（gestational sac：GS）を確認できた症例のGSの位置を調べた。その結果を図4に示す。GSの位置は両卵管角部から子宮底に沿って横長に分布していることがわかる。この結果

から，子宮底に沿って横長に広がった着床に適したスペースがあるのではないかと考えている。多くの胚が着床していた位置は卵管水腫例にみられる軽度子宮留水腫の位置にほぼ一致している（図5）。このことから，子宮内には，子宮底に沿った横長のスペースがあり，このスペースが胚着床に適したスペースであろう。したがって，胚移植にあたっては，胚をこのスペースに移植することが妊娠率を高めることにつながるものと考えている。このスペースは子宮底に近いことがわかる。

図6に，当院で2005年9月～2010年12月に，Gardner分類3BB以上の良好胚盤胞1個を移植した860周期での臨床妊娠率を，移植位置別に検討した結果を示す。移植位置が子宮底から12 mm以上離れると，妊娠率に低下傾向が認められ，15 mm以上離れるとその傾向はさらに顕著となる。移植位置が12 mm未満では60.0％，12 mm以上では53.1％であった。以上より，胚移植にあたっては子宮底から12 mm未満の位置に移植するように心がけている。

2. 胚移植に要する時間は成績に影響するか？

培養庫から胚を取り出し子宮内腔への移植が完了するまでの間，移植される予定の胚は，温度変化やpHの変化によるストレスを受ける可能性がある。したがって，この時間をなるべく短縮する方が，より良い成績を得られる可能性があることから，一旦培養庫から胚を取り出した後はなるべく速やかに胚の移植を完了できるよう心がけている。図7に，当院で2005年9月～2006年3月に，Gardner分類3BB以上の良好胚盤胞1個を移植した166周期の臨床妊娠率を，胚移植所要時間別に検討した結果を示す。平均年齢33.7歳，既往平均ART回数1.6回であった。移植所要時間別に妊娠率をみたところ，60秒以内で69.0％と最も妊娠率が高くなり，60～90秒で58.6％，90～120秒で48.5％と有意差はないものの，低下傾向がみられた。しかし，所要時間が120秒以上の群でも臨床

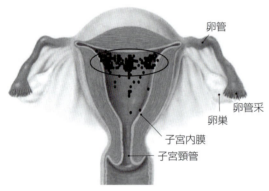

（英ウイメンズクリニック　2012年3月～2012年6月）

図4　妊娠5週1日に胎嚢を認めたART妊娠234例の胎嚢の位置

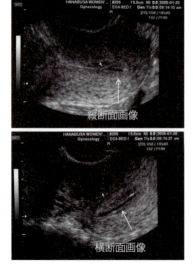

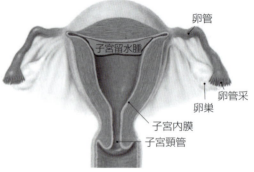

図5　卵管水腫例にみられた軽度子宮留水腫の超音波画像とその模式図

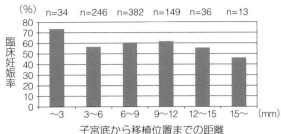

図6 良好胚盤胞1個移植における移植位置別の臨床妊娠率
（英ウイメンズクリニック　2005年9月～2010年12月）
Gardner分類3BB以上の胚盤胞を1個移植した860周期での検討。移植位置は移植直後に超音波断層像で確認された気泡の位置とした。

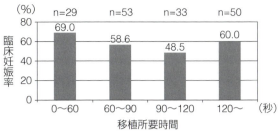

図7 胚移植所要時間別妊娠率
（英ウイメンズクリニック　2005年9月～2006年3月）
平均年齢33.7歳，既往平均ART回数1.6回
Gardner分類3BB以上の良好胚盤胞を1個移植した166周期での検討。胚を培養器から取り出してから子宮腔内への胚移植が完了するまでの時間を測定した。

妊娠率60.0％と高かったことから，必ずしも所要時間が長くなることで治療成績が低下するとはいえないことがわかった。むしろ，所要時間を短縮することを考えて焦ることがあれば，その方がマイナスに作用する可能性がある。筆者らはこの検討以降，焦らず，落ち着いて胚移植を行うよう心がけている。

3. 子宮内膜の胚受容能の獲得について

　胚移植の成績を向上させるためには，子宮内膜の胚受容能発現と移植胚を同調させることが重要である。子宮内膜の胚受容能の発現は一過性であり，着床ウィンドウ（implantation window：IW）として知られている。ヒトでは，IWは排卵後6日目に出現し，9～10日目には消失するとされている。近年の研究から，子宮内膜の胚受容能の発現は，性ステロイドホルモンのみでは不十分であり，胚と子宮内膜の相互作用（cross talk）が重要な役割を果たしていることがわかってきた。

　一方，ARTにおいては，受精，胚培養過程はすべて in vitro で行われ，移植まで胚は母体から隔離されて成長する。胚移植がなされて初めて胚と子宮内膜のcross talkがスタートするため，cross talkによる子宮内膜の修飾が不十分な状態で胚移植を行っていることになる。我々は，胚盤胞移植に当たっては，移植前に子宮内膜の胚受容能発現を誘導することが重要と考え，胚や胚由来因子によって子宮内膜の胚受容能の発現を促進させる二段階胚移植法および子宮内膜刺激胚移植（stimulation of endometrium embryo transfer：SEET）法を積極的に実施している。

4. 二段階胚移植法

　胚由来因子の欠如または減少による子宮内膜の胚受容能の低下に起因する着床率低下を改善する方法として，二段階胚移植が考案された。二段階胚移植法ではday 2に初期胚を移植，残りの胚は培養を継続し引き続きday 5に胚盤胞を移植する。初期胚にはcross talkにより子宮内膜の胚受容能を高める働きを期待し，継続培養によって選択された胚盤胞がより高い確率で着床することを期待している。特に反復ART不成功例に対する移植方法として用いられ良好な成績をあげており，誌上報告もなされている。しかし，二段階胚移植法は胚を2個移植するため多胎の問題を回避することはできない。そのため，二段階胚移植法に代わる新しい胚移植方法が模索された。

5. 子宮内膜刺激胚移植法（SEET法）

　多胎妊娠のリスクが高い二段階胚移植法の短所を克服するために新たに考案した方法が，SEET法である。近年，胚培養液上清には子宮内膜胚受容能促進に関与する胚由来因子が存在することが報告されている。そこで，胚培養液上清を子宮腔内に注入することにより子宮内膜が刺激を受け，胚受容に適した環境に修飾される可能性があると

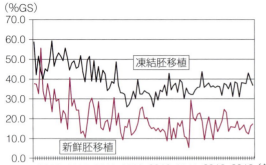

図8 新鮮胚移植および凍結胚移植の胚移植当たり妊娠率
新鮮胚移植よりも，凍結胚移植での妊娠率が高い。

によって子宮内膜のIWが早く発現すると，in vitro培養で発育が遅れがちな胚と子宮内膜の同期が損なわれ，その結果妊娠率の低下を招く。

図8に，当院の新鮮胚移植と凍結胚移植の胚移植当たり妊娠率の月間推移を示した。新鮮胚移植周期の妊娠率は25％前後であるのに対して，凍結胚融解移植周期の妊娠率は40％前後と高い。これは，ガラス化凍結方法の改良に伴い，凍結・融解後の胚のバイアビリティが高く保たれていることと，凍結・融解胚移植では，胚と子宮内膜を同期させることが容易であることがその理由であろう。この結果からも容易に理解できることであるが，刺激周期のARTにおいて生じた胚と子宮内膜のずれを克服するためには，体外で得られた胚を一旦凍結し，刺激周期とは別の周期で子宮内膜と同期させて胚を融解移植するとよい。Murataらは，day 6に得られた胚盤胞を刺激周期に移植した場合の妊娠率は5.5％と低かったが，一旦凍結させた後子宮内膜と同期させて移植したところ，その妊娠率は26.9％になったことを報告している。胚と子宮内膜の同期がいかに重要かを物語る報告である。

考え，胚盤胞移植（blastocyst transfer：BT）に先立ち胚培養液上清を子宮腔内に注入する方法を考案し，これをSEETと命名した。SEETでは，二段階胚移植法における一段階目に移植する初期胚の代わりに胚培養液上清を子宮に注入することにより，培養液中の胚由来因子により子宮内膜の分化誘導の促進が期待でき，かつ移植胚数は胚盤胞1個に制限することが可能となる。

6．胚と子宮内膜の成熟のタイミングを同期させる

GnRHアナログを併用した調節過排卵刺激周期では，hCG投与日に血中プロゲステロンの上昇がみられる症例が10〜50％程度あることが報告されており，この現象はpremature luteinizationとして広く知られている。Premature luteinization

7．おわりに

胚移植法は，ARTにおいて胚の着床成立の有無を左右しかねない最後の重要なステップである。胚移植に至るまでに積み重ねてきた患者の努力，そして治療に従事するスタッフの努力を念頭において胚移植を行う必要がある。

（塩谷雅英，苔口昭次，松本由紀子）

施設C

胚移植は培養した胚を子宮腔に移植する手技であり，ARTの成績に最も大きな影響を与える過程である。胚培養士，看護師，医師が協調しながら，それぞれの役割を完全に果たさなければ妊娠にはつながらない。本項では，当院で行っている胚移植の手順，留意点を具体的に述べる。

1．胚移植のポイント

胚移植の手技で最も重要なポイントは次の4つと考えられる。
①培養器から出し子宮に戻すまでに胚にストレスを与えない。

このためには，培養器から取り出した胚に温度変化を与えず，培養液のpHの変化を最小限に抑

えつつ，すべての操作をできるだけ短時間で終了させなければならない。
②胚を子宮腔の良い位置に移植する。

　最も妊娠しやすい位置は子宮底の約1～1.5 cm手前とされている。経腹超音波や経腟超音波を駆使して，この位置に胚がくるように細心の注意を払わなければならない。
③胚移植時に子宮にストレスを与えない。

　子宮に刺激を与えると，子宮が収縮したり子宮の蠕動運動が亢進し，妊娠率が低下すると報告されている。子宮腔部に鉗子をかけることはできるだけ控え，カテーテルの子宮腔への挿入が困難と予想される症例には，移植前周期に頸管拡張を行うなどの前処置をし，胚移植時には子宮に刺激を与えないように注意する必要がある。
④胚の取り違えなどが決して起こらないシステムを作り，それに従って手技を進める。

　以上のように細心の注意を払いながら胚移植を行うのが成功の鍵である。

2. 胚移植の手順

　胚移植には新鮮胚移植，凍結融解胚移植，初期胚移植，胚盤胞移植などのバリエーションがあるが，手技自体は同じである。以下に，胚移植の実際の手順，および留意点を時系列で示す。
①医師は，胚移植の日程が決定した時点で胚移植オーダー用紙に記入し，胚培養士，看護師，受付に周知する。
②胚移植日の前日に，胚培養士は二重ディッシュ（Falcon3037）の底と蓋に患者氏名を記入する。ディッシュの内側に移植用メディウムUTM®（Origio）を0.7 mL入れ，インキュベーターで平衡化させておく。胚移植用のメディウムには，当院で使用しているヒアルロン酸を添加したUTM®やEmbryoGlue®（Vitrolife）などがあるが，通常の培養液をそのまま胚移植用の培養液として用いても顕著な差はみられない。
③胚移植当日に，胚培養士は当日移植のすべての患者氏名をホワイトボードに記入する。カルテおよびこれまでのARTチャートを確認し，前回の胚移植時に使用したカテーテルや特記事項もホワイトボードに記入する。初めての胚移植の場合には「初」と記入する。
④胚培養士は移植用のキタザトETカテーテル（ET-C3040SM5-17，長さ40 mm外径1.0 mm），通常の硬さのガイドの入った外筒（ET-G3017ART-30），硬めのスタイレットガイドの入った外筒（ET-ST3017ART）をクベースに入れ温めておく。挿入困難例用のステンレススタイレットガイド，Towakoカテーテルのセットもすぐに使える場所に温めて置いておく。1 mLツベルクリンシリンジに23Gの針をつけ，UTM®を0.2 mL吸い，クベース内で温めておく。

　看護師は移植セット（クスコ腟鏡，鑷子2本，綿球4個）および，挿入困難例に用いる子宮ゾンデ，単鉤鉗子を用意しておく。
⑤胚培養士は移植30分前に培養室でダブルチェック下に移植胚をUTM®に移す。混合ガスでサチュレートしたラック式インキュベーターにディッシュを移し，胚移植10分前にラックをワゴンで胚移植室まで運び，胚の入ったディッシュを移植用のインキュベーターに移す。
⑥看護師はカルテとARTチャートで患者確認をした後，患者を胚移植室に誘導し，手術用分娩台で砕石位とする。
⑦胚培養士はインキュベーターから胚の入ったディッシュを取り出し，ダブルチェックした後，クベース内の実体顕微鏡で胚を検鏡し，次いで医師が検鏡する。
⑧医師の1人が経腹超音波を行い，1人が胚移植を行う。患者に胚移植の2時間前から排尿を禁じ，尿を膀胱に溜めておくようにする。これは経腹超音波で子宮腔を見やすくすると同時に，子宮頸管と子宮腔との角度を膀胱の圧迫により鈍角にして外筒を入れやすくする意味がある。経腹超音波で子宮腔が完全に描出されるようならそのまま，描出されないなら経腟超音波ガイドによる胚移植とする。当院では約20%の症例が経腟超音波ガイドでの移植となっている。
⑨医師はクスコ腟鏡を装着し，子宮腔部を生理食塩水に浸した綿球2個で拭い，その後乾綿球で

2回拭う．胚移植が初めての患者には6Frのカテーテルを用いてmock transferを行う．内子宮口をカテーテルが越えればそれ以上は挿入しない．スムーズに入れば通常のガイドを入れた外筒を，入りにくければ硬めのスタイレットガイドを入れた外筒を選択する．初回移植でない場合にはmock transferを行わず，前回用いた外筒を使用する．

⑩胚培養士はmock transferが終わった時点で，カテーテルへの胚の装填を開始する．まず，あらかじめUTM®を0.2 mL吸引していた1 mLツベルクリンシリンジに胚移植用カテーテルを接続し，シリンジから培養液を押し出す．これによって胚移植用カテーテルに，温かいUTM®が充填される．左手でシリンジを持ち，右手で鑷子を持ち，鑷子でカテーテルの先から3 cm手前を挟んで胚を吸引する．まずエアーを3 mm，UTMを8 mm，次いで胚をUTM®とともに吸引，再度エアーを3 mm，最後にUTM®を少量吸引し，胚を吸引したカテーテルを医師の横に持っていく．

⑪医師は胚培養士が胚の吸引を開始した時点で，外筒を子宮腔に挿入する．外筒の先が内子宮口を越えた位置で止め，ガイドを引き抜く．胚を吸引したカテーテルの先を挟んだ鑷子を胚培養士から受け取り外筒に挿入，カテーテルが外筒の先に出るまでカテーテルを進めるが，シリンジは胚培養士が持ったままとする．カテーテルの先を子宮底の1～1.5 cm手前まで進め，カテーテルを挟んだ鑷子を置き，シリンジを胚培養士から受け取る．超音波でカテーテルの先を映しながらシリンジのピストンを押し，胚を押し出す．超音波で気泡が子宮腔に入ったのを確認できたらカテーテルを引き抜く．シリンジのピストンをゆっくり押し，カテーテルをゆっくり引き抜くという成書が多いが，当院ではピストンを一気に押し，内筒も素早く引き抜いている．

⑫経腹超音波で子宮腔や子宮底がはっきり描出されない場合には経腟超音波を用いる．経腟超音波下の胚移植と同じように外筒を，内子宮口を越えるところまで挿入する．経腟プローブを子宮後屈の場合には後腟円蓋に，前屈の場合には前腟円蓋に挿入する．経腟プローブ挿入時に外筒が抜けてしまうことがあるので注意する．経腟プローブを左手の平で，外筒を左手の人さし指と中指ではさむようにして持ち，右手でガイドを引き抜き，カテーテルを挿入する．以後は経腹超音波での胚移植と同様であるが，自分で経腟プローブを操作しながらの胚移植になるのである程度の熟練を要する．

⑬胚移植が終わり引き抜いたカテーテルを胚培養士に渡し，胚培養士は胚がカテーテルに付着していないかどうか確認する．胚がカテーテルに付着して戻ってきたため，もう一度胚移植を行う率は，当院では200例に1例程度である．胚が戻っていないことを確認できれば患者を手術用内診台から降ろし，そのまま帰宅とする．胚移植後の安静は特に指示していない．

3．胚移植困難例に対する対応

1）内子宮口より先に外筒が入らない場合

外筒が内子宮口より入らない場合には，狭窄があるか，急な角度がついているかのいずれかであることが多い．内子宮口での角度が急でない場合には，子宮ゾンデで狭窄部を通してみる．かなり力がいることもあるが，これにより通ることは多い．内子宮口で急な角度がついている場合には，ステンレススタイレットガイドに変え，内子宮口で力を加えながら外筒を回転する．これでも入らなければ，子宮ゾンデで同様に回転しながら挿入を試みる．子宮ゾンデを用いても入らない場合には，単鈎鉗子で子宮腟部を把持し，同様の操作を行う．これらでも挿入できない場合にはTowakoカテーテルを用いた経子宮筋層胚移植を行うが，ここまで必要となる場合は数百例に1例程度である．

2）円錐切除術後で外子宮口の位置がわからない場合

胚移植が最も困難なのは円錐切除後の症例である．外子宮口の位置が全くわからない場合には，

月経時に腟鏡診をして月経血が流出している場所を探し，外科ゾンデ，子宮ゾンデが入るかを確認する。狭窄が強い場合には頸管拡張を行うこともある。月経時に子宮ゾンデが入らない症例に対しては最初からTowako法を用いている。

4. おわりに

胚移植はARTの最後の仕上げであり，医師，胚培養士の力量により結果に差が出る手技でもある。胚にストレスを与えることなく正確な位置にスムーズな胚移植ができるよう研鑽を積まなくてはならない。

（辰巳賢一）

VII 培養室業務の実際

1 培養室のマネージメント

1. はじめに

 生殖補助医療（ART）は，挙児希望女性の高年齢化や少子化が急速に進行する今日の社会にとって，きわめて重要な医療となっている。さらに，患者の治療内容に対する満足度を満たし，安全かつ安心できる質の高いサービスの提供が必要である。そのためには，適切な排卵誘発，ラボラトリーワーク（培養環境，培養設備，培養技術），非侵襲的で確実な胚移植，患者への十分な説明と納得を含めたフォローアップなど，様々な部門のスタッフが協力してチーム医療を形成する必要がある。

 日本産科婦人科学会から報告されている「生殖補助医療実施医療機関の登録と報告に関する見解」（2015年4月改定）でも，配偶子・受精卵・胚の操作・取り扱いおよび培養室・採精室・移植室などの施設・器具の準備・保守の一切を実際に行う，ARTに精通した高い倫理観を持つ人員が必要であると記載されており，生命誕生に至る過程を担う培養業務において，胚培養士は必要不可欠である。また，ARTの実施時には安全管理の観点からダブルチェックを行う体制を構築しなければならず，培養業務全体の安全管理についても重要視されている。本項では，培養室の設備や器具の管理なども含めた培養室マネージメントについて紹介する。

2. ARTにおける培養室マネージメント

 胚培養士には，通常の培養業務を円滑に進めるために培養室の設備の構築，機器の選択から良好な成績を維持していくためのシステム構築などが望まれている。そのためには，配偶子に関する基本的な知識を深め，トレーニングを重ねてより安定した技術を習得し，各作業の効率化を図るためのシステム，培養室全体のクオリティを維持管理していくシステム，問題が発生した場合に迅速に対応できるシステムの構築なども求められている。

 また，新人には様々な技術や知識を指導するだけではなく，培養室スタッフの一員として培養室のマネージメントができるように情報を共有することも必要な業務の一環である。そのためには，各種使用機材のメンテナンスも含めた作業管理[1]，培養室の清浄度の管理[2]，インキュベーターや培養液を含めた培養環境の管理[3]，精子・胚の凍結保存時の安全管理や凍結時の感染症検体の取り扱い[4,5]などをも含め，使用している機器の定期的な作業点検を記録することや，治療に関する作業過程の施行日時，施行者，施行方法なども記録し，何らかの問題が発生した際にその原因を分析できるようなマネージメントを行い，安全で質の高い治療を提供する必要がある[6〜8]。

3. 培養室の作業環境に関するマネージメント

 培養室での理想の環境は，採取された配偶子を体内と同じ環境に保ち受精・培養を行うことである。しかし，実際には体外操作環境下では，環境変化により配偶子は様々なストレスを受けていると予測される。そのため，培養室内での環境変化によるストレスをいかに軽減するかが重要なポイントとなる。作業環境が悪化すると，配偶子が受ける影響は，胚の発生率や妊娠率低下などとして臨床成績に現れてくる場合と，染色体異常の増加

表1 培養室で使用する管理表

- インキュベーター温度・ガス濃度管理表
- インキュベーター清掃管理表
- ガスアナライザー校正管理表
- ヒートウォーマー温度精度管理表
- 冷蔵庫温度管理表
- 培養液Lot管理表
- 凍結液Lot管理表
- 凍結タンク管理表
- ガスボンベ庫管理表
- ガスボンベ交換管理表
- 在庫管理表
- 培養室業務最終チェック管理表

など目に見えてこない部分にまで影響が及ぶ場合がある。そのため，一旦成績が低下した際には，その原因追及に多大な時間と労力が必要となる。通常の臨床業務で使用している機材を安定して使用するためには，毎日管理する機材や3カ月あるいは半年ごとに管理する機材用の管理表を作成し，定期的に作業環境を確認する必要がある。現在，様々な管理表を用いているが，その中で代表的な管理表を**表1**に示した。

ARTで使用する機器は，胚培養士が安全に作業を行うことができ，卵子・胚の移動距離および体外環境のストレスが少なくなるように設置する。培養室は採卵・胚移植を行う手術室ならびに精子調整を行う培養室前室と隣接させることが望ましい。その理由として，胚をカテーテルにローディングしてからの胚移植までの経過時間とともに妊娠率が低下することが知られており[9]，移動距離が長くなるに従い様々なリスクが生じるためである。培養室内に精子や胚を保存した凍結タンクがある場合には，地震発生時に機材が倒れて，被害が拡大しないように予防対策も十分考慮して配置することや，セキュリティの面からも培養室には限られたスタッフのみが入室できるようにし，不在時などは施錠するなど安全面での考慮が必要である。

1）培養室の清浄度

クリーンルームの清浄度にかかわる規格は，米国連邦規格（Fed. Std. 209），米国航空宇宙局規格（NBH 5340 2），英国規格協会規格（BS 5295 -1），ドイツ規格（VDI 2083），日本工業規格（JIS B 9920）などがある。清浄度クラス表記（$1ft^3$中に存在する粒子の最大許容粒子数で表現）も国際統一化への流れにより，ISO（International Standard Organization）が定める清浄度に関する規格ISO14644-1へと移行している。

これまでのFed. Std. 209とISO14644-1を対比させ，**表2**に示した。培養室の清浄度の基準は正確には定められておらず，一般的な手術室と同等レベルであるFed. Std. 209D規格でのクラス1,000〜10,000，ISO規格でのクラス6〜7相当の清浄度があれば十分といわれている。一般的には，クリーンルームを最も高い陽圧に設定することで，手術室や精子調整室からの粉塵の流入を防ぐことができる。培養室内に設置しているHEPA（high efficiency particular air）フィルターは，使用環境により異なるが1回/年の点検・交換を行い，安定した培養環境を維持する。

さらに，インキュベーターの供給ガスラインへのVOC（volatile organic compounds，揮発性有機化合物）フィルターやHEPAフィルターの設置による臨床成績の改善の報告もあり[3]，培養環境は臨床成績に大きく影響を及ぼすと考えられる。これらに加えHerlongら[10]は，定期的な細菌検査の実施を推奨している。既存の施設でHEPAフィルター取り付け工事が困難な場合などは，HEPAフィルター付きの空気清浄機を用いることで清浄度を改善させるようにする。培養室内の清浄度を当院では，小型のパーティクルカウンター（**図1**）を用いて毎週クリーンルーム内の浮遊粒子濃度を測定し清浄度が一定に維持されているかを確認している。

2）培養室照明と顕微鏡光源

蛍光灯は，胚毒性のある紫外線を少量放射するため，培養室の照明としては好ましいとはいえない。従来は白熱球が照明として用いられていたが，最近では紫外線の放出がなく，また寿命が長いLED（light emitting diode）電球を採用する施設が増えてきている。また，胚を観察する顕微鏡

表2 クリーンルームの清浄度の比較

| 粒径 | 清浄度クラス | | | | | | | | |
(μm)	クラス1	クラス2	クラス3	クラス4	クラス5	クラス6	クラス7	クラス8	クラス9
0.1	10	100	1,000	10,000	100,000	1,000,000			
0.2	2	24	237	2,370	23,700	237,000			
0.3	—	10	102	1,020	10,200	102,000			
0.5	—	4	35	352	3,520	35,200	352,000	3,520,000	35,200,000
1.0	—	—	8	83	832	8,320	83,200	832,000	8,320,000
5.0	—	—	—	—	29	293	2,930	29,300	293,000
粒径範囲	0.1~0.2	0.1~0.5	0.1~1.0	0.1~1.0	0.1~5.0	0.1~5.0	0.5~5.0	0.5~5.0	0.5~5.0
Fed. Std. 209	—	—	クラス1	クラス10	クラス100	クラス1,000	クラス10,000	クラス100,000	—

も従来のハロゲンランプからLEDランプへと移行してきている。従来のハロゲンランプでは光量を上げると発熱量が増加していたが、LEDランプでは光量を上げても発熱量が少ないメリットがある。

しかし、LEDランプにも様々なものが販売されており、種類によってはハロゲンランプよりも青色光が強い製品もあるため、購入時には注意が必要である。哺乳動物の卵子において、光の照度が高く照射時間が長くなるに従い胚発生が阻害されることや、赤色光や黄色光と比較して青色光が強い場合には、胚発生能の低下や得られた胚盤胞におけるアポトーシスの割合が増加することが報告されており[11]、培養室の照明や顕微鏡観察時の光量や観察時間にも気を配る必要がある。

3) ラボの温度コントロール

卵子を取り扱う際には、温度変化などの外的ストレスを軽減するためにクリーンベンチ内や顕微鏡上に加温装置を装備する。採卵された卵子や精子を取り扱う際に、培養している胚を室温に保持している時間が長くなるに従い、胚発生が阻害されることが報告[12]されている。室温に放置することで、培養液の温度だけでなくpHや浸透圧も変化し、結果的に胚へのダメージを拡大させるため、温度変化や体外操作時間なども十分考慮すべきである。

37℃に設定しているヒートウォーマーでも、使用するディッシュの形状の違いやメーカーや大き

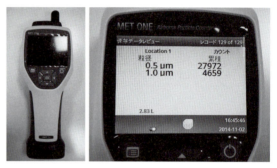

図1 小型パーティクルカウンター

さなどにより表示されるデジタル温度と実際の中央部分の温度分布に若干の誤差がある。このため、実際に使用しているディッシュの中の培養液の実測温度を計測し、表示温度との誤差がある場合には設定温度を変更することも必要である（図2、3）。また、胚観察を行う倒立顕微鏡やインキュベーターの温度低下が起きないように、エアコンが直接当たらないように配慮する[12]。

4. 培養室の機器のマネージメント
1) クリーンベンチ

すべての胚操作や作業を行う際には、使用前後にクリーンベンチの作業スペースを70%エタノールで消毒する。全面にあるシールドを全開にすると清浄度が低下するため、分注作業や胚培養ディッシュ作製時にはできるだけ開口部分を少なくして使用する。クリーンベンチは、噴出した空気を循環させ清潔な空気を送り出すため、1回／年

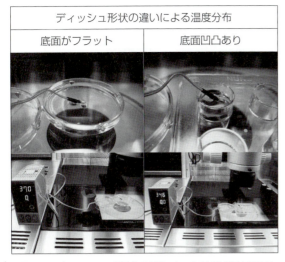

図2 ディッシュ形状の違いによる培養液温度

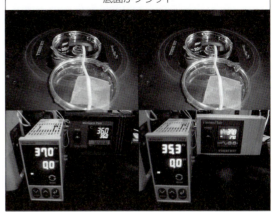

図3 ヒートウォーマーの種類の違いによる培養液温度

のフィルターの点検や定期的な清掃を行う。前面のシールドを開閉する際には，シールド下部の両サイドを両手で持って開閉する。片手で開閉すると負荷がかかり，シールドを固定している滑車が破損しシールドを上げることができなくなるなど被害を拡大させることになる。

2) インキュベーター

　ARTの治療では，卵子・精子を体外へ取り出すため，できるだけ生体内に近い環境を提供する必要がある。特に，採卵後の卵子や体外受精，顕微授精に使用する精子は約3～6時間，さらに受精後の胚は移植直前までインキュベーター内で培養されており，インキュベーターはART治療を行う中で最も重要な機器の1つである。そのため，Higdonら[3]は使用しているインキュベーターの温度，気相を毎日記録する必要性を報告している。

　インキュベーターを含め各機器は永久的に稼動，運用できるわけではなく，必ず故障や異常など何らかのトラブルが発生すると予測される。日常業務中に起こる温度，ガス濃度の異常などは培養室スタッフによる対処が容易であるが，落雷などにより瞬間的に停電になった場合などは，インキュベーター自体のデジタル表示が稼働しなくなる場合もあるので，そのような瞬間的に停電した場合などは，その後正常にインキュベーターが稼働しているかを確認することも必要である。

　夜間や休日に培養室が無人となった際に異常が発生した場合には，迅速に対応できるようにインキュベーターの状況をモニタリングしておくシステムや，培養室スタッフに異常を知らせるようなシステム構築が重要である。当院では，24時間インキュベーター監視システムを導入し，異常値を示した直後と異常が10分間など一定時間継続した際の2回培養室スタッフへメールを配信させ対応している。

　インキュベーターの種類としては，従来から使用されている加湿型インキュベーターに加え，無加湿型インキュベーターや，胚の発生状況を録画しながら培養できるタイムラプスインキュベーターなどが入手可能である。加湿型インキュベーターは，大型から小型まで様々な大きさのものが販売されており，ウォータージャケットにより保温されるため，開閉しなければ停電時などに急激な温度やガス濃度変化は起こりにくい。複数の検体を一度に管理するのには適しているが，個別管理をするためには台数が必要である。無加湿型インキュベーターは，1台で複数の患者検体を個別培養できるように設計されているものが多く，カビ

などの発生頻度が低く，メンテナンスも容易であるが，ウォータージャケットが装備されていないため電源がOFFになると急激に温度が低下する。そのため様々な状況であっても電源供給できるような無停電装置の装備などが必須である。

タイムラプスインキュベーターに関しては，最近では国内でも導入施設が増えてきており，インキュベーターの開閉をすることなく胚観察や録画が可能であるためメリットは高い。すべての症例をタイムラプスインキュベーターで培養することが理想であるが，まだ1台当たりの培養できる検体数に限りがあり，1台当たりのコストが非常に高価である。さらに，タイムラプスインキュベーター導入により臨床成績が改善するとの報告[13]，改善を認めないなどの報告[14]が散見されていることからも，どのような用途でどのような患者に使用することが最も効果的であるかなども，今後さらに検討が必要である。

現在購入できるインキュベーターであれば，どの機種でも大きな違いなく使用できると考えられる。インキュベーターに関しては，培養中にトラブルが発生した場合に，予備のインキュベーターに移動させ，胚へのダメージを軽減する対応ができるように最低でも2台以上は設置しておく。最近のインキュベーターは小型化が進み，あらゆる場所に設置できるようになった半面，地震などが起きた場合にはインキュベーターが転倒し，培養中の受精卵がすべて使用不可となることが予測される。これらを防止するために，ある程度の地震などでも転倒しないように，インキュベーターを設置している架台へ固定するなどの対応が必要である。タイムラプスインキュベーターで培養している場合を除いては，胚観察時にインキュベーターの開閉を避けることができない。その場合，開閉回数の違いによりインキュベーターの環境は大きく異なる。アステック社製の加湿型インキュベーター（APM30D）を用いて，開閉回数と温度，ガス濃度の復帰状況を調べた（図4）。開閉回数が多くなると復帰までには時間を要するため，各施設の規模や培養室スペースなどにより多くのインキュベーターを設置できない場合には1台当た

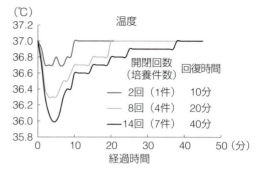

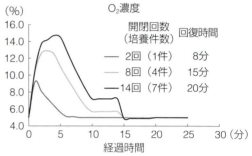

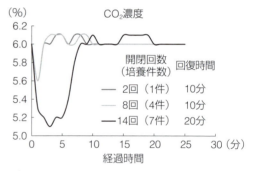

図4　インキュベーター開閉回数と気相と温度変化

りの培養件数も考慮に入れ，各施設に応じたインキュベーター台数を決定することが望ましい。

3）インキュベーターの管理とメンテナンス

インキュベーターの温度は使用の有無にかかわらず，毎日，表示温度と内部に温度計を設置し実測温度を測定する。また，インキュベーターを開閉した際に，内部のガラス扉に水蒸気が付着している場合は，庫内の温度分布が一定に制御できていない可能性があり，長期間使用していると庫内の一部に結露が発生しカビの発生原因にもなる。インキュベーター内部の結露は，冬場などインキュベーター内外の寒暖差が大きい場合やエアコン

の風向きによっても生じることがあるので，インキュベーターを加温するヒーター部分を調整し結露ができないようにするとともに，クリーンルーム内の室温を通年で一定にしておくことも必要である。ガス濃度管理は，最低でも1週間に1回はガスアナライザーを用いて濃度を測定し記録を残しておく。ガスアナライザーも1回／月ぐらいで定期的に校正ガスを用いて測定値を検証しておく必要がある。温度やガス濃度の補正を行った場合にも，どのような変更をしたかなどの記録を残して置き，補正を行う頻度が高い場合にはセンサー部分の劣化が予測されるため，業者に連絡し点検・交換を行うことで安定して使用できるように配慮する。

インキュベーター清掃の頻度は使用環境や使用状況により異なるが，Higdonら[3]の報告では，加湿水は毎週交換，内部の棚板は2週間に1度の洗浄，インキュベーターに供給するガスラインにはCODA®フィルターやVOCフィルターを装備し，より清潔なガスを供給できるように整備することを推奨している。インキュベーターの全体清掃を行うことが困難な場合でも，インキュベーター内の加湿水は，1～2回／月の頻度で交換をする方が望ましい。また，ウォータージャケットタイプのインキュベーターでは，ジャケット内の水量が減少することにより内部の温度にムラができるため，半年もしくは1年ごとに補充しておくことも必要である。

インキュベーターにガスを供給するガスボンベは培養室とは別に専用の部屋を設けて設置することが望ましく，また地震などの際にボンベが転倒しないように専用の架台を用いて固定しておく。ガスボンベに充填してあるガスは，一定の残圧になると急激になくなるので，毎日残量を確認し，残圧が減り始めたら早めに交換を依頼する。供給ガスの交換時には，マニュアルかチェックリストを準備し培養室スタッフとガス交換業者間で交換するボンベ，交換作業，各供給弁の開放などをお互いに確認しながら作業を進めていくことによりガスボンベ交換時のバルブの開け忘れなどを防止できると考えられる。また，残量を毎日確認することにより，通常よりも交換頻度が早い場合には，ガス漏れなどの早期発見にもつながるため重要である。

4）顕微鏡と顕微授精装置

倒立顕微鏡は採卵，受精，胚発生から顕微授精時など様々な過程で使用するため，数種類の対物レンズが搭載され，低倍率から高倍率のレンズに切り替えながら観察を行う。低倍率で観察した検体が高倍率にするとピントが合わない場合には，再度ピントを調整し直す作業が必要となり，結果として卵子や胚の観察時間が長くなる。ピントが合わない原因の1つとして，レンズを回転させる際にレンズを直接触ってレンズホルダーを回転させている場合が多く，補正環が付属している高倍率のレンズに指先が触れ徐々にこの補正環の調整ネジが回転し検体の観察に不具合が生じている。顕微授精を行う場合などでは，毎回ピント調整を行うのは非常に作業が煩雑となるため，定期的に同一検体を低倍率から高倍率まで同一ピントで観察できるように補正環の調整も必要である。

また，顕微鏡の光源のランプが切れた場合，数台の顕微鏡があれば別の顕微鏡で代用できるが，1台しかない場合にはランプが切れると，臨床業務が中断を余儀なくされるため，使用している顕微鏡の予備の光源ランプを準備し，取扱説明書などを熟読し光源ランプの交換方法や顕微鏡で観察する際に不具合を感じる場合などの調整方法を知っておく必要がある。

マニピュレーターにはX軸，Y軸，Z軸それぞれに稼働範囲（目盛りで－10から＋10など）があり，中央に戻してから作業を終了させる。それはICSI針，ホールディングピペットを設置する場合に，可動範囲以上まで移動させている場合があり，そのまま続けるとモーターの破損などにつながる。さらに，可動部分に小さな埃などが付着し動作が悪くなるため，定期的に可動部分にグリスを塗り，動きをスムーズにしておくことも必要である。

マイクロインジェクターにはオイル式・エアー式などがあるが，オイル式の場合には針の装着を

繰り返すに従い，充填されているオイルの部分に少量のエアーが混入することにより操作性が悪くなる。また，ICSIのインジェクションを行う際に，インジェクターのつまみを回し切りこれ以上動かなくなり精子を注入できないなどのトラブルにもつながるため，顕微操作前など定期的にインジェクションホルダーのオイル量も点検する必要がある。マイクロマニピュレーターが取り付けられているチューブ内のオイルも時間とともに劣化してくる。オイルが正常な場合には透明であるが，使用期間が長くなるとオイルが黄色く変色し，たわみがある場所などはオイルが茶褐色に変色し，操作性が低下するため，業者に依頼しメンテナンスを行う必要がある。

5）凍結タンク

凍結タンクは，患者の大切な配偶子を保存しているため液体窒素の補充には十分配慮が必要である。凍結タンクを保存してある場所の環境により，自然蒸発する液体窒素の量は異なるが，週1，2回など定期的に補充を行い記録しておく。使用環境により異なるが，当院では冬場は1，2回／週，夏場は2，3回／週の頻度で残量を確認している。最近ではアラーム機能を備えた凍結タンク監視システムなどもあるので，これを活用することにより液体窒素の補充の不備を防止できると考えられる。

液体窒素を補充する場合には，配偶子が入った凍結タンクを保存場所から充填場所まで移動させることを避け，補充用タンクを別に準備し移動時における転倒などのトラブルを防止することが必要である。同一凍結タンク内で感染症保有患者の検体が混在していても，検体間で感染が拡大しないと報告[5]されているが，実際には感染症の種類によりタンクを分けている施設もあり，感染者と非感染者の検体を混在させることは望ましい環境ではないと考えられている。さらに，海外の施設では，ART実施前の感染症検査が徹底されており，感染症の治療を優先的に行っていることも理由の1つと考えられる。そのため，各施設の凍結タンクの保管場所の広さにもよるが，可能であれば感染症保有者の検体と非保有者の検体は分けて保存しておく方が望ましいと考えられる。

凍結タンクは地震が発生した場合に，所定の場所から移動し他の機器を倒してしまうなど二次災害を起こす危険性があるため，凍結タンク室を設け施錠できるようにするか，移動しないように固定するなどの対応が必要である。

6）無停電装置および自家発電装置

インキュベーターをはじめ，すべての電子機器はコンピュータにより制御されているため，非常事態に見舞われた時のバックアップ体制も重要である。大切なデータを管理しているコンピュータや様々な機器に装備してあるコンピュータは，数秒間の電力が停止してもシャットダウンし，最悪の場合データが失われてしまうため，重要なコンピュータには小型UPS（無停電電源装置）を取り付け，突然の停電やブレーカーダウン，落雷などのトラブルから回避できるようなバックアップ体制を整えておくことが望ましい。

また，小型のUPSはバッテリーの寿命が短いため，1回／年停電検査などを実施し，バッテリーの稼働可能時間などもチェックしておく。インキュベーターや冷蔵庫などの大型機器は消耗する電力も大きいため，災害や長時間の停電時に稼働させるためには，安定した電力供給が必要であるため，自家発電装置からの電力供給ができるようにしておく。また，震災時などは自家発電装置が稼働している間に培養しているすべての検体を凍結保存する必要があるため，最大で何時間程度稼働するのかを把握しておく必要がある。東日本大震災時には，発電機を稼働させる燃料を入手するのに時間を要したとの報告もされていることから，一定時間稼働できるだけの補充分の燃料をどのように確保するのか対応策を検討しておくことも必要であると考えられる。

5．培養室スタッフの管理

ARTの臨床成績を安定・維持していくためには，使用している機器が常に正常に稼働していることが前提である。日頃から点検・管理を行い機

器の安全管理に努め，点検記録は所定の記録用紙に残しておくことにより，機器の異常を早期に発見できると考えられる。

異常を発見し対応するためには，培養室スタッフは機器の取扱説明書などを熟読し，トラブルが発生した場合に順応できる知識を得ておく必要がある。取扱説明書などにはすべての対応策が記載されているわけではないため，自分でどのように対応すればよいかわからないトラブル時には，上級の胚培養士にすべて対応を任せる，あるいはメンテナンスをすべて業者に依頼するのではなく，一人一人が可能な限りどのような対応をするべきであったかを積極的に学ぶ姿勢が大事である。そして，トラブルが起きた場合には，詳細を記録として残し，すべての培養室スタッフで情報を共有するシステムを構築することにより，同様の問題が起こった場合に迅速に対応できると考えられる。

文献

1) Wang H *et al.*：*Fertil Steril* **73**：1247-1249, 2000.
2) Boone WR *et al.*：*Fertil Steril* **71**：150-154, 1999.
3) Higdon HL 3rd *et al.*：*Fertil Steril* **89**：703-710, 2008.
4) Tomlinson M：*Hum Reprod* **20**：1751-1756, 2005.
5) Bielanski A *et al.*：*Hum Reprod* **24**：2457-2467, 2009.
6) Van Voorhis BJ *et al.*：*Fertil Steril* **94**：1346-1349, 2010.
7) Magli MC *et al.*：*Hum Reprod* **23**：1253-1262, 2008.
8) Meseguer M *et al.*：*Fertil Steril* **97**：1277-1286, 2012.
9) Matorras R *et al.*：*Hum Reprod* **19**：2027-2030, 2004.
10) Herlong J *et al.*：*Fertil Steril* **89**：847-853, 2008.
11) Oh SJ *et al.*：*Fertil Steril* **88**：1150-1157, 2007.
12) Pickering SJ *et al.*：*Fertil Steril* **54**：102-108, 1990.
13) Meseguer M *et al.*：*Fertil Steril* **98**：1481-1489, 2012.
14) Park H *et al.*：*Hum Reprod* **30**：268-275, 2015.

〔江頭昭義〕

2 培養液の基礎理論

1. はじめに

現在使用されている培養液は，長い年月をかけ，世界中の研究者の英知を集約して生み出されたものであり，構成成分の組み合わせや濃度にはそれぞれ意味がある。本項では，なぜ胚培養液が現在の組成に至ったのか，その経緯と各培養液の特徴を概説したのち，培養液構成成分の役割を述べる。また，培養液やミネラルオイルを取り扱う際の注意点を示す。

2. 培養液の開発経緯[1]

1）組織培養の始まり

世界で初めて動物組織の培養が可能になったのは，1882年のことである。英国のRingerは，心臓の拍動に必要な無機塩類（ナトリウム，カリウム，カルシウム，マグネシウム，塩素，リン酸など）の種類を明らかにするため，Ringer液と呼ばれる平衡塩類溶液（無機イオン組成，浸透圧，pHを生理的条件に調節した塩類溶液）を開発し，体外に取り出したカエルの心臓の拍動を数時間維持することに成功した。この研究によって，浸透圧，pH，無機塩類組成が生理的であれば，体外で組織の生存は可能であることが明らかとなり，Tyrode液，Krebs-Ringer-Bicarbonate（KRB）液，Earle液など，現在の培養液のベースとなる様々な平衡塩類溶液が誕生した（**表1**）。しかしながら，平衡塩類溶液は細胞増殖に不可欠な種々の成分を欠いており，体外に取り出した細胞を活発に増殖させることは困難であった。

2）体細胞培養液の開発

1950〜1970年にかけてMedium199やMinimum essential medium（MEM），Dulbecco's MEM（DMEM），Waymouth's MB752/1，Roswell park memorial institute（RPMI）-1640，Ham's F-10液など，様々な培養液が誕生し，容易に体細胞を培養できるようになった。その中でもEagleが開発したMEMとHamが開発したHam's F-10液は，ARTにかかわりが深い培養液として知られている。

（1）MEM

Eagleは，無限増殖能を有するマウスL細胞やヒトHeLa細胞が要求する必要最小限の成分を検討し，Earle液（**表1**）に13種類のアミノ酸と8種類のビタミン，血清を加えたMEMを1959年に発表した。それまで明確ではなかった体細胞が要求する成分をわずか29種類まで絞り込んだEagleの研究成果は，細胞・組織学の分野に大きなインパクトを与え，培養液の開発を加速させるきっかけとなった。また，現在汎用されている様々な培養液の組成にも大きな影響を及ぼした。例えば，MEMに含まれるアミノ酸とビタミンは，それぞれMEM必須アミノ酸，MEM必須ビタミンと呼ばれ，濃縮液として簡単に利用できるようになり，胚に対するアミノ酸やビタミンの効果を評価するために汎用された。そのため，現在のヒト胚培養液に採用されているアミノ酸の種類や濃度は，MEMがベースとなっているケースがほとんどである（**表2**）。

（2）Ham's F-10液

Hamは，Chinese hamster ovary（CHO）細胞を無血清培養するため，アミノ酸やビタミン以外に，微量元素，核酸前駆体，リポ酸などを含むHam's F-10液を1963年に発表した。その後，血清を添加したHam's F-10液（**表1**）がヒト胚培

2 培養液の基礎理論

表1 主要な平衡塩類溶液と胚培養液の組成

(mmol/L)

	年代	1910	1932	1943	1957	1963	1968	1985	1995	1995	1995	1995	1998
	名称	Tyrode	KRB	Earle	Whitten	Ham's F-10[*1]	Whitten & Biggers	HTF	Basal XI HTF	G1	G2	KSOM[AA]	P1
無機塩類	NaCl	136.89	118.46	116.36	118.46	126.63	68.49	101.60	97.60	85.16	85.16	95.00	101.60
	KCl	2.68	4.75	5.37	4.75	3.82	4.78	4.69	4.69	5.50	5.50	2.50	4.69
	CaCl$_2$	1.80	2.54	1.80	−	0.30	−	2.04	2.04	1.80	1.80	1.71	2.04
	MgCl$_2$	1.05	−	−	−	−	−	−	−	−	−	−	−
	MgSO$_4$	−	1.19	0.83	1.19	0.62	1.19	0.20	0.20	1.00	1.00	0.20	0.20
	KH$_2$PO$_4$	−	1.19	−	1.19	0.61	1.19	0.37	−	−	−	0.35	−
	NaH$_2$PO$_4$	0.42	−	1.04	−	−	−	−	−	−	−	−	−
	Na$_2$HPO$_4$	−	−	−	−	−	1.10	−	−	0.50	0.50	−	−
	NaHCO$_3$	11.90	25.00	26.19	25.00	14.28	25.07	25.00	25.00	25.00	25.00	25.00	25.00
エネルギー基質	グルコース	5.55	−	5.55	5.55	6.11	5.55	2.78	−	0.50	3.15	0.20	−
	乳酸カルシウム	−	−	−	2.54	−	1.71	−	−	−	−	−	−
	乳酸ナトリウム	−	−	−	−	−	21.58	21.40	21.40	10.50	5.87	10.00	21.40
	ピルビン酸ナトリウム	−	−	−	−	1.00	0.33	0.33	0.33	0.32	0.10	0.20	0.33
アミノ酸	グルタミン	−	−	−	−	1.00	−	−	1.00	1.00	1.00	1.00	[*2]
	その他	−	−	−	−	表2参照	−	−	−	表2参照	表2参照	表2参照	[*2]
キレート剤	EDTA	−	−	−	−	−	−	−	0.10	0.01	−	0.01	[*2]
生体由来成分	血清(%)	−	−	−	−	20	−	−	−	−	−	−	−
	血清アルブミン(%)	−	−	−	0.1	−	0.4	0.5	0.5	0.5	0.5	0.1	[*2]

胚培養液は，上記の成分以外に抗生物質やpH指示薬を含む。
*1：Ham's F-10液は，上記の成分以外にビタミン，微量元素，核酸前駆体，リポ酸，pH指示薬を含む。
*2：P1はアミノ酸として50 μmol/Lのタウリン，キレート剤として0.5 μmol/Lのクエン酸，生体由来成分として10%の代替血清を含む。

養に使用されるようになり，ARTの成功につながった。

ではなぜHam's F-10液はヒト胚培養に用いられるようになったのか，また，初期胚専用の培養液はいつ誰がどのように確立し改良を進めてきたのか，以下にその経緯を紹介する。なお本項では，ヒト胚培養液だけではなく，そのベースとなったマウス胚培養液についても概説する。

3）胚培養成功までの軌跡
（1）マウス胚

初期胚培養液の体系的な検討は，1949年のHammondの報告から始まった。彼は，無機塩類溶液にグルコース，卵白，卵黄を加えた単純な培養液中で，体内から取り出した8細胞期のマウス胚を胚盤胞まで発生させることに成功した。しかしながら，彼の培養液では胚盤胞への発生率は低く，8細胞期以前の胚を発生させることも困難であった。1956年，オーストラリアのWhittenは，Hammondの培養液ではpHが7.0から7.8に急上昇すること，pH7.7以上になると胚は分割しないことを明らかにした。そして，pH緩衝能を有するKRB液（表1）に，グルコース，ウシ血清アルブミン（BSA），抗生物質を加えることで，8細胞期からの発生率を大きく向上させた。この際Whittenは，8細胞期以降の胚発生にはグルコースが必須であることを示した。翌年Whittenは，8細胞期以前のエネルギー基質はグルコースではなく乳酸であること，乳

表2　アミノ酸の分類と濃度

(μmol/L)

		Ham's F-10 アミノ酸	MEM アミノ酸	シーケンシャル メディウム		シングル メディウム
				G1	G2	KSOM^AA
必須 アミノ酸	アルギニン	1,000	600	0	600	300
	イソロイシン	20	400	0	400	200
	グルタミン	1,000	2,000	1,000	1,000	1,000
	シスチン	100*	100	0	100	50
	スレオニン	30	400	0	400	200
	チロシン	10	200	0	200	100
	トリプトファン	3	50	0	50	25
	バリン	30	400	0	400	200
	ヒスチジン	100	200	0	200	100
	フェニルアラニン	30	200	0	200	100
	メチオニン	30	100	0	100	50
	リジン	100	400	0	400	200
	ロイシン	100	400	0	400	200
非必須 アミノ酸	アスパラギン	100	100	100	100	50
	アスパラギン酸	100	100	100	100	50
	アラニン	100	100	100	100	50
	グリシン	100	100	100	100	50
	グルタミン酸	100	100	100	100	50
	セリン	100	100	100	100	50
	プロリン	100	100	100	100	50
その他	タウリン	0	0	100	0	0

＊：システインとして200μmol/L添加

酸を加えた培養液（**表1**）を用いると2細胞期からの培養が可能になることを明らかにした。その後，ピルビン酸が卵子や受精直後の胚の主要なエネルギー基質であり，前核期から2細胞期への発生に必須であることがわかった。そして1968年，WhittenとBiggersは，平衡塩類溶液にピルビン酸，乳酸，グルコース，BSAを加えた培養液（**表1**）を考案し，受精卵から胚盤胞までの培養を可能にした。Whittenの成功以降，M16やBiggers-Whitten-Whitingham（BWW）液などの様々な培養液が開発されたが，この時代に開発された培養液の適応は限られており，多くの系統のマウス胚は2細胞期で発生が停止する"2-cell block"と呼ばれる現象により前核期からの培養が困難であった。

(2) ヒト胚

Whittenの成功と同時期の1969年，英国のEdwardsとSteptoeのグループは，Tyrode液（**表1**）を修正した培養液を用いて体外受精（IVF）を行い，ヒトの受精卵を得ることに成功した。そして，受精卵を培養するため，Whitten培養液を含めた5種の既存培養液のスクリーニングを行い，血清を添加したHam's F-10液が適していることを示した。その後，世界中の研究者がHam's F-10液を用いてヒト体外受精－胚移植（IVF-ET）の検討を進めたが，最初に成功したのはEdwardsとSteptoeであった。

Ham's F-10液はしばらく臨床使用されたが，そこに含まれている核酸前駆体と微量元素が活性酸素の産生を介して胚に悪影響を及ぼすことが明らかになった。当時，Ham's F-10液の他に，Earle液にピルビン酸を加えた培養液，マウス胚培養液，Tyrode液を修正したT6液なども使用されていたが，いずれも満足のいく結果は得られていなかった。また，卵管や子宮由来の体細胞との共培

養の検討も進められ，一定の成果は得られていたが，方法が煩雑で再現性に乏しいなどの問題点があり，広く普及するには至らなかった。

4）2-cell blockの克服

マウスの2-cell blockと同様の現象は，他の動物種でも認められた。例えば，体外に取り出したウシやヒツジ胚は8～16細胞期，ブタとヒト胚は4～8細胞期，ハムスター胚は2細胞期で発生が停止しやすいことがわかり，どのようにすれば回避できるのか様々な検討が行われた。

1977年，Abramczukらは，2価の陽イオンのキレート剤であるethylenediaminetetraacetic acid（EDTA）の添加が2-cell block解除に有効であることを発見した。また，1988年にはSchiniとBavisterが，ハムスター胚の2-cell blockは培養液中のグルコースとリン酸が原因であり，グルコースを除去すると発生率が向上することを示した。これらの報告を参考に，1989年，Chatotらはグルコースとリン酸を除去し，EDTAとグルタミンを加えたChatot-Ziomek-Bavister（CZB）液を開発した。この培養液は，2-cell blockが認められる様々なマウス胚の培養を可能にしたが，48時間以上培養する場合，8細胞期以降にグルコースを追加する必要があった。

5）生体内環境を模倣した培養液の開発（"back to nature"アプローチ）

受精卵は桑実期頃まで卵管内で発生し，その後子宮に移動して胚盤胞となり着床する。すなわち，胚にとって最も生理的な培養液は，卵管液や子宮液といえる。そこで，1970年頃から卵管液や子宮液の組成を分析し，培養液組成に反映する"back to nature"アプローチと呼ばれる試みが精力的に進められた。その結果，マウス胚用のmouse tubal fluid（MTF）液や，ヒト胚用のhuman tubal fluid（HTF）液，Basal XI HTF液，preimplantation stage 1（P1）液，シーケンシャルメディウムが誕生した。

（1）HTF液，Basal XI HTF液，P1液[2]

HTF液は，1985年当時分析されていたヒト卵管液の無機塩類とグルコースの分析データに基づき開発された培養液である。その組成は，Whitten液やM16液などと同様，無機塩類，グルコース，ピルビン酸，乳酸，血清アルブミン，抗生物質のみを含む非常に単純なものであり（表1），調製や管理が容易なことから，ARTに広く使用されるようになった。しかしながら，HTF液で培養した胚の8細胞期以降の発生率は低く，マウスの2-cell blockと同様の現象が生じていると考えられた。そこで，CZB液と同様に，HTF液からグルコースとリン酸を除去し，EDTAとグルタミンを加えたBasal XI HTF液（表1）が開発された。また，Basal XI HTF液のEDTAとグルタミンをクエン酸とタウリンに置換したP1液（表1）も誕生した。しかし，これらの培養液の胚盤胞到達率は満足のいくものではなく，この時代は主に分割期胚移植が行われていた。なお，その後の検討で，分割期胚に対するグルコースとリン酸の有害性は，アミノ酸やビタミンの添加によって減弱すること，培養液組成が適切であれば毒性は生じないことが明らかになっている。

（2）シーケンシャルメディウム[3,4]

オーストラリアのGardnerとLaneのグループは，ヒト卵管液には子宮液と比較して高濃度のピルビン酸と乳酸，低濃度のグルコースが含まれていることを明らかにした。また，分割期とそれ以降のマウス胚に対するMEMアミノ酸やEDTAの効果をそれぞれ検討し，非必須アミノ酸（表2）とグルタミン，タウリンはステージによらず発生を促進するのに対し，必須アミノ酸（表2）は分割期胚の発生を阻害すること，EDTAの有効性は分割期に限られ，それ以降の発生を阻害することを示した。これらの結果より，Gardnerらは発生段階に応じて培養液の組成変更が必要だと考え，分割期胚（day1～3）用のG1液と桑実期-胚盤胞期胚（day3～6）用のG2液を開発した（表1，2）。

G1液のエネルギー基質の濃度は卵管液を反映しており，2-cell block解除に有効なEDTAを含んでいる。アミノ酸は，EagleのMEM非必須アミノ酸とグルタミン，タウリンが加えられてい

る。一方で，G2液のエネルギー基質の濃度は子宮液を反映しており，EDTAは含まない。アミノ酸は，Eagleの非必須アミノ酸だけではなく，必須アミノ酸が加えられている。G1/G2液の誕生により，ヒト胚の胚盤胞発生率が向上し，胚盤胞移植が盛んに実施されるようになった。また，G1/G2液と同様の特徴を有する培養液が続々と開発され，シーケンシャルメディウムという名称で広く使用されるようになった。

6）統計学的手法により組成を最適化した培養液の開発（"let the embryo choose" アプローチ）

英国のBiggersのグループは，胚は自分自身で必要な成分を選択して利用するため，シーケンシャルメディウムのように発生段階に合わせた培地組成の変更は必要ないと考えた。そして，体外でのマウス胚発生能を指標として，統計学的手法で培養液組成の最適化を行った。このような手法は，"back to nature" アプローチに対して "let the embryo choose" アプローチと呼ばれており，1990年頃から検討が進められた。その結果，マウス胚用のKSOM[AA]とヒト胚用のシングルメディウムが誕生した。

(1) KSOM[AA5)]

1992年，Biggersらは，その当時マウス胚で汎用されていたCZB液の組成をどのように修正すれば胚盤胞到達率が最大となるのか，シンプレックス法と呼ばれる統計学的手法で検討した。そして，CZB液のNaCl，KH_2PO_4，ピルビン酸，グルコース濃度を低減するとマウス胚の胚盤胞到達率が向上することを見出し，simplex optimized medium（SOM）を開発した。また，翌年にはSOMのカリウム濃度を上昇させたKSOMを発表した。さらに彼らは1/2濃度のMEMアミノ酸を加えたKSOM[AA]を開発し（表1，2），発生率や胚盤胞の細胞数がKSOMと比較して向上することを示した。

(2) シングルメディウム（シングルステップメディウム，ワンステップメディウム）[6)]

KSOM[AA]は，マウス胚だけではなく，ウシ，ウサギ，ブタ，サル，ヒト胚にも有効であることが明らかになり，ART領域ではGlobal® という名称で使用されるようになった。Global® と類似の培養液は，現在シングルメディウムと呼ばれ汎用されている。シングルメディウムは当初，胚が産生する老廃物や培地成分の分解産物を除去するため，48時間ごとの培地交換が必要とされていたが，最近では受精から胚盤胞期まで培地交換を必要としないタイプも普及している。

なお，シーケンシャルメディウムの検討過程で分割期胚に悪影響を及ぼすとされたMEM必須アミノ酸は，KSOM[AA]ではその有害性は認められておらず，むしろ非必須アミノ酸とともに培養液に加えることで発生率を向上させることが示されている。また，胚盤胞の発生に悪影響を及ぼすとされたEDTAは，適切な濃度であれば悪影響はないことがわかり，シングルメディウムには10 μmol/L程度の低濃度のEDTAが加えられている。

3. シーケンシャルメディウムとシングルメディウムの比較

これまでに世界中でシーケンシャルメディウムとシングルメディウムの性能比較が進められてきたが，現時点においてどちらが優れているか結論は出ていない[7, 8]。そのため，胚培養液を選択する場合，両者の特徴を理解し，各施設にあったものを選択すればよいだろう。

シングルメディウムの長所は，シーケンシャルメディウムのように分割期と胚盤胞期で培地組成を変更する必要がないことに起因する。すなわち，胚培養液の管理本数が1本で済むため，コストや労力の削減が可能で，培地組成変更に伴う胚へのストレスも避けることができると考えられている。また，48時間ごとの培地交換が必要のないシングルメディウムであれば，培地交換時のpH，温度，気相の変化，光線への曝露を避けることができ，胚自身が産生したオートクラインファクターもそのまま維持できる。さらに，近年普及しつつあるタイムラプス装置を用いる場合，分割期から胚盤胞期にかけて観察をシームレスに継

続できる。以上のことから，老廃物や分解産物の蓄積が許容されるのであれば，培地交換が必要のないシングルメディウムを用いる利点は多い。

一方，分割期と胚盤胞期で培地組成や培養環境を任意に変更する必要がある場合，シーケンシャルメディウムの方が有利である。例えば，分割期と胚盤胞期で培養液のpH変更が必要な場合，シングルメディウムであれば発生ステージごとにインキュベーターのCO_2濃度を変更してpH調整しなければならないが，シーケンシャルメディウムであればメーカー側が発生ステージごとに培養液の炭酸水素ナトリウム（$NaHCO_3$，別名：重曹）濃度を調整しておけば，インキュベーターのCO_2濃度をわざわざ変更する必要はない。では，なぜインキュベーターのCO_2濃度や培養液の$NaHCO_3$濃度の調整によってpHが制御できるのか，その理論を以下に解説する。

4．構成成分の役割
1）pH緩衝系[5, 9]
（1）重炭酸緩衝系

ヒトの身体は，呼吸によりCO_2濃度を調整することで，血液のpHを生理的範囲に維持している。細胞培養の際も，生体内と同様，インキュベーターのCO_2濃度を調整することで培養液のpHを一定レベルに維持することが一般的である。その際，緩衝剤として利用されるのが$NaHCO_3$である。

$NaHCO_3$は，水に溶解すると，Na^+と重炭酸イオン（HCO_3^-）に解離する。HCO_3^-は溶液中のH^+と反応して炭酸（H_2CO_3）となり，さらにCO_2とH_2Oに解離し，それぞれが平衡状態になる（図1）。さらに溶液中のCO_2は，気相中のCO_2と平衡状態になる。このような平衡状態にある溶液中のH^+濃度は，気相中のCO_2濃度の調整によって制御可能となる。例えば，気相中のCO_2濃度を上昇させると，CO_2が培養液に溶け込む量が増え，H_2Oと反応し，H_2CO_3濃度が上昇する。H_2CO_3は水溶液中で解離し，H^+濃度が上昇（pHは低下）する。一方，気相中のCO_2濃度が低下すると，逆の反応によりpHは上昇する。

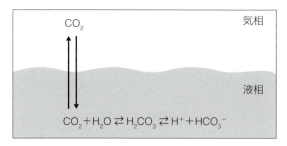

図1 重炭酸緩衝系培養液のpH制御機構

上記のような平衡関係にある重炭酸緩衝系培養液のpHは，培養液に加えられている$NaHCO_3$濃度，気相のCO_2濃度，大気圧の3つの変数によって規定することができる。以下に，pHを算出するためのヘンダーソン・ハッセルバルヒ式を示す（式①）。

$$pH = pKa + \log[HCO_3^-]/[CO_2]_{液相} \cdots\cdots ①$$

$[HCO_3^-]$ と $[CO_2]_{液相}$は，それぞれ培養液中のHCO_3^-とCO_2濃度を表す。pKaは$[HCO_3^-]$と$[CO_2]_{液相}$が等しいときのpHであり，緩衝領域の中心を示す。重炭酸緩衝系のpKa（37℃）は6.1である。$[CO_2]_{液相}$は，気相のCO_2濃度と大気圧から求めることができる。具体的には，CO_2の溶解係数0.03（mmol/L/mmHg）に大気圧（mmHg）と気相のCO_2濃度を掛けることで求める。具体例を以下に示す。

現在使用されている胚培養液の多くはKRB液と同じく25 mmol/Lの$NaHCO_3$を含んでおり，国内の多くの施設の大気圧は760 mmHg程度であるため，6%のCO_2インキュベーターで胚培養液を平衡化したとすると，pHは理論上7.36となる（式②）。

$$pH = 6.1 + \log(25/(0.03\times760\times0.06)) \fallingdotseq 7.36 \cdots\cdots ②$$

ただし，インキュベーターの状態は各施設によって異なり，培養液中の$NaHCO_3$濃度もロットごとに若干変動する場合があるので，理論値はあくまでも理論値としてとらえ，実施には各施設で培養液のpHを測定してインキュベーターのCO_2設定値を微調整することが望ましい。

重炭酸緩衝系培養液を使用する際の注意点として，pHが安定するには最低でも数時間を要するため，使用前に十分平衡化しなければならない。培養液メーカーは最低5～6時間の平衡化を推奨している場合が多い。CO_2インキュベーターから取り出した重炭酸緩衝系培養液のpHは，培養液中のCO_2放出により急激に上昇するため，インキュベーター外での操作は必要最小限にする。インキュベーター外でのpH上昇を抑制するには，ミネラルオイルの重層が有効である。また，長時間にわたり配偶子や胚をインキュベーター外で操作する場合は，N-2-hydroxyethylpiperazine-N'-2-ethanesulphonic acid（HEPES）緩衝系培養液を使用する。

（2）HEPES緩衝系

HEPESは，Goodらが生化学や生物学の研究に使用するために開発した両性イオン構造を持つ緩衝剤である。HEPESのpKa（37℃）は7.31であり，生理的なpH付近で強い緩衝能を発揮する。本緩衝剤はpH制御にCO_2を必要としないため，CO_2インキュベーター外での配偶子の洗浄などを目的にした培養液に利用されている。同様の目的で4-morpholinepropanesulfonic acid（MOPS）が用いられることもある。

HEPES緩衝系培養液には，性質の異なるものが2種類存在する。

1つは重炭酸緩衝系培養液に含まれる25 mmol/Lの$NaHCO_3$のうち，20 mmol/L程度をHEPESと置き換えたものである。この培養液は5～7% CO_2インキュベーターに入れてはならない。培養液中のHCO_3^-が少ないため，pHが非生理的な領域まで低下してしまうからである（図2）。やむを得ずCO_2インキュベーター内で加温する場合，容器の蓋をきつく閉めて培養液へのCO_2の混入を防ぐなどの工夫が必要である。

もう1つのHEPES緩衝系培養液は，重炭酸緩衝系培養液に含まれる25 mmol/Lの$NaHCO_3$に加えて，15～30 mmol/L程度のHEPESを添加したものである。この培養液は，5～7% CO_2インキュベーターに入れても生理的pHに維持され，重炭酸緩衝系培養液と比較して強い緩衝能を発揮す

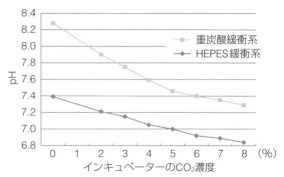

図2 培養液のpHとインキュベーターのCO_2濃度との関係

る。ただし，HEPESを添加した分だけ浸透圧が上昇するため，NaClの添加量を減らすなどの組成変更がなされている場合がある。なお，高濃度のHEPESは一部の体細胞に対して毒性を示すことが報告されているため，HEPES緩衝系培養液での配偶子の操作は必要最少限にし，速やかに重炭酸緩衝系培養液に交換することが望ましい。

2）浸透圧[10]

浸透圧は，水に溶解している溶質分子の種類には依存せず，分子数（モル濃度）に比例する。培養液を構成する成分の中で最もモル濃度が高いのは塩化ナトリウム（NaCl）であり（表1），浸透圧を調整する際はまずNaClの増減を検討するのが一般的である。浸透圧の単位は，水溶液1L当たりの溶質分子（イオン）のmmol数（mOsm/L，容量ミリオスモル濃度）で表される。例えば，3 mmol/Lのグルコースと150 mmol/LのNaClを含む水溶液の浸透圧は以下のように概算することができる（式③）。

$$3(グルコースのmmol/L) + 150(NaClのmmol/L) \times 2^{*1} \times 0.94^{*2} = 285 \text{ mOsm/L} \cdots ③$$

*1：NaClのような無機塩類は水に溶解すると解離してイオンとなる。NaClのように2つのイオン（Na^+，Cl^-）に解離する分子には2を，$MgCl_2$のように3つのイオン（Mg^{2+}，$2Cl^-$）に解離する分子には3を掛ける。

*2：実際にはすべてのNaClが解離しているわけではないので浸透圧係数を掛けて補正する。なお，浸透圧係数は無機塩類の種類や濃度に固有の値である。

細胞内液と培養液の浸透圧に差があると, 細胞膜を隔てて浸透圧の低い方から高い方に水が移動し, 細胞が膨張もしくは収縮する. 最悪の場合, 物理的なストレスで細胞が破壊されてしまう. また, 膨張・収縮した細胞の体積を調節するには, 細胞膜に埋め込まれたNa^+-K^+ポンプを駆動させる必要があり, その際に多量のエネルギーを消費する. そのため, 培養液の浸透圧はできる限り生理的なレベルに調整しなければならない. ヒトの血漿浸透圧は生理的条件下において280〜290 mOsm/Lに厳密に制御されており, 細胞培養の際も通常はこの範囲内に浸透圧を調整する. ただし, 受精卵は, 浸透圧上昇によって発生を停止しやすいことがわかっており, 浸透圧を通常より低く設定するか (260〜270 mOsm/L), 浸透圧制御物質としてアミノ酸を培養液に加えるなどの対処がなされている場合がある.

3) エネルギー基質

ヒトをはじめ多くの動物の卵子および分割期胚は, グルコースではなくピルビン酸と乳酸を主要なエネルギー源として利用する. その後, 胚盤胞へと発生が進むにつれ, 胚はグルコースを主要なエネルギー源として利用するようになる. 高濃度のグルコースは初期胚の発生に悪影響を及ぼす場合があるため, 胚培養液のグルコース濃度は体細胞用の培養液と比較して低濃度に設定されている (表1). 一方, 採卵後の卵丘卵子複合体 (cumulus-oocyte complex : COC) を培養する際, 卵丘細胞の代謝維持にグルコースが必要となる. また精子の運動や受精促進に, グルコースが要求される. そのため, 体外成熟 (IVM) やIVF用の培養液のグルコース濃度は, 胚培養液と比較して高濃度に設定されていることが多い.

グルコースは, 単にエネルギー基質として利用されるだけではなく, 核酸や脂肪酸の生合成に不可欠なリボース5-リン酸や還元型ニコチンアミドアデニンジヌクレオチドリン酸 (NADPH) の生成に利用される. またピルビン酸は, 活性酸素の一種である過酸化水素 (H_2O_2) と反応して無毒化するといわれている.

4) アミノ酸, ビタミン

胚培養液へのアミノ酸添加は必須ではなく, ヒト胚はアミノ酸を含まない培養液中でも胚盤胞まで発生する. しかし, アミノ酸には多彩な役割 (エネルギー基質, 生体成分の前駆体, 細胞内pH緩衝物質, 浸透圧制御物質, キレート剤, 抗酸化物質) があり, 胚培養液に加えることで胚の生存性を高め, 発生率を向上させる. 分割期胚は, 恒常性維持機能が低く代謝が活発ではないことから, この時期の胚に対してアミノ酸は, エネルギー基質としてよりも浸透圧調節物質や細胞内pH緩衝物質, 抗酸化物質として作用していると考えられている.

一方, ビタミンは, 補酵素の前駆体となり糖質, 脂質, アミノ酸代謝などに関与することが知られているが, 胚培養における効果は明確でない. マウス胚を用いた検討によると, ビタミンの一種である葉酸は受精卵から胚盤胞までの発生に必要だが, 細胞内ストックから供給されるため, 培養液への添加は効果がないことが報告されている. イノシトールやナイアシン, ビタミンB_6の効果は動物種によって異なり, 有効性だけではなく有害性が認められる場合もある. また, ヒト胚培養におけるビタミンの効果はほとんど検討されていない. その他にもビタミンは安定性が低く取扱いが難しいなどの理由があり, 胚培養液に加えられていないケースも多い.

アミノ酸の一種であるグルタミンは非常に不安定な物質で, 容易に自己分解しアンモニウムを発生する. 高濃度のアンモニウムは胚発生率や胚盤胞の細胞数を低下させる他, 胚の代謝や遺伝子発現量を変化させるなど, 様々な有害性が報告されている. よって, グルタミン添加培養液を用いる場合は, 製造直後の培養液を使用し, 培地交換を頻繁に行うなどの注意が必要である. なお, 現在販売されているART用培養液は, グルタミンの代わりに安定なジペプチド (アラニルグルタミンもしくはグリシルグルタミン) が使用されているか, もしくは発生源となるグルタミンが除去されているものがほとんどであり, アンモニウム発生のリスクは抑制されている.

5）生体由来成分[1]

　マウスやヒト胚は，無タンパク培養液中で胚盤胞まで発生させることができるが，血清やヒト血清アルブミン（HSA）のような生体由来成分を加えることで，胚盤胞到達率や胚盤胞細胞数，着床率が向上するとされている。ARTの黎明期において，培養液には患者血清などが添加されていたが，血清には成長因子，ホルモン，毒性中和因子，抗酸化物質，搬送体タンパク質，脂質などの有効成分の他に，胚に悪影響を及ぼす成分や抗精子抗体が含まれている場合がある。有効成分や毒性成分の濃度は患者ごと，採取ごとに異なるため，培養成績が安定しない原因となる。また，胚や胚培養士へのウイルス感染の危険性があるなど様々な問題があげられる。そのため，現在のヒト胚培養液にはHSAもしくは代替血清が用いられている。

(1) HSA

　HSAは，血中に最も多く含まれているタンパク質であり（全血清タンパク質の50～70%），様々な物質を自らの分子内に結合して搬送する役割を担っている。例えば，胚に取り込まれて脂質の生合成やエネルギー源として利用される長鎖脂肪酸は，水溶性が低いため（<1 μmol/L），血中ではそのほとんどがHSAに結合した状態で搬送されている。その他にも微量元素，アミノ酸，ビタミン，ホルモンのような生体中の物質や，薬剤，染料のような化合物など，多様な物質がHSAに結合して搬送される。

　このようなHSAに結合する物質以外にも，一般的に使用されているHSA製剤（Fraction V）は，Cohnが開発した低温エタノール分画法で粗精製されているに過ぎないため，血清由来の様々な夾雑物を含む。例えば，HSAには100種類以上のタンパク質（断片）が混在し，その中には胚に有効に作用するとの報告がある成長因子やホルモンの存在が認められている。しかしその一方で，エンドトキシンや，可塑剤であるフタル酸エステルのような動物組織に悪影響を及ぼすといわれている異物を含む場合もある。

　上記のような性質を持つHSAの最適な添加濃度を一意的に定めることは難しいが，慣例的に，ヒト胚を培養する際は終濃度が0.5%（5 mg/mL）程度になるよう添加することが多い。一方，IVFを実施する際は，HSAが精子細胞膜のコレステロールの受け手となり，受精を促進する作用があるため，胚培養の時よりも高濃度のHSAを加える場合がある。

(2) 代替血清

　代替血清は，84～88%のHSAに12～16%のα-，β-グロブリンを加えた製剤である。α-，β-グロブリンとは，単一のタンパク質ではなく，HSAとともに血中に広く存在するタンパク質の総称である。以下に示すタンパク質をはじめ，多種多様なタンパク質を含んでいる。

　α-グロブリン：α_1アンチトリプシン，ハプトグロビン，セルロプラスミン，α_2マクログロブリンなど

　β-グロブリン：トランスフェリン，ヘモペキシン，C3，C4，βリポタンパク質など

　代替血清を使用した場合，HSA単独と比較して培養成績が向上するケースが報告されているが，その一方で，培養液の組成はHSA単独よりも不明確になることを理解しておく必要がある。なお，代替血清の原液のタンパク質濃度は5～6%であり，培地に10%加えるとタンパク質の終濃度としては0.5～0.6%になる。

(3) 課題

　前述したように，血清アルブミンや代替血清に含まれているアルブミン以外のタンパク質やアルブミン結合物質，夾雑物質などの種類や濃度はエンドトキシンを除き十分制御されていない。そのため，現在の胚培養液は無血清培地ではあるが，組成が明確な化学合成培地とはいえず，使用するHSAや代替血清の種類やロット，添加濃度によって培養成績がばらつく場合がある。

　また，ウイルス検査などは十分になされており，感染例の報告はないが，未知のウイルスが混入している可能性は否定できない。今後，ARTの安全性を高め安定した成績を得るには，HSAや代替血清を含まない化学合成培地の開発が望まれる。

6）成長因子，ホルモン[1]

　成長因子やホルモンは，細胞の分裂や増殖，分化などを制御する非常に重要な生理活性物質である。体細胞培養液の無血清化を検討する場合，まず検討するのが成長因子やホルモンの添加であり，最適な組み合わせや濃度を細胞ごとにいかに設定するかが成功の鍵となる。

　一方，ヒト胚は成長因子やホルモンがなくても体外で胚盤胞まで発生することができるため，現在，ほとんどの胚培養液には成長因子やホルモンが添加されていない。成長因子やホルモンの欠乏が培養胚にどのような影響を及ぼしているかは明確ではないが，生体内においては，着床に至るまでの期間，胚は様々な成長因子やその受容体を介して母体と相互作用しながら発生するといわれている。例えば，卵管や子宮などのヒト生殖管内では，granulocyte-macrophage colony stimulating factor（GM-CSF），heparin binding-epidermal growth factor（HB-EGF），insulin-like growth factor-1（IGF-1），leukemia inhibitory factor（LIF）などの様々な成長因子が発現しており，ヒト卵子と胚にはそれらの受容体が存在している。これらの成長因子をヒト胚培養液に加えると，発生速度が早まり，胚盤胞到達率は向上し，胚盤胞細胞数が増加するなどの効果が報告されている。最近，インスリンまたはGM-CSFを添加した培養液がARTで使用可能になっており，今後さらに成長因子やホルモンを添加した培養液の数は増えていくことが予想される。ただし，成長因子やホルモンは極微量で様々な生理活性を示すので，臨床応用の前に十分な検討が必要であろう。

7）抗生物質

　IVFや胚培養の際，細菌の主な汚染源となるのが精液であり，あらかじめ抗生物質を含んだ培養液で洗浄する意義は大きい。一方，無菌状態を再現できるのであれば，胚培養液への抗生物質の添加は必須ではない。抗生物質は，胚発生を阻害するため添加しない方がよいとする報告もある。しかし，万が一培養期間中に菌が繁殖すると胚は破棄しなければならない。また，気づかず胚移植すると母体に重大な結果をもたらす可能性がある。そのため，現在市販されているART用培養液の多くはペニシリン，ストレプトマイシン，ゲンタマイシンのいずれかもしくは組み合わせたものがあらかじめ加えられている。ただし，これらの抗生物質は万能ではなく細菌の種類や濃度によっては効果がない場合があるため，ARTを実施する際はすべての過程で菌の持ち込みを最小限にするよう心がけなければならない。

8）pH指示薬

　フェノールレッドは，pHによって構造が変化し，色調が黄色（pH 6.6以下）から赤色（pH 8.0以上）に変化する。その特徴を活かし，フェノールレッドは培養液のpH変化を目視で観察するための指示薬として汎用されている。

　フェノールレッドには非常に弱いエストロゲン活性があることが報告されているが，胚への影響は報告されていない。フェノールレッドの添加は必須ではないが，pH変化を可視化することにより培養液の異常を早期発見できる場合があるため，ART用培養液には低濃度のフェノールレッドが加えられている場合が多い。

9）キレート剤（EDTA）

　EDTAの添加により，マウス胚の 2-cell block を解除できることが明らかになった。そのメカニズムは明確ではないが，次のように考えられている。

① Fe^{2+} や Cu^+ をキレートし，毒性の強い活性酸素であるヒドロキシラジカル（・OH）の産生を抑制する。ヒドロキシラジカルは，Fe^{2+} や Cu^+ を触媒とするフェントン反応により産生される〔フェントン反応：$H_2O_2 + Fe^{2+}$（Cu^+）→ ・$OH + OH^- + Fe^{3+}$（Cu^{2+}）〕。

② 解糖系酵素の補因子となる金属イオンをキレートし，分割期における解糖系活性の上昇を抑制する。分割期の早熟な解糖系の活性化は，胚に悪影響を及ぼすことが報告されている。

5. 培養液・ミネラルオイルを取り扱う際の注意点

1）培養液

購入した培養液は，未開封かつ有効期限内であれば，浸透圧・pHは規格内，細菌・真菌は未検出，エンドトキシンは規格以下であることが保証されている。しかし，培養液を凍結もしくは高温で保存した場合，培養液成分が沈殿もしくは分解する場合がある。また光への曝露は，培養液中の光感受性成分（リボフラビンなど）から活性酸素を発生させる原因となる。したがって，培養液は冷蔵・遮光保存を厳守する。一旦開封した培養液は細菌・真菌の混入や，CO_2の放出，水の蒸発により培養液組成が変化する可能性が否定できないため，繰り返しての使用は極力避ける。もし，購入した重炭酸緩衝系培養液を小分けして長期保存する場合は，polyethylene terephthalate G copolymer（PETG）のようなガス透過性の低い材質の容器を用いる。研究用として汎用されているpolypropylene（PP）やpolystyrene（PS），polycarbonate（PC）製の容器はCO_2ガスの透過性が高いため，重炭酸緩衝系培養液を数カ月間保存すると，pHが大幅に上昇し，培養液成分が変性するリスクが上昇する。培養液をろ過滅菌する場合，ろ過滅菌用フィルターには胚に悪影響を及ぼす物質が含まれていることが報告されているため，使用前に十分量の培養液でフィルターを共洗いする。

2）ミネラルオイル

ミネラルオイル（別名：流動パラフィン）は，ARTにおいてIVF，胚培養，卵細胞質内精子注入法（ICSI）を行う際，培養液を覆うために用いられている。微量（10～100 μL程度）の培養液をミネラルオイルで覆うことで，配偶子や胚を扱う際に顕微操作が容易になる。また，胚自身が産生する生理活性物質の拡散を防止できるため，胚発生率が向上する場合がある。さらに，培養液の蒸発による浸透圧変動やCO_2の放出によるpH変動，落下細菌による培養液の汚染が防止できるなど様々なメリットを有しており，現在ヒト胚培養のほとんどはミネラルオイルを用いた微小滴培養法が利用されている。

ミネラルオイルは直接培養液と接触するため，その品質は培養成績に影響を与える場合がある。現在，ART用に各メーカーからミネラルオイルが販売されているが，その中にはマウス胚培養試験で「適」と判定されているにもかかわらず，胚発生に悪影響を及ぼすものが存在する。その原因の1つとして，過酸化による経時的な品質の低下が考えられている[11]。また，ミネラルオイルの精製過程で除去しきれなかった不純物の関与が示唆されている。ミネラルオイルの過酸化は熱や光によって促進されるため，購入後のミネラルオイルは冷暗所保存してできる限り劣化を抑制し，メーカーが定めた期限内で使用することを厳守すべきである。過酸化の程度は過酸化物価（peroxide value：POV）の測定により評価できるが，一般的な不妊治療施設で実施するのは難しいため，製造ごとに純度やPOVを確認しているメーカーの製品を選択することが重要である。

なお，ミネラルオイルは卵の成熟などに関与する脂溶性ホルモンなどを吸収してしまうため，未成熟卵子の成熟培養などには使用しないか，もしくはミネラルオイルの影響を考慮してホルモン量を調節するなどの工夫が必要となる。

6. おわりに

良質な胚を得るには，培養液の役割を理解し，目的に合った培養液を適切な方法で適切な時期に使用する必要がある。また，添加する血清アルブミンや用いるミネラルオイルの品質は培養成績に大きな影響を及ぼす場合があることを認識しなければならない。さらに，培養液やミネラルオイルは適切に取り扱わなければ，その性能を十分に発揮できないばかりか，配偶子や胚に障害を及ぼす可能性があるため厳重に管理する。

*In vitro*に取り出された配偶子や胚は，少なからずストレスを受けている。どのようにすれば配偶子や胚に与えるストレスを減らすことができるかを常に念頭に置き，培養液や培養条件を選択することが肝要である。

文　献

1) Yao T et al.: *J Mamm Ova Res* **33**: 17-34, 2016.
2) Quinn P: *J Androl* **21**: 610-615, 2000.
3) Gardner DK et al.: Handbook of *in vitro* fertilization, pp.205-264, CRC Press, NY, 2000.
4) Gardner DK et al.: *In vitro* fertilization: a practical approach, pp.221-282, Informa healthcare, NY, 2007.
5) Summers MC et al.: *Hum Reprod Update* **9**: 557-582, 2003.
6) Biggers JD et al.: *J Assist Reprod Genet* **5**: 133-140, 2002.
7) Biggers JD et al.: *Fertil Steril* **90**: 473-483, 2008.
8) Mantikou E et al.: *Hum Reprod Update* **19**: 210-220, 2013.
9) Swain JE: *Hum Reprod Update* **18**: 333-339, 2012.
10) Baltz JM et al.: *Hum Reprod Update* **16**: 166-176, 2010.
11) Otsuki J et al.: *Fertil Steril* **88**: 741-743, 2007.

〈八尾竜馬〉

VII 培養室業務の実際

3 培養液の現状

1. 胚培養液の変遷

　生殖補助医療における培養液の歴史は，1980年代初期に始まり，当時は体細胞培養液を改変したEarle液やHam's F-10液などが用いられ（**表1**）[1]，それらにタンパク質成分として患者血清や臍帯血清[2]，市販アルブミン[3]などが加えられていた。そして，動物の卵管内液組成を分析し，それらをもとにK濃度が高く，構成成分が13種類と単純化されたHTF（human tubal fluid）が開発され[4]，長く使用された。

　また，重要な役割を果たす添加血清成分について，アルブミンに加え，高濃度のグロブリンを含む血清が合成され[5]，良好な成績が報告されるようになったが，「合成」とはいえ，市販血清の成分分画の構成濃度を調整したものである。これらの培養液を用いていた頃は受精2日目，または3日目に子宮内に胚移植をしていた。マウスの2-cell blockに示されるように，胚盤胞への発生は，それらの培養液では不可能であったからである。

　その後，胚発生において，8細胞期辺りを境目に，胚の代謝が大きく変化することが判明した。それは卵管内液と子宮内液の組成成分の違いを反映したもので[6]，特にグルコースやピルビン酸，アミノ酸，乳酸などに対する栄養要求性が変化するため，培養液組成もその変化に合わせて2段階に工夫されるアイデアが報告された[7]。いわゆるシーケンシャルメディウムである。このシーケンシャルメディウムを用いた胚盤胞期移植の有効性が瞬く間に多数報告されるようになり，以前の分割期移植に比べ，流れは胚盤胞期移植に完全に変わったように思えた。

　当時，我々も2度にわたって分割期移植と胚盤胞期移植の効果を前方視的無作為比較試験で行ったが，結果は予想に反して有意差はなく，その際にレビューした文献では，有意差ありとする論文と，有意差なしという論文がきれいに半数に分かれていたことを見出した[8, 9]。そして，有意差ありとする文献では，その対象が調節刺激に対する

表1 当時の世界の主な研究グループの培養法

	英国	スウェーデン	ドイツ	オーストラリア	米国	フランス
培養液種類	Earle	F10	F10	F10＋Ca lactate	F10	B2
pH	7.3			7.35		7.5
浸透圧（mOsm kg^{-1}）	285			280		265〜280
高分子成分	患者血清（15%）	血清（15%）	血清（15%）	血清（15%）	アルブミンまたは血清（15%）	
気相（$CO_2:O_2:N_2$）	5:5:90	5:5:90	5:5:90	5:5:90	5:5:90	
受精卵移植時期	4細胞期〜胚盤胞期	2〜8細胞期		4〜8細胞期	4〜10細胞期	

文献1）より改変

反応の良好な群を選んでいることが多く，有意差なしとする文献では，前方視的研究が多かった。反応の良好な症例ではシーケンシャルメディウムが有利であるという結果であった。

その後10年経過し，我々はさらに2013〜2014年にかけて，分割期移植と胚盤胞期移植の効果の前方視的検討を行ったところ，今度は胚盤胞期移植の方が妊娠率は高かった。おそらく培養液の質，培養環境，技術の向上などによるものと思われ，胚盤胞期移植の優位性が確立したと判断された。

2. アルブミン

添加アルブミンについては，表1に示したように初期の段階から今まで様々な形で利用されており，欠かすことのできない成分である。しかし，使用されているヒトアルブミンは商業ベースで入手できるものであり，簡便であるが，ロット間の差やウイルス，プリオンなどの感染が危惧される。Makinoは数社から販売されている培養液の成分で有害物質の検出を試み，その中には胚の初期発生の段階で有害な影響を与える恐れのある成分が検出される培養液の存在を指摘した[10]。そして，そのソースは添加されたヒトアルブミンからであり，ロットによって異なる可能性を示唆した。Takatoriらも同様に培養液内のフタル酸を指摘した[11]。このようにヒトアルブミンを用いる場合にはコンタミネーションが危惧される。それに代わり，無血清培地やリコンビナントアルブミン（r-Al）も提案されている[12, 13]が，まだ完全ではない。コンタミネーションのない安全な培地の開発が待たれる。

3. 市販培養液の成分

現在，本邦で入手できる培養液を表2に示す。各製品とも，組成成分は表示しているが，その濃度については公開されていない。また，血清成分は市販されているhuman serum albumin（HSA）であるが，ほとんどが添加されており，ready-to-useになっている製品が多い。成長因子については，1社だけ明示されているが，その他は表示されておらず，その有無は不明である。また，quality control（QC）としての生物学的試験はほとんどがマウス胚を用いた検査で，臨床的に使用する面からは不安が残る。

4. シングルメディウムとシーケンシャルメディウム

HTFに続き，シーケンシャルメディウムが広く使用されるようになったが，Biggerらはマウスの胚発生能を指標にして培養液組成を工夫し，simplex optimization medium（SOM）を開発し，さらにカリウム濃度を修正，アミノ酸を添加したKSOM[AA]からヒト胚用の培養液を開発した[14]。そして，シーケンシャルメディウムは必要なく，このシングルメディウムで十分であることを示した。また，培養液に含まれるアミノ酸のうち，L-グルタミンが分解されて発生するアンモニアが胚の生育に大きな影響を与えるため，48時間ごとに新しい培養液に変える必要があった。それについてはL-グルタミンをL-アラニル-L-グルタミンに変えることで回避することになり，長期培養に有利となった[15]。それらの知見をもとに，シングルメディウムとシーケンシャルメディウムの比較が行われ[16〜19]，いずれも胚の成長には差はなく，むしろシングルメディウムは培養途中に培養液交換などの人工的な操作が加わらないために，質のよい胚が育つ可能性も示唆されている[20]。そして，最終的に妊娠率には差はないとされている報告が多い[21, 22]。

また，シングルメディウムの培養液交換の手間のないことに加え，最近盛んに利用されるようになってきたタイムラプス装置を用いて培養開始から胚盤胞期までインキュベーターを全く開閉することなく培養を継続することにより，良好胚が期待できる報告もみられる。

培養液交換が必要ないことは，交換に際しての色々な危惧が解消される。まずインキュベーターのドアの開閉に伴って温度や培養ガス組成濃度，湿度などの変化を引き起こし，培養液においては今までの培養液から新しい培養液に交換することで胚の環境が変わる可能性があること，交換に際

表2 初期胚〜胚盤胞までの培養に用いる主な市販培養液

メーカー	培養液	シングルまたはシーケンシャルメディウム	組成	物質の濃度	血清成分	成長因子	その他添加物	生物学的検定法
Life Global	Global Total®	シングル	公開	非公開	LGPS (LifeGlobal® Protein Supplement)	不明		マウス
Vitrolife	G-1™	シーケンシャル	公開	非公開	HSA	不明	ヒアルロン酸	マウス
	G-2™	シーケンシャル	公開	非公開	HSA	不明	ヒアルロン酸	マウス
	G-TL™	シングル	公開	非公開	HSA	不明	ヒアルロン酸	マウス
ORIGIO	Sequential Cleav.™	シーケンシャル	公開	非公開	HSA	不明	ヒアルロン酸ナトリウム	マウス
	Sequential Blasto.™	シーケンシャル	公開	非公開	HSA	不明	ヒアルロン酸ナトリウム SSR® (Synthetic Serum Replacement)	マウス
Irvine Scientific	Early Cleavage Medium® (ECM®)	シーケンシャル	公開	非公開	HSA	不明		マウス
	MultiBlast Medium®	シーケンシャル	公開	非公開	HSA	不明		マウス
	Continuous Single Culture® (CSC)	シングル	公開	非公開	HSA	不明		マウス
ナカメディカル	ONESTEP medium®	シングル	公開	非公開	HSA	不明	ヒアルロン酸ナトリウム	マウス
	P + Cleavage Medium	シーケンシャル	公開	非公開	HSA	不明	ヒアルロン酸ナトリウム	マウス
	P + Blastocyst Medium	シーケンシャル	公開	非公開	HSA	インスリン	ヒアルロン酸ナトリウム	マウス
日本医化器械製作所	Early Culture Medium	シーケンシャル	公開	非公開	非添加	不明		マウス
	Only-One Medium	シングル	公開	非公開	非添加	不明		マウス
FertiPro	FertiCult™ IVFmedium	シーケンシャル	公開	非公開	HSA	不明		マウス
	FertiCult™ G3medium	シーケンシャル	公開	非公開	HSA	不明		マウス
COOK	Sydney IVF Cleavage Medium	シーケンシャル	公開	非公開	HSA	不明		マウス
	Sydney IVF Blastocyst Medium	シーケンシャル	公開	非公開	HSA	不明		マウス

してのピペッティングでは，胚に対しては物理的に不自然なインパクトを与え，かつ手技的に緊張することでスタッフのストレスの1つになりうること，さらなる培養液や器具を要することなどがある．シングルメディウムではこれらがすべて解決されることになる．さらに，以前は毎日，胚の観察が必要であったが，現在ではタイムラプス装置がそれに代わり，もっと頻繁に観察することが可能となり，これらの装置と培養液の利点を組み合わせることにより，さらに有利な条件が設定できるようになった．

その半面，シングルメディウムに要求されることは，何といっても培養液の安定性であろう．5日間以上交換なしでその組成の変化がなく，胚が十分に生育する環境を維持する必要がある．胚には3日目に母親由来の遺伝子制御から父親由来の遺伝子が参加するというダイナミックな変化が起こることが判明しているが，その変化に対応できる培養液であるか，その組成成分が十分であるかが問われる．その時期には胚のインプリンティングが始まり，すぐ後にはライオニゼーションなど胚の重要な初期変化の起こる時期であることを考えると，それらに耐えうる培養液の組成が求められる．それはシングルメディウムでもシーケンシャルメディウムでも同様であり，それらの点まで考慮して培養方法を選択しなければならない．

5. 培養液選定についてのアンケート調査結果

実際面での培養液に関する調査を日本生殖補助医療標準化機関（JISART）27施設にアンケート調査を行い，そのうち25施設から回答を得られ

3 培養液の現状

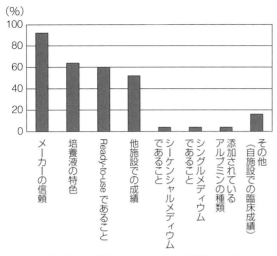

図1　培養液を採用するときに重要視すること

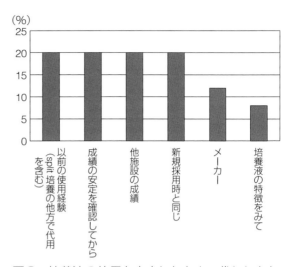

図3　培養液の使用を中止したとき，代わりとなる培養液を選ぶ留意点

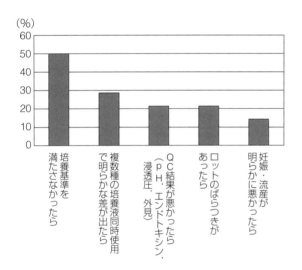

図2　培養液の使用を中止するときの基準

た（回収率92.6％）。その結果を分析することにより，実際の現場での実態，問題点の抽出，そして今後の対策などを論じてみたい。

まず，「培養液の採用には何を重要視するか」との問いに対して，メーカーの信頼性が最も高い比率を占めた（図1）。次に，その製品の特色，使用時の簡便性を重視している結果と思われるready-to-useであることが続いた。シングルメディウムかシーケンシャルメディウムか，また添加アルブミンの種類などにはあまり関心がないようにみられた。しかし，前述したように，今後この2点は最も注目される課題になると思われる。

次に，現在使用中の培養液の成績に不安があったときに，他の培養液に変える基準について質問した。その結果，明確な基準を定めている施設が約半数と，意外に基準なしの施設が多いことが判明した。基準を定めている施設では，その基準を逸脱する際に培養液の変更を考えることが最も多く，「複数種類の培養液を同時に使用し，明らかな差が出たときに変更を考慮する」「QC試験での結果による」などの回答があった（図2）。培養液のQCは困難なことが多く，その結果は妊娠率に直接反映される。しかも，それは使用して約3週間後に結果が出る（妊娠反応判定）ことになる。ということは，質の低い培養液であったなら，その3週間は質の劣った培養液を使用し続けることになり，その期間に治療を受けた患者はすべて劣った条件での治療を受けたことになる。そのため培養液の質はできるだけ早く判定されなければならない。そこで，ルーチンワークの中に現在使用している培養液の質を反映できる基準を設けるべきである。

培養液の質の判定が困難な理由の1つに，よい

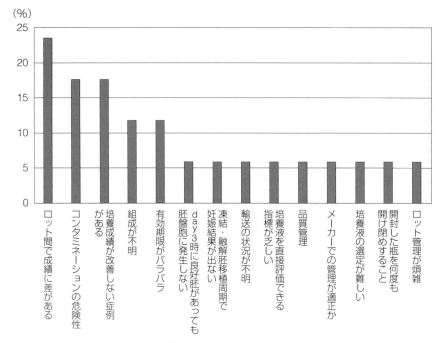

図4　培養液を扱う上で最も困ること

成績を示した培養液でもロットが変われば成績が変わることがあげられる。また，培養液のロットが変わっても，使用されているアルブミンのロットは変わっていないこともあり，注意が必要である。

では，培養液を変更することが決定した際に，それに代わる培養液を選ぶ基準について質問した。その結果（図3），「以前の使用経験，特に複数種類の培養液を同時使用した成績を確認して」など，実際に使用してその成績を確認してから全面的にそれに変えるという方法をとっているようであった。

現在使用している培養液について質問した結果，シングルメディウムのみが最も多く，次にシングルメディウムとシーケンシャルメディウムの併用となり，シーケンシャルメディウムのみは少なかった。ここにもシングルメディウムの利点が考慮されていることがうかがえた。

複数種の培養液を使用している理由については，成績が下がったときの代替として，また同一症例でも培養液によって差がみられる場合がある

ことがあげられた。

培養液の状態を評価する頻度は，月1回が最も多かった。また，その測定方法は胚盤胞発生率が最も多く，次に3日目良好胚率，受精率と続いた。1カ月に1回の評価というのは，この生殖補助医療の結果にコミットする項目としては少ないと思う。培養液の質を早めに感知できる方法を考慮しておく必要がある。

実際の現場で，培養液を扱う上で困ることがあるか，との質問に68％が「ある」と答え，「ない」と答えたのは16％にとどまった。多くのラボでは何らかのストレスを抱えているとみてよい。

その具体的な内容については（図4），「ロット間の差」「コンタミネーションの危険性」「培養成績が改善しない」「組成が不明」などの意見が寄せられた。前記の質問ではアルブミンについては関心が少なかったが，ここではコンタミネーションを危惧する意見が多く，日常の臨床では感染などを心配しながら仕事をしている姿がうかがえる。このような項目は培養液作製時でのデータの透明性によって解決できる部分も多いと考えられ

(%)
45
40
35
30
25
20
15
10
5
0
培養成績の向上
ロット間の差をなくすこと
組成の開示
安価
品質管理の向上
安全性
他施設での成績の提供
患者に合った培養液の開発
より体外培養に適した組成
新情報の提供
無血清培地の開発
期限の長い培養液
国産品
実験用ではなく医療用になって欲しい

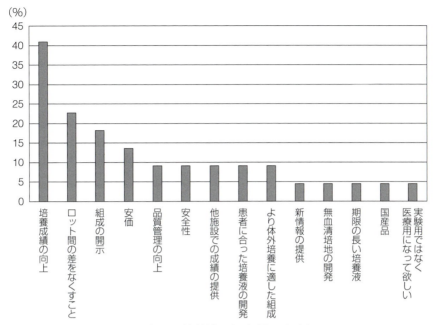

図5 市販の培養液に何を望みますか？

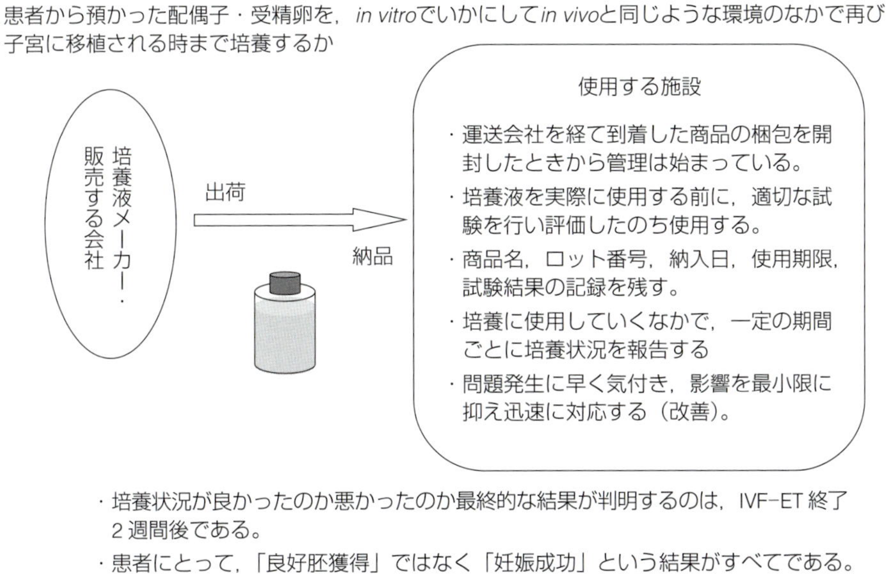

患者から預かった配偶子・受精卵を，*in vitro*でいかにして*in vivo*と同じような環境のなかで再び子宮に移植される時まで培養するか
培養液メーカー・販売する会社
出荷
納品
使用する施設
・運送会社を経て到着した商品の梱包を開封したときから管理は始まっている。
・培養液を実際に使用する前に，適切な試験を行い評価したのち使用する。
・商品名，ロット番号，納入日，使用期限，試験結果の記録を残す。
・培養に使用していくなかで，一定の期間ごとに培養状況を報告する
・問題発生に早く気付き，影響を最小限に抑え迅速に対応する（改善）。
・培養状況が良かったのか悪かったのか最終的な結果が判明するのは，IVF-ET 終了2週間後である。
・患者にとって，「良好胚獲得」ではなく「妊娠成功」という結果がすべてである。

図6 培養室の役割

る。

図5に示すように，企業に望むことは多く，メーカーの企業努力が期待される。

6. 当院の培養液管理方法

次に，当院の培養液の管理と評価方法について紹介する。まず，培養室の役割として，**図6**に示すように，培養液管理は納入されたときに始まり，その結果として生殖補助医療の「質」は「妊

表3　培養コンディションの把握―毎日行うこと

・現在培養中の全症例，全胚を観察した結果を，その日の観察者が入力し，毎朝のラボスタッフミーティングにて報告
　ex. 患者背景を踏まえた胚の様子（割数，グレード，後期胚のグレード，凍結，メディウム間に偏りがないか）
・院長を交えたミーティングにて，当日の採卵，移植，融解，手術，IVM予定の確認，また，現在培養中の観察結果の報告
・看護部，受付でも画面の確認→必要性を感じた場合は即時，培養液を変更

必要性を感じた場合とは？
・明らかにその培養液のために胚が悪影響を受けていると判断した場合（安易に変更はしない）

毎日の報告だけでは，培養コンディションを知るうえでは不十分である→短い期間でデータを集計する必要あり

		Global(～2010/7/5)							SSM(～2010/6/13)							G1/G2(～2010/8/17)										
date	.	1	2	3	割球	グレード	培養	vit	1	2	3	割球	グレード	培養	VIT	1	2	3	割球	グレード	培養	vit	年齢	回数	妊娠	
2010/6/8	割球数	8	9		8.5		2	2	8	8		8.0		2	1	12	8		10.0		2	2	30	1		全blasto凍結
	グレード	2	2			2.0			1	3			2.0			2	1			1.5						
2010/6/9	割球数	8	6		7.0		2	0	11	12		11.5		2	0	7			7.0		1	0	38	13		DAY5ET
	グレード	3	3			3.0			3	3			3.0			3				3.0						
2010/6/11	割球数	10	6		8.0		2	0	13	10		11.5		2	0	8	5		6.5		2	0	37	4	preg	DAY5ET
	グレード	3	3			3.0			3	3			3.0			3	3			3.0						
					7.8	2.7	33.3%(2/6)				average	10.3	2.7	16.7%(1/6)					7.8	2.5	40%(2/5)		35.0	6.0	50%(1/2)	
					0.8	0.6					S.D.	2.0	0.6						1.9	0.9			4.4	6.2		

毎週報告するグレード表

毎週，半日かけて全スタッフミーティングの時間を持ち，各部署より報告・協議事項をあげ，ディスカッションを行う。
〈ラボからの報告〉
「グレード表」を作成。1週間の症例ごと，使用した培養液のロットごとに，患者背景，培養胚（day3時）の割球数，グレード数，移植胚の由来培養液，凍結率，報告日現在の妊娠率を算出。
メイン，2種類，3種類の培養液にシートを分けて集計。
→毎日のミーティングで拾いきれない，患者背景を差し引いても浮かび上がる問題点
　「最近のこの培養液のコンディションが良くないのではないか」
　「培養全体のコンディションが良くないのではないか」などの問題提起

人的（技術的）原因？　環境的原因？　使用器具の原因？　培養液の原因？
培養液を変更すると同時に，環境の見直し，技術の見直しも図る必要がある

図7　培養コンディションの把握―毎週行うこと

娠成功」率に表わされることを銘記しなければならない。

そして，現在，我々は3種類の培養液を同時併用して，それらの成績を常に比較検討している。その検討項目は**表3**，**図7**に示す。毎日の評価・検討と，毎週の全体ミーティングにおける1週間の成績の検討を行うことにより，少なくとも1週間以内に培養液の質を把握することを目指している。これを全員で検討することで，次になすべきことを話し合っている。その結果，培養液の変更が提案された場合の，その前後の成績の推移を**図8**に示す。成績低下の前兆がみられた際には，このように早めに培養液を変更することにより，成績の回復向上が得られることになる。

表4に当院の対策を項目ごとに示す。当院では前述のように極力短期間に成績の低下をキャッチできる体制を作っている。その結果，成績低下が疑われる際には**表3**に示すような項目をチェックする。このようなルーチンワークに組み込まれたQC項目を設定しておき，毎日の業務中に常にこれらを心掛けておく態度が肝要である。

7. おわりに

培養液は，生殖医療の中でも最も重要な位置を占める医療機器試薬の1つである。精子と卵子，そして胚のすべての段階でかかわりのある環境と

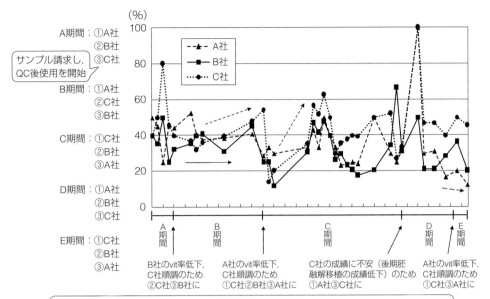

図8 報告時ごとの成績の推移（day 3 ET後の未移植胚凍結率）

表4 当院での培養成績，妊娠率が落ちたときに確認する事項

・培養液・オイル・血清のロット
・使用物品すべてのロット（ICSI針・ヒアルロニダーゼ・ディッシュ類すべて）
・hCGのロット
・排卵誘発の方法に変わりはないか（hMGの変更など．他院分は確認できず）
・窒素ガス・炭酸ガスのロット（納入会社に問合せ，納入されたロットの最近の変更を確認する）
・ICSIかconventional IVFで成績の差はないか
・ICSI施行テーブルでの差はないか（PVP使用か，不使用か）
・培養インキュベーターでの差はないか
・培養液の平衡化，保存法，培養ドロップ作製法など，作業の不手際がなかったか，ヒヤリハットの確認と聞き取り
・掃除や培養室の管理方法に変更はないか

妊娠成績が落ちた場合はさらに
・凍結融解メディウム間に差はないか，またそれらのロット
・凍結時期での差はないか
・黄体管理その他にかわりはないか，看護師に確認

なる．日本卵子学会では2006年より「培地開発委員会」において，「日本人に合う培養液を作製しよう」という目標を定め，国内数施設に依頼して卵管内液の採取を行い，分析し，その成分から理想的な胚培養液を作製する試みを続けてきた．その過程で様々な困難な点が明らかとなったが，それらの点は今ではほとんどが解決されていると

いってよい．なかでも，ヒト卵管内液組成そのものでは体外培養には不適当で，多くの修正が必要であった．これは胚の生育にとっては体外環境と体内環境ではいくつかの点が異なることに起因すると思われ，それらの点1つ1つを解明することで理想的な培養液が完成すると期待される．

そのような胚の生育に最も重要な環境を与える

培養液であるが，特に遺伝子，インプリントに与える影響なども見逃してはならない点である．今のところ，生殖補助医療で生まれた児の調査において，明らかに健康に影響があるというデータはないが，これは生まれた時点だけでなく，成長し，成人した後までも検討すべき項目であろう．

これらの視点に立って，培養液の取扱いを含めたこの医療への応用を考えなければならないし，現在のルーチンワークの評価，および近未来での姿も常に心して取り組まねばならない．この医療によって我々と同じ次元の1人の「人間」が生まれてくることになるのであるから．

文 献

1) 鈴木雅洲編：体外受精・胚移植 基礎と臨床，金原出版，東京，1985．
2) Leung PC et al.: *Fertil Steril* 41 : 36-39, 1984.
3) Ashwood-Smith MJ et al.: *Hum Reprod* 4 : 702-705, 1989.
4) Quinn P et al.: *Fertil Steril* 44 : 493-498, 1985.
5) Pool TB et al.: *Fertil Steril* 61 : 714-719, 1994.
6) Gardner DK et al.: *Fertil Steril* 65 : 349-353, 1996.
7) Gardner DK et al.: *Fertil Steril* 69 : 84-88, 1998.
8) Utsunomiya T et al.: *Hum Reprod* 17 : 1846-1851, 2002.
9) Utsunomiya T et al.: *Hum Reprod* 19 : 1598-1603, 2004.
10) Makino T : PRSFS2011 Abstract : 11-12, 2011.
11) Takatori S et al.: *Chemosphere* 86 : 454-459, 2012.
12) Bungum M et al.: *RBM Online* 4 : 233-236, 2002.
13) Bavister BD et al.: *Hum Reprod* 18 : 113-116, 2003.
14) Biggers JD et al.: *RBM Online* 5 : 133-140, 2002.
15) Gardner DK et al.: *RBM Online* 6 : 470-481, 2003.
16) Reed ML et al.: *Fertil Steril* 92 : 1783-1786, 2009.
17) Paternot G et al.: *Reprod Biol Endocrinol* 8 : 83, 2010.
18) Ciray HN et al.: *J Assist Reprod Genet* 29 : 891-900, 2012.
19) Summers MC et al.: *Hum Fertil (Camb)* 16 : 278-285, 2013.
20) Hardarson T et al.: *Fertil Steril* 104 : 1452-1459, 2015.
21) Sepúlveda S et al.: *Fertil Steril* 91 : 1765-1770, 2009.
22) Basile N et al.: *Hum Reprod* 28 : 634-641, 2013.

〔宇津宮隆史〕

VII 培養室業務の実際

4 精液調整法

1. はじめに

体外受精のための精液採取(採精)は,適切な時間に本人(配偶者)に来院していただき,医療者が必ず本人確認を行ったのちに,各医療機関内に設置された個室(採精室)において実施されるべきである。適切な採精のタイミングとは,採卵後の前培養時間および後述する精子調整に要する時間を考慮し,外科的採卵により卵子が得られたことの確認後が適当とされている。

採精当日は,あらかじめシャワーを浴びてから来院していただくなど清潔を心がけるように指示し,同時に医療者側も採精室を日々清潔な状態に保つことを心がける。採精室は施錠式の個室で,採精がリラックスして行えるように,ベッドもしくはソファならびに手洗いのための洗面台などが完備していることが望ましい。採精前は,医療者(できれば男性)が簡単な説明を行い,口の大きな滅菌カップに採精していただく。

採精終了後は,液化のために精子調整開始までの30~60分間常温もしくは精子専用のインキュベーター(37℃)にて精液が入った滅菌カップを保管する。

2. 精液検査

男性不妊症の検査として,まず精液検査があげられる。表1,2にWHOマニュアル2010による基準下限値およびその表現方法を記す。

以下に,精子検査の概要を述べる(『精液検査標準化ガイドライン』に準拠)。

1)禁欲期間

精液検査を行うにあたって,禁欲期間は2日以上7日以内とする。禁欲期間は必ずカルテに記載すること。

2)検査の回数

検査の回数については最低2回行い,2回の結果に大きな違いが生じた場合にはさらに検査を行う。2回の場合はその平均値を,3回以上の場合はその中央値を採用する。

3)精液量

精液量は重量法にて測定することが望ましい。比重を1として1.0 gを1.0 mLとして計算する。

4)精子運動率

精子運動率は混和,均一化した精液10 μLをスライドガラスに載せ,気泡が入らないようにカバーガラスで覆う。顕微鏡下に400倍で観察し,精子運動性は以下の1~4に分類する。

1:運動速度が速く,直進する精子
2:運動が遅いあるいは直進性が不良な精子
3:頭部あるいは尾部の働きを認めるが,前進していない精子
4:非運動精子

表1 WHOマニュアル2010による精液所見の基準下限値

精液量	1.5 mL
総精子数	39×10^6
精子濃度(/mL)	15×10^6
総運動率(前進+非前進)	40%
前進運動率	32%
生存精子率	58%
正常形態率	4%

表2 精液所見の表現法

無精液症	精液なし（逆行性射精を含む）
精子無力症	前進運動精子が基準下限値以下
無力奇形精子症	前進運動と正常形態精子が基準下限値以下
無精子症	射精液中に精子を認めない
血精液症	射精液中に赤血球が含まれる
死滅精子症	射精液中の精子の生存率が低く，不動率が高い
正常精液	総精子数と前進運動率，正常形態率が基準値内か基準下限値以上
乏精子精子無力症	総精子数と前進運動率が基準下限値以下
乏精子精子無力奇形精子症	総精子数，前進運動率，正常形態率が基準下限値以下
乏精子奇形精子症	総精子数と正常形態率が基準下限値以下
乏精子症	総精子数が基準下限値以下
奇形精子症	正常形態率が基準下限値以下

運動率は，1＋2の割合（％）で表す。5カ所以上の視野で200個以上の精子を確認する。原則として精子運動の観察は3回行い，その平均値を測定値とする。

5）精子濃度

精子濃度は，原則的に精子運動率とは別に測定すること。精液の原液を用いた測定は，誤差が生じやすい。診断精度を上げるには，精液を原液のままではなく適切に希釈する必要がある。希釈倍率は，運動率測定時標本の1視野（400倍）における精子数に応じて決める。推奨される希釈倍率は以下のとおりである。

15精子以下は5倍，15〜40精子では10倍，40〜200精子では20倍，また200精子以上では50倍とする。

希釈する際には，希釈液をボルテックスミキサーで撹拌しながら精液を加えること。測定器具は，Burker-Turkもしくは改良型Neubauer血球計算盤を用いて，前述した精子数に応じた希釈倍率で測定することが望まれる。合計200個以上の精子を2回測定し，その差が小さければ2つの計測値の平均を測定値とする。差が大きければ希釈倍率，計測のミスおよび精液中の精子分布の不均一性などが原因として考えられるため，最初から再度測定し直す。

6）精子形態

精液を均一化した後，精子濃度に応じて5〜20 μLを塗抹する。血液染色用のDiff-Quickにて染色する。油浸100倍対物レンズを用いて1,000倍明視野で染色標本を観察する。合計200以上の精子を観察して正常形態率を算定する。

3. 精子調整法

精子処理の目的は，運動性良好精子の回収であるが，その狙いは良好な受精能と良質な（損傷のない）父親の遺伝情報を備えた精子を回収することである。精子DNAの損傷（断片化）の有無と受精能，胚発生能との関連が報告されており，損傷があるほど受精能と発生能は低下する[1]。精子DNA損傷が多い例では，体外受精（IVF）や卵細胞質内精子注入法（ICSI）での胚発生，特に胚盤胞への発生率が低下するが[2, 3]，これまでの報告をまとめると，精子DNA損傷は妊娠率に影響しないとする報告が多くみられる[4]。これは，精子DNAの損傷の程度が各報告者によってまちまちであること（測定方法が一定ではなく，定量的評価がなされていないこと）や実際には既存の良好精子回収法によって選別された精子が使用されており，それらがある程度健常なDNAを選別できている可能性があることによると考えられている。

精子の培養時間や遠心分離操作にかける時間と精子DNA損傷との関連についても報告されてお

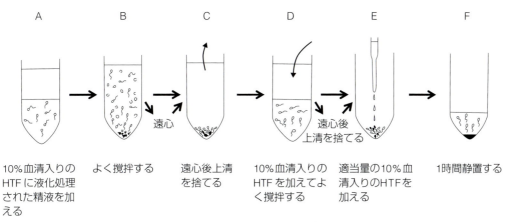

図1 swim up法の手順

り，精子の培養時間が長いほど，また遠心処理が多いほど精子DNAへのダメージが大きくなるとされている[5]。IVFのための精子調整法としては，最終的に媒精に供する運動精子数×卵子数以上の回収が見込めることが大前提となっており，一方，回収率よりも厳格な良好精子の選別を重要視するICSIのための精子調整法とは本来，差別化して考えるべきである。

1) swim up法（精液静置法）

Swin up法は，MhadevanとBaker[6]により原法が報告された生殖補助医療（ART）において最も一般的に用いられている精子調整法である。精液または洗浄精子に培養液を重層し，30〜60分間インキュベーターの中で静置する。運動性良好な精子が培養液中に文字通りswim upしてくるため，これを回収，洗浄し，媒精に供する。これより長いswim up処理は，重力の影響で逆に運動精子の収量を減らすことになるとされている。以下に，当院にて実際に行っているswim up法の1例を示す。

① まず，夫の氏名が油性マジックで記入された精液を含む滅菌カップの重量を測定することにより，精液量を測定し所見をノートに記入する。
② 回収した精液の入った滅菌カップを37℃のインキュベーター内に約30分間静置し，精液の液化処理を行う。この際，複数の患者がいる場合に，精液の取り間違いに細心の注意を払うことは当然のことである。③からは，すべてクリーンベンチ内での操作となる。
③ 15 mLのコニカルチューブへ前日から37℃のインキュベーターにて保管されていた培養液（10％血清を含むHTF）を測定された精液量とピペットを用いて同等量入れる（図1A）。
④ 培養液の入ったコニカルチューブへ②で液化処理された精液をピペットにて入れる（図1A）。この際，そのうちの1滴をマクラーチャンバーに載せ，速やかに精液検査を行い，検査結果をノートに記載する。この精液検査は，最後に重層する培養液量を決める基準となる。
⑤ 精液と培養液をピペッティングにより丁寧に撹拌する（図1B）。
⑥ 培養室内に設置されている遠心機を用いて，1,500 rpmで5分間遠心する。
⑦ その後まず，コニカルチューブの底面に白いペレットが形成されていることをしっかり確認した後，このペレットを損傷しないように静かに上清を取り除き，上清は最初に精液が入っていた滅菌カップに捨てる（図1C）。
⑧ ペレットのみとなったコニカルチューブに再度4.0 mL程度の培養液を入れ，ピペットにて丁寧に撹拌する（図1B，D）。
⑨ 再度，遠心機で1,500 rpmで5分間遠心する。
⑩ 肉眼でコニカルチューブの底面の白いペレットを確認しつつ，ゆっくりと上清を取り除き，同様に滅菌カップに捨てる（ペレットを崩さない

ために少量の上清が残っても構わない）（図1C）。

⑪ペレットを損傷しないように静かに培養液を適当量（70～1,000 μLの間：この量は前述の精液検査の参考にして決める）入れる（図1E）。

⑫コニカルチューブの蓋を緩く締めて，インキュベーター内に設置されたswim up用の台に少し傾けて置き，1時間静置する（図1F）。

⑬1時間後，コニカルチューブを静かにインキュベーターからクリーンベンチ内に移動させ，培養液を肉眼で観察する。通常は，培養液の中間部辺りから10 μLをピペットマンを用いて取るが，培養液がきわめて白く濁っている場合はswim up良好と考え，上部から10 μLを取り，マクラーチャンバーでカウントし，結果をノートに記載する。

　本法で問題となるのは，外来にて精液所見が正常であることを確認し，十分IVFにて対応可能と思われた症例が，いざ当日のswim upの最終段階になって運動精子数をカウントしたところ，回収できる精子数が採卵にて回収された卵子数に対して，媒精するには不十分である場合である。この場合2つの方法があり，1つは，夫に再度採精してもらい，再度swim up法を行い媒精のための精子数を増加させる方法で，もう1つは急遽IVFからICSIに変更する方法である。しかし，そのどちらも，当初からIVFが困難でICSIをあらかじめ選択していた場合より患者の配偶者にかかる負担は大きくなり，さらにはICSIに適する時間帯にICSIを終了させようとするために，翌日の受精率などに悪影響が及ぶ可能性がある。

　よって，当院では初回のARTを行う症例に対しては，仮に精液所見が良好であろうとも必ず患者に滅菌カップを再度渡し，夫が自宅で採取した精液を持参してもらいswim up法を行い，その回収所見からIVFにするのかまたはICSI，もしくは前日の準備の段階からIVFとICSIのダブルセットアップをしておき，当日のswim upの結果によりどちらでも速やかに対処できるように準備しておくことにしている。概してこの方法をとっていると，自宅で採精した予備段階のswim upよりも当日採精して直ちに液化した精液でのswim upの方が回収精子の成績は良好なことが多い。また，この予備段階のswim upでは，通常1時間かかるswim upの時間を40分程度に簡略化しても問題はないと思われる。

2）パーコール密度勾配遠心法

　密度勾配遠心法は，精漿除去，良好精子選別，精子濃縮の目的で使用される。成熟精子の比重は1.11～1.12で，未成熟精子のそれは1.09以下となることを利用して，遠心分離し回収する。従来，処理液の浸透圧を上げることなく任意の密度が調節できるパーコール（ポリビニルピロリドン被膜コロイドシリカゲル）を用いたパーコール法が実施されてきたが，シラン被膜コロイドシリカゲルを用いた調整液も使用されている。1994年に，日本産科婦人科学会の会告で，安全性が確立されていないとの理由でパーコール法の使用が禁止され，通常の精子処理においても自粛していたが，その後，実施する医師の責任のもとにおいて使用してよいと会告が改訂された経緯がある。なおパーコール法は各施設によって方法の選択，使用の仕方が若干異なっている。以下に，一般的な手順を示す。

　80％パーコールの密度は1.10 g/mLで，成熟精子の密度は1.11 g/mL以上である。これを利用したパーコール密度勾配法は，密度の高い成熟した精子を分離する方法である。80％等張化パーコール液や市販と同様の組成の液に，液化した精液を重層し，境界面を撹拌することにより連続密度勾配を作り，最上層に精液または濃縮洗浄精子浮遊液を重層して500×gで15～20分間遠心沈降し細胞密度の高い成熟精子を沈降させる。パーコール連続密度勾配遠心法以外にもパーコール多層法など，同様の原理を応用したいくつかの方法がある。沈降した精子を2回ほど培養液で洗浄し，媒精に供する。

　また，パーコール密度勾配遠心法で成熟精子を回収し，さらにその精子をswim upさせ運動性

良好な精子を選別し供する方法もあり，この方法をスタンダードとしている施設も多く存在する。

4. 精子機能検査

射精後の精子は雌性生殖管内で受精能を獲得し（capacitation），その後，運動性に関してはハイパーアクチベーション（hyperactivation）という生理的変化を起こす。続いて先体反応（acrosome reaction）を起こして受精に至り卵と癒合する。

これらの過程を詳細に検討するのが精子機能検査である。以下に，それらの諸検査について簡単に述べる。

1）アクロビーズテスト

射精後精子は精子頭部に位置するゴルジ体起源の先体胞のCa^{2+}依存的な開口分泌を伴う形態反応（先体反応）を起こして受精に備える。この検査は，先体反応時に精子頭部表面に発現するCD46抗原に特異的に結合するMH61抗体をつけたビーズを用いて，ビーズと精子を混合培養した後に精子のビーズへの結合状態を観察する。

2）低張液中精子膨化試験（hypo-osmotic swelling test：HOST）

精子に低浸透圧負荷を加え，精子尾部にみられる膨化の度合いを位相差顕微鏡で観察し，尾部細胞膜の状態から精子受精能を判定する検査である。

3）精子生存試験（sperm survival test：SST）

精子のエネルギー代謝をその生存性，運動性から推定する検査である。エネルギー代謝が低下している場合は受精能獲得や先体反応が起こりにくいことが予測され，間接的に受精能が判定できるという原理による。

4）ハムスターテスト（zona-free hamster egg penetration test）

透明帯を除去したハムスター卵にヒト精子の侵入率測定することにより，精子の受精能を推定する検査である。

5）精子核成熟度検査

精子はその成熟過程において核タンパク質がヒストンからプロタミンへ置換される。精子成熟過程に従いSH残基により隣接したプロタミン分子間にジスルフィド結合が形成され精子核はより強固に凝集する。この変化に応じたジスルフィド結合の状態を観察して精子の成熟度を判定する検査である。

5. おわりに

以上，精子機能検査について簡単に解説した。しかし，その精子機能検査の手技は煩雑なものが多く，実臨床ではなかなかすべて行えないことが多いのが現状である。

文 献

1) Sun JG et al.：*Bio Reprod* **56**：602-607, 1997.
2) Nasr-Esfahani MH et al.：*Reprod Biomed Online* **11**：198-205, 2005.
3) Sakkas D et al.：*Hum Reprod* **15**：1112-1116, 2000.
4) Huang CC et al.：*Fertil Steril* **84**：130-140, 2005.
5) Twigg J et al.：*Mol Hum Reprod* **4**：439-445, 1998.
6) Mahadevant M et al.：Clinical In Vitro Fertilization, pp.83-97, Springer-Verlag, Berlin, 1984.

（宮本敏伸，安孫子公香，千石一雄）

5 精巣内精子回収法

1. はじめに

精巣内の精子を回収する方法として，多くのART施設で行われているのは，精巣内精子回収法（testicular sperm extraction：TESE）であり，主として顕微授精（ICSI）に用いるために，精巣から精子を回収することを指している。

2. 適応

無精子症患者が主な対象となる。このうち，精管・精巣上体管・射精管・精巣輸出管などの精路通過障害のある閉塞性無精子症患者の場合には，精路再建が治療の第1選択となるが，両側精管欠損のように精路再建不能の場合や，精路再建術時に精路再建不成功の場合に備えて行われる。

精路通過障害のない，いわゆる非閉塞性無精子症患者に対して，カップルの実子を得る最終手段として行われる。まれに，射精液中に運動精子が全くない不動精子症や死滅精子症患者も適応となる。また，原発性射精障害や，脊髄損傷や糖尿病による射精障害患者も，症例を選んで適応とする場合もある（表1）。

3. 手技

conventional TESEと顕微鏡下精巣内精子回収法（micro-TESE）の2種類がある。前者は，主として閉塞性無精子症患者や射精障害患者のように，高い確率で精子回収が予想される場合に適応となる。後者は，精子が存在するとしても精巣のごく限られた部分にしかない非閉塞性無精子症患者が適応となる。

1）conventional TESE

（1）麻酔

局所麻酔（陰嚢皮膚麻酔＋精索ブロック）でも可能であるが，疼痛管理の面から脊椎麻酔や全身麻酔（NLAを含む）で行われる場合もある。

（2）手技

精巣組織の採取する部位の数によって手技が分かれる。

ⅰ）精巣生検に準じて1カ所からのみ精巣組織を採取する場合

①陰嚢皮膚を5mm程度横小切開し，直下の組織を順に切開し，精巣白膜を切開して，精細管組織を採取する。

ⅱ）精巣の多部位から精巣組織を採取する場合

①小切開では精巣の広い範囲を探索することが不可能であるため，陰嚢皮膚を4cm程度横切開し，総鞘膜を切開して陰嚢内容を創外に脱出させる。

②精巣白膜を5mm程度切開して精細管組織を採取し，手術室ないしは検査室で，培養液中で細切し，精子の有無を調べ精子が存在した場合はこれをICSIに用いる。採卵とTESE実施日を合わせられる場合には，新鮮精巣精子でICSIを行う方が取扱いが簡便であるため，新鮮精巣

表1　TESEの適応

絶対適応（TESE-ICSI以外に挙児手段がない）
非閉塞性無精子症
精路再建不能な閉塞性無精子症
（先天性両側精管欠損症，精路閉塞部位が長い）
相対的適応（症例を選んで施行）
不動精子症，死滅精子症
射精障害

精子が好んで用いられる（fresh TESE-ICSI）。ICSIに用いた残りの精子は凍結保存する。しかし，実際にはパートナーの仕事の都合等で新鮮精巣精子を用いることが困難な場合も多く，conventional TESEを採卵に先行して行い，凍結保存精巣精子でICSIを行うケースも多い。ICSIの成績は，閉塞性無精子症の場合は，新鮮精巣精子を用いた場合と凍結保存精巣精子を用いた場合で，ICSIの成績に差はない。非閉塞性無精子症の場合は，前者の方が受精率・胚盤胞到達率・妊娠率が良好であるという報告が多い。

2) micro-TESE

1999年にSchlegel[1]が発表した精子回収法である。手術用顕微鏡を用いて精細管組織を採取する方法であり，主に非閉塞性無精子症患者が適応となる。

（1）麻酔

全身麻酔・脊椎麻酔・局所麻酔のいずれでも可能である。

入院設備がある施設での施行が望ましい。

（2）手技

①陰嚢皮膚を陰嚢縫線で切開し，総鞘膜を切開し陰嚢内容を創外に脱転し，精巣白膜を縦切開し，白膜をその下の血管網から剥き下ろすようにして精細管が房状に観察できるようにする。

②手術用顕微鏡（×10～30）で拡大して精細管を観察し，精細管内に精子形成細胞が存在する場合は，存在しない場合と比較して精細管径が大きく，やや白色調にみえることを利用して，できるだけ精子採取の可能性の高い精細管を最小量採取する（図1）。

③採取した精細管は培養液中で細切し，精子の有無を調べる（図2）。精子が存在した場合は，これをICSIに用いる。新鮮精巣精子と凍結保存精巣精子のいずれを用いるかは，ICSI施行施設の方針にゆだねられる。採卵日に手術を組むことが困難であることが多いため，実際には採取された精巣精子は一旦凍結保存してから用いられることが多い。

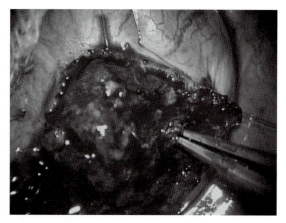

図1 手術用顕微鏡下の精子形成のある精細管

4. conventional TESEとmicro-TESEの比較

両者を比較検討した報告は少ないが，いずれもmicro-TESEが非閉塞性無精子症患者でのTESEとしては優れていると結論している[2,3]。また，micro-TESEの場合には採取される精細管組織量が少ないため，術後の精巣機能（男性ホルモン産生能）にほとんど影響を及ぼさないこと，さらに採取された組織量が少ないため，この中から胚培養士が精子を探し出すのが容易であることも，micro-TESEがconventional TESEと比較して優位であると考えられる[4]。

したがって，実施可能な施設は限られるが，非閉塞性無精子症患者でのTESEは，micro-TESEが第1選択である。表2に，非閉塞性無精子症患者に対する両者の比較を示す。micro-TESEに関する詳細は，筆者のウェブサイトで閲覧できる（http://maleinfertility.jp/pedia/C07.php）。

5. 非閉塞性無精子症患者に対して，micro-TESEを行う前に施行すべき検査

侵襲の大きなTESEを行うに当たり，精子回収の見込みのない患者に対する不要な手術を回避するために，染色体検査と精子形成遺伝子群であるazoospermic factor（AZF）の微小欠失を検査すべきである。

染色体検査を行い，46, XX（XX男性）などで

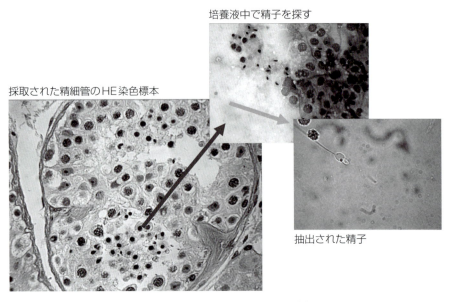

図2 TESEで回収された精巣精子

表2 conventional TESEとmicro-TESEの比較

組織形	精巣精子回収率[2]	
	conventional TESE	micro-TESE
Sertoli cell only	6.3	33.9
maturation arrest	37.5	75

組織形	精巣精子回収率[3]	
	conventional TESE	micro-TESE
Sertoli cell only	10	22.6
maturation arrest	0	100

表3 AZF欠失と精子回収率

欠失部位	精子回収率（％）
AZFa	0
AZFb	0
AZFa+b+c	0
AZFb+c	0
AZFc	62.2

は精子形成はないため，手術適応ではない。AZF微小欠失と精巣精子回収率に関しては，AZFc欠失以外では精子は望めない。表3に，当院の成績を示す。

6. その他の精巣内精子回収法

その他の精巣精子を採取する方法には，経皮的に細径の針で吸引するtesticular fine needle aspiration（TEFNA）があるが，閉塞性無精子症では有用であるが，非閉塞性無精子症では，精子採取の確率がきわめて低く，推奨されない。

7. 精巣上体精子回収法

閉塞性無精子症患者で，conventional TESEを行う代わりに，顕微鏡下で精巣上体管をガラスピペットで穿刺して，精巣上体精子を回収する顕微鏡下精巣上体精子吸引術（microsurgical epididymal sperm aspiration：MESA，図3）と経皮的に精巣上体を吸引して精巣上体精子を回収する経皮的精巣上体精子吸引術（percutaneous epididymal sperm aspiration：PESA）がある。

いずれの方法でも，精巣上体から遠位での閉塞による無精子症患者では，精子回収が可能であるが，精巣輸出管閉塞では精子を回収することができない。

精巣内では精子は5％程度しか運動していないが，精巣上体で運動性を獲得するため，ICSIに用いる精子（生存精子）の判別はTESEと比較して容易である。

しかし，術後の疼痛がTESEと比較して強いこと，MESAは手技が煩雑であることから，あま

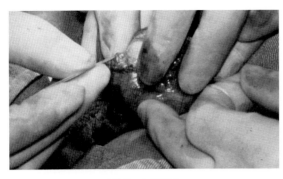

図3 MESA
手術用顕微鏡観察下に拡張した精巣上体管を穿刺すると毛細管現象により精子を含む白濁した内容液が吸引される。

り用いられなくなっている。

注意が必要なのは，穿刺した精巣上体管は必ず閉塞するため，乏精子症患者で，良好精子を得る目的でMESA・PESAは避けるべきである。特に両側で行うことは，閉塞性無精子症となるので禁忌である。

文献

1) Schlegel PN : *Hum Reprod* 14 : 131-135, 1999.
2) Okada H *et al.* : *J Urol* 168 : 1063-1067, 2002.
3) Tsujimura A *et al.* : *Hum Reprod* 17 : 2924-2929, 2002.
4) Tsujimura A : *Int J Urol* 14 : 883-889, 2007.

（岡田　弘，慎　武，宮田あかね）

VII 培養室業務の実際

6 体外受精法

1. はじめに

体外受精（in vitro fertilization：IVF）とは，採卵により採取した卵子を精子と媒精することにより体外で受精させ，得られた受精卵（胚）を一定の時期まで発生させる方法である。通常，これらの胚は子宮内に戻されるが，これを胚移植（embryo transfer：ET）という。一般に，これらの操作は連続して行われるので，一連の治療を体外受精・胚移植（IVF-ET）と呼ぶ。1978年に英国のEdwardsとSteptoeにより世界で初めてのIVF-ETによる妊娠，出産例が報告され[1]，5年後の1983年に国内第1例が誕生している[2]。当初，IVFの適応は両側卵管閉塞のみであったが，以後適応は拡大し，現在IVF-ETは不妊治療法として不可欠なものとなっている。

1992年に，顕微授精法の1つである卵細胞質内精子注入法（intracytoplasmic sperm injection：ICSI）による妊娠，出産が報告された[3]。高い受精率が期待できるICSIは，重症男性因子や受精障害に対して行われ，現在他の顕微授精法はほとんど実施されていない。ICSIの普及に伴い，IVFをICSIと区別するために，標準体外受精（conventional IVF）と呼ぶこともある。

2. 適応

わが国における生殖補助医療（ART）は，日本産科婦人科学会の指導のもと行われている。そして，学会はARTに携わる者に対し，学会の会告を厳重に遵守することを求めている。日本産科婦人科学会の会告「体外受精・胚移植に関する見解」では「本法は，これ以外の治療によっては妊娠の可能性がないか極めて低いと判断されるものを対象とする」とされており[4]，実際にIVFの対象は，卵管性不妊症，男性不妊症，免疫性不妊症，原因不明不妊症や子宮内膜症性不妊症があげられる。

日本産科婦人科学会のART登録データによると，当初ARTイコールIVFであったが，1992年以降ICSIが急増し，2003年にICSIはIVFを超え，2014年にはICSIはIVFの1.6倍実施されている[5]。これは，重症男性因子や受精障害のない症例に対しても，高い受精率を期待しICSIが行われていることによる。男性因子のない症例のART成績はICSIとIVFで同等であり[6]，さらにICSIにはIVFより受精プロセスに関して未解明の部分が多いことから，ICSIの適応に関して再検証する必要がある。

3. IVFの実際

1）概要と作業工程

採卵から胚移植に至るまでの胚発育と移植の概要を図1に，採卵前日から胚盤胞移植までの作業工程を図2に示す。

2）培養液準備

培養液と主な使用目的を表1に，用途別の培養液準備法を表2に示す。目的に合わせた容器と培養液の組み合わせを準備することが重要である。HEPES緩衝系培養液は使用前日に小分けして使用当日に保温する。重炭酸緩衝系培養液は使用前日に小分けし，混合ガス環境下（CO_2 5～6％，O_2 5％，N_2 89～90％）インキュベーター内で一夜ガス飽和する。

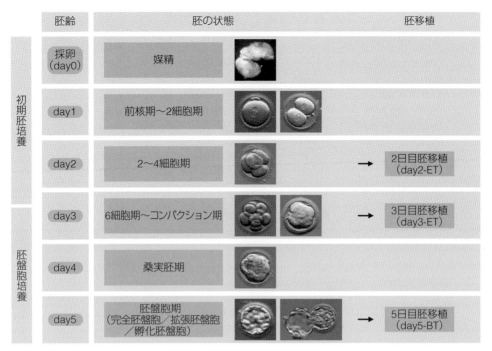

図1 胚発育と移植の概要

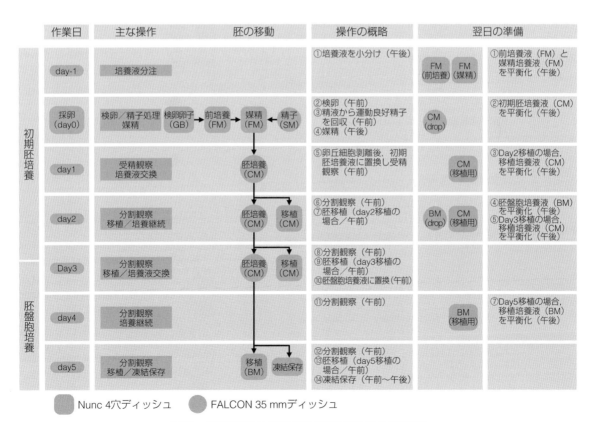

図2 採卵前日から胚盤胞移植までの作業工程

表1 培養液の主な使用用途

培養液種類	略名	IVFにおける主な使用用途
follicle flushing buffer	FB	採卵時の採卵針洗浄，卵胞フラッシュ
gamete buffer	GB	検卵時の卵丘細胞複合体洗浄，良好精子回収処理
sperm gradient	SG	精子の密度勾配分離
sperm medium	SM	精子洗浄，swim up
fertilization medium	FM	卵丘細胞複合体の前培養，媒精
cleavage medium	CM	初期胚培養／移植（day 3まで）
blastocyst medium	BM	胚盤胞培養／移植（day 4以降）
culture oil	CO	培養液に重層

表2 用途別の培養液準備方法

呼称	内容	培養液	準備日	容器種類と分注方法	
検卵ディッシュ	卵子を洗浄保存	GB	採卵当日	4穴ディッシュ（1枚）	GBを[0]に2mL，[1]〜[4]に各1mLずつ分注し，37℃保温する
前培養ディッシュ	卵子を媒精まで保存	FM	採卵前日	4穴ディッシュ（1枚）	FMを[0]に2mL，[1]〜[4]に各1mLずつ分注し，混合ガス下で平衡化する（最低4時間）
媒精ディッシュ	精子と卵子を混合	FM	採卵前日	4穴ディッシュ（1〜2枚）	FMを[0]に2mL，[1]〜[4]に各0.5mLずつ分注後，COを[1]〜[4]に各0.4mLずつ重層し，混合ガス下で平衡化する（最低4時間）
精子濃縮チューブ	精子を濃縮洗浄	GB	採卵当日	15mLチューブ（1本）	GBをチューブに5mL分注し，37℃保温する
精子洗浄チューブ	運動良好精子を選別	SM	採卵前日	15mLチューブ（2本）	SMをチューブに5mL分注し，混合ガス下で平衡化する（最低4時間）
初期胚培養ディッシュ	Day3までの培養	CM	採卵当日	35mmディッシュ（胚5個まで／枚）	CMで30μLドロップ5個＋洗浄用ドロップ1個を作り，COで覆い，混合ガス下で平衡化する（最低4時間）
初期胚移植ディッシュ	Day2/Day3胚の移植	CM	移植前日	4穴ディッシュ（1枚）	[1][2]に各1mLのCMを分注し，混合ガス下で平衡化する（最低4時間）
胚盤胞培養ディッシュ	Day3〜5培養	BM	使用前日	35mmディッシュ（胚5個まで／枚）	BMで30μLドロップ5個＋洗浄用ドロップ1個を作り，COで覆い，混合ガス下で平衡化する（最低4時間）
胚盤胞移植ディッシュ	Day5胚の移植	BM	移植前日	4穴ディッシュ（1枚）	[1][2]に各1mLのBMを分注し，混合ガス下で平衡化する（最低4時間）

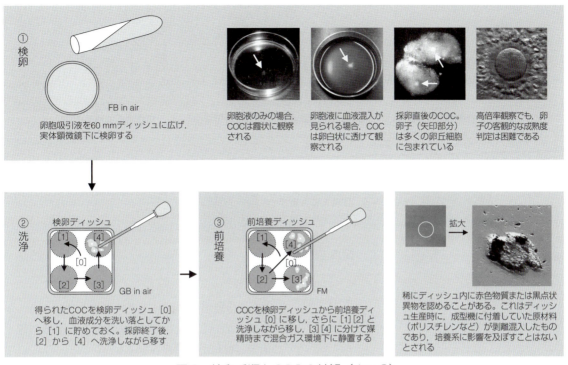

図3 検卵手順とCOCの外観（day 0）

3）検卵

卵胞液から卵丘卵子複合体（cumulus-oocyte complex：COC）を検出する手順およびCOCの外観を図3に示す。成熟卵のCOCは大きく，卵丘細胞は拡散し透明性がある。未熟卵のCOCは小さく，卵丘細胞が密に卵子を囲み外観は暗い。過熟卵は卵丘細胞の付着が少なくなる。しかしながら，COCの形態と卵子の成熟度は必ずしも一致しない。

4）卵子の前培養

通常，hCG投与後36時間で採卵される。その時点で，約8～9割の卵子は，第二減数分裂中期（metaphase II）の成熟卵子となる。しかしながら，1982年にTrounsonらが前培養をすることにより高い受精率，良好胚獲得率が得られたと報告し[7]，前培養を置くことが一般的なプロトコールとして採用されるようになった。3～6時間の前培養により卵子の細胞質が完全に成熟すると考えられている。

早すぎる媒精が精子頭部の脱凝縮や卵子活性化の障害を惹起する可能性が示唆されている[8]。また，過熟卵は多精子受精や単為発生のリスクが上昇する。IVFでは，COCの形態から未熟と判断される場合には前培養を長めにとり，過熟と判断される場合には短めにとる。しかしながら，形態から卵子細胞質の成熟を評価することは困難である。

5）精子調整

精子調整法には様々なものがあるが，主に用いられているのは密度勾配遠心法，swim up法および両者の併用である。詳細は，「精液調整法」221頁を参照。

6）媒精

媒精には主にディッシュ法が用いられ，その手順を図4に示す。4穴ディッシュを用いた場合，各穴の培養液500 μLに入れるCOCは最大5個までとし，約5×10^4個（10×10^4個/mL）の精子を

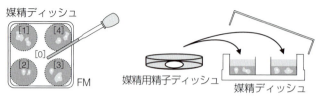
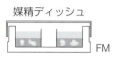

①COCを前培養ディッシュから媒精ディッシュ[0]へ移し軽く洗浄後，[1]〜[4]穴に各穴5個以内になるように振り分ける

②エッペンドルフチップを用い，オイル越しに各穴に約5万個の精子を媒精する

③翌日の受精観察まで，混合ガス環境下に静置する

Swim up後の精子浮遊液。運動率ほぼ100％の形態良好精子を回収できる。媒精する液量が5〜10μL程度となるように精子濃度を調整する

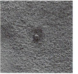

採卵から3〜4時間の前培養後，卵子を取り囲む卵丘細胞が分散している

図4 媒精手順（day 0）

媒精する。添加精子懸濁液は5〜10μLとなるよう精子濃度を調整する。

$$添加精子懸濁液量 = \frac{媒精培養液量 \times 目標精子濃度}{運動精子濃度}$$

十分な運動精子を確保できない場合，マイクロドロップ法が用いられる。50μLの培養液でマイクロドロップを作製し，各ドロップに卵子1個と運動精子5,000個を加える。媒精精子数を増やすことにより受精率を高めることができるが，顕微授精の方が受精率は高い。

通常，受精確認まで精子と卵子を培養液中で培養するが，媒精1〜4時間後に卵子を初期胚培養液に移した方が，活性酸素や高濃度エストロゲンに対する曝露時間が短くなるため，胚質が向上し妊娠率が高くなるという報告もある[9]。

7）受精確認

媒精約16〜20時間後に初期胚培養液へ移し，受精の有無および成熟度や卵質を観察する。受精確認の手順を図5に，観察時に認められる卵子や受精卵の形態的特徴を図6に示す。卵子をピペットで吸引すると，容易に卵丘細胞が剥離し卵子を裸化することができる。通常，媒精2時間で精子は卵子に侵入し，3時間で第2極体を放出し，6時間で雌雄2前核が形成される。雌雄2前核と第2極体放出を確認し，受精成立と判断する。そして，媒精20〜22時間を経過すると前核核膜が消失し前核が確認できなくなる。

IVF後の受精障害に対するrescue-ICSIは，古くは1 day old ICSIと呼ばれていたように，IVF後1日目の受精判定で未受精の卵子にICSIを実施し，より多くの受精卵を獲得する方法である。この古典的rescue-ICSIは，低い胚発生率，妊娠率から臨床的有用性に乏しいと評価されるに至った。しかしながら，媒精後早期のrescue-ICSIにおいて良好な妊娠率が得られたとの報告が散見されるようになってきた。最近のrescue-ICSIに関するシステマティックレビューでは，後期rescue-ICSI（採卵後約24時間），すなわち古典的rescue-ICSIと早期rescue-ICSI（採卵後約8〜10時間）の妊娠率を比較している[10]。その結果，rescue ICSIの妊娠率は，早期rescue-ICSIで44％，後期rescue-ICSIで9.7％であり早期rescue-ICSIの有用性が確認された。早期の受精判定がrescue-ICSIには重要となる一方，遅延受精卵子を未受精卵子と誤認する可能性があり，rescue-ICSI実施による多精子受精の問題点もあることに留意する必要がある。

8）胚の培養

通常，媒精2日（約44時間）後には4細胞期

6 体外受精法

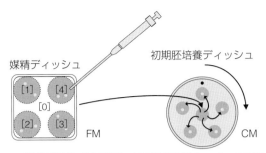

① 媒精16〜20時間経過後，卵丘細胞剥離用ピペット（直径170μm）にて卵子周囲の卵丘細胞を剥離し，卵子を裸化する

② 初期胚培養ディッシュ中心のドロップで卵子を洗浄し，周辺のドロップに1個ずつ入れる

③ 倒立顕微鏡下に極体や前核の有無，数，細胞質の状態などを観察後，翌日まで混合ガス環境下に静置する

前核の有無と数を重点的に観察
2前核 ⇒ 正常受精と判断し培養継続
1前核 ⇒ 数時間後に再度観察。培養継続
0前核 ⇒ 数時間後に再度観察。培養継続
多前核 ⇒ 培養中止
変性卵 ⇒ 培養中止
その他 ⇒ 基本的に培養継続し，翌日の分割状態で判断する

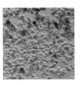

媒精18時間後，卵子を覆っていた卵丘細胞は，精子の酵素作用により分散している

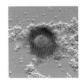

卵子周囲には放射冠細胞が付着しているため，マイクロピペットを用いて周囲の細胞を剥離する必要がある

図5　受精確認手順（day 1）

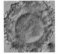
【剥離前卵子】（day1）
媒精18時間前後の顆粒膜細胞剥離前の卵子。細胞内にうっすらと前核が見えるが，周囲の細胞を剥離して詳細に観察する必要がある

【第1極体未熟卵】（day1）
第1極体が卵子細胞膜から完全に放出されていない場合，受精率は低く，受精しても2細胞期から先への分割は進まないことが多い

【透明帯の異常】（day1）
透明帯の内層と外層が剥離している

【2細胞胚】（day0/ICSI裸化時）
cIVFの受精観察時に2分割胚として確認されることもある。単為発生，第1極体への染色体放出失敗，老化卵による細胞質の急激な活性化など

【正常受精卵】（day1）
卵細胞内に2個の前核が認められる

【未熟卵（MI期）】（day1）
第1極体の放出が確認できない未熟卵。囲卵腔が狭い。受精能力なし

【極体のfragment化】（day1）
第1または第2極体がfragment化。分割が進むにつれて形態不良となることが予想される

【変性卵】（day1）
卵細胞がすでに変性している

【透明帯肥厚卵】（day1）
正常受精が認められるが，透明帯が厚いため孵化補助が必要となる場合がある

【未熟卵（GV期）】（day1）
細胞内に大きな卵核胞（germinal vesicle）を含む。最も未熟な卵。受精能力なし

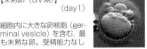
【極体のfragment化】（day0/ICSI裸化時）
良好な受精，分割は期待できない

【変性卵】（day0）
採卵時，すでに透明帯のみ。卵子不良，採卵時吸引圧の影響など

【未受精卵】（day1）
第1極体の放出が認められるMII卵であるが，前核が認められない。翌日まで培養を継続し，分割の有無を観察する

【多前核胚】（day1）
前核が3個認められる。多精子進入，または第2極体の放出不全が考えられる。正常受精卵と同様の分割経過をとるが，移植の対象からは除外する

【滑面小胞体集合体】（day0/ICSI裸化時）
smooth endoplasmic reticulum cluster (sERC)。中央部に認められる前核と同程度の大きさの空胞。移植しても妊娠率は低いとされる

【多核胚】（day3）
multinuclear blastomere (MNB)。1個の割球内に2個以上の核が認められる。移植しても妊娠率が低く，流産率が高いとされる

【1前核胚】（day1）
第2極体の放出が認められる場合，凝縮した精子核を含んでいる可能性があるので，翌日まで継続培養して分割の進行を観察する

【液胞】（day1）
2前核とともに多くの液胞（vacuole）が認められる。正常受精卵と同様の分割経過をとることが多いが，分割が進んでも液胞は消失しない

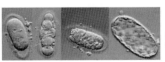
【透明帯の変形】（day1〜5）
受精が成立すれば，正常受精卵と同様の分割経過をとる

図6　卵子，受精卵の形態的特徴（ICSI裸化時のday 0卵子を含む）

胚，3日（約68時間）後には8細胞期胚，4日（約92時間）後には桑実胚，5日（約116時間）後には胚盤胞となる．8細胞期以降に胚の栄養要求性が変化するため，時期によって培養液を変えるシーケンシャルメディウムが一般的に用いられているが，初期胚から胚盤胞まで1種類の培養液で培養できるシングルメディウムも開発されている．胚の評価法として，初期胚は分割した細胞数と形態によるVeeck分類，胚盤胞は内細胞塊と栄養外胚葉の細胞密度と形態によるGardner分類が主に用いられている．詳細は，「ヒト胚の培養法と評価」244頁を参照．

9）胚移植

胚移植カテーテルを用いて経頸管的に子宮内腔へ移植する．通常2～3日目の4～8細胞期胚または5日目の胚盤胞を移植する．2010年の日本産科婦人科学会ART登録データでは，IVFの73％が初期胚移植，27％が胚盤胞移植であった[11]．なお，ICSIの72％が初期胚移植，28％が胚盤胞移植であり，凍結融解胚移植（frozen-thawed ET：F-ET）の21％が初期胚移植，79％が胚盤胞移植であった．複数胚移植により妊娠率は上昇するが，それとともに多胎妊娠率も上昇する．多胎妊娠を回避するため，日本産科婦人科学会は会告で移植胚数を単一とすることを求めている．ただし，35歳以上または2回以上妊娠不成立の症例に対しては2個胚移植が許容される．詳細は，「胚移植の実際」182頁を参照．

4．成績

2013年の日本産科婦人科学会ART登録データでは，移植当たりの妊娠率は23.0％，生産率は16.0％であった[5]．単一胚移植率は79.6％と上昇し，それに伴い多胎率は3.1％と低下傾向にある．妊娠当たりの流産率は26.4％，異所性妊娠率は1.2％であった．

文　献

1) Steptoe PC et al.: Lancet **312**: 366, 1978.
2) 鈴木雅洲ほか：日本不妊学会雑誌 **28**: 440-443, 1983.
3) Palermo G et al.: Lancet **340**: 17-18, 1992.
4) 日本産科婦人科学会：日本産科婦人科学会雑誌 **66**: 1872, 2014.
5) 日本産科婦人科学会平成27年度倫理委員会登録・調査小委員会：日本産科婦人科学会雑誌 **68**: 2077-2122, 2016.
6) Boulet SL et al.: JAMA **313**: 255-263, 2015.
7) Trounson AO et al.: J Reprod Fertil **64**: 285-294, 1982.
8) Veeck LL: Ann NY Acad Sci **541**: 259-274, 1988.
9) Huang Z et al.: Cochrane Database Syst Rev **4**: CD009391, 2013.
10) Beck-Fruchter et al.: Fertil Steril **101**: 690-698, 2014.
11) Nakasuji T et al.: J Obstet Gynaecol Res **40**: 1653-1660, 2014.

〔鈴木達也，角田啓道，山口千恵子〕

VII 培養室業務の実際

7 顕微授精法

1. はじめに

顕微授精法には，透明帯開孔法や囲卵腔内精子注入法などもあるが，これらは高度な乏精子症では有効性が低く，受精成立時の多精子受精の発生などの問題があり，顕微授精といえば卵細胞質内精子注入法（intracytoplasmic sperm injection：ICSI）が実施されているのが現状である。

2. 顕微授精の種類

顕微授精法には，透明帯開孔法〔①zona drilling（ZD），②partial zona dissection（PZD），③zona opening（ZO）〕，囲卵腔内精子注入法（subzonal insemination of sperm：SUZI），そしてICSIの各法がある。ZDは酸性Tyrode液を用いて透明帯の一部を溶解して開孔する（GordonとTaransky，1988）。PZDはマイクロニードルを用いて透明帯に小切開を加える（MalterとCohen，1989）。ZOは2本のマイクロフックを用いて透明帯に裂孔を作る（OdawaraとLopata，1989）。SUZIは囲卵腔に数個の精子を注入して受精を図る（Ng, 1989）。これらの方法の臨床的有効性は低く（低受精率），受精卵子が得られた場合，高率（50％以上）に多精子受精が起こることが短所であった。

そのような中，1992年に妊娠成功例が報告されたICSIでは，生存精子さえ得られれば安定した高受精率が得られ，現在広く実施されている。哺乳類においてはUeharaとYanagimachi（1976）が初めて研究手法として取り入れ，ヒト精子およびハムスター精子をハムスター卵子に注入して前核形成を観察した[1]。以後，ウシ，ウサギ，ヒト，マウス，ハムスター，サルなどで産子を得た。ヒトの報告は3番目であり，ヒトのICSIは簡単なグループに入る。

ヒトでの臨床研究はLanzendorf（1988）がround head syndrome症例の精子でICSIを行い受精成立を観察したことに始まる。その後，Van der Steirteghemのグループ（ベルギー）が1992年に妊娠成功例を発表した[2]。国別のICSI成功では日本は2番目であった。当時は1個の精子を医師が選択することの倫理的是非，児の奇形発生や染色体異常についての危惧が話題となった。

3. ICSIでの受精過程の特徴

ICSIによる受精では受精能獲得，先体反応，ハイパーアクチベーション，透明帯貫通，そして精子・卵子融合（sperm-egg fusion）がバイパスされる。したがって，それらの受精過程異常による受精障害に対してもICSIは有効である。ICSIの受精が通常の受精と異なる点は，精子・卵子融合を介する卵子活性化の刺激伝達系とは異なる機序で卵子活性化が起きていること，卵子内での精子の脱凝縮開始が遅れること，先体酵素が卵子内に入ることなどである。

1）卵活性化

通常の受精過程においては，成熟卵子（第二減数分裂中期卵子）に先体反応が完了した精子が卵細胞膜に接着し，結合すると（受精の開始），精子と卵子の細胞膜融合が起こる。この結合から刺激が伝達され卵子が活性化される。これには卵細胞膜に存在する受容体が関与し，phospholipase Cの活性化を誘起し，inositol triphosphate（IP$_3$）の産生が増加し，小胞体からのCa^{2+}の遊離が促される。その後遊離したCa^{2+}は小胞体に回収さ

れ，一過性の卵内カルシウムイオン濃度（[Ca^{2+}]i）の増加が起こり，この一過性増加はリズミカルに反復する。これをCa^{2+}オシレーションと呼び，最初の数個の波が卵子活性化に関与していると考えられている。

また，小胞体からのCa^{2+}の遊離はユビキチン／プロテアソーム系を活性化し，卵成熟促進因子（maturation promoting factor：MPF）を構成しているサイクリンBを分解し，MPFの活性低下を起こし，第二減数分裂中期で停止していた卵子の分裂を再開する。

しかし，ICSIでは卵子活性化の引き金となる精子・卵融合がバイパスされているにもかかわらず卵子が活性化するので，精子に卵子を活性化させる因子（卵子活性化因子，ここではsperm factorと呼ぶ）が存在し，精子が卵細胞質内に注入された後にsperm factorがリークして小胞体からのCa^{2+}の放出を誘導し，Ca^{2+}オシレーションを発生し，卵子を活性化させると考えられている。Sperm factorはPLCのアイソフォームであるPLCζと考えられている[3]。

ヒトIVFでのCa^{2+}オシレーションの開始時期はハムスターなどと同様に精子・卵子結合の直後と考えられている。ICSIでは，Ca^{2+}オシレーションがICSI後平均14分（4～90分）で出現する[4]。適正なCa^{2+}オシレーションが正常な胚発生に必要である。Ca^{2+}スパイクの多少は胚の遺伝子発現に影響し，Ca^{2+}スパイクが少ないと20％の遺伝子発現（転写，RNAプロセッシング関連遺伝子）に影響があり，多いと3％の遺伝子発現（代謝関連遺伝子）に影響があると報告されている（マウス）[5]。これらのことは，受精の初期に胚発生の内容が決定されている可能性を示唆する。また，Ca^{2+}オシレーションが発生せず，単発のCa^{2+}スパイクで受精した場合，動物実験では胚盤胞の内細胞塊細胞数の減少，ICSI後の前核形成障害，初期発生停止などが起こることが報告されている。

2）精子核の脱凝縮

通常では精子・卵子融合の後に精子細胞膜が完全にはずれた状態で精子が卵細胞質内に取り込まれ，直ちに脱凝縮機転が働く。しかし，ICSIでは精子細胞膜は徐々に崩壊するので，脱凝縮の開始が遅れると考えられる。実際，精子注入から20～30分後に脱凝縮を開始している精子頭部が観察される。また，脱凝縮の開始は射出精子より精巣精子の方が早い。

3）先体酵素

生理的受精では先体反応の後に精子が卵子内に取り込まれるので，先体酵素は卵子内に持ち込まれない。しかし，ICSIでは不動化後83％の精子で先体が残存しており，先体酵素が卵子内に持ち込まれている[6]。ハムスター卵子では先体を含むハムスター精子をICSIすると3時間以内に卵子が変性する[7]。ICSIでの卵子障害を評価した研究によると，マウス卵子にヒト精子を3個注入しても卵子生存率，胚発生率に影響がないが，4個以上で卵子変性率が増加する[8]。ヒトでは卵子体積が大きく，精子先体が小さいので影響が少ないと推測されるが，傷害を受けることも考えられ，今後の検討が必要である。

4）受精後の胚発生

ICSI施行後の胚発生率，胚盤胞形成率は，IVFのそれより有意に低い[9]。しかし，着床率においては同等で，臨床成績上で差異が認められていない。胚盤胞形成率に差が出る原因は明らかでないが，ICSIでは精子・卵子結合が欠如していること，ICSIでの卵活性化と精子核膨化の開始のタイミングがIVFと比較すると遅いこと，卵細胞質の穿刺という物理的障害があり得ること，先体酵素が卵内に持ち込まれること，顕微操作という体外操作などの関与が考えられる。

4．適応

顕微授精の適応は「難治性の受精障害で，これ以外の治療によっては妊娠の見込みがないか極めて少ないと判断される場合（日本産科婦人科学会，1992年）」で，IVFを行っても受精が得られなかったか，あるいは得られないと判断される場

合が対象となる。また，体外受精の受精判定を媒精の数時間後に実施し，完全受精障害と判断される場合に直ちにICSIを行うこともある（rescue-ICSI）。

具体的な適応としては精子減少症，精子無力症，精子奇形症の場合である。精子濃度，精子運動率，精子奇形率のいずれの異常も体外受精での受精率の低下をもたらす。受精率の低下や受精障害をきたす具体的な各パラメーターの限界値を設定することは困難である。各ART実施施設の能力に依存する部分もあるので，各施設での成績の分析によって基準を設けているのが実状である。また，体外受精後の媒精卵子について，透明帯への精子の接着・結合がないか，極めて少ないという受精障害が観察されることがある（精子透明帯／卵細胞膜貫通障害）。その原因としては精子先体の異常，精子ハイパーアクチベーションの異常，透明帯の異常，そして精子・卵融合に関与する受容体の異常が推測される。また，妻が抗精子抗体を保有する場合では受精障害をきたすリスクが高く，適応となることがある。さらに精子は生存しているが，運動性を欠如している場合（不動精子だけの症例），無精子症での精巣精子を用いる例が適応となる。

5. 手技

詳細は実技書に譲る。マイクロマニピュレーターなどの機器の適正なメンテナンス，適切なマイクロピペットを用いることが前提の上で，①卵子の前培養，②良質精子浮遊液の作製，③卵子の裸化処理，④精子不動化処理，⑤精子注入の手順でICSIを実施する。

以下に一連の操作での重要な点を述べる。

1）卵子の前培養

ARTではhCG投与後35〜36時間で採卵され，さらに媒精までの間に卵子は核と細胞質が成熟する。IVFの受精率に関しては，媒精前に卵子を5〜6.5時間前培養すると受精率がよいとされる（Trounsonら，1982）。

一方，ICSIでのいくつかの報告では，1〜11時間までの前培養時間において受精率や着床率には有意差が認められていない。採卵後の卵子はagingに向かうが，6〜9時間程度の培養は卵子のクオリティを維持できると思われる[10]。また，2.5時間以上の前培養はMⅡ卵子数が増加する（Hoら，2003）。実際，採取されたMⅠ卵子は4.5時間で，その46%がMⅡ卵子となるので，数時間の前培養はMⅡ卵子の獲得には有利である（Strassburgerら，2004）。

しかし，成熟するタイミングが遅かった卵子のICSIの成績は不良である（De Vosら，1999；Shuら，2007）。TelophaseⅠからmetaphaseⅡに移行する時に約40〜60分間紡錘体が消失する時期がある。この時期では卵子がまだ成熟していないためICSIの成績が不良になると思われる[11]。実際に，採取されたMⅠ卵子の体外培養時の観察によれば，第1極体放出後1時間以内にICSIを行うと受精率が極めて低値となり，1時間以上経過後では80%以上の受精率になることが報告されている（Hyunら，2007）。したがって，採取卵子の裸化後第1極体を認めた卵子に対して，その1時間以後にICSIを行うプロトコールにしておくと，第1極体放出直後の時期を避けることができる可能性がある。

2）良質精子の回収法

良質精子とは精子DNAなどが健常な精子を指すが，非侵襲的に良質精子を選別する方法が確立されていないため，運動性良好精子を回収し，さらに正常形態のものを選択してICSIを行う。運動性が高い精子ほどICSIでの受精率が高いことが報告されている[12]。また，運動性が低い精子ほどmtDNAの断片化が多いこと，精子DNAの断片化が多いことも報告されている。精液採取後も培養時間に依存的に精子染色体の異常率が増加し，培養時間や遠心操作が増えるにつれて精子DNAの断片化が増える。また，射出精子では10〜15%にDNA断片化が検出されるが，精巣精子ではDNA断片化ほとんど認められない[13]。

現在試みられている非侵襲的良質精子の選別法には以下のものがある。

①MSOME（motile sperm organelle morphology examination）

ノマルスキー微分干渉倒立顕微鏡を用い，精子を最終倍率×6,000以上で観察し，頭部に空胞がないものを選択しICSIする〔卵細胞質内高倍率下精子選択注入法（intracytoplasmic morphologically selected sperm injection：IMSI）〕。精子頭部の空胞と精子DNAダメージが相関する報告があり，臨床的に妊娠率が有意に向上し（60% vs 25%），流産率が減少する（14% vs 40%）ことも報告されている[14]。

②HA-coated slide sperm-binding assay

構造的機能的に成熟した精子では，細胞膜上にヒアルロン酸受容体が発現しており，スライドガラス上に塗布したヒアルロン酸に結合する精子ではDNAダメージが少なく，染色体異常率も低く，それらの結合精子を選択してICSIする[15]。

③magnetic-activated cell sorting

精子がアポトーシスを起こすと，細胞膜の脂質二重層の内層に存在したphosphatidylserine（PS）が細胞膜外層に移動する。PSと強い親和性を持つannexin Vでラベルしたマイクロビーズを用いて，magnetic-activated cell sortingにより磁場下にアポトーシスを起こしていない精子を選別してICSIに供することが試みられている[16]。

3）精子不動化処理

精子尾部の頸部に近い部をピペット先端でICSIチャンバーの底にこすりつけ精子の不動化処理を行う。精子不動化処理は精子-卵子相互作用（sperm-egg interaction）が円滑に行われるようにするために，極めて重要なステップである。精子の頭部に近い部分をピペットで圧挫して細胞膜の一部を破壊する。この傷害は不可逆的なもので，卵細胞質内に不動化された精子が注入されると，精子細胞膜が破壊された部分から，卵子活性化因子が漏出し卵子活性化を誘起するとともに，精子頭部では卵細胞質内のグルタチオンなどの還元系が精子クロマチンに作用し，精子核の脱凝縮を開始する。精子細胞膜の破壊後の経過では，数十分後には明らかな卵子活性化因子の損失，胚発生能の低下（DNaseの活性化などによる）を引き起こす。

不動化処理をポリビニルピロリドン溶液〔5〜8%：polyvinyl pyrrolidone（PVP），MW360,000〕中で行うと，ピペット管壁への精子や異物の付着を防止でき，操作をより円滑に行うことができる。PVPは古くは代用血漿の材料として用いられ，現在でも，化粧品や錠剤の表面のコート剤として用いられている。使用したPVPの影響について胎児染色体異常と関連するとの報告があるが，結論には至っていない。また，PVPが精子核膨化の遅延に関連するとの報告もある。しかし，現在のところ，PVPを用いない場合のICSIの成績はPVPを用いた場合よりも優れているとの報告がなく，PVPの使用を否定するものではないと考えられる。

4）精子の注入

精子の注入に際しては確実に卵細胞膜穿刺を行うことと，スムースな精子-卵子相互作用のために過量の培養液の注入を避ける。卵細胞膜穿刺の手ごたえがあればよいが，ない場合には細胞膜が破れた手応えを確認できるまで卵細胞質を少量吸引して精子を注入する。ニードルによって穿孔された卵細胞膜は修復されるが，細胞膜の修復にはCa^{2+}，Mg^{2+}が関与し，ある程度（1〜5 mmol/L）の濃度が必要である[17]。Ca^{2+}フリーの培養液でICSIを実施すると卵は変性する。

穿刺された細胞膜の修復機転には2つの様式が考えられる。ニードルの刺入後，比較的すぐに細胞膜が破れてしまう場合と，ニードルを刺入しても細胞膜が伸び，ニードルをかなり押し込んでから穿刺できる場合である。前者の膜の修復は開孔した部位に隣接する外側にvesicle（卵細胞質内に存在する脂質二重層の小塊）が瞬時に移動して配列し，互いに癒合して膜の修復が行われると考えられる[17]。後者ではニードルの抜去に伴って引き延ばされた細胞膜同士が互いに接着し融合して修復される。ICSIでの生存率，受精率が高いピエゾICSIは後者の修復機序となる。

また，ニードルの穿刺は紡錘体損傷を避けるた

め，卵子の第1極体を12時か6時方向に置いて卵子をピペットで保持して，3時に近い極体の対側の半球側に穿刺する。

他の留意点としては顕微操作時の保温がある。顕微鏡ステージ上のICSIのチャンバーを37℃に保温する。ヒトの卵子紡錘体は修復能が弱く，培養液の温度が室温まで低下すると卵子紡錘体が損傷を受ける可能性があるので，温度の管理は重要である。

6. 臨床成績と受精障害
1）臨床成績
日本産科婦人科学会倫理委員会の平成26年度の年報（平成25年の成績）では，射出精子のICSIが116,148採卵周期で実施され，移植当たり妊娠率19.1%，流産率26.4%，異所性妊娠率1.5%，多胎率3.5%，移植当たり生産率12.9%となった。ICSIの累積妊娠率の検討では妊娠例の約90%が5回以内に得られる[18]。ARTに占めるICSIの割合は経年的に増加の傾向があり，最近ではICSIは56.8%となり，IVFを上回っている。

2）ICSIの受精障害
ICSI後の完全受精障害の出現頻度は1〜7.9%と報告されている。また，ICSIを実施する卵子数が少ないほど完全受精障害のリスクが増加し，卵子が1個では13.3%が，5個以上ではほぼ5%以下が受精障害となる。初回にICSIを実施し，その時に完全受精障害であった場合，第2回目のICSIで完全受精障害となる可能性は13%となる。

ICSI後に受精不成立と判定された卵子を，クロマチン染色により調査すると86.8%の卵子で精子を卵内に認めたが，いずれの卵子も前核形成と第2極体放出を認めなかった。それらの卵子での精子頭部は，脱凝縮していたものが68.2%，無変化のものが27.3%，早期染色体凝集（premature chromatin condensation：PCC）が4.5%であった。脱凝縮を認めたものとPCCであったものは精子が正しく注入されていたにもかかわらず，卵子活性化が起きなかったものと考えられる。無変化のものは精子の注入時に伸展された卵細胞膜に精子が包まれてしまった場合などが考えられる。つまり，ICSI後に受精しなかった卵の約70%は精子が卵内に注入されていたにもかかわらず，卵子活性化が起きていない。そのような卵子に対して，いわゆる妊孕能が確認されているボランティア精子を1 day old ICSIすると約70%に受精が確認できるので，ICSI後の非受精卵子の約50%は精子側の原因と推測される[19]。

受精障害の原因として卵子側にも原因が考えられるが，明らかにされたものはない。

7. 出生児の予後
不妊治療後の妊娠においては，通常の妊娠と比較して流産率および異所性妊娠率が高いのが一般的である。また，ARTでの妊娠では子宮内外同時妊娠や両側卵管妊娠などの発生もある。ICSIによって出生した児の奇形率は1.7〜4.0%と報告され，IVFと同レベルであり，これらの数値は一般の児と差異がないと考えられている。また，出生した児の染色体異常率の最近の報告によれば，リスクは増加しない[20]。しかし，十分に解明されていないリスクが存在する可能性があることに留意する。実際，最近，男性因子のためにICSIを行い，その結果誕生した54名の男子の精液検査の調査結果が報告されたが，自然妊娠により誕生した男子と比較して，総精子数や精子濃度中央値などが有意に低値とのことであった[21]。

ICSIではエピジェネティクス異常が起こることも懸念される。発達障害，言語障害，精神発達遅滞，失調性歩行，四肢の振戦様運動などの症状を示すアンジェルマン症候群もエピジェネティクスの異常によると考えられており，ICSIによって生まれた児に比較的多く発症する可能性を示唆する報告がある。

8. 特殊な症例
1）奇形精子症
奇形精子症では精子染色体異常率が高いとの報告が多い。ヒト球形精子症（globozoospermia）患者の精子の染色体異常率は，正常形態精子と比較して同等であるとの報告もあるが，FISH法に

よる解析でXYダイソミーの頻度が高いことも報告されている。巨大頭部を持つ精子では2倍体，3倍体，異数体が多くみられる。上口らによれば形態異常精子では26.1％に構造的染色体異常が認められる[22]。

2）精子死滅症

Vital stain（eosin stain, eosin-nigrosin stain）によって診断され，極めてまれである。精子は死滅後長時間経過しており，ICSIの成績は全く期待できない。この場合にはTESEを行い生存精子が存在すればこれを用いる。

精子運動率が0％でvital stainによって生存精子と死滅精子が混在している場合（不動精子症）では，死滅精子をICSIする可能性があるので成績が不良となる。生存精子を選択する方法としてhypoosmotic swelling test（HOST）がある。この方法は低浸透圧溶液中に精子を置いた場合，精子が生存している時には精子尾部が膨化（ballooning）する。そのような精子を選択し通常の培養液中に移し，尾部の膨化が消失してからICSIする。この方法でのICSIの成績は42～76％の受精率が報告されているが，手技が困難である。この方法が有効でない時にはMESAやTESEの適応となる。特殊な場合として，線毛不動症候群（immotile cilia syndrome）がある。これは，精子尾部は9＋2構造といわれる微細構造をとるが，外層のdynein armの欠損により鞭毛運動が起こらない疾患（カルタゲナー症候群）で，ICSIによって妊娠例が報告されている。

3）クラインフェルター（Klinefelter）症候群

クラインフェルター症候群は，無精子症例の15％に認められる。したがって無精子症では染色体検査（造精機能関連遺伝子の検査も併せて）を実施する。非モザイク型クラインフェルター症候群では7.7％の例に射出精子が存在する（Kitamuraら，2000）。TESE例での精子回収率は40～75％であり，半数例で精子回収が可能である。精巣中での減数分裂は基本的に核型が46, XYの精子細胞のみで進行するので，ほとんどの成熟精子の核型が正常となる。実際，得られた射出精子の染色体分析結果では92～98％の精子が23, Xあるいは23, Yの正常核型であると報告されている。TESE精子についても同様で94％が正常核型である。ICSI後の胚の分析では30～80％が正常核型であり，国外の報告ではPGDにより正常な胚のみを移植し妊娠に成功した例もある。

4）精子DNAの断片化が多い症例

精子DNAの断片化は核クロマチンのリモデリングの異常，酸化的ストレス，アポトーシスなどの影響により生ずる。DNA断片化が一重鎖で起きている場合は卵内で修復される可能性があるが，二重鎖の場合では修復が完全ではないのでエラーが多いといわれる。DNA断片化精子がICSIされても受精，初期発生は正常精子と同様に起こるが，胚性ゲノムが活性化される8細胞期以降の発生が障害される。精巣内精子のDNA断片化率は4.8％と低く，ICSIでの反復不成功例や精子DNA断片化率が高い症例ではTESEを実施すると，よい成績が得られる可能性がある[23]。

9．ICSIの変法
1）rescue-ICSI

IVFでは完全受精障害が10～15％に発生する。受精判定時に完全受精障害となった症例に対して，ただちにICSIを実施し受精障害を回避するのがrescue-ICSIである。1993年に，臨床に取り入れられた。この時は，受精判定を媒精の翌日に行っており，いわゆる1 day old ICSIで，卵子のagingのために妊娠率が劣悪となり，臨床的有用性はないと評価された（Nazyら，1993）。卵子がagingで受ける影響としては紡錘体の形態異常，卵細胞質の断片化，第2極体の放出障害，多精子受精，透明帯の硬化，表層粒の自然放出，リソソームの増加などが認められる。

卵子のagingを避けて，媒精の6時間後に受精判定を行ったrescue-ICSIでは通常のICSIと同レベルの妊娠率が期待できる[24]。この方法では6時間という早期に受精判定を正確にできるかがポイントになり，非受精と判断した卵子にrescue-

ICSIした場合，約5.6％に多精子受精が起こる。最近のシステマティックレビューではIVF媒精からrescue-ICSIまでの時間が長くなるほど，妊娠率が低下することが確認されている（図1）。今後の臨床応用が期待されるが，胚培養士の仕事が長時間になることが普及を妨げている。

2）split-ICSI

IVF後の完全受精障害が予測される時，媒精する卵子の半数ずつにIVFとICSIを実施し，完全受精障害を避ける方法である。受精障害を避けるあまり，必要のないsplit-ICSIの適用率が増加している傾向がある。媒精卵子総数が少ないとsplit各法での受精障害のリスクが大きくなるので，そのような場合にはすべてICSIとする。

3）卵活性化法併用ICSI

精子側の異常としてsperm factorが障害されている場合ではICSIを実施しても受精しないので，人為的卵子活性化を併用する試み（臨床研究）がある。

臨床研究として実施され，ヒトで妊娠・分娩の報告がある方法は，Ca^{2+}イオノフォア（A23187）処理，電気刺激法（electroporation, electrostimulationともいう），ストロンチウム処理，puromycineとCa^{2+}イオノフォア併用法などがある。ストロンチウム処理を除くいずれの方法も活性化効果は卵細胞内の単発の一過性のCa^{2+}の増加による。マウスでのストロンチウム処理はCa^{2+}オシレーションを誘導するが，ヒト卵子ではCa^{2+}オシレーションが確認されておらず，その機序は不明である。

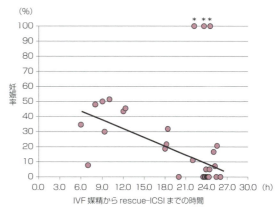

図1 rescue-ICSIの有効性（IVF媒精からrescue-ICSIまでの時間）
Beck-Fruchter R et al.: Fertil Steril101：690-698, 2014のデータ（30論文のデータ）から作成した。
＊1例報告

文献

1) Palermo G et al.: Lancet **340**：17-18, 1992.
2) Uehara T et al.: Biol Reprod **15**：467-470, 1976.
3) Saunders CM et al.: Development **129**：3533-3544, 2002.
4) Yanagida K et al.: Hum Reprod **16**：148-152, 2001.
5) Ozil JP et al.: Dev Biol **300**：534-544, 2006.
6) Takeuchi T et al.: Hum Reprod **19**：114-117, 2004.
7) Yamauchi Y et al.: Biol Reprod **67**：534-539, 2002.
8) Morozumi K et al.: Proc Natl Acad Sci USA **102**：17661-17666, 2005.
9) Griffiths TA et al.: Hum Reprod **15**：1592-1596, 2000.
10) Yanagida K et al.: Hum Reprod **13**：2223-2226, 1998.
11) Montag M et al.: Hum Reprod **15**：846-852, 2006.
12) Van den Bergh M et al.: Hum Reprod **13**：3103-3107, 1998.
13) Steele EK et al.: Mol Hum Reprod **5**：831-835, 1999.
14) Berkovitz A et al.: RBM online **12**：634-638, 2006.
15) Cayli S et al.: RBM online **7**：462-468, 2003.
16) Said T et al.: Biol Reprod **74**：530-537, 2006.
17) Terasaki M et al.: J Cell Biol **139**：63-74, 1997.
18) 栁田薫ほか：新しい生殖医療技術のガイドライン，日本不妊学会編，pp.54-64, 金原出版，東京，2003.
19) 栁田薫ほか：医学の歩み **223**：85-89, 2007.
20) Belva F et al.: Hum Reprod **23**：2227-2238, 2008.
21) Belva F et al.: Hum Reprod **31**：2811-2820, 2016.
22) 上口勇次郎ほか：産婦人科の実際 **46**：1781-1787, 1997.
23) Greco E et al.: Hum Reprod **20**：226-230, 2004.
24) Chen C et al.: Hum Reprod **18**：2118-2121, 2003.

〈栁田　薫〉

VII 培養室業務の実際

8 ヒト胚の培養法と評価

1. はじめに

体外受精・胚移植法（IVF-ET）は，今や最も有効な不妊治療法と考えられている。一般にIVF-ETにおいては，卵巣刺激を併用することによって，多数の卵子を採取，媒精し，得られた複数の胚の中から良胚を選択して胚移植を行う。この方法は，主に形態学的評価による。形態学的評価法は非侵襲的だが，分割期だけの観察で胚の質を推定することは難しい。現在では，着床直前の胚盤胞期まで胚を体外で培養することが可能になり，形態に基づく胚の質の評価はより信頼できるものとなった。さらに，多胎を防ぐという世界的趨勢からも，最良質胚をいかに選択するかがIVF-ETの最重要課題である。

本項では，前核期胚から胚盤胞に至るまでの胚の培養法と胚の形態評価法について記述する。

2. 胚の培養法

培養室の一般設備環境および培養液についての詳細な記述は本書他項にゆずる。本項では，インキュベーターとガス濃度設定，および培養液について，実地面での留意点を述べる。

1）インキュベーターとガス濃度設定

一般的なインキュベーターにはCO_2やO_2の濃度が表示されているが，これは必ずしも正確な値ではない。そこで，外部のガス分析器を標準ガス（CO_2濃度やO_2濃度が高精度で混合されたもの）で校正した後，インキュベーター内のガス濃度を測定するとよい。以前はFyriteという器具を用いて，インキュベーター内のガス濃度を測定していたが，この器具はCO_2の測定誤差が大きいとされている。現在は，赤外線センサーを用いたガス分析器が一般的に使用されている。

実際には，培養液のpHは，インキュベーター内のCO_2濃度だけでなく，標高，気圧，気温などの様々な要因の影響を受ける。したがって，培養液のpHを直接測定することが重要である。

当院では現在，約$100\mu L$の培養液でpHを測定できる血液ガス測定器（i-STAT Analyzer, アボットジャパン）を用いて，インキュベーター内で一晩平衡化した培養液のpHと培養液内のガス濃度を測定している。この機器は少量の培養液でpHを測定できる利点があるものの，それだけ測定誤差が大きくなりやすいことに注意すべきである。当院では，こうしたpHの測定を約2週間に1回行い，測定されたpHが至適pHから大きく外れていた場合は，それぞれの培養液の性質に合わせ，至適pHになるようインキュベーター内のCO_2ガス濃度を調整，またはCO_2センサーのキャリブレーションを行っている。

2）培養液

現在では，ほとんどの施設が市販の培養液を使用している。市販の製品は，標準化された管理の下で大量に作製されるので，各施設が施設内で作製する培養液よりも質が安定しやすい。また，胚発育が悪く培養液の異常が疑われるときにも，同ロットを使用する他施設から情報を得られるという利点もある。しかし，企業秘密として製品の正確な組成が明示されていない場合もあるので注意が必要である。各施設で，培養液のロットごとに安全性やパフォーマンスを確認することが望ましいが，現実的ではないので，少なくとも製品の品

質保証書の記載を確認しておく。

市販品には，受精後day 6まで同一組成の培養液を用いるシングル（universal）メディウムと，day 3までとそれ以降で組成の異なる2種類の培養液を用いるシーケンシャルメディウムとがある。胚のグルコース，ピルビン酸，アミノ酸などの代謝はday 3前後で異なることが知られているが，シングルメディウムは，必要な栄養素は胚が自ら培養液中から選択吸収するので，培養液の組成は一定でよいとする考えに基づく。これに対して，シーケンシャルメディウムは，必要な栄養素を必要な時期に外部から培養液に加える必要があるという考えに基づいている。少なくとも胚盤胞到達率や着床率については，両者間に大きな違いは認められていない。ただし，生児獲得率や出生児の特徴について，適切な実験デザインに基づいた大規模な前方視的検討は少なく，今後の検討が待たれる。

各施設がそれぞれ複数の培養液を比較検討し，自施設の培養環境に合ったものを選ぶとよい。シーケンシャルメディウムの使用は，体内に近い培養環境を整えることができる一方で，day 3で培養液を交換するためにシングルメディウムより胚へのストレスが大きくなる。また近年，タイムラプス観察の流行とともに，シングルメディウムの培養液が好まれるようになっている。また，1社だけのものを使い続けることは，培養液の品質に問題が生じたり，培養液の供給が途絶えたりした場合に困るので，常に2社以上の培養液を使えるようにしておくことが望ましい。

我々は，主にOrigioのSAGE 1-step培養液を用いている。SAGE 1-stepは，10 mLのボトルで販売されているので，チューブ（Falcon 2003, Becton Dickinson）に1 mLずつ分注し，パラフィンフィルムを巻いて密封後，2〜8℃で保存し，ボトル開栓後1週間以内に使用する。

3）培養の実際

ここでは，媒精後の胚培養の実際について述べる。当院では，胚培養に直径35 mmのディッシュ（Falcon1008）を使用している。ディッシュの蓋と本体には，それぞれ患者のIDと氏名を記載する。採卵当日，ディッシュに25 μLの培養液ドロップを数個作り，パラフィンオイルを重層する。パラフィンオイルの重層は，培養液の乾燥を防ぐため，ディッシュ1枚ごとに行う。当院では，採卵前日にカンファレンスで予定採卵数を確認し，必要枚数に多少余裕を持った枚数の培養ディッシュを準備している。オイルを重層した培養液はpHの平衡化までに数時間を要するため，準備したディッシュは一晩，インキュベーターに入れておく。

媒精翌日，媒精した卵の入ったディッシュと平衡化した培養ディッシュを取り出し，培養ディッシュのドロップに卵を移す。受精確認ののち，卵を入れた培養ディッシュを胚培養用のインキュベーターに入れる。この際，インキュベーターの開閉時間，回数をできる限り減らすことが重要である。これは，インキュベーターの開閉のたびにCO_2濃度が大きく低下し，その復旧に数十分から数時間が必要となるためである。当院では，ドロップ1個に卵1個を入れて，胚盤胞期までシングルタイプ培養液中で個別培養しているが，施設によっては数個の卵を1個のドロップに入れて集団培養している。卵の発育にとって，個別培養と集団培養のどちらが優れているのか結論は得られていない。卵を入れた培養ディッシュは次回の観察までインキュベーターの中で静置する。培養環境の撹乱を防ぐため，培養中の卵（胚）が入ったインキュベーターの開閉はできる限り控える。

3. 胚発育およびその評価法

前述したように，古典的な形態による胚の評価法は，卵巣刺激に起因する非生理的内分泌環境下における胚移植から得られた経験に基づいている。したがって，発育が遅く，形態不良として選択されない胚にも，より生理的な内分泌環境下なら子宮に着床できるものが含まれている可能性がある。本項では，まず卵巣刺激周期における新鮮胚移植時の一般的な胚の評価法について述べ，その後，凍結胚移植から得られた知見をもとに胚の形態学的評価法の限界について考察する。

1）胚の発育

胚の発育速度は培養条件によって異なる。前述のようにSAGE 1-Step培養液を使用し，6％ CO_2，5％ O_2，89％ N_2 の気相条件下で培養すると，媒精からの時間と胚発育の関係は通常以下のようになる。

18〜20時間（day 1）　前核期胚
42〜44時間（day 2）　4分割胚
66〜68時間（day 3）　8分割胚
90〜92時間（day 4）　桑実胚
114〜116時間（day 5）　胚盤胞

連日，胚の形態を評価することも可能であるが，我々は原則として，day 1の前核期胚，day 2またはday 3の初期分割胚，day 5以降の胚盤胞について胚の質を評価しているので，それについて詳述する。

2）前核期胚

媒精後16〜18時間に観察するよう記述されたものが多いが，当院では作業システム上18〜20時間後に受精の確認を行い，以下の項目について評価している。

①前核（pronucleus：PN）
②極体（polar body：PB）
③透明帯（zona pellucida：ZP）
④細胞質

正常受精卵では，雄性前核および雌性前核の2つの前核（2PN）が確認でき，囲卵腔には第1および第2極体が放出され（2PB），透明帯の変形や異常な肥厚を認めず，細胞質は均一で空胞などを認めない（図1）。

これらの評価項目のうち，最も臨床的に重要なのが前核の数である。媒精方法（IVF/ICSI）にかかわらず，約4〜10％の卵で，1PNや3PN（もしくは4つ以上のPN）といった前核数の異常が観察される。1PNの原因は単為発生とされることが多い。しかし，1PNに由来する胚の核型を調べると，その一部に正常な2倍体がみつかる[1]。これらは，雄性・雌性前核の出現時期のずれ，前核の融合，一方の前核膜消失などによって生じたと考えられる。実際，1PN由来の胚を移植し，健康な児を得た例がある[2]。また，胚盤胞まで発育した1PN胚は分割期で停止した胚より2倍体の頻度が高いと報告されている[3]。ゆえに，2PN卵が得られなかった周期では，1PN卵であっても，胚盤胞まで発育させたのちにその移植を考慮することがある。

興味深いことに，IVFとICSIの間で，1PN卵の臨床的有用性が異なる可能性が示唆されている。IVF後の1PN卵に由来する胚を移植して妊娠，出産に至った例は散見されるが，ICSI後の1PN卵を移植して妊娠した例はほとんどない。これは，ICSI後の1PNが単為発生に由来する[4]，またはその後の卵割で染色体が正常に分配されないため[5]と考えられている。

3PNは，1PNと同様に，媒精方法によってその機序が異なると考えられている。IVF後に3PNが観察された場合，多精子受精した異常な受精卵である可能性が高い。実際，IVF後の3PN卵に由来する胚は3倍体を多く含み[1]，3倍体胚は臨床的に部分胞状奇胎を生じると考えられている。一方，ICSI後に3PNが発生する機序は不明瞭である。核型分析では，ICSI由来の3PN胚にXYYはみられず，XXYやXXXがみられたという報告がある[1,6]。これは，ICSI後の3PNが第2極体放出不全や，卵の倍数性異常に起因することを示唆している。こうした研究から，IVFとICSIのいずれの場合でも，3PN卵は移植に使用しない。

前核期に前核が認められない卵を0PN卵と呼ぶ。0PN卵の多くは受精しなかったものだが，中には正常受精卵と同様に分割，発育するものがある。これは，0PN卵に，早期に前核が消失した卵や，まだ前核が出現していない卵が含まれるためだと考えられる[7]。そのため，0PN卵については，2個の極体またはフラグメント化した極体があるかどうかで受精の有無を推測し，その後の分割，発育を観察する必要がある。タイムラプス観察を用いた研究では，胚盤胞まで発育した0PN卵の多くは，一旦2PNが出現したものの，それが早期に消失した卵だと報告されている。実際，胚盤胞まで発育した0PN卵を移植した場合，2PN由来の胚盤胞と同等の着床率を認めた報告

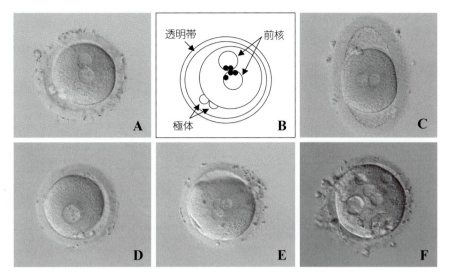

図1　前核期胚
A：正常2PN受精胚，B：その模式図．2つの前核と2つの極体を認める．さらに，前核内には核小体前駆体（NPB）を認める（模式図Bの黒点）．C：2PN胚．透明帯が楕円形に変形している．D：1PN胚．E：3PN胚．多精子受精によると考えられる．F：4PN胚．多くの空胞が細胞質内に認められる．

がある[8]．ただし，0PN由来の胚盤胞は，早期に1PNや3PNが消失したものを極少数だが含むため，それを移植する際には患者に十分な説明をして同意を得る必要がある．

他に，前核期には極体の数，透明帯，細胞質の形態を評価する．極体の数は，前述したように0PN卵で補助的な評価に使用される．透明帯は，厚さ，色，形態について様々な変異がみられる．前核期の細胞質は，均質，一部が顆粒状，辺縁部が透明，断片化など様々な状態がみられる．さらに，細胞質内にはrefractile bodiesと呼ばれる黒褐色の微小構造やSER（smooth endoplasmic reticulum，またはsmooth endoplasmic reticulum cluster：sERC）と呼ばれる構造がみつかることがある．このように，前核期には多様な形態が認められるものの，それらの病的意義や，胚の発育能との関連については様々な意見があり，結論を得ていない．

3）初期分割期胚

初期分割期胚については，以下の項目について評価する．

①分割速度
②割球の対称性，大小，透明度
③細胞質の断片化（フラグメント）

正常分割速度は，day 2では4分割，day 3では8分割である．それぞれの割球が対称的で大小不同がなく，フラグメントが全割球容積の10％未満の胚が形態良好とされる（**図2**）．Day 2とday 3の間で，胚の形態評価の臨床的な有用性は変わらず[9]，両方を評価する意義は小さい[10]．

分割速度については，正常な速度と比べて早すぎても遅すぎても着床率や染色体数異常率が悪化すると報告されている[11]．割球の大きさは，2細胞期，4細胞期，8細胞期に均等であることがよい．フラグメントは，細胞膜で包まれた核を持たない構造と定義される．外見からフラグメントと割球を厳密に識別することは困難だが，day 2で直径45 μm未満，day 3で直径40 μm未満の構造は核を持たないという報告がある[12]．フラグメントの評価は，それが全割球容積に対して占める割合で行われる．フラグメントは少量であれば臨床的に大きな問題はないが，フラグメントが全容積の25％以上を占めるような胚では，着床率が

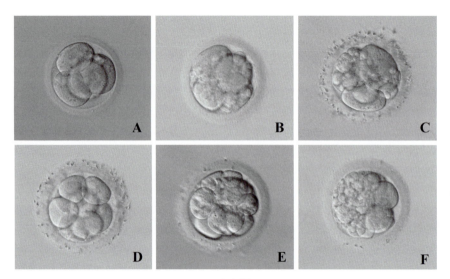

図2 分割期胚
A：day 2，形態良好4分割胚。割球が対称的で，大きさが均一，さらにフラグメントがない。Veeck分類，イスタンブールコンセンサス（Istanbul consensus：IC）でいずれもGrade 1。B：day2，4分割胚。割球は対称で，大きさもほぼ均一だが，低度のフラグメントがみられる。Veeck分類，ICでいずれもGrade 2。C：day2，形態不良4分割胚。割球の大小が著明で，フラグメントが中等度みられる。Veeck分類でGrade 4，ICでGrade 3。D：day 3，形態良好8分割胚。割球が対称的で大小不同がなく，フラグメントがない。Veeck分類，ICでいずれもGrade 1。E：day3，8分割胚。割球に大小がみられるが，フラグメントは少ない。Veeck分類，ICでいずれもGrade 3。F：day 3，形態不良8分割胚。割球に大小がみられ，フラグメントが高度である。Veeck分類でGrade 5，ICでGrade 3。

低いといわれる[13]。また，フラグメントが囲卵腔全体に散らばっている胚では，それが塊で存在する胚より，染色体異常率が高いことが示唆されている[11]。

上記①〜③の項目を総合的に評価する方法にVeeck分類がある[14]。この古典的な方法は日本で広く使用され，形態をGrade 1からGrade 5に分類する（表1）。Grade 1または2の胚は，Grade 3以下の胚より胚盤胞到達率や着床率が高いとされることが多い。近年，欧州生殖医学会（European Society of Human Reproduction and Embryology：ESHRE）のワークショップにて，欧米で使用されている分類法の統合が図られた〔イスタンブールコンセンサス（IC），表1〕[15]。この方法がVeeck分類と大きく異なる点は，割球数に応じた細胞の大きさを考慮したことと，割球内の多核を評価対象としたことの2点である。ここで，割球数に応じた細胞の大きさとは，割球が均等に分割したと

きに予測される大きさを指す。そのため，割球数が2，4，8のときは割球の大きさが均一な状態を正常とし，それ以外の割球数では大きさが均一でない状態を正常とする。当院において，Veeck分類とICのどちらがより強く妊娠率と関連するか検討した結果，統計的に有意ではないものの，ICの方がわずかに優れていた（宇津野ら，未発表データ）。

4）胚盤胞

胚盤胞の評価にはGardner分類[16]が一般的に使用される。この方法は，表2に示したとおり，胚盤胞腔の広がりと孵化（ハッチング）の程度によって1〜6の6段階のスコアをつける。さらにスコア3以上の胚盤胞については，内細胞塊（inner cell mass：ICM）と栄養外胚葉（trophectoderm：TE）の細胞の様子についてAからCの3段階に評価し，3AAのように表す。形態良好胚盤胞と不良胚盤胞の例を図3に示した。

表1 ヒト初期胚の分類法

Veeck分類

Grade	特徴
Grade 1	細胞の大きさが均等，フラグメントを認めない
Grade 2	細胞の大きさが均等，フラグメントがわずかに存在
Grade 3	細胞の大きさが不均等，フラグメントがない，または，わずかに存在
Grade 4	細胞の大きさが均等または不均等，フラグメント化が著しい
Grade 5	フラグメント化が特に著しく，ほとんど細胞を認めない

イスタンブールコンセンサス

Grade	特徴
Grade 1/Good	適切な発育速度 フラグメント <10% 割球の数に応じた細胞サイズ 割球が単核
Grade 2/Fair	フラグメント 10〜25% ほとんどの割球について細胞サイズが適切 割球の核が不明
Grade 3/Poor	フラグメント >25% 割球の数とサイズが不整合 多核割球が存在

イスタンブールコンセンサスでは，細胞数，Grade，そのGradeにした理由を記録する。
文献14，15) より

一般に，胚盤胞の形態は，初期分割期胚の形態より，着床率と強く関連する。この理由は，胚遺伝子の活性化が4〜8分割期に起こるため[17]，胚盤胞形態が，day 3までの分割期胚形態より，胚自身の発生能をより正しく反映するからと考えられる。実際，HARTグループにおいて，若年患者で3BB以上の胚盤胞が得られた場合，その70%は妊娠するという成績が得られている[18]。

5) 凍結胚移植からの知見

患者の中には，良質と思われる胚盤胞を繰り返し移植しても妊娠に至らない症例がある。このような症例に対しては，従来，胚の異常か，卵巣刺激による子宮内膜の問題か，結論が得られないことが多かった。しかし，ガラス化保存法による胚凍結技術の発展により，形態良好胚を一旦凍結（意図的全胚凍結）後，子宮内膜を調整し直した別周期に胚移植することが容易になった。その結果，着床しない問題に対して，胚因子と子宮因子を分けて考えることが可能になった。すると，新鮮胚では着床しなかった症例の多くが着床することがわかってきた。

さらに形態良好胚だけでなく，発育の遅い胚や，形態不良な胚も予想以上に着床することがわかった。中にはday 7まで培養を続け，形態学的に必ずしも良質とはいえないような胚を凍結，融解後，ホルモン調整した子宮に移植して生児を得たケースもある（図4）。これらのことから，形態良好胚の場合には卵巣刺激の子宮への悪影響が，発育の遅い胚の場合には胚発育と子宮内膜との非同期化が，それぞれ，新鮮胚移植不成功の原因として考えられる。ゆえに，day 5で新鮮胚移植に適する胚がない場合でも，発育が停止していなければ培養を続け，day 6で再評価した後，凍結保存することが望ましい。そして，胚の評価に際しては，通常の形態学的評価だけではなく，細胞数の増加など，胚の発生能力を示す細部変化にも注意を払う必要がある。

4. 形態以外の胚の評価法

胚の形態からその質を推定することには大きく2つの問題がある。1つは，いずれの形態評価法も主観的な判断に基づく点にある。そのため，胚形態の評価基準を施設や観察者の間で共有することが難しく，同一胚でも形態評価の結果が施設ごとに異なる可能性がある。さらに，同じ観察者であっても年月とともにその評価基準が変化する可能性もある。もう1つの問題は，なぜ胚の形態と出生率が関連するのか，その厳密なメカニズムが不明な点にある。そのため，ある胚の形態がその胚自身の発生能や着床能を反映するという生物学的根拠は少ない。

そこで，胚の形態学的評価の他に，胚の質を直接的に調べる方法が考案されてきた。その1つに，胚の染色体構成を調べる着床前遺伝子スクリーニング（preimplantation genetic screening：PGS）がある。この方法では，分割期胚の割球あるいは胚盤胞のTEの一部を採取して，array compa-

表2 ヒト胚盤胞のスコアリング法

胚盤胞腔の広がりとハッチング
1 初期胚盤胞（early）　　　　　　胚盤胞腔が胚容積の半分未満
2 胚盤胞　　　　　　　　　　　　胚盤胞腔が胚容積の半分以上
3 完全胚盤胞（full）　　　　　　　胚盤胞腔が完全に胚を満たす
4 拡張胚盤胞（expanded）　　　　　胚盤胞腔容積がさらに拡張し，透明帯が薄くなりつつある
5 孵化中胚盤胞（hatching）　　　　栄養外胚葉が透明帯の外に脱出し始めている
6 孵化後胚盤胞（hatched）　　　　 胚が完全に透明帯から脱出したもの

内細胞塊（ICM）
A 細胞同士が密に接し，細胞数が多い
B 細胞同士の接着が粗で，細胞数が少ない
C 細胞数が非常に少ない

栄養外胚葉（TE）
A 細胞数が多く，互いに接着した上皮を形成している
B 細胞数が少なく，結合が粗な上皮を形成している
C 数少ない大きな細胞が上皮を形成している

文献16）より

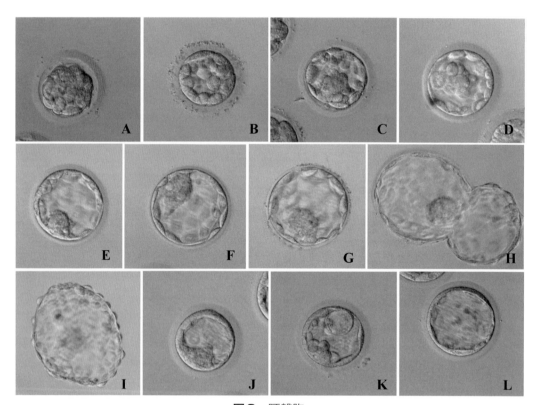

図3　胚盤胞
A：初期胚盤胞（スコア1）。胚盤胞腔ができ始めている。B，C：胚盤胞（スコア2）。胚盤胞腔が胚容積の半分以上を占めている。D，E：完全胚盤胞。胚盤胞腔が完全に胚を満たし，ICMおよびTEともに細胞数が多く，スコアは3AAである。F，G：拡張胚盤胞。胚盤胞腔容積が初期胚の容積を超え，透明帯が薄くなりつつある。スコアは4AAである。H：孵化中胚盤胞。栄養外胚葉が透明帯の外に脱出し始めている。スコアは5AAである。I：孵化後胚盤胞。完全に透明帯から脱出した胚。若干ICM細胞数が少なめなのでスコアは6BAである。J：不良胚盤胞（スコア2）。細胞数が少ない。K：不良完全胚盤胞。スコア3BCであり，胚盤胞腔内に大きな空胞がみられる。L：不良完全胚盤胞。スコア3CCである。

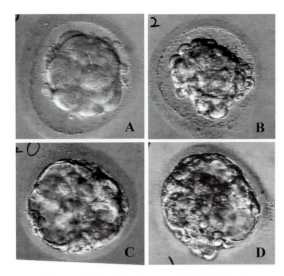

図4　出産に至ったday 7胚盤胞の例
卵子は原因不明不妊症の42歳女性から得られた。ICSIにより受精，day 7まで培養した後凍結保存した。A：day 5の胚の状態。桑実胚である。B：day 6の胚の状態。まだ胚盤胞腔は開いておらず胚盤胞とはいえないが，細胞数が増加している。C：day 7の胚の状態。ようやく胚盤胞腔が開き始めている。細胞のクラリティが悪く，評価としては収縮した3BBから3BC程度である。D：解凍後2時間の胚。ホルモン調整周期のday 5相当子宮内膜に移植し，出産に至った。

rative genomic hybridization（CGH）またはnext generation sequencing（NGS）などの手法を用いることで，全染色体の異数性を調べられる。さらに最近では，胚盤胞腔内の液体からDNAを採取する方法が試みられているが，臨床応用の段階には至っていない。

こうした技術的な問題とは別に，PGSには倫理的な問題が存在するが，その議論は本項の対象外のため省略する。

近年，上記のようなDNAによる静的な解析ではなく，動的な解析も試みられている。胚培養後の培養液の化学組成を分析し，胚が吸収した，あるいは，胚から分泌された成分を調べることにより，発育能の高い胚を選択しようとする方法である。タンパク質や代謝産物を解析することから，proteomics，metabolomicsなどと呼ばれ，胚に対して非侵襲的であり，形態とは異なる観点から胚の発生能を評価できるのではないかと期待されているが，詳細は本書他項または成書にゆずる。

5. おわりに

以上，初期胚の培養法と質の評価について述べた。現在，胚培養に必要なほとんどすべてのものを市販品として入手することができ，手軽に培養を行えるようになったと感じるであろう。しかし，培養環境が妊娠率を左右するだけではなく，一人の人間の成長に大きくかかわることを真摯に受け止め，培養作業の一つ一つを丁寧に，正確に行う必要がある。正確な作業があって初めて胚の評価は意味を持つ。

胚盤胞期における胚の質の評価は，分割期でのそれより信頼性が高いが，それでも形態学的な評価には限界がある。今後は，生物，化学，物理分野の技術を融合させ，胚のviabilityをより正確に評価する方法の開発が期待される。

文　献

1) Staessen C et al.：*Hum Reprod* 12：321-327, 1997.
2) Staessen C et al.：*Hum Reprod* 8：221-223, 1993.
3) Liao H et al.：*J Assist Reprod Genet* 26：583-589, 2009.
4) Balakier H et al.：*Hum Reprod* 8：402-408, 1993.
5) Mateo S. et al.：*Fertil Steril* 99：897-902.e1, 2013.
6) Grossmann M et al.：*Hum Reprod* 12：2762-2765, 1997.
7) Basile N et al.：*Hum Reprod* 28：634-641, 2013.
8) Li M et al.：*Fertil Steril* 104：607-611.e2, 2015.
9) Laverge H et al.：*Hum Reprod* 16：476-480, 2001.
10) Racowsky C et al.：*Hum Reprod* 24：2104-2113, 2009.
11) Magli MC et al. *Fertil Steril* 87：534-541, 2007.
12) Johansson M et al.：*J Assist Reprod Genet* 20：309-313, 2003.
13) Racowsky C et al.：*Fertil Steril* 95：1985-1989, 2011.
14) Veeck LL：An Atlas of Human Gametes and Conceptuses：An Illustrated Reference for Assisted Reproductive Technology, Parthenon Publishing, New York, 1999.
15) Balaban B et al.：*Hum Reprod* 26：1270-1283, 2011.
16) Gardner DK et al.：Towards Reproductive Certainty：Fertility and Genetics beyond 1999, pp.378-388, Parthenon Press, Carnforth, 1999.
17) Braude P et al.：*Nature* 332：459-61, 1988.
18) 後藤哲也ほか：第21回日本受精着床学会抄録 69, 2003.

〔宇津野宏樹，吉野弘美，高橋克彦，後藤哲也〕

VII 培養室業務の実際

9 孵化促進法

1. はじめに

透明帯は胚の発育に伴って伸展され菲薄化する。拡張期胚盤胞まで発育すると内部圧の上昇などの作用により、透明帯の一部分が破綻して胚は孵化（ハッチング）する。ハッチングした胚が子宮内膜に着床すれば妊娠が成立する。体外受精や顕微授精あるいは胚の凍結融解処理により透明帯は硬化（zona hardening）してハッチング障害が惹起される[1,2]。孵化促進法（assisted hatching：AH）とは、このように変化した胚の透明帯の一部を切開する、あるいは孔を開けるなどの処置を施してハッチングを促進する技術である。機械的あるいは化学的孵化促進法が行われてきたが、最近はレーザー孵化促進法（laser assisted hatching：LAH）が広く行われるようになった。AHは様々な種類が考案されているが、本項では代表的な方法とその実際の手技について解説する。

2. 孵化促進法（AH）の種類

1）機械的方法

（1）透明帯切開法（zona dissection）[3]

AHを考案したCohenが最初に発表した方法である[3]。囲卵腔の広い部分を12時方向にして胚を固定し、マイクロピペットで透明帯を穿刺貫通する。固定用ピペットに擦り合わせるようにして透明帯の一部分を切開する。シュクロース処理した胚盤胞に対する透明帯切開を示す（図1）。技術的に若干難しいため、胚が傷害される可能性がある。本法をより簡便に改良して、眼科用メス（Bio-Cut BLADE、フェザー）をマニピュレーターに装着するバイオカット法[4]も行われている。

2）化学的方法

（1）透明帯開孔法（zona opening, zona drilling）[5]

透明帯切開法に次いで考案された。透明帯を化学的に薬液処理する方法である（図2）。マイクロピペットで酸性Tyrode液（pH 2.5）を固定した胚に吹き付けて透明帯を溶解する（図2-①）。透明帯の外層は厚いが溶解しやすく、内層は薄く膜状であるが溶解しにくい。外層が溶解されて内層に到達したら、Tyrode液の吹き付けを止めて膜表面にマイクロピペットの先端を付着させ（図2-②）、強く吸引して膜を破り開孔する（図2-③）。分割期胚や胚盤胞にも応用できるが、薬液による胚への影響が危惧される。

（2）透明帯部分菲薄法（partial zona thinning）[6]

透明帯菲薄法の操作は開孔法と同様に行う（図2-①）。透明帯の外層のみを溶解して内層を破らず温存する（図3）。透明帯の個々の性質により溶解の程度が様々であり、すべての胚を均一に処

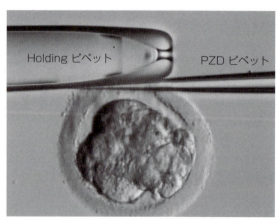

図1 透明帯切開法

9 孵化促進法

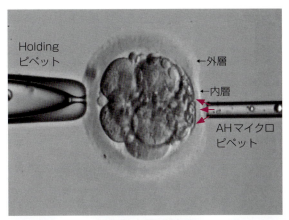

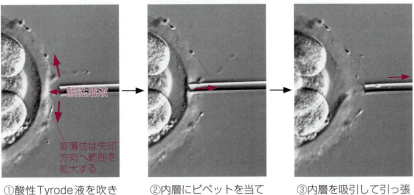

①酸性Tyrode液を吹きつけて外層を溶解する　②内層にピペットを当てて吸引する　③内層を吸引して引っ張りながら破る

図2　透明帯開孔法
胚に影響を及ぼさないようにフラグメント部位あるいは囲卵腔の広い部位に施行する。

理することは難しく技術を要する。初期胚における透明帯の意義は胚実質の外部環境からの保護や分割球の拡散防止などであるが，開孔すれば透明帯の胚に対する保護作用が破綻する。また，開孔を行う際に胚実質が酸性溶液により傷害される可能性がある。菲薄法はこれらの欠点を補うために考案されたが，広範囲に菲薄する方がより効果的である[7]。その他に，ピエゾマニピュレーターを用いて透明帯を薄く削る方法も考案されている[8]。

(3) 透明帯全周菲薄法（circumferential zona thinning）[9]と透明帯溶解除去法（zona free）[10]

酸性Tyrode液あるいはpronase溶液に胚を浸漬して透明帯全体を溶解する方法である。マイクロマニピュレーターや倒立顕微鏡などの準備が必要ではなく簡便に行える。しかしながら，症例によって透明帯の厚さや硬度が異なり個々に対応し

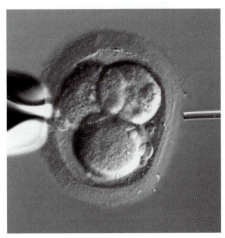

図3　透明帯部分菲薄法
外層のみを広い範囲に溶解する。

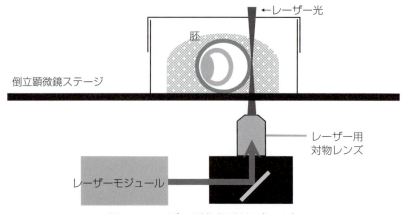

図4 レーザー孵化促進法（LAH）

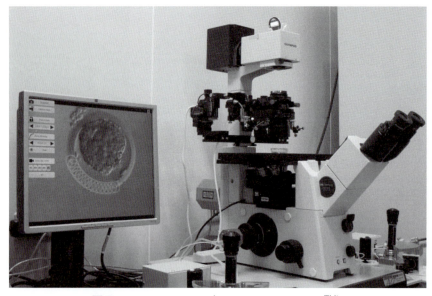

図5 LAHシステム（OCTAX NaviLase™）
倒立顕微鏡（OLYMPUS IX71）にレーザーユニットを設置。
1回のレーザー照射や直径10μmの蒸散スポットができるように設定する。

にくいため，溶液の濃度や胚の浸漬時間を随時変える必要がある。胚に対する薬剤の処理時間が長いと胚発育に対して影響を及ぼすので迅速な操作が要求される。胚発育に及ぼす影響により臨床成績は劣る。

3）レーザーを用いる方法
(1) レーザー孵化促進法（LAH）[11]

LAHは，倒立顕微鏡のステージ下方からdish中の胚にレーザーを照射して透明帯の処理を行う方法である（**図4**）。レーザーシステム（OCTAX NaviLase™：MTG Medical Technology Vertriebs-GmbH, Germany）を示す（**図5**）。セッティングや操作の煩雑さが少なく，初心者であっても簡単に透明帯の処理を行うことができる。初期の頃にはエキシマ（Excimer），アルゴン（ArF），キセノン（XeCl），ヤグ（YAG）などのレーザーが試されたが，現在は波長1.48μmの半導体レーザー（diode laser）が用いられている[11]。半導体レーザーは，赤外線領域にあって細胞のDNA障害を

起こしにくいため安全性が高い。プラスチックシャーレや培養液に吸収されにくいため非接触型システムが可能で，装置が小型であるため倒立顕微鏡に設置しやすい。また，従来のレーザー装置に比べて安価である。安全対策として照射は低出力（Class 1M）で使用され，レーザー熱の影響を軽減するように照射時間の制限や等温線リング機能を備えている。最近のシステムは，照射部位や範囲をモニター上で指示するだけで自動的に透明帯の処理ができる。OCTAX以外のシステムとして，ZiIos-tk（Zona Infrared Laser Optical System：Hamilton Thorne Research, USA），Saturn 5 Active（Research Instruments Limited, UK）なども使用できる。

(2) レーザー孵化促進法（LAH）の実際

従来のAHに比べて，より均一にかつ微細に透明帯の処理ができるようになった。レーザー照射により透明帯組織はスポット状に蒸散される。照射時間2.6〜2.9 ms，1回の照射で径10 μmのスポットができるように設定して照射を繰り返す（図5，6）。レーザー熱の胚に対する影響を回避するため，囲卵腔が広く胚実質から最も離れた透明帯部分に照射する。胚盤胞の場合はシュクロースを用いて囲卵腔を拡大する。凍結融解胚盤胞の場合，胚が完全に回復する前に行えば容易に処理できる。タイムラプスシステムを用いると，透明帯を処理した菲薄部分からハッチングが始まる様子を観察できる（図7）。また，着床前診断（PGD）の際にレーザーを応用すれば胚の生検が容易となる（図8）。

3. 孵化促進法（AH）による発生リスク

一卵性双胎（monozygotic twin：MZT）の自然妊娠における発生率は約0.4%と稀であるが，AHによるMZTの発生リスクの増加を指摘する報告がある[12, 13]。不十分な透明帯切開を行うと胚がハッチングする際に絞扼されてMZTの発生になると考えられている。なお，先天異常の発生リスクの増加は否定的である[14, 15]。

①透明帯の広範囲切開

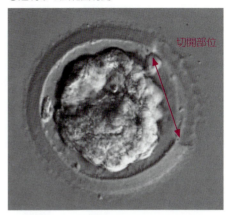

②透明帯の広範囲菲薄

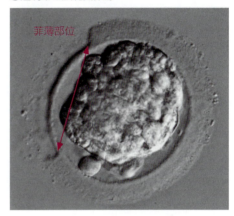

図6　凍結融解胚盤胞に対するLAH
従来のAHに比べて透明帯の処理が微細かつ正確に行える。

4. まとめ

AHはすべての症例に有効というわけではないが，ART反復不成功例や凍結融解胚移植例においては妊娠率（clinical pregnancy rate）を改善するとされている[16, 17]。一方，日本産科婦人科学会の生殖補助医療登録システム（2010年）による分析では，新鮮胚移植例における臨床的妊娠率および生産率は反対に低下し，凍結融解胚移植例においても妊娠率の改善には至らなかったと報告している[18]。このようにAHが考案されてから20年以上経過しているにもかかわらず，妊娠率を改善できるかについて議論されている。しかし，ほとんどのART施設において施行されているエビ

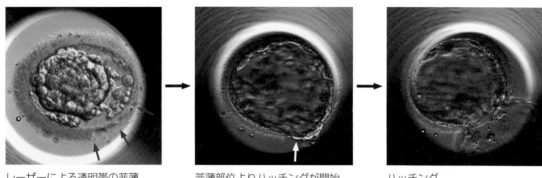

レーザーによる透明帯の菲薄　菲薄部位よりハッチングが開始　ハッチング

図7 タイムラプスシステム（EmbryoScope®）によるハッチングの観察

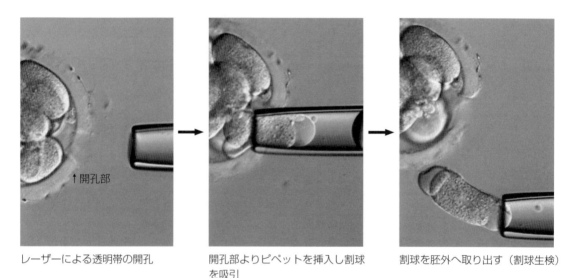

レーザーによる透明帯の開孔　開孔部よりピペットを挿入し割球を吸引　割球を胚外へ取り出す（割球生検）

図8 PGDにおけるレーザーの応用

デンスを考慮すれば，今後もARTをサポートする重要な技術である。

文献

1) DeMeestere I et al.: *Int J Fertil Womens Med* **42** : 219-222, 1997.
2) Carroll J et al.: *J Reprod Fertil* **90** : 547-553, 1990.
3) Cohen J et al.: *Hum Reprod* **5** : 7-13, 1990.
4) 佐藤節子：日本臨床エンブリオジスト研究会雑誌 **17** : 61-64, 2004.
5) Cohen J et al.: *Hum Reprod* **7** : 685-691, 1992.
6) Khalifa EA et al.: *Hum Reprod* **7** : 532-536, 1992.
7) Yano K et al.: *J Assist Reprod Genet* **24** : 471-475, 2007.
8) Nakayama T et al.: *Fertil Steril* **71** : 1014-1018, 1999.
9) Gordon JW et al.: *Fertil Steril* **59** : 1302-1307, 1993.
10) Fong C-Y et al.: *Hum Reprod* **3** : 557-560, 1997.
11) Germond M et al.: *Fertil Steril* **64** : 604-611, 1995.
12) Schieve LA et al.: *Fertil Steril* **74** : 288-294, 2000.
13) Vitthala S et al.: *Hum Reprod Update* **15** : 45-55, 2009.
14) Kanyo K et al.: *Eur J Obstet Gynecol Repro Biol* **110** : 176-180, 2003.
15) Jwa J et al.: *Fertil Steril* **104** : 71-78, 2015.
16) Wellington P et al.: *Hum Reprod Update* **17** : 438-453, 2011.
17) Practice Committee of the American Society for Reproductive Medicine; Practice Committee of the Society for Assisted Reproductive Technology : *Fertil Steril* **102** : 348-351, 2014.
18) Nakasuji T et al.: *J Obstet Gynaecol Res* **40** : 1653-1660, 2014.

〈矢野浩史，久保敏子〉

VIII 生殖細胞の保存

1 凍結理論

1. 生殖系列細胞保存の意義

　精子，未受精卵子（卵子），受精卵子（胚）など生殖系列細胞の保存は，生殖補助医療において重要な技術である。細胞を長期間保存するためには，液体窒素の温度（－196℃）に凍結することが必要である。凍結保存では，生理的溶液中の細胞を，保存用の溶液に移し，冷却して液体窒素で保存し，その後，融解して生理的溶液に戻したときに受精能や発生能が維持されていなくてはならない。

　ヒトでは，精子，卵子，胚の凍結保存が可能である。しかし，これらの細胞の成熟・発育ステージや質などによって，融解後に必ずしも安定して高い生存性が維持されるわけではない。また，成功例の報告に従って操作しても，同様の結果が得られるとは限らない。その原因として，方法自体が未完成である，論文に十分な情報が記載されていない，個々の細胞や胚によって耐凍性に関与する特性が異なる，などが考えられる。しかし，術者が正しく操作していない場合もあると思われる。

　凍結保存の各操作手順には，細胞の傷害を避けるための理由がある。したがって，胚培養士は，凍結保存に関する基礎理論を理解した上で操作をすることが好ましい。異なる種類の細胞はそれぞれ特性を持っているが，凍結保存した細胞が生存できる原理は基本的に同じである。この原理を研究する分野が低温生物学（cryobiology）である。本項では，低温生物学的な見地から，生殖系列細胞の凍結保存について概説する。

2. 歴史

　1949年に英国のPolgeらは，保存液にグリセロールを加えるとニワトリ精子を凍結保存できることを偶然発見した。凍害保護物質（耐凍剤）の発見である。この知見はただちにウシ精子に応用され，家畜の改良と増殖に利用された。現在，わが国では，100％近くのウシが凍結精液を用いた人工授精によって生産されている。またヒト精子も凍結できることが明らかにされ，人工授精に用いられている。グリセロール以外の物質にも同様の耐凍作用があることも見出され，種々のタイプの細胞を凍結保存することが可能になった。1972年には，Whittinghamらによってマウス胚の凍結保存の成功が報告された。Mazurの低温生物学的理論に基づいて考案されたこのオリジナル緩慢凍結法（図1）は，ウシやヒトをはじめ多くの哺乳動物の胚にも有効なことが確認され，実験動物の系統保存，家畜の改良・増殖に用いられるとともに，ヒトの生殖補助医療への利用が始まった。

　しかし，この当初の胚凍結法は，－70℃付近まできわめて緩慢な速度で冷却するために長時間を要し，手順の簡素化が課題であった。1977年にWilladsenは，緩慢冷却を－30℃付近で中止して液体窒素で急冷しても，急速に融解すれば胚が生存できることを示した（図1）。以来，この簡易緩慢凍結法が広く用いられている。

　1985年に，RallとFahyによって，胚のガラス化保存法が報告された。これは，高濃度の耐凍剤を含む溶液に胚を浸し，そのまま直接液体窒素に浸して凍結する方法で，緩慢冷却過程が不要な簡便な方法であった（図1）。このとき用いられた耐凍剤（DMSO＋アセトアミド＋プロピレングリコール）は毒性が高いために実用性に欠けていたが，1990年に毒性の低いエチレングリコール

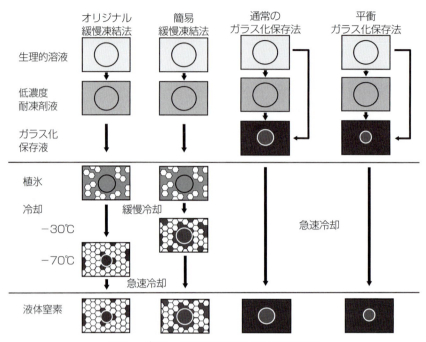

図1　卵子・胚の凍結保存法の模式図

を用いたガラス化保存液が有効なことが示され，徐々に普及してきた．ガラス化保存法は，手順が簡便なだけでなく，保存液に氷の結晶（氷晶）が形成されないために，適する条件で凍結すると生存性を高く維持できる利点も有していた．

さらに近年，ガラス化保存法の変法である超急速ガラス化保存法も普及してきた（図1）．これは，冷却と加温の速度を高めるために微量の保存液で凍結する方法で，低温，細胞内氷晶，耐凍剤毒性などによる傷害を防止する効果がある．

3. 凍結保存において細胞に傷害を与える要因

細胞は，凍結融解過程で様々な種類の傷害を受ける可能性がある（図2）[1]．凍結保存においては，すべての傷害の影響を最小限にとどめ，致命的な影響を防がなければならない．

1）低温

ある種の細胞は，20～0℃まで冷却しただけで傷害を受ける．これはブタやウシの卵子や分割初期胚でみられる特性で，低温傷害（chilling injury）と呼ばれる．低温傷害を受けやすい細胞は，脂肪顆粒の量が多く黒くみえる．なお，ヒトの卵子や胚は脂肪顆粒が少なく透明で低温傷害はみられない．

細胞は，凍結保存の過程で必ず0℃付近を通過するために，低温感受性の高い細胞を凍結するのは難しい．しかし，危険温度域を瞬間的に通過させる超急速な凍結・融解法を用いると，低温傷害を緩和することができる．

2）寒冷衝撃

精子を室温から0℃まで急激に冷却すると，構造と機能が損なわれやすい．この寒冷衝撃（cold shock）を防ぐためにはニワトリの卵黄が有効で，卵黄を加えた溶液で精液を希釈した後，0℃付近まで緩慢に冷却する方法が用いられている．

3）細胞外氷晶

細胞を浸した生理的な塩類溶液をそのまま氷点以下に冷却しても，すぐには氷晶が形成されずに

1 凍結理論

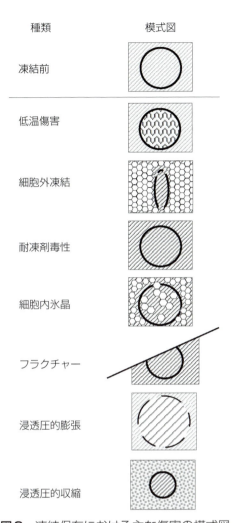

図2 凍結保存における主な傷害の模式図

できるが，卵子や胚は，細胞外の氷晶によって物理的に押しつぶされてしまう。また，生理的な溶液のまま凍結すると，氷晶の形成とともに塩類が濃縮され，高濃度のイオンによって細胞が傷害を受ける可能性がある。これは塩害と呼ばれる。

以上のような細胞外氷晶に由来する傷害を防ぐためには，保存液に耐凍剤を添加することが必要である。耐凍剤の添加によって保存液中に氷晶が形成されても液体部分のスペースが確保され，また塩類濃度の上昇を抑えることもできる。さらに，耐凍剤が透過することによって細胞内氷晶が形成されにくくなる。

4）耐凍剤

生理的な溶液に浸した細胞をそのまま凍結しても，ほとんどの場合細胞は死滅する。特に卵子や胚のような大型の細胞は前述のように全く生存できない。通常，細胞を凍結するためには，保存液に耐凍剤を添加する。

最初に発見された耐凍剤はグリセロール（分子量92）であったが，その後，分子量60～80のジメチルスルフォキシド（DMSO），エチレングリコール，プロピレングリコール（1,2-プロパンジオール）などの物質も同様の保護効果を持つことが明らかになった。これらの耐凍剤はいずれも分子量が100以下の中性物質で，細胞内に透過することができる。

マウス精子は，ラフィノース（分子量504）などの細胞非透過性の糖類を含む水溶液を用いて凍結保存することができる。したがって細胞の凍結保存には，必ずしも細胞透過性耐凍剤が必要とはいえないが，卵子や胚の凍結には不可欠である。さらに，シュクロース（分子量342）のような，細胞内に透過せず浸透圧的効果のある少糖類を加えることがある。

5）細胞内氷晶

哺乳動物の卵子や胚では，細胞質の約85％が水分である。これらの細胞を氷点下まで冷却すると，細胞内の水分も凍りやすい，すなわち氷晶が形成されやすい。細胞内氷晶は，細胞を物理的に

過冷却状態になる。さらに冷却を続けると過冷却の程度が大きくなってから過冷却が破れ，塩類溶液に突然多量の氷晶が形成される。このとき，細胞外氷晶は細胞内氷晶を誘起する原因になる。そこで，過冷却の程度が小さい状態で保存液の一部に強制的に氷晶を形成させる（植氷する）と氷晶は徐々に形成され，細胞内氷晶を防ぐ効果がある。しかし，生理的な溶液は溶質濃度が非常に低く，温度の低下とともに細胞外の氷晶が成長すると，氷晶（純粋な水）のすき間に残された濃縮液の部分のスペースは非常に狭くなる。マウス精子は小型の細胞なので，ラフィノースなどの少糖類を含む等張に近い水溶液を用いて凍結することが

壊し致命的な傷害を与える。細胞の凍結保存においては，細胞内氷晶が最も本質的な傷害で，これを防ぐことが最大の課題である。

細胞内氷晶を防ぐために，保存液に耐凍剤を添加する。また，緩慢凍結法で植氷するのも過冷却後の細胞内氷晶形成を防ぐためである。細胞内氷晶は，冷却過程だけでなく融解過程にも生じる。緩慢凍結法で，－30℃付近から液体窒素で冷却したサンプル（簡易緩慢凍結法）は，－70℃付近まで緩慢冷却したサンプル（オリジナル緩慢凍結法）と比べて脱水による濃縮が不十分で，過冷却の程度が大きい状態でガラス化している（図1）。また，従来のガラス化保存法によって凍結した細胞も，過冷却状態でガラス化している。これらの細胞を緩慢に融解すると脱ガラス化して死滅するため，急速に融解する必要がある。

細胞を液体に浸したままの状態で保存すると，保存期間とともに生存性が低下する。長期間保存するためには，保存液と細胞を固体にしなければならない。液体が固化するときには，結晶を形成する場合と，しない場合がある。結晶を形成しないで固化することをガラス化（vitrification）という。これは，低温下では液体の粘性が高まり，ある温度（ガラス転移温度）以下まで冷却するとそのまま固体になる現象で，水溶液や細胞質では氷晶が形成されない。細胞質のガラス転移温度は－130℃付近であるため，保存には液体窒素（－196℃）が用いられる。

細胞を凍結するためには，細胞内に氷晶を形成させてはならない。細胞内氷晶は，細胞の構造を物理的に壊し，致命的な損傷を与える。したがって，保存液に氷晶が形成される緩慢凍結法においても細胞質はガラス化させなければならない。

一般に，凍結された細胞は本来氷晶が形成される温度域を氷晶形成なしに通過し，過冷却状態でガラス化している。そのために，融解過程に過冷却が破れて氷晶が形成される可能性がある。これを脱ガラス化（devitrification）という。保存液の脱ガラス化に問題はないが，細胞質の脱ガラス化は細胞内氷晶の形成であり致命的である。

胚は，たとえ細胞内に氷晶が形成された場合でも，融解後にシュクロース添加液（シュクロース液）に移した段階では正常な形態で収縮しているようにみえる。しかし，生理的溶液に戻すと膨張してそのまま死滅する。したがって，細胞内氷晶による傷害は，シュクロース液中での形態からは判断することはできず，生理的溶液に戻したときに判定しなければならない[1]。

6）耐凍剤毒性

細胞内氷晶の形成を防ぐためには，保存液に耐凍剤を添加する必要がある。しかし，生殖系列細胞の凍結保存に用いられる耐凍剤の濃度は通常1 mol/L以上で，その化学的毒性が問題になる。耐凍剤毒性は，耐凍剤の種類と濃度，処理の温度と時間，凍結する細胞によって異なる。

耐凍剤毒性による傷害を受けた胚は，生理的溶液に回収後も正常な形態にみえるが，そのまま発生を停止する[1]。したがって，この傷害は形態によって判断することはできない。ただし，コンパクション以降の胚は，耐凍剤毒性の影響を受けると短時間培養後に個々の割球が明瞭になるため，この脱コンパクションが毒性による傷害の指標になる[1]。

耐凍剤毒性の影響を避けるためには，毒性の低い耐凍剤を用いる，耐凍剤の濃度を下げる，保存液での処理温度を下げる，保存液での処理時間を短くする，などの手段がある。しかし一方で，細胞内氷晶を防ぐためには耐凍剤を細胞内に透過させる必要があり，逆に，高濃度の耐凍剤，高温での処理，長時間の処理が好ましい。したがって，細胞への透過を促すと同時に毒性の影響を最小限にするという，相反する要求を満たす必要がある。そのために適した条件は，細胞の特性（サイズ，形態，細胞膜透過性，耐凍剤毒性に対する感受性など）や凍結方法によって異なる。

なお，耐凍剤の毒性に比べると，シュクロースなどの細胞非透過性物質の毒性ははるかに低い。

7）フラクチャー

細胞内に氷晶を形成させずに細胞を凍結保存するためには，細胞質をガラス化させなければなら

ない。また融解時には，ガラス化した固体を液体に戻さなければならない。この固相と液相が変わる相転移の際に，両者の熱膨張率の違いによりわずかに体積変化が生じる。したがって，相転移が急速に起こると保存液に固相と液相が共存して断裂面（fracture plane）が生じ，たまたまこの面に存在していた細胞も切断されて死滅する。細胞質に損傷がない場合でも，透明帯に破損がみられる。このフラクチャー傷害は，凍結時にも融解時にも生じる可能性がある。

フラクチャー傷害を防ぐには，細胞質に相転移が生じる－130℃付近をやや緩慢に通過させることが有効である。具体的には，サンプルを液体窒素で冷却するときには，直接浸すのではなく，液体窒素の気相で冷却する（例えば，液体窒素上に薄い発砲スチロール板を浮かせ，その上にサンプルを載せる）ことが有効である[2]。また融解時にはサンプルを短時間（0.25 mLストローでは5～10秒間）室温空気中に保持することが有効であるが[2]，その後，脱ガラス化が生じる温度域（－80～－20℃付近）は急速に加温しなければならない。

フラクチャー傷害の頻度は，保存容器によっても異なり，ガラスアンプルやクライオチューブのような，堅い素材の容器では頻度が高い。

8）浸透圧的膨張

融解した細胞は，通常，耐凍剤を含んでおり，これを除去する必要がある。もし細胞を直接生理的な溶液に戻すと，細胞が膨張して傷害を受ける可能性がある。これは，細胞内外の浸透圧が等しく保たれるが，その過程で耐凍剤が細胞外へ流出するよりも速く水が細胞内へ流入するためである。

精子のような小さな細胞は，体積に対する表面積の割合が大きいために，細胞内の耐凍剤が流出しやすく，浸透圧的膨張による傷害を受けにくい。しかし卵子や胚は，体積に対する表面積の割合が小さいために膨張しやすい。さらに，同じ1細胞でも，未受精卵は膨張に弱いが，1細胞期胚は膨張に対する耐性が非常に高い[3]。これは恐らく，受精時の表層粒放出によって細胞膜の構成成分が増加するためではないかと推察される。また，融解直後の細胞は新鮮な細胞と比べて膨張による傷害を受けやすい[3,4]。

水の過度な流入を防ぐため通常シュクロースを添加した溶液が希釈に用いられる。シュクロースは細胞内に透過せずに細胞外の浸透圧を高めることにより膨張を緩和する働きがある。シュクロースは溶解度が高く，種々の濃度の溶液を作製することができるが，処理に適する濃度は，細胞のサイズ，耐凍剤の種類と濃度，細胞の膨張に対する耐性，細胞膜の耐凍剤透過性などによって異なる。

9）浸透圧的収縮

シュクロース液を用いて耐凍剤を除去すると，細胞内の耐凍剤が細胞外に拡散した後，細胞はシュクロースの影響によって収縮したままの状態になる。特に室温においては，細胞を過度な収縮状態に放置すると傷害を受ける可能性がある[5]。融解直後の細胞は収縮による傷害も受けやすい。これを防ぐためには，シュクロース液中で細胞が収縮し始めたら，シュクロース濃度の低い溶液に順次移し（あるいは生理的溶液で希釈し），過度な収縮を避けるのがよい。

4．細胞の低温生物学的特性
1）サイズと形態

細胞のサイズが大きいほど凍結保存は難しい。細胞内氷晶の形成を防ぎにくいからである。細胞内の水をガラス化させるためには，耐凍剤を透過させ，水分を流出させて細胞質を濃縮しなければならない。そのためには，体積に対する表面積の割合が大きいほど効率がよい。例えば1細胞期胚が，体積が変わらないまま8細胞期まで分裂すると，体積に対する表面積の割合は2倍になる。したがって，細胞分裂が進むほど，濃縮が進みやすい。しかし，コンパクションが生じると，外部の溶液と接触している細胞膜の面積は1細胞期に似て小さくなるため，透過性は低くなると思われる。ところが実際にはコンパクション以降に胚の細胞膜透過性が高くなることが明らかにされている[6]。

胚が胚盤胞まで発育すると，内部に生理的溶液が貯留し始める（胞胚腔の形成）。この溶液は，細胞質と異なり生体分子をほとんど含んでいないために，氷晶が形成されやすい。胞胚腔に氷晶が形成されると，その周囲にある細胞内にも氷晶が形成されやすい。また，耐凍剤を胞胚腔内に透過させるには，栄養外胚葉細胞を通過させなければならないために時間を要し，この間に細胞は耐凍剤毒性の影響を受けやすい。したがって，胚盤胞は拡大するにつれて耐凍性は低下する。拡張胚盤胞の凍結には，胞胚腔を収縮させる，低濃度の耐凍剤で前処理する，超急速に冷却・加温する，などの工夫が必要である。

2）固形分含量

細胞膜は，水は透過させるがイオンやある程度以上の分子量を持つ物質は透過しにくい半透膜である。したがって，細胞は浸透圧に応じて体積が変化すると考えられる。しかし，細胞内には，浸透圧に応じて体積が変化しない成分（固形分）が存在するために，固形分以外の体積が浸透圧に反比例して変化する。マウスの卵子や胚の固形分含量は約15％であるが，正確な値は動物種，ステージだけでなく，個々の卵子・胚でもかなりばらつきがある。固形分含量は，細胞膜透過性の定量化のために必要な値である。

3）細胞膜透過性

細胞内氷晶，耐凍剤毒性，浸透圧的膨張など凍結保存における主要な傷害を防ぐためには，水と耐凍剤が出入りしやすいこと，すなわち細胞膜の透過性が高いことが望ましい。水と耐凍剤が膜を透過する速度（水透過性と耐凍剤透過性）は，細胞，温度，耐凍剤によって異なる。

卵子・胚の水透過性は，生理的溶液に細胞非透過性物質（例えばシュクロース）を加えた高張液に細胞を浸したときの体積変化によって知ることができる。細胞は平衡状態まで収縮して体積変化が止まる。水透過性が高いほど速く収縮する。また耐凍剤透過性は，生理的溶液に耐凍剤を加えた溶液（耐凍剤溶液）に細胞を浸したときの体積変化によって知ることができる。生理的溶液の浸透圧（すなわち，細胞質の浸透圧）は0.3 Osm/kgであるのに対し，生理的溶液に耐凍剤を10％(v/v)加えた溶液の浸透圧は，1.5〜2.0 Osm/kgである。細胞を生理的溶液（等張液）から耐凍剤溶液に浸すと，細胞内外の浸透圧が異なるために細胞内の水分は流出し，耐凍剤は流入する。ところが，水の流出速度（水透過性）は耐凍剤の流入速度（耐凍剤透過性）に比べてはるかに速いので，主に細胞から水が流出することによって，細胞内外の浸透圧が等しくなる。その結果，細胞は速やかに収縮する。しかし，このとき，細胞内外の耐凍剤濃度は異なるために，等しくなるまで細胞内に耐凍剤が流入する。この間も細胞内外の浸透圧は等しく保たれているので水も同時に流入し，体積は徐々に回復する。こうして，細胞内外の浸透圧と耐凍剤濃度がともに等しい平衡状態に達する。なお，細胞内の生体分子は細胞外に移動しないので，平衡状態では細胞内で耐凍剤が占める体積の分だけ細胞は膨張する。

水は，リン脂質二重膜を通って透過すると考えられていたが，細胞膜に水の透過を促す通路（チャネル）が存在することが明らかにされた。このチャネルはアクアポリンと名づけられた。哺乳動物のアクアポリンには10種類余りのタイプが同定されているが，その中には水だけではなく耐凍剤などの中性低分子も透過させるタイプが存在する。このタイプのアクアポリンが様々な動物の胚で発現していることが明らかにされたが，その発現量は胚のステージによって異なり，細胞膜透過性が高くなる桑実胚や胚盤胞で増加する[7]。したがって，胚の細胞膜透過性の向上は主にアクアポリンの発現によると考えられる。アクアポリンがほとんど発現していない成熟卵子にアクアポリンを一時的に大量発現させると，実際に細胞膜の透過性が高まり，耐凍性も高まることが示されている[8]。

5．凍結保存法と細胞生存メカニズム
1）精子

精子を凍結するには，通常，寒冷衝撃を緩和す

るために卵黄を添加した溶液で希釈した後，緩慢に冷却する。耐凍剤毒性の影響が少ない4〜0℃でグリセロールを添加する。1〜2時間保持（グリセロール平衡）後に液体窒素ガスで冷却して凍結する。精子の凍結保存ではきわめて多数の細胞を凍結するので，必ずしも多くの精子が生存していなくても利用することができる。なお，ごく少数のヒト精子を凍結保存する手段として，微細なナイロンループ（クライオループ）を用いた方法が有効なことが報告されている[9]。

2）卵子・胚：緩慢凍結法

卵子や胚を緩慢凍結法で凍結する場合には，まず室温下で1.0〜1.5 mol/Lの耐凍剤を添加した溶液に卵子・胚を浸して，細胞内に耐凍剤を透過させる。耐凍剤の透過は，卵子・胚がいったん収縮した後，体積が回復することによって知ることができる。次いで，氷点より数℃低い温度（−5℃付近）まで冷却し，液体窒素で冷却した金属（例えばピンセット）あるいはドライアイスをサンプルの外側に押しつけることによって，保存液の一部に強制的に氷晶を形成させる（植氷）。そうすると保存液の過冷却状態が破れ，平衡状態に達するまで氷晶が形成される。保存液中の水分（純粋な水）が氷晶（固体）になると，凍っていない溶液部分は濃縮されて浸透圧が高くなり，細胞内外に浸透圧差が生じる。低温下においては，耐凍剤は事実上細胞膜を通して移動しないので，細胞内の水分が流出することによって細胞内外の浸透圧が等しくなる。その結果，細胞は収縮して細胞内も濃縮される。したがって，十分収縮させるために植氷後は5〜10分間保持するのがよい。植氷せずに冷却すると，より低温で過冷却が破れ，細胞内にも氷晶が形成されやすい。

植氷後は，毎分0.3〜0.5℃の緩慢な速度で冷却する。冷却過程で細胞外の氷晶が増加するに従って保存液の濃縮が進み，それによって生じる細胞内外の浸透圧差に呼応して細胞内の水分が細胞外に流出して氷晶になる。このようにして細胞質と細胞外の液体部分は冷却するにつれて濃縮される（図1）。卵子や胚は体積に対する表面積の割合が小さく，また温度が低いほど水の流出速度が遅いために，緩慢な冷却が必要である。もし冷却速度が速すぎると，細胞からの水の流出が間に合わず，細胞内に氷晶が形成される。当初は，−70℃付近まで緩慢冷却した後に液体窒素で冷却したが（オリジナル緩慢凍結法），−30℃付近から液体窒素で冷却しても胚が生存できることが明らかになり，現在ではこの簡易緩慢凍結法が普及している。しかし，この方法で凍結した細胞は，過冷却度が大きい状態でガラス化しているため，融解時には過冷却が破れて脱ガラス化しやすい温度域（−80〜−20℃付近）は急速に加温する必要がある。

3）卵子・胚：ガラス化保存法

緩慢冷却によって濃縮された細胞がガラス化することによって生存することができるのであれば，濃縮された状態と同じような溶液を作製し，0℃以上で卵子や胚を浮遊して濃縮させれば，そのまま液体窒素で急冷しても，細胞内外ともにガラス化して生存できるのではないかと考えられる。このアイデアに基づいて考案されたのがガラス化保存法である（図1）。ガラス化保存法は，植氷や緩慢冷却を必要としない簡便な方法であるだけでなく，氷晶に由来する傷害を受けにくいために，生存性を高く維持できる可能性がある。しかし，耐凍剤の透過と細胞内の濃縮が不十分であれば，たとえ細胞外の保存液がガラス化していても，細胞内に氷晶が形成される。従来のガラス化保存法で凍結した細胞は過冷却状態にあるため，融解時の脱ガラス化による細胞内氷晶形成を防ぐために急速な加温が必要である。

ガラス化保存法で用いる保存液（ガラス化溶液）には，高濃度（30〜40%，v/v）の耐凍剤が含まれているために，耐凍剤毒性による影響を回避する必要がある。そのためには，凍結前の処理方法（ステップ），処理温度，処理時間などの条件が重要で，また融解後はできるだけ早く希釈することが好ましい。

4）卵子・胚：超急速ガラス化保存法

　低温傷害を受けやすい細胞を凍結するために考案されたのが超急速ガラス化保存法である。この方法では，微細な道具と微量のガラス化保存液を用いることにより，ストローを用いた従来のガラス化保存法より急速に冷却・加温することができるようになった（図1）。この方法では，従来のガラス化保存法では氷晶が形成される条件でも形成されにくいために，細胞膜透過性の低い細胞（卵子，卵割初期胚）や胚盤胞にも適しており，また耐凍剤濃度を低下させることも可能である。微細な道具には，電子顕微鏡用グリッド，細いキャピラリー（オープンプルドストロー），微小ループ（クライオループ），微小スティック（クライオトップ）などが用いられているが，凍結した微細サンプルの取り扱いには注意が必要である[10]。

　最近，超急速ガラス化保存法による細胞内氷晶の抑制には，急速な冷却の効果はあまりなく，主に急速な融解によることが明らかにされた[11]。超急速ガラス化保存法のさらなる改良を行う上で，重要な知見と考えられる。

5）胚：平衡ガラス化保存法

　平衡ガラス化保存法は，0℃以上の温度でオリジナル緩慢凍結法での緩慢冷却到達温度（－70℃）に近い状態，すなわち，従来のガラス化保存法よりも胚を脱水・濃縮することによって過冷却度の低い平衡に近い状態でガラス化凍結する方法である[12,13]（図1）。この方法では，保存液の浸透圧を高めるために，細胞膜を透過しないシュクロースを高濃度で用いる。従来のガラス化保存法と同様に簡便に胚を凍結でき，緩慢に融解したり－80℃で一時的に保持したりしても生存率は低下しない。従来のガラス化保存法とオリジナル緩慢凍結法のメリットを併せ持つ方法である。そのため，液体窒素タンクのトラブル時に凍結サンプルを－80℃のディープフリーザー内へ一時的に避難したり，凍結サンプルをディープフリーザーに移して整理したり，ドライアイス入りの簡易輸送箱で輸送したりすることができる。

文　献

1) Kasai M *et al*.：*Hum Reprod* **17**：1863-1874, 2002.
2) Kasai M *et al*.：*Cryobiology* **33**：459-464, 1996.
3) Pedro PB *et al*.：*Cryobiology* **35**：150-158, 1997.
4) Edashige K *et al*.：*Cryobiology* **38**：273-280, 1999.
5) Pedro PB *et al*.：*J Mamm Ova Res* **14**：66-71, 1997.
6) Pedro PB *et al*.：*J Reprod Dev* **51**：235-246, 2005.
7) Edashige K *et al*.：*Biol Reprod* **77**：365-375, 2007.
8) Edashige K *et al*.：*Biol Reprod* **68**：87-94, 2003.
9) Schuster TG *et al*.：*Hum Reprod* **18**：788-795, 2003.
10) Kasai M：*Reprod Med Biol* **1**：1-9, 2002.
11) Seki S *et al*.：*PLoS One* **7**：e36058, 2012
12) Jin B *et al*.：*Biol Reprod* **82**：444-450, 2010.
13) Jin B *et al*.：*Mol Reprod Dev* **79**：785-794, 2012.

（枝重圭祐）

VIII 生殖細胞の保存

2 卵子・初期胚の凍結保存法

1. はじめに

　多胎妊娠は，妊娠中や分娩時に種々の合併症を引き起こす可能性がある。そのため産科学的には，単胎妊娠の方が好ましいとされている。体外受精や顕微授精などでは卵を採取・受精させ，発育胚を体内の子宮に移植し妊娠を得るため，移植する胚を制限することにより，多胎妊娠を防止することができる。日本産科婦人科学会は2008年，移植する胚数を原則1個と規定し，妊娠・分娩時に母体や児の安全に考慮している。移植胚数を制限することにより，移植されない多数の形態良好胚が生じ，これらを凍結保存しておく必要性がさらに高まっている。

　1972年に，Whittinghamらが初めてマウスの胚を凍結保存し，その後，融解移植することにより正常産子を得て以来，ラット，ウサギなど多くの哺乳動物で同様の成功が報告されている。ヒト胚では1983年，Trounsonらが初めて凍結受精卵を融解移植し妊娠分娩例を報告して以来，体外受精・胚移植の普及とともに広く臨床応用されるに至っている。特に最近，ガラス化保存法が臨床に応用されるようになり，凍結保存を実施している施設の割合が増加している。日本産科婦人科学会では生殖補助医療の実施施設の登録の際には「ヒト胚および卵子の凍結保存と移植に関する登録」の申請を必須としている。

2. 胚凍結保存の臨床的意義

　胚凍結保存の意義として7つあげられる。第1の意義は，多胎妊娠の回避である。

　多胎妊娠は，種々の妊娠の合併症を母体側・胎児側双方に引き起こす。多胎の妊娠・分娩リスクを胎児側よりみると①流・早産の危険が高い，②胎児の発育遅延や低出生体重児の出生が多い，③胎児の先天異常が多い，などがある。また母体側からみると，①妊娠高血圧症候群の頻度が高い，②流・早産防止のため妊娠早期からの入院，また長期の入院が多い，③頸管縫縮術を受ける割合が高い，④帝王切開術の施行例が多い，⑤産後の異常出血が多い，などがある。また低体重出生児が多いため，NICUの施設やスタッフ不足など医療経済上の負担も大きな問題である。

　このように，多胎妊娠は多くの問題を抱えているため，多胎妊娠が生じないための予防策の検討が最も重要な課題となっている。幸いなことに体外受精・顕微授精では移植する胚の数を減らすことにより，確実に多胎妊娠を減らすことができる。ただ，これにより余剰卵が多く生じるため，より安全で容易な凍結方法の必要性が増加してくる。このため卵子・胚の凍結保存の意義は大きい。

　第2の意義としては，発育卵胞数が多いと，胚移植後，卵巣過剰刺激症候群が起こりやすくなり，母体に危険が増すことになる。このように発育卵胞数が多く血中のエストラジオール値が高値のときは，採卵し受精させた後，移植可能な胚に発育した胚はすべて凍結保存する。これにより，採卵周期での卵巣過剰刺激症候群の発生を回避することができる。特に採卵周期では，卵巣過剰刺激症候群は妊娠に伴って増悪する可能性が高いので，卵巣過剰刺激症候群を起こしやすい若い患者や多嚢胞性卵巣症候群患者の場合は受精し発育した胚をすべて凍結し，後の月経周期に移植することにより卵巣過剰刺激症候群を予防することが望ましい。

第3の意義としては，採卵周期は過排卵刺激法を用いることが多く，異常に高いホルモン環境となり，胚が子宮内膜に着床する環境が障害され，子宮内膜と胚の発育が同調しにくいと考えられている。このため，胚移植の着床環境を改善するために，採卵周期には胚移植せず凍結保存し，1～2周期後の自然周期やホルモン補充周期に胚を融解し移植することによって妊娠率を改善する。

第4の意義としては，1回の採卵で複数回の胚移植が可能となることより，過排卵刺激や採卵手技に伴う，患者の身体的，精神的および経済的負担を軽減することができることである。

第5の意義としては，胚の遺伝子診断に応用できることである。分割した胚の割球の1～2個を採取し，遺伝子診断に用い，残りの部分を凍結し診断が確定するまで凍結保存する。最近は胚盤胞期で多数の細胞を採取し検査する方法を採用する症例が多くなってきているので，生検した胚はいったん凍結保存し，胚の診断が確定した後の次の周期以降に融解胚移植する。凍結保存によって検査や評価するための時間に余裕を持つことができるようになり，重篤な遺伝疾患を持たない胚のみを移植することができる。これにより，妊娠後の絨毛診断や羊水穿刺およびその結果による人工妊娠中絶を回避できる可能性が高くなってきている。

第6の意義としては，若い時期に卵子・胚を凍結保存し，子育てに余裕が持てる時期になって，融解・胚移植し，児を持つことである。しかし，この方法では，卵子・胚の加齢は停止できるが，母体は高齢となり，高齢に伴う妊娠中や分娩の際の産科的リスクが上昇し，子育て中や子どもが一人前になるまでの親の責任などの観点から考えると，多くの社会的倫理的問題が含まれている。

第7の意義としては，癌の化学療法前に卵子・胚を凍結保存することができることである。最近は卵巣組織の凍結保存も可能となっている。癌の化学療法は卵巣における卵に障害を与え，その数を激減させる。この影響により癌完治後に卵巣機能が減弱し，不妊になる症例がある。このような症例に対し，癌治療前に卵・胚を凍結保存し，癌が完治した後，この凍結保存しておいた卵・胚を利用することで，妊孕性を維持することができる。

3. 胚の凍結融解法の概念

従来，胚の凍結保存にはプログラムフリーザーを用いた方法が一般的であった。しかし最近開発された超急速凍結法（超急速ガラス化保存法）が普及している。まずプログラムフリーザーを用いた方法での胚の凍結融解法の概念について解説する。

凍結融解法は種々の障害を胚に及ぼす可能性がある。特に胚はその細胞質が他の細胞と比較して大きいことより障害の可能性は高くなる。そこで，胚に対しては普通の細胞とは異なる方法で凍結・融解を行うことが必要となってくる。もう1つの特徴は，臨床応用する際，胚は他種の細胞凍結保存に比較しその数が少ないことである。胚以外の細胞では多数ある細胞のうち凍結・融解によって何個かの細胞が生存していればよいのであるが，胚は個々の胚が生存することが必要になってくる。

凍結保存する細胞を入れた溶液を0℃以下に冷却していくと，細胞を取り囲んでいる水が凝結し氷晶が形成される。この温度を氷晶点という。この氷晶点より低い温度にすると細胞外に氷が形成され，細胞外の塩濃度は高くなり細胞内の水は細胞外に移動する。これにより細胞は脱水状態となり，細胞内の溶質濃度は高まることになる。細胞外の溶液の温度が時間をかけてゆっくり下がるならば，細胞外の氷晶も徐々に形成されて細胞の脱水化もゆっくり進行し細胞内には氷晶は形成されない。しかし，細胞内の塩濃度が上昇することにより，細胞内のタンパク質などの構造に変化を引き起こし，細胞を障害する可能性がある。－30～－40℃には細胞内に氷晶を形成する温度が存在し，これを共晶点という。この共晶点を超えても－80℃まで，緩徐に冷却を続ければ，さらに脱水が進み，細胞内氷晶はほとんど形成されない（緩慢凍結法）。また，これに対してこの共晶点を超えた時点で液体窒素に投入して，急速に冷却した場合には，細胞内にごくわずか残っていた，水分がガラス化される（急速凍結法）。細胞内の氷

晶形成は細胞内の構築や細胞膜に傷害を与え細胞の生存率が低下する。しかし，冷却速度を速くするほど氷晶形成されやすくなるが，冷却速度を速くすることで高濃度による細胞内構築の傷害（溶液効果）をできるだけ短時間にすることができる。したがって，細胞の生存性を保ちながら凍結するためには，高濃度の溶液効果を起こさない範囲で細胞を十分かつ短時間に脱水しながら，かつ氷晶形成させずに最後はガラス化する冷却速度のバランスを考える必要がある。

凍結された胚を融解する際にも注意をしなければならない点がある。胚をゆっくり解凍すると一度融解した細胞内の水が癒合して再結晶化することがある。こうなると細胞内に大きな結晶が形成されることになり，細胞が大きく損傷される可能性が高い。これを避けるためには急速に胚を融解する必要がある。また急速に解凍すると，細胞内に浸透した凍結保護剤が細胞外に出る前に，細胞外で氷晶が融けた水で溶液が希釈され，細胞内に水が流入する。この水の流入は細胞内の浸透圧が高いために細胞内に急速・大量に水が入り，細胞が腫大し細胞構築に障害を与える。この現象より，胚を融解する際には，この2点，細胞内再結晶化と細胞内に水の流入（復水）に注意しながら融解することが大切である。

4．ガラス化とは

物体は固体，液体，気体という3つの状態を持つことはよく知られている（図1）。そして，固体から液体に変わる温度を融点，液体から気体に変わる温度を沸点と呼んでいる。さらに，固体には結晶を形成して固まる状態とガラスのように結晶を作らず一様に固まる状態がある。後者の状態をガラス化と呼ぶ。ゆっくり温度を下げると，液体状態にある物体は結晶を作る。しかし，液体から超急速に温度を下げると，結晶を作らず，ガラス状に一様な固体になる。ガラス状個体になる温度の範囲で，最も高い温度をvitrification pointという。融点や沸点が，固体から液体，液体から固体，また，液体から気体，気体から液体の両方向に変化できる点であるのに対して，vitrification

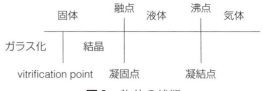

図1　物体の状態

pointは，ガラス状固体から，結晶状固体に変化できるが，逆には変化できない点が特徴である。胚や卵を凍結保存する際には細胞内に結晶を作らないようにすることが大切であり，ガラス化保存法はこの氷晶を形成しないvitrification point以下に超急速に細胞内温度を下げる方法である。

5．ガラス化保存法

ガラス化保存法では，低い濃度の細胞透過性凍結保護剤に平衡後，高濃度の凍結保護剤に曝露する（図2）。胚の凍結保存の場合は低濃度と高濃度の2段階で十分であるが，卵子の場合はこの中間濃度の細胞透過性凍結保護剤平衡液を作製し，平衡時の細胞の収縮を高度にしない方法がよいとの報告もある。高濃度の細胞透過性・非透過性凍結保護剤により細胞内の水が急速に失われ細胞内の塩濃度が高まるが，すぐに液体窒素に胚を入れるため，高濃度溶液曝露時間が短いことと，始めに細胞内に透過した低濃度凍結保護剤により，溶質効果による細胞構築の障害は最小限にできると考えられる。また，融解の際には超急速に融解されるために，一度融けた水の再氷晶化は避けられる。ただ，高濃度の凍結保護剤に浸されているので溶質効果が起こらないうちに凍結保護剤を希釈する必要がある。しかし，希釈を急ぐと細胞内の凍結保護剤が細胞外に出る前に大量の水の流入が起こり，細胞構築を破壊するので，このバランスを取って最適希釈時間を決定しなければならない。融解時の最初の融解液の浸透圧は，胚の生存性に大きな影響を与える因子であり，凍結に用いた液の浸透圧よりも一段高い浸透圧（1mol/L）であることが重要である[1]。

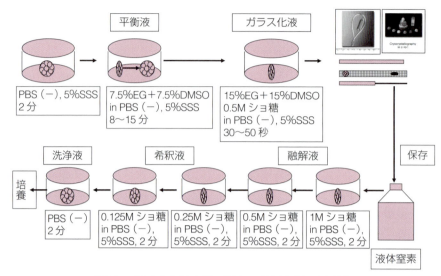

図2 ガラス化保存法（EG＋DMSO）（室温）

PBS：phosphate-buffered saline（リン酸緩衝食塩水），DMSO：dimethyl sulfoxide（ジメチルスルホキシド），
EG：ethylene glycol（エチレングリコール），SSS：Serum Substitute Supplement（Irvine Scientific）

6. 超急速ガラス化保存法

ガラス化保存法の中でも，卵・胚の周りの凍結保護剤を最小限にするクライオトップやクライオループを用いて，卵・胚を液体窒素内に浸漬する超急速ガラス化保存法が開発された。この方法では，前もって，卵・胚に透過型の凍結保護剤を浸透させておき，卵・胚の収縮は，急激にならないように，短時間の平衡時間であるが，2～3段階の濃度の異なる平衡液を使う方がよいと考える。さらに，融解の際に，復水の影響を最小限にするために，最初に卵・胚を浸漬する融解液は，より高濃度の溶液が必要となる。

7. 凍結保護剤

凍結保護剤は大きく分けて，細胞内に浸透する透過型と細胞内に透過しない非透過型とに分けられる。透過型にはglycerol, dimethyl sulphoxide（DMSO）, ethylene glycol, propandiol, propylene glycol, methanolなどがあり，非透過型には蔗糖，トレハロース，polyvinyl pyroridone（PVP）などがある。透過性の凍結保護剤は細胞質内に浸透し細胞内の塩濃度が高値になる際に起こる溶質効果を防ぎ，細胞内の氷晶形成温度を低下させる。ま

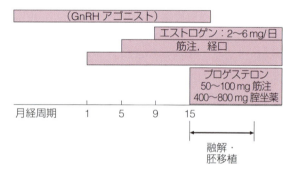

図3 凍結胚移植のためのホルモン周期

た，非透過型の凍結保護剤は，細胞外の塩濃度を上昇させることによって，細胞から水を流出させ，融解の際には過量の水の細胞内流入を防ぐ。

8. 胚と子宮内膜の同期化と黄体期管理

凍結融解胚移植周期は，自然周期とホルモン補充周期を用い，胚移植の時期は子宮内膜との同期性を考慮して決定される。自然周期では，超音波断層法と血中ホルモンより排卵日を同定し，排卵から胚移植までの日数を体外受精周期での採卵から凍結までの日数と一致させる。ステロイドホルモン補充周期では，エストロゲン・プロゲステロン製剤が投与されるが，その製剤の種類，投与法，投与量，投与期間などは様々で，前周期の黄

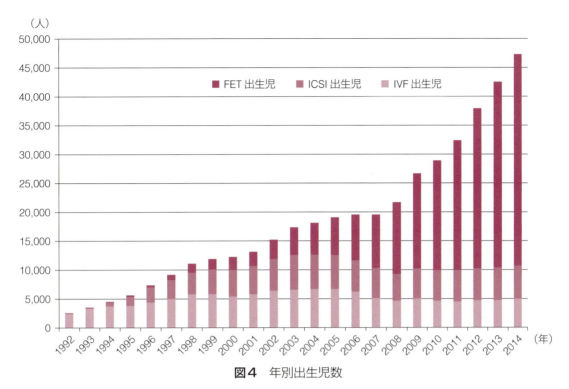

図4 年別出生児数

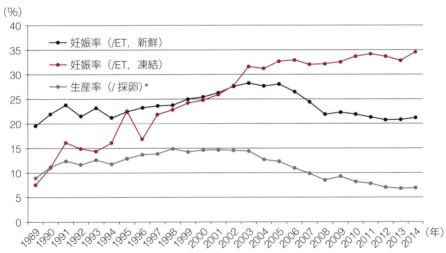

図5 年別妊娠率・生産率
＊：2007年以降は全胚凍結周期を除いて表示

体中期よりGnRHアナログを併用することもある（図3）。プロゲステロンを投与した日を排卵日と定め，上記と同様に移植日を決定する。妊娠が確認された場合，胎盤からのホルモン産生が安定する妊娠10週頃までホルモン補充を続けることが必要である。

9. 卵子・胚の凍結保存期間

日本産科婦人科学会の見解では，「被実施者が夫婦として継続している期間であってかつ卵子を採取した女性の生殖年齢を超えないこととする。卵子の凍結保存期間も卵子を採取した女性の生殖年齢を超えないものとする」とされており，卵

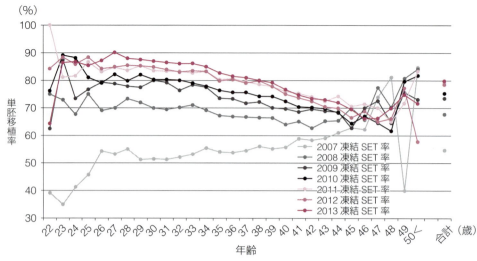

図6　SET実施率7年間の比較（凍結胚移植）

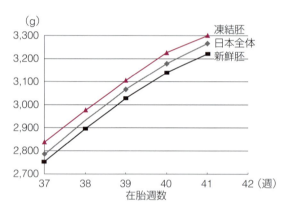

図7　出生時体重（日本全体，新鮮胚，凍結胚）

子・胚を凍結保存する際には，被実施者夫婦によく説明し，その施設での凍結保存期間に関する条件を提示し，同意を書面で取っておくことが重要である。例えば，被実施者夫婦が離婚した場合や配偶者のどちらかや両者が何らかの理由で死亡した場合，凍結保存してある胚の処置はどうするのか，詳細に書面で同意を得ておかなければならない。また，卵子・胚の凍結時だけでなく融解，胚移植の施術ごとに被実施者夫婦または女性の同意を取得し，同意文書を保管する必要がある。

10. 卵子・胚の所有権

日本産科婦人科学会の見解では，「凍結されている卵子はその卵子の由来する女性に，また凍結されている胚はそれを構成する両配偶子の由来する夫婦に帰属するものであり，その女性または夫婦は，当該ART実施登録施設に対し，凍結卵子または胚の保管を委託する」としている。

11. 本邦の臨床成績

2014年の治療では，全生殖補助医療で出生した児47,322人に占める凍結融解胚移植による出生児は36,595人であり，凍結融解胚移植による出生児の割合は年々増加している。2014年の治療における凍結融解胚移植による出生児の割合は77.3％を占めており，この割合は世界中でも類をみないほどの高値といえる（図4）。

この原因は，凍結融解法でガラス化保存法が導入され，確実かつ簡便であるため，臨床に広く応用されたためである。さらに，日本産科婦人科学会が2008年の会告で，原則1個移植としたことにより凍結胚が増加したことも影響している。さらに，凍結融解技術の向上に加え，良好胚の評価法も向上して，胚移植当たりの妊娠率も30％を超えている（図5）。

2008年の会告以後，凍結融解胚移植において年齢の若い症例でも単胚移植の率が年々上昇している（図6）。これにより，多胎率は減少し，その結果，早産率，低出生体重児率も減少した（11頁参照）。

表1 生殖補助医療による妊娠，出産時のリスク

	前置胎盤			胎盤早期剝離			癒着胎盤			妊娠高血圧症候群		
	AOR	95% CI	p値	AOR	95% CI	p値	AOR	95% CI	p値	AOR	95% CI	p値
母体年齢 per/y	1.05	1.02〜1.08	<0.001	1.04	0.99〜1.1	0.1	0.99	0.94〜1.05	0.79	1.07	1.06〜1.09	<0.001
凍結融解 −新鮮	0.91	0.71〜1.19	0.48	0.65	0.41〜1.04	0.07	3.16	1.71〜6.23	<0.001	1.58	1.35〜1.86	<0.001
胚盤胞 −分割期胚	0.9	0.69〜1.19	0.47	0.7	0.43〜1.11	0.12	0.93	0.54〜1.67	0.78	0.94	0.80〜1.10	0.42
男性 −女性	0.93	0.76〜1.15	0.52	1.27	0.87〜1.89	0.22	0.79	0.52〜1.19	0.26	0.91	0.81〜1.02	0.11

しかし，凍結融解胚移植による治療法では，今後も注意深く調査していく必要がある．在胎週数別に比較した児の出生体重は凍結融解胚移植によって出生した児が新鮮胚移植によって出生した児や，日本全体の児よりも有意に重いという現象が認められている[2]（図7）．また，新鮮胚移植と比較して凍結融解胚移植妊娠では癒着胎盤や妊娠高血圧症候群が多いという報告がある[3]（表1）．

12. おわりに

卵子・胚の凍結保存法は今後も広く臨床に用いられていくと思われるが，臨床成績で凍結融解胚移植によって出生した児の体重が重いことや凍結融解胚移植妊娠では癒着胎盤や妊娠高血圧症候群が多いという現象が起こっていることを意識し，注意深く，生殖補助医療を行っていくことが大切である．

文献

1) Nakashima A *et al.* : *Fertil Steril* **93** : 2405-2410, 2010.
2) Nakashima A *et al.* : *Fertil Steril* **99** : 450-455, 2013.
3) Ishihara O *et al.* : *Fertil Steril* **101** : 128-133, 2014.

（齊藤英和）

VIII 生殖細胞の保存

3 精子の凍結保存法

1. はじめに

ヒト精子凍結保存の歴史は古く，すでに1953年に凍結保存精子を人工授精することにより妊娠例を得たとの報告がある[1]）。

しかし，その後長い間，凍結保存技術は限られた状況でしか臨床応用されなかった。その理由は，融解した精子を用いて妊娠を成立させるための技術が人工授精のみであったからである。人工授精をして妊娠が成立するためには，凍結融解後に運動性も，先体を含む様々な機能も凍結前と変わらない精子が一定数以上必要であった。

エイズを筆頭とする精液を介した感染症の登場により，提供精子を用いた人工授精（artificial insemination with donor's semen：AID）の際の精子凍結保存が必要となった。感染防止のため，提供精子は感染症検査が陰性であることが確認されるまで原則3〜6カ月間凍結保存されており[2]，現在では新鮮精子を用いた人工授精はほとんど行われない。

さらに，1990年代に始まる卵細胞質内精子注入法（ICSI）の普及は，精子凍結保存の意義と効率を劇的に変化させた。ICSIを用いることにより，運動性が損なわれてもそれ以外の細胞機能が保たれていれば，どんなに少数でも凍結保存により，男性の妊孕性が保持できるようになった。このことは，射出精液の凍結保存による挙児の効率を飛躍的に増大させたのみならず，精巣内精子や精巣上体精子など，元々運動性の低い精子の保存を可能とした。

このように現在，人工授精をしても妊娠可能な妊孕性・運動性を持った精子を凍結保存すること，またICSIの使用を前提として（運動性は低下していても）妊娠可能な精子を確実に凍結することが，日常臨床で必要とされている。しかし，いずれの分野でも精子凍結保存法は完成されているとはいいがたく，解明されていない部分が多い。

ここでは，精子凍結保存のこれら2つの臨床的意義の相違と，その有効性を評価する方法，そして，現在用いられている凍結保存法の原理と実際について概説する。

2. 精子凍結保存の有効性評価の指標[3]

ヒトにおける精子凍結保存は，いうまでもなく生児を得ることを目的としている。したがって妊娠率が凍結保存の有効性の最終的指標となるのは自明である。しかし，人工授精でもIVF-ET/ICSIにおいても女性側の妊孕性に個体差があるために，以下に述べるような，融解後の精子機能検査から凍結保存の有効性評価をする試みが古くから行われてきた。

これらの指標は，融解した精子を人工授精に用いるか，ICSIに用いるかによっても意義が異なる。人工授精においては，精子は腟から卵管膨大部まで長い距離を移動し，先体反応を起こして卵子と融合するまでに様々な過程があるため，運動性と先体が完全に保たれている必要があるが，ICSIに凍結精子を用いる場合，運動能や先体の完全性はあまり問題ではなく，核の脱凝縮能や遺伝子発現を含めた遺伝的正常性や前核形成能が問題となる。

1) 運動性

人工授精に用いる際には，融解後の運動率が30％以上あることが必要であるといわれている。

Computer-assisted-sperm-assessment（CASA）を用いた場合，直進運動速度はlateral head displacementより凍結保存により損なわれやすく，より鋭敏な指標であると報告されている[4]。

2）先体と形質膜の統合性保持

凍結保存による影響は電子顕微鏡的には形質膜の膨隆，先体の膨化や消失，ミトコンドリア鞘の変化として現れる。

先体の変化が凍結による変化としてよく研究されているが，ヒトでは先体の変化の度合いと，運動性保持には相関がないと報告されている[5]。ヒトの精子はコレステロール含量が多く，これが「cold shock」に対してウシ精子などと比較して抵抗性が高い理由であるといわれている。膜の統合性と強い相関のあるミトコンドリア機能への凍結の影響についても多くの研究があるが，影響が「ある」「ない」双方の意見があって一致をみていない。

3）核の障害

ハムスター卵子に授精させることにより精子の染色体検査を行った研究では，凍結融解により染色体の異常や性差の変化，あるいは構造異常の増加はみられないという[6,7]。凍結融解操作と精子の染色体，あるいはDNA安定性の関係については多くの研究がある。Royereらは，凍結融解により精子核は過凝縮（over-condensation）し，これが妊孕性低下や前核形成までの時間を遅延させる原因であると報告している[8]。

ICSIで運動性や先体の正常性と関係なく受精を起こすことができるようになって，凍結融解による核の障害や遺伝的リスクの有無は再び注目されている。例えば，体外受精では分割速度と胚盤胞形成率には一般に強い相関があるのに，凍結精子を用いた場合にはこの相関が弱いことから，核に何らかの異常が起こっている可能性があるという報告もある[9]。しかし，凍結精子と新鮮精子の両者をICSIした場合，その受精卵子の発生能には差がないという意見が一般的である[10]。

3. 精子凍結保存の原理

精子凍結保存の際，保護成分として用いられるグリセリンは細胞内に浸透し，脱水，細胞内氷晶形成抑制などにより，凍結保護の主体をなす。以前は卵黄成分が精子細胞表面を被覆して細胞膜の障害を防ぐと考えられ凍結保護液に含まれていたが，現在市販されている凍結保存液は人獣共通感染症防止の面からほとんど卵黄を含まず，その代替としてヒト血清アルブミンが含まれている。

凍結プログラムについては，畜産分野で重要なウシでよく調べられている。ウシ精子の凍結の際には卵黄を含む溶液との適当な平衡時間が必要なことが明らかになっており，この平衡時間なしで凍結すると融解後の妊孕性は大きく低下する。一方，高濃度の凍結保護剤はそれだけで運動性を低下させてしまうことが知られており，グリセリンを加えた後は速やかに凍結する必要がある。グリセリンを含む凍結保護液に平衡させた後の冷却プログラムについては，ウシでは体温から5℃程度までの温度域では比較的ゆっくりした冷却速度が適しており，この温度域を急速に冷却すると精子に不可逆的な障害（cold shock）が引き起こされる。その後は毎分10℃程度の比較的急速な冷却速度が適しているといわれる。

ヒト精子の凍結保存の際には平衡時間は短い方がよいといわれており，またcold shockはウシほど明らかでないことが報告されている。また5℃より低温域の至適冷却速度についても毎分1℃から毎分16〜25℃と大きな幅があり，意見が一致していない。凍結するヒト精子の性状の差が大きいため，このような結果となっていると考えられるが，このため至適凍結法に意見の一致をみていない。

冷却プログラムについては，ウシ精子と同様のプログラムがヒトでもスタンダードな凍結法として報告されているが，以下に述べるチューブを用いた凍結法と融解後の生存率などは差がないという意見もある。

4. 精子凍結保存の実際
1) 精子洗浄濃縮

精漿中にはantioxidantなどの凍結保護物質が存在することが知られているが，一方，凍結融解時に運動精子を障害する活性酸素放出源があるため，凍結前の洗浄には利点と欠点がある。前者（精漿の凍結融解保護作用）には個人差があり，また精液性状の悪い精子では，この保護作用が低下しているといわれている[11]。

このため，特に精液性状が悪い場合は凍結前に洗浄濃縮が行われることが推奨される。精子濃縮は，凍結保存液添加による精子濃度低下を補償するとともに，耐凍性の高い精子を選別するという意義もある。

2) 精子凍結保存液

現在の精子凍結保存液は，アルブミンおよびグリセリンを含む液が主流であり，わが国でもいくつかが市販されている。また，アルブミンあるいはグリセリンを含まない液も市販されている。

3) 精子凍結法

ヒト精子凍結保存にはプログラムフリーザー法あるいは液体窒素蒸気凍結法が主に使用されている。プログラムフリーザーは冷却過程での温度管理がすぐれており，一般に融解後の生存率は液体窒素蒸気凍結法よりすぐれていると考えられているが（図1），機械自体が高価であるとともに，大量の検体を一度に凍結するには取扱いが煩雑である。そのため大量の精子検体をまとめて凍結するのに適した液体窒素蒸気凍結法が臨床では広く用いられている。胚の凍結には比表面積が広く，均一な凍結速度が得られる細いプラスチックストロー（直径2～3mm）が用いられているが，1施設で数百人の患者精液を個別に分類，保存する場合，プラスチックストローは氏名記載，液体窒素タンク中での分類，管理が困難である。そのため容量2.0mL，直径8mmのプラスチックチューブ（住友ベークライト，セラムチューブ）を凍結容器に用いることが多い。

図2に筆者らが行っている液体窒素蒸気凍結

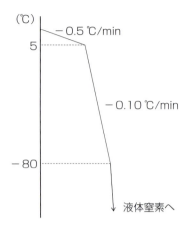

図1 ヒト精子凍結保存プログラム（プログラムフリーザー）

法の概略をまとめた。液化精液あるいは濃縮精子（0.2mL）と等量の精子保存液を混合して凍結容器に充填する。さらに表面積を広くするためにチューブを横置きにして凍結を行う。液体窒素蒸気凍結法においては精子蘇生率に最も大きく影響する凍結速度は，凍結容器がおかれている温度，すなわち液体窒素液面から容器までの距離（高さ）により決定される。液体窒素を発泡スチロール性の容器などに注ぎ，蓋をして数分間放置して液体窒素蒸気平衡とする。基礎検討の結果，液面上3cmで凍結したとき，良好な蘇生率が得られた。チューブを凍結槽内に懸垂する方法では槽内への液体窒素注入量により懸垂位置が上下して凍結速度が変化するので，液体窒素注入量にかかわらず，常に一定の凍結速度を得るため，凍結用浮台を用いる。適当量の液体窒素を入れた発泡スチロール製凍結槽の中に高さ3cmの発泡スチロール板を浮かべて約3分間予備冷却する。チューブを浮台上面に横置きにして載せて凍結を行い，約5分後凍結したチューブを液体窒素中に落下させて凍結を完了して液体窒素タンク中に保存する。融解は約30℃の微温湯で震盪して行う。融解後直ちにHanks液で希釈して撹拌密度勾配法を用いて洗浄し，凍結保存液を除去する。

4) 単一あるいは極少数精子の凍結保存法

臨床では，きわめて少数の精子が認められ，こ

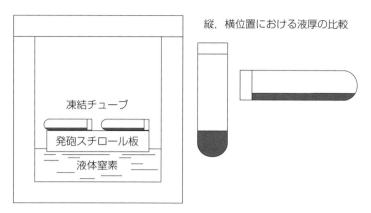

図2 液体窒素蒸気凍結法によるヒト精子凍結保存

れを確実に凍結する必要がある症例に遭遇する。AbdelHafezらは，2008年までに報告されたPubMed，あるいはヨーロッパ生殖医学会（ESHRE），米国生殖医学会（ASRM）の抄録から検索した極少数精子凍結について総説としてまとめている[12]。この報告によればこれまで，卵子を除いたヒトあるいはハムスター透明帯内に保存する方法，ストロー内・ICSIピペット内に保存する方法，精子を平衡した凍結保護液の微小滴をドライアイスに直接触れさせて凍結する方法，受精卵凍結に用いられるクライオループ等を用いる方法[13]などが報告されているが，妊娠例まで報告されているのは透明帯内保存法（妊娠・出産例）と，微小滴法（化学流産のみ）のみであったという。

精子数が極端に少ない場合，回収された精子も妊孕性を失っている場合があり，低い妊孕性は精子凍結法の技術的問題ではない可能性はあるが，少なくとも確立した方法はない。

5. 精子凍結保存の臨床
1）精巣内精子を用いた不妊症治療と精子凍結保存

精巣内精子を用いた不妊症治療が普及したことにより，精巣内から手術的に取り出した精子を保存することが臨床上必要になってきている。これは，女性配偶者の採卵当日に精巣生検を施行することは医療機関・男性配偶者双方にとって負担が大きいためである。また，精巣内精子を凍結保存することができれば，入院設備を持たない施設でも関連の男性不妊医療機関と提携することにより精巣内精子を用いたICSI治療が可能となる。

精巣内精子凍結の際，閉塞性無精子症など採取精子数が多い場合には問題が少ないが，採取できる精子の数がきわめて少ない場合，採取時に得られた貴重な数個の精子を，凍結融解後にどのように回収するかが問題となる。この場合，精子数が少ないことに加えて，血液細胞その他の細胞混入があり，融解後回収はさらに困難となる。

採取した精巣組織を2分し，片方を固定・鏡検，もう片方を組織のまま凍結する方法も考えられている[14]。この方法の利点は，精巣生検を行う施設に全く生殖補助医療の設備がなくても，採取する医師にある程度の知識があれば問題なく少ない数の精子を採取・保存可能な点である。後日作成した固定標本に精子がもし存在しなければ当然採卵は行わないであろうし，精子形成がみられれば採卵日に，凍結保存してある精巣組織からwet preparationを作製することになる。このようにandrologistとART施設の連携が様々な形を取れるようになってくれば，治療を受ける患者の負担は現在よりずっと少なくなる。

2）AIDと精子凍結

AIDに使用する精液として，現在日本産科婦人科学会会告によって凍結精子の使用が義務づけられている[15]。特にヒト免疫不全ウイルス（HIV）

は，感染から抗体検査陽性となるまでにwindow periodと呼ばれる陰性期間が存在するが，この期間体液中のHIV濃度は一過性に上昇し，このwindow period期間の提供者から得た精液を用いてHIV感染が起きたと推測される症例が報告されている。このため精液をいったん凍結し，一定期間後（通常6カ月後）に感染症検査を行って陰性であって初めて，その凍結精液に感染粒子が含まれていないことが判明し，安全に使用可能となる。

しかし，人工授精の成功率は凍結精子では一般に低下する[16]。この妊娠率低下は個人差があることが知られているため，提供者を選ぶ際にハムスターテストなどの精子の妊孕性評価が実施されることがある[17]。しかし，この方法では多くの提供候補者を確保しなければならないとともに，ハムスターテストの結果が凍結精液授精後の妊娠効率の予測法としてどこまで信頼性がおけるかという問題も残る。

3）悪性腫瘍患者に対する凍結保存

悪性腫瘍の治療を控えた男性に対して，妊孕性維持を目的として精子を凍結保存することが従来より行われてきた。一般に，化学療法や放射線治療後，2年程度は精子に染色体異常，あるいはDNAの安定性を指標にして異常が増加するといわれていることからも，今後，悪性腫瘍男性患者の精子凍結は増加する可能性がある。このようなケースで凍結を行う際には，死後生殖を親族が求める場合も考えられ，前述した日本産科婦人科学会の会告に従って，検体の保存期間と破棄についての取り決めを厳密に行っておくことが臨床上必要であることはいうまでもない。

顕微授精が普及するまでは，凍結融解による精子のダメージには個人差があること，治療前にすでに精液性状が悪化している症例が存在することから，妊孕性保存という意味では限界があったが，ICSI法が普及してからは臨床上問題になる

ケースが激減した。さらに，射出精液中に精子が認められなくても，精巣中に精子が認められる症例も存在することが報告されている。ただし，これらの精子の遺伝学的安全性は検証されていない。

現在，臨床上問題となっているのは，精子採取が不可能な思春期前の小児が化学療法を必要とする場合である。このような場合，治療前に精巣生検による精子幹細胞の回収・凍結により妊孕性を確保できる可能性はある。しかし，凍結を決定するのは親権者である親であるのか，子ども自身であるのかなど考慮しなければならない倫理的な問題は多い。ヒトで実際にこの方法で生児を得たという報告はこれまでなく，このような侵襲的・実験的手段を用いても妊孕性を保持することが望ましいのかどうか，結論は出ていない。

文　献

1) Bunge RG et al.: *Nature* **172**：767, 1953.
2) 日本産科婦人科学会会告．精子の凍結保存に関する見解，2007年4月．
3) Royere D et al.: *Hum Reprod Update* **2**：553-559, 1996.
4) McLaughlin EA et al.: *J Reprod Fertil* **95**：527-534, 1992.
5) McLaughlin EA et al.: *J Reprod Fertil* **99**：71-76, 1993.
6) Cernos JE et al.: *Am J Hum Genet* **45**：766-777, 1989.
7) Martin RH et al.: *Mol Reprod Dev* **30**：159-163, 1991.
8) Royere D et al.: *Int J Androl* **14**：328-332, 1991.
9) Janny L et al.: *Mol Reprod Dev* **38**：36-42, 1994.
10) Kuczynski W et al.: *Hum Reprod* **16**：2109-2113, 2001.
11) Donnelly ET et al.: *Fertil Steril* **76**：892-900, 2001.
12) AbdelHafez F et al.: *Hum Reprod Update* **15**：153-164, 2009.
13) Endo Y et al.: *Reprod Biomed Online* **24**：301-307, 2012.
14) Kupker W et al.: *Fertil Steril* **73**：453-458, 2000.
15) 日本産科婦人科学会会告．「非配偶者間人工授精」に関する見解，2006年4月改定．
16) Barret CLR et al.: *Hum Reprod* **13**：1-7, 1998.
17) Navarrete T et al.: *Hum Reprod* **15**：344-350, 2000.

〔久慈直昭，長谷川瑛，伊東宏絵，井坂惠一〕

VIII 生殖細胞の保存

4 ヒト生殖腺の凍結保存法

1. 生殖腺凍結保存の意義

小児や若齢者の白血病や乳癌などの悪性腫瘍に対する治療では,造血幹細胞移植を併用した大量化学療法,放射線照射,手術などにより治療成績が改善されてきた。しかし,その反面,抗癌剤・放射線の生殖腺毒性や生殖腺切除により医原性不妊となる症例も少なくない。わが国では,0～4歳の小児癌患者が年間1,895名,15～39歳の若年癌患者が年間21,192名と推計され[1],平均5年生存率[2]から計算すると,実に年間3,000名以上の男性と8,000名以上の女性が,若年の「がんサバイバー」として前述した妊孕能の低下や喪失などの問題に悩む可能性がある。

米国臨床腫瘍学会(American Society of Clinical Oncology：ASCO)の妊孕性温存ガイドラインでは,「すべての医療者は,癌治療開始前のなるべく早期に,治療による不妊の可能性に留意し,妊孕性温存を希望する患者を生殖医療専門医に紹介すべき」としている[3]。このように,癌診療と妊孕性温存の両立を目指す医療を「oncofertility(癌・生殖医療)」といい,妊孕性温存が原疾患の治療成績を悪化させないことが前提となるが,どのような症例が妊孕性温存の適応となるかに関してのエビデンスは確立していない。適否を慎重に議論しながら症例を蓄積・追跡し,原疾患の予後だけでなく次世代の予後を含めた解析・検証を継続していくことが不可欠である。

2. 精巣凍結保存の現状

思春期以降の男性では射出精子の凍結保存がすでに確立されている(「精子の凍結保存法」272頁を参照)。思春期以前の男児においては精巣凍結が試みられているが,精巣組織内に精子(spermatozoa)や精子細胞(spermatid)が得られる一部の症例で生児が得られているに過ぎない。精子や精子細胞が得られない未熟精巣に対して精子を分化・誘導することを目的として表1のような手法が試みられているが,これまでにヒトで有効な方法は確立されていない[4,5]。

精巣組織片の移植法では,マウス・ウサギ・ブタ・ヒツジなどの凍結精巣組織片をヌードマウスの精巣白膜下(正所性)や背部皮下(異所性)に移植することによって精子まで分化し,産子が得られている[6,7]。しかし,精子幹細胞(spermatogonial

表1 思春期以前の未熟精巣を用いた精子分化誘導法

分化誘導法	利点	欠点
精巣組織移植法	手技が簡便	精巣組織の自己移植が必要 癌細胞再移植の可能性 ヒトでは成功していない
精巣組織体外培養法	自己移植が不要 癌細胞再移植なし	現時点ではマウスのみ
精子幹細胞精細管内移植法	精子の回収が容易	ヒト精細管内への自己移植が困難 ヒト精子幹細胞の培養が未確立 ヒトでは成功していない

文献5)より改変

stem cell：SSC）移植と比較すると移植手技は簡便だが，回収率や精子形成効率が低く，ヒト未熟精巣組織からは精子が得られていない。また，凍結した精巣組織片の自家移植により精子が得られたとしても，癌・生殖医療に応用する場合，移植片に癌細胞が混入している可能性があるため，慎重な検討が必要となる。

一方，小川らは，凍結した新生子マウス精巣組織片をアガロースゲル上で培養することによって，精巣内の精原細胞を完全に精子まで分化誘導することに成功している[8]。緩慢凍結とガラス化凍結によって保存した精巣組織片の器官培養により得られる精子の回収効率は，非凍結精巣組織片と比べて遜色がなく，ドナー卵子への顕微授精によって産子が得られている。

また，マウスやヒトの精巣組織から得られた細胞懸濁液を，セルトリ細胞から分泌されるグリア細胞由来神経栄養因子（glial cell line-derived neurotrophic factor：GDNF）存在下に培養すると，SSCが分離でき，マウスでは分裂・増殖・凍結保存が可能であった。このマウスSSCを精細管内に移植すると完全な精子が形成され，産子が得られた[9]。精細管内移植法は，ヒトでは技術的に困難と考えられていたが，最近，摘出したマウス精巣組織の精細管内にSSCを注入移植し，前述した器官培養により精子が形成され，ドナー卵子への顕微授精で産子が得られた[10]。今後，培養条件の最適化によってヒトSSCからの in vitro ヒト精子形成が可能となることが期待される。

3. 卵巣凍結保存の実際

思春期以降の未婚女性では，未受精卵子の採卵・凍結保存が施行され，わが国を含めてすでに数千人以上の児が出生している。しかし，卵子の凍結保存には排卵誘発剤による卵巣刺激がほぼ必須であり，これにより悪性腫瘍の治療が遅れることが懸念されること，多くとも20個程度の卵子しか得られず，その妊娠率も必ずしも高いとはいえないことが問題である。

卵巣組織の凍結保存は，低侵襲な腹腔鏡下手術を用いて比較的早期に検体が採取できるとともに，思春期以前の女児においても施行可能である。さらに，卵巣皮質に何千という卵子を含むため，凍結・融解・移植などによる損傷を考慮しても得られる卵子の数，妊娠率が飛躍的に高くなることが期待できる。最近では，摘出された卵巣組織内の未成熟卵子を採取し，体外成熟培養後に卵子を凍結保存する方法[11]，凍結保存された卵巣組織から卵子幹細胞を分離する方法[12,13]も試みられている。

ドイツなど3カ国にある70の施設からなるFerti-PROTEKTという癌・生殖医療ネットワークでは，卵子のみならず卵巣組織の凍結の適応についてのガイドラインを策定しており[14]，2014年までに卵子・受精卵凍結の数倍に及ぶ2,000例余りに卵巣凍結を施行している。米国生殖医学会（American Society of Reproductive Medicine：ASRM）は，もはや卵子凍結保存は臨床研究ではなく，癌・生殖医療の有効な手段として適切なカウンセリングのもとに進められるべきとするガイドラインを発表する一方[15]，卵巣凍結および移植に関しては，臨床研究として慎重に取り組むべきとの見解を示している[16]。わが国でも，2013年末に日本生殖医学会および日本産科婦人科学会から医学的適応による卵子凍結・卵巣凍結のガイドライン案が相次いで発表され，普及に向けた取り組みが始まっている。

以上のように，若年の悪性腫瘍女性患者の妊孕能温存には種々の方法があるが（表2），現状ではそれぞれに一長一短があるため，個々の症例ごとに複数の方法を組み合わせて対応することが望ましいと考えられている。

1）緩慢凍結法

凍結保護剤としてDMSO（dimethyl sulfoxide），PROH（propanediol），EG（ethylene glycol）などを用い，プログラムフリーザーを用いて緩徐に組織を凍結する。ラットでは卵巣全体，卵管および子宮の一部を同法により凍結保存し，融解後の移植により産子が得られている[17]。ヒトにおいても，悪性リンパ腫患者の卵巣組織切片を同法により凍結保存し，治癒後にこれを融解・再移植し

表2　悪性腫瘍女性患者の妊孕能温存法

	受精卵凍結	卵子凍結	卵巣凍結
対象となる主な疾患	白血病，乳癌，リンパ腫，消化器癌，婦人科癌，悪性黒色腫，胚細胞腫瘍，脳腫瘍，肉腫など	白血病，乳癌，リンパ腫，消化器癌，婦人科癌，悪性黒色腫，胚細胞腫瘍，脳腫瘍，肉腫など	乳癌，リンパ腫など（自己移植を考慮する場合）
対象年齢	16〜45歳	16〜40歳	0〜40歳
婚姻	既婚	未婚	未婚，既婚
治療期間	2〜8週間	2〜8週間	1〜2週間
凍結方法	ガラス化保存法	ガラス化保存法	緩慢凍結法　ガラス化保存法
融解後生存率	95〜99％以上	90％以上	90％以上？
出産例	多数	6,000例以上	60例以上
特徴，問題点	妊娠率が高い	卵子当たり妊娠率 4.5〜12％	多量の卵母細胞を凍結できる　癌細胞再移植の可能性　卵胞の生着効率が悪い

文献26）より改変

て妊娠・出産し得たと報告された[18]。これまでに少なくとも60例の妊娠・出産例が報告されているが，ほとんどが緩慢凍結法による[19]。

同法の問題点としては，プログラムフリーザーを用いるため限られた医療機関でしか施行できず摘出卵巣の搬送が必要であること，凍結プログラムの実行に比較的長時間（2〜3時間）を要することなどがあげられる。

2）ガラス化保存法

緩慢凍結法に比べて高濃度の凍結保護剤を添加することによって，細胞内の水分子同士が結合して結晶化することを阻害し，液体窒素中に投入して急速に凍結する。プログラムフリーザーを用いずに短時間で施行できるため，臨床応用とその普及には有用であり，受精卵および卵子の凍結保存では一般的な手法として確立されている。哺乳動物におけるガラス化保存卵巣組織からの産子産出は，マウスにおけるDAP法（DMSO, acetamide, propylene glycolを凍結保護剤とする）によるものが2003年に初めて報告され[20]，電子顕微鏡を用いた解析では緩慢凍結法に比べて卵胞周囲の間質細胞の形態がより良好に温存されるという報告もあるが[21]，緩慢凍結法に比べてヒト卵巣組織への応用は遅れていた。

最近，わが国でCryotissue法[22]，Cryosupport法[23]という2種類のガラス化凍結法が発表され，いずれも組織採取から1時間以内に手術室のベッドサイドでも凍結保存が可能なため，わが国を中心に普及しつつある。後者では早発卵巣機能不全患者から採取した卵巣の凍結・移植によって生児が得られている[24]。

3）その他の凍結法

卵巣組織片に比べて融解・移植後の生着率が改善することを期待して，卵巣全体を血管を含めて凍結する方法も試みられている。凍結保護剤の血管内灌流後に緩慢凍結する方法[25]や，磁場環境下で氷晶形成を抑制することにより凍結保護剤を用いずに凍結保存する方法[26]などが試みられているが，いずれも研究段階である。

4．凍結融解卵巣の利用法
1）自己移植

摘出した卵巣の利用方法についての概要を図1に示す。現時点で臨床応用されているのは自己移植のみであり，移植後の卵巣で卵胞発育が再開し，卵巣機能が回復するには通常4〜5カ月を要する。同所性移植では，残存卵巣断面あるいは卵巣が存在した近傍の後腹膜に組織片を移植し，異所性移植では腹直筋や前腕などに移植する。異所性移植は，移植手術や移植組織における悪性腫瘍再発時の摘出がより簡便であること，放射線照射などにより同所性移植が困難な症例にも適用できる

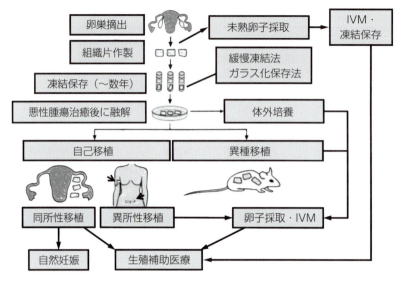

図1 凍結保存した卵巣組織の利用法
文献37) より改変

ことが利点である．これまで生児が得られているのは同所性移植によるものだけであったが，最近，異所性移植した卵巣組織に対するARTによって生児が得られている[27]．最近のレビューでは，121例の移植で35人の生児が得られている（28.9%）[28]．

2）異種移植

凍結後に融解したヒト卵巣組織をヌードマウス，SCIDマウス，NOGマウスなどの免疫不全マウスの卵巣嚢，皮下，筋肉内，腎被膜下などに異種移植することも試みられ，ほぼ正常な形態のMⅡ卵子が得られている[29]．自己移植に伴う悪性腫瘍再発の可能性がないことが利点だが，ホストアニマルからの病原物質の卵子への移行や動物体内で発育したヒト卵子の質や安全性，倫理面などの問題点がある．移植組織の生着率を高めるための各種薬剤の比較検討（後述）や，ヒト卵胞発育機序の基礎的検討などには有用と考えられる．

3）体外培養

精巣組織と同様に，融解後のヒト卵巣組織から体外培養のみで卵胞発育を誘導し，卵子を獲得できれば，自己移植や異種移植に伴う問題点を克服できる．マウスでは原始卵胞から産子を得ることに成功しているが[30]，ヒト卵巣組織を in vitro で培養し，原始卵胞から前胞状卵胞まで発育させた後に単離して，アクチビンA存在下の卵胞培養によって胞状卵胞まで発育させる，2ステップ無血清卵胞培養法が報告されており[31]，今後の発展が期待されている．

5．凍結卵巣組織の融解・移植における問題点

1）移植後の虚血による原始卵胞の死滅

現在行われている卵巣組織の移植では，移植組織に対する血管新生による血流回復までに数日を要し，虚血により原始卵胞の25～90％が死滅してしまうと考えられている．このため，移植卵巣機能の持続期間は5年以上に及ぶ場合もあるが，わずか2～3カ月にとどまる場合もある．移植卵巣における原始卵胞の死滅を軽減するために，移植の1週間前にperitoneal windowを形成したり，移植予定の残存卵巣に切開を入れるなどして，局所の血管新生を図る方法が試みられている[18,32]．その他，ビタミンEなどの抗酸化剤，ゴナドトロピンやGnRHアナログなどのホルモン製剤，VEGFやG-CSFなどのサイトカイン，無細胞化ヒト真皮基質[33]などが前述の異種移植実験系で試みられ

ているが，その有用性に関する一定の結論は得られていない[32]）。

2）移植組織における悪性腫瘍細胞の残存

卵巣組織の患者への自己移植では，移植する組織に腫瘍細胞が含まれている微少残存病変（minimal residual disease：MRD）の可能性も指摘されている。エビデンスはいまだ十分とはいえないが，これまでに再移入による再発を認めた症例は報告されておらず，悪性腫瘍の種類や進行期を考慮すれば安全に施行できる可能性が高い。最近のレビュー[34]では，ホジキンリンパ腫，非ホジキンリンパ腫，乳癌などがヒト卵巣組織凍結保存の適応疾患になるとされている。一方，白血病での移植は現状では避けるべきと考えられているが，将来的に原始卵胞や卵子幹細胞[12, 35]を利用できるようになることを期待して，凍結保存が行われることも少なくない。凍結卵巣組織の融解・移植に当たっては，患者への十分な情報提供とともに，あらかじめ移植組織の一部を対象として，病理組織検査，免疫染色，（可能ならば）PCR法で腫瘍細胞の有無を評価すべきであるが，現時点で最も有用かつ確実な方法は，異種移植による20週間以上の観察と考えられている[34]。

文献

1) Matsuda A *et al.*：*Jpn J Clin Oncol* **44**：388-396, 2014.
2) Ito Y *et al.*：*Cancer Sci* **105**：1480-1486, 2014.
3) Loren AW *et al.*：*J Clin Oncol* **31**：2500-2510, 2013.
4) Picton HM *et al.*：*Hum Reprod* **30**：2463-2475, 2015.
5) 横西哲広ほか：日本小児泌尿器科学会雑誌 **24**：4-8, 2015.
6) Honaramooz A *et al.*：*Nature* **418**：778-781, 2002.
7) Shinohara T *et al.*：*Hum Reprod* **17**：3039-3045, 2002.
8) Sato T *et al.*：*Nature* **471**：504-507, 2011.
9) Kanatsu-Shinohara M *et al.*：*Biol Reprod* **69**：612-616, 2003.
10) Sato T *et al.*：*Nat Commun* **2**：472, 2011.
11) Huang JY *et al.*：*Fertil Steril* **89**：567-572, 2008.
12) White YA *et al.*：*Nat Med* **18**：413-421, 2012.
13) 髙井泰：医学のあゆみ **249**：61-67, 2014.
14) von Wolff M *et al.*：*Arch Gynecol Obstet* **284**：427-435, 2011.
15) American College of Obstetricians and Gynecologists：*Obstet Gynecol* **123**：221-222, 2014.
16) Practice Committee of American Society for Reproductive Medicine：*Fertil Steril* **101**：1237-1243, 2014.
17) Wang X *et al.*：*Nature* **415**：385, 2002.
18) Donnez J *et al.*：*Lancet* **364**：1405-1410, 2004.
19) Donnez J *et al.*：*J Assist Reprod Genet* **32**：1167-1170, 2015.
20) Migishima F *et al.*：*Biol Reprod* **68**：881-887, 2003.
21) Keros V *et al.*：*Hum Reprod* **24**：1670-1683, 2009.
22) Kagawa N *et al.*：*Reprod Biomed Online* **18**：568-577, 2009.
23) Suzuki N *et al.*：*Hum Reprod* **27**：2420-2429, 2012.
24) Kawamura K *et al.*：*Proc Natl Acad Sci U S A* **110**：17474-17479, 2013.
25) Bromer JG *et al.*：*Semin Reprod Med* **27**：465-471, 2009.
26) 京野廣一：産婦人科治療 **96**：72-76, 2008.
27) Stern CJ *et al.*：*Hum Reprod* **29**：1828, 2014.
28) Stoop D *et al.*：*Lancet* **384**：1311-1319, 2014.
29) Dittrich R *et al.*：*Fertil Steril* **103**：1557-1565, 2015.
30) Eppig JJ *et al.*：*Biol Reprod* **54**：197-207, 1996.
31) Telfer EE *et al.*：*Semin Reprod Med* **29**：15-23, 2011.
32) Demeestere I *et al.*：*Hum Reprod Update* **15**：649-665, 2009.
33) Oktay K *et al.*：*Am J Obstet Gynecol* **214**：94. e1-9, 2016.
34) Rosendahl M *et al.*：*J Assist Reprod Genet* **30**：11-24, 2013.
35) 髙井泰：産科と婦人科 **81**：329-335, 2014.
36) Kim SS *et al.*：*Fertil Steril* **75**：1049-1056, 2001.

〈髙井　泰〉

IX 生殖補助医療の安全性

1 出生前診断

1. はじめに

　出生前診断とは妊娠中の胎児が何らかの疾患に罹患しているかどうかを検査して診断することである。その本来の目的は，あらかじめ出生前に診断をしておくことで，生まれた児の健康の向上や，適切な療育環境を提供することである[1]。しかし，妊娠初期〜中期の母体保護法の定める人工妊娠中絶の可能な時期（現在は妊娠22週未満）に実施されて，胎児の疾患が重篤と診断された場合には，生まれてきても重度の障害が避けられないことも多く，そうした児の出生を避けるために，妊娠継続自体を断念するということがあり得る。そのため，医学的にも社会的および倫理的にも留意すべき多くの課題があるとされている[1]。そして2011年から米国で始まった母体血中胎児DNAを用いた無侵襲的出生前遺伝学的検査（non-invasive prenatal testing：NIPT）が日本でも2013年から始まったことで，上記の倫理的な課題が改めて注目されている。

2. 出生前診断の手法

　出生前診断は検査手法として，遺伝学的検査と画像診断的検査に大きく分類される。従来は出生前診断とは染色体や遺伝子を検査するいわゆる遺伝学的検査を意味するというのが一般的な認識であった（狭義の出生前診断）が，現在では胎児の状態を把握することと理解し広くとらえて，超音波検査などの画像診断検査も含めて出生前診断として扱われる（広義の出生前診断）。

3. 超音波検査

　超音波検査は通常の妊婦健診で実施される標準的な画像診断として従来から実施されてきた。それに加えて，妊娠初期の胎児の胎児後頸部浮腫（nuchal translucency：NT）（図1）が胎児染色体異常と関連するという報告以降，妊娠初期〜中期にかけて明確に染色体異常を示すわけではないが，その所見が存在することで胎児が染色体異常である可能性が上昇していることを示す所見（いわゆるソフトマーカー）が相次いで発見され，出生前診断の重要な手法となった[2]。現在では，妊娠初期のソフトマーカーとしては，鼻骨の低形成（または無形成），心臓三尖弁の逆流，静脈管血流量なども知られている。

4. 羊水検査（amniocentesis）（図2）

　胎児細胞や組織の採取の手法については，日本では羊水検査が標準的な検査法である。羊水検査は通常妊娠16週以降に行われ，21〜23GのPTCD針を用いて，超音波画像をみながら，妊婦の腹壁

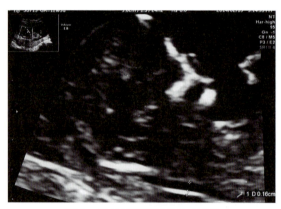

図1　胎児後頸部浮腫（NT）
NTは，妊娠初期に正常の妊娠でもしばしばみられる所見であるが，これが肥厚していると，胎児に染色体異常がある可能性が高くなる。

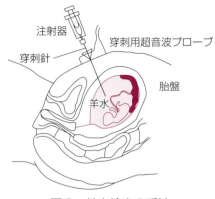

図2 羊水検査の手法

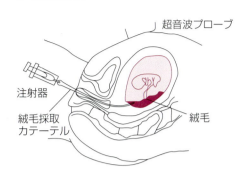

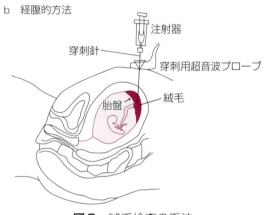

図3 絨毛検査の手法

から穿刺し，15〜20mL程度を採取して，染色体検査などの遺伝学的検査を行う。羊水検査を実施したことによる流産リスクは，一般的に1/300程度とされることが多い。羊水検査後の母体の合併症として最も多いのは，少量の羊水の腟への流出で実施例の約2〜3％程度に起こる。

5. 絨毛検査（chorionic villus sampling）（図3）

絨毛検査は，早期の診断を必要とする場合や遺伝子診断や酵素診断のために多量の増殖能の高い細胞・組織を必要とする場合に実施される。絨毛検査は経腹法と経腟法があり，いずれも妊娠10週以降で14週（11〜13週が最適）までが標準的な実施時期である。絨毛検査による流産率は標準的な羊水検査とも差はないとされているが，自然流産を含めた実際の流産率は実施週数の早い絨毛検査の方が高くなる。絨毛検査は早期に結果が得られることや組織量が多く採取できることが羊水検査に比べて利点とされる。しかし，絨毛検査では約1％に染色体モザイクが検出され，そのほとんどは胎児の染色体は正常であるが，染色体異常が絨毛組織（胎盤）に限局した染色体モザイク（confined placental mosaicism：CPM）である。真のモザイク型染色体異常かCPMかの鑑別には，その後に羊水検査による胎児染色体の再確認が必要となる。こうした点から検査の診断精度という点では絨毛組織を検査する絨毛検査よりも胎児細胞を検査する羊水検査が正確に胎児の状態を反映していると考えられる。

6. 母体血清マーカー検査

母体血清マーカー検査のうち，最も標準的な検査方法である，quad screen test（クアトロテスト™）について解説する。これは妊娠15週以降（17週ごろまで）の妊婦から採血した血液中の4つのマーカー〔α-fetoprotein（AFP），human chorionic gonadotropin（hCG），unconjugated estriol（uE3），inhibin A〕を測定して，胎児が21トリソミー（ダウン症候群），18トリソミー，開放性神経管奇形に罹患している確率を算出し，それを基準確率（カットオフ値）と比較し，ハイリスク（陽性）とローリスク（陰性）の判定を行うスクリーニング検査である。陽性であれば羊水検査による確定診断を行い，陰性であればそのまま経過をみるという判断が可能である。

クアトロテストは，「母体年齢に応じたそれぞれ

の疾患発生率」に，胎児が対象疾患に罹患していた場合の母体血清中のこれら4つのマーカーの増減から得られる「likelihood ratio（尤度比）」を掛けて算出する．例えば，児が21トリソミーの場合には，AFPとuE3は低下傾向，hCGとinhibin Aは増加傾向を示すことが判明している（表1）．AFP値が低値の場合は21トリソミーに罹患している確率はAFPが中央値に近い場合よりも上昇すると理解される．4つの血清マーカーを組み合わせることで精度が高くなる．この確率は，それぞれの妊婦の固有の確率となり，それをカットオフ値と比較し，算出された妊婦固有の確率がカットオフ値より高い場合はスクリーニング陽性，低い場合はスクリーニング陰性と報告される．例えば，21トリソミーについてはカットオフ値が1/295に設定されているので，妊婦固有の確率が1/80であれば陽性，1/600であれば陰性となる．これはあくまで確率であるから，陽性は罹患児が必ず生まれるという意味ではなく，陰性でも罹患児が絶対に生まれないという意味ではない．陽性の場合の確定診断には羊水検査が不可欠である．

7. 母体血による新しい出生前遺伝学的検査（新型出生前診断）

ヒトの血漿中には破砕した細胞から遊離したDNAが存在しており，妊婦の場合にはその一部は胎児（あるいは胎盤）由来のDNAである．これは細胞フリー胎児DNA（cell free fetal DNA：cff DNA）と総称されている．母体からの採血によって得られるcff DNAを用いて遺伝学的検査を行うのがNIPTである．胎児の染色体異数性（トリソミーやモノソミーなどの数的異常）のリスクが高い妊婦に対して，臨床応用されている．cff DNAを用いたNIPTは流産リスクがないという利点がある一方で，あくまでスクリーニング検査であり，確定診断には侵襲的な検査を必要とするという限界がある．

母体血漿中のcff DNAは母体のcff DNA全体の約3～13％程度とされ，主に胎盤を通じて移行し，分娩から数時間以内に母体血漿中から消失する．このcff DNAをどのように胎児染色体異常

表1 クアトロテストの4つの血清マーカーの変動と疾患との関連

	AFP	hCG	uE3	InhibinA
ダウン症候群	↓	↑	↓	↑
18トリソミー	↓	↓	↓	—
開放性神経管奇形	↑	—	—	—

の診断に用いるかは，様々な方法が開発されているが，最も標準的な方法は数千万から数億のDNA断片に対して大量並列に処理して遺伝子配列を決定できる次世代シーケンサーを用いた大量並列シーケンシング（massively parallel sequencing：MPS）と呼ばれる技術を用いた方法である．

NIPTの対象となる妊婦は，日本産科婦人科学会において，実施に向けた具体的な指針が示されており，臨床研究として実施することや，日本医学会に設けられた審査委員会で審査されて認可された施設で施行されることが必要である．指針によると対象となる妊婦は高年妊娠などハイリスク妊婦に限定されている．なお低リスク妊婦については評価が十分でなく，現在の臨床研究では検査の対象とならない．

染色体の異数性のリスクが高い妊婦から採取した血液を用いて行われた大規模臨床試験（Sequenom社で臨床応用されている）では，21トリソミーについては感度〔sensitivity＝検出率（detection rate），全罹患児において検査で正しく陽性と診断される率〕99.1％と特異度（全非罹患児において検査で正しく陰性と診断される率）99.9％が示されており，スクリーニング検査としてはきわめて優れたものである[3]．13や18トリソミーについてもこれに近い精度が示されている．しかし，少なくとも現時点ではNIPTは，あくまで精度の高いスクリーニング検査であり，確定診断検査ではないことに留意する必要がある．

すなわち，NIPTの検査結果が陽性であった妊婦については，確定診断するための侵襲的出生前診断を実施しなければならない．検査で陽性となった妊婦が実際に21トリソミー妊娠である確率を陽性的中率（positive predictive value：PPV）と呼ぶが，これは**表2**に示すように，検査を受

表2 年齢別にみた21トリソミー妊娠の陽性適中率（PPV）と陰性適中率（NPV）

妊婦の年齢（歳）	21トリソミーの児を妊娠している確率	陽性的中率（PPV）（%）	陰性的中率（NPV）（%）
30	1/470	67.8	99.99
35	1/185	84.3	99.99
40	1/50	95.3	99.98

陽性適中率（PPV）とは、NIPTで陽性と診断された場合に実際に罹患児である確率であり、陰性的中率（NPV）とは、NIPTで陰性と診断された場合に実際に非罹患児である確率を示す。前提条件として、Sequenom社が公表している、最新の文献から感度99.1%と特異度99.9%を用いている。

けた妊婦の年齢が大きく影響する。40歳の妊婦であれば、検査陽性となった場合には約95%の確率で実際に21トリソミー児を妊娠しているが、年齢の低下とともに徐々に確率は低下し35歳ではPPVは約84%に低下する。さらに30歳になると約68%にまで低下する。したがって検査で陽性と出ても侵襲的検査を行わない限りは診断を確定することはできない。絨毛採取や羊水穿刺による確定診断が不可欠である。

一方で、NIPTの結果が陰性であった場合に実際に21トリソミーではない確率を陰性適中率（negative predictive value：NPV）と呼ぶが、これは表2に示すように確実に非罹患児を妊娠していると保証されるものではないが、NPVはどの年齢においても高く99.9%以上であり、NIPTの結果が陰性であれば、21トリソミー妊娠の心配は大きく軽減され、高齢などの理由で従来は羊水検査を受けていた妊婦でも羊水検査を受けないという選択が可能となる。このようにNIPTの利点は罹患児の妊娠を診断するという点よりもむしろ、非罹患児の妊娠を診断して、積極的に羊水穿刺などの侵襲的な検査を減らすことができる点である。

8. 現在わが国で実施されている状況

以上のように、様々な検査手法があり、どのような選択をするかは非常に複雑化している。羊水検査は、2000年前後は年間1万件程度で推移していたが、2008年は13,000件と漸増傾向にある。また母体血清マーカー検査も漸増傾向にあり、年間16,000件程度となっている[4]。NIPTについては、2013年4月から臨床研究として開始され、NIPTコンソーシアムの公開されたデータによると、2年間で18,000件程度実施されている。NIPTは2016年10月現在全国76施設で認可されており、施設名は日本医学会のホームページで公開されている。

9. まとめ

出生前診断は長らく、羊水検査や絨毛検査と母体血清マーカー検査が実施されてきた。ここに2013年4月からNIPTが導入されたのを契機に、社会的に大きな注目を集めるところとなった。今後は対象疾患の拡大が想定され、どこまでを出生前診断の対象とするのかなど大きな議論になる可能性が高い。

文献

1) 日本産科婦人科学会：出生前に行われる遺伝学的検査および診断に関する見解 平成25年6月22日. http://www.jsog.or.jp/ethic/H25_6_shusseimae-idengakutekikensa.html
2) Nicolaides KH et al.: BMJ 304 : 867-869, 1992.
3) Palomaki GE et al.: Genet Med 14 : 296-305, 2012.
4) Sasaki AH et al.: Prenat Diagn 31 : 1007-1009, 2011.

（澤井英明）

2 初期胚の生検と遺伝子診断法

1. はじめに

妊娠中に胎児の状態を把握し，妊娠中・出生後の成育環境を準備するための検査として，出生前診断（prenatal diagnosis）が従来行われてきた。しかし，妊娠前半期に得られる胎児の異常や予後を知ることによって結果的に人工妊娠中絶につながる可能性に対して，倫理的・法的・社会的見地から問題提起がなされてきた。

これを防ぐために体外受精技術を基盤として，着床前の初期胚から診断を行う着床前遺伝子診断（preimplantation genetic diagnosis：PGD）の概念が確立された。初期胚の一部から疾患につながる遺伝子情報を診断することで，疾患の伝播を防ぐことが可能となり，人工妊娠中絶を回避できる方法として実施されるようになった。

2. 適応とガイドライン

PGDは生殖補助医療の急速な発展がもたらした成績の安定化と技術の普及が背景にあり，同時に遺伝子解析技術の発展によって疾患遺伝子の解析と単一細胞からでも遺伝子を診断することができる技術の開発が行われたことから，可能となった。

開発当初は，X連鎖劣性遺伝病に対する性別診断が実現性の高いPGDの対象として選択された[1]。しかし，これらの代用診断に対し，本来の目標である疾患遺伝子の診断へ向けて技術開発が行われた[2,3]。単一の胚細胞から単一の遺伝子の異常を診断することになるため，高度の技術的な工夫や高い精度が要求されるが，現在では，目的とする遺伝子の直接診断がPGDの原則となっている。実施に当たってわが国では長い期間の議論を要したが，従来，出生前診断や生殖補助医療に関する倫理的議論が不十分であったとの批判もあり，社会への情報発信や議論が必要と考えられたためであった。実質的に開始されたのは日本産科婦人科学会が2004年，デュシエンヌ型筋ジストロフィー（DMD）の疾患遺伝子診断について最初の施設承認を慶應義塾大学医学部に対して認めたことに始まる。その一方で，これらの遺伝性疾患の保因者に対して行う本来のPGDに対し，海外では初期胚に多く発生している染色体の数的異常に対するスクリーニング検査が欧米を中心として多く行われている現状がある[4]。当初の検査法が簡便で容易な方法が用いられたことと，体外受精卵子の染色体数的異常が多く，流産頻度が高いことなどから急速に実施例数が増加した経緯がある。これを特に着床前遺伝子スクリーニング（preimplantation genetic screening：PGS）と呼称している。

わが国のPGDは，限定的な適応に対し，二重の倫理審査を経て承認するきわめて慎重な対応をとっている。これはわが国の特有な事情に合わせて設定された対応である。

現在のわが国における適応は，同学会のガイドラインに基づくものであり，この中に，本法は臨床研究として位置づけられ，対象疾患は重篤な遺伝性疾患に限られていた。2006年，これに加えて，習慣流産の既往を有する均衡型転座保因者に対しても適応が広がった。いずれも，実施に際しては，学会への申請のうえで，事例ごとの審査を経て認可されたもののみが対象となることが明記されている。具体的には，倫理審査は各実施施設における倫理委員会で審議・承認された事例について，同学会に倫理審査申請を行い，承認される

ことが求められている。

これまでの実績を基盤に不整合の生じた内容を修正し，今後のPGDの発展に対応するべく，新たなガイドラインが検討されてきた。2010年6月現在運用されている新たなPGDの見解が公表され，わが国における基準として用いられるようになった[5]。

変更の骨子は審査要件が事例ごとに疾患，遺伝子型，診断方法，施設，実施者，遺伝カウンセリングの各項目に及び，遺伝子および染色体の情報を分離せずに遺伝学的情報として取り扱うことが明記された。

このように，わが国におけるPGDの適応は重篤な遺伝性疾患に限られることになり，同じ疾患でも症例ごとに審査のうえで決定されている。重篤な疾患の定義について，現在までの同学会の倫理判断上の原則は成人に至るまでに強い生活制限などの重篤性を認知できるものとしている。すでに承認された疾患はDMD，副腎白質ジストロフィー，オルニチン・トランスカルバミラーゼ（OTC）欠損症，筋緊張性ジストロフィー，ピルビン酸脱水素酵素欠損症，MTHFR欠損症，拘束性皮膚障害，骨形成不全症，脊髄性筋萎縮症，ペリツェウス・メルツバッヘル病，先天性ミオパチー，ミトコンドリア遺伝子病のリー脳症，習慣流産を伴う均衡型転座保因者などであり，すでに多様な疾患が対象となっている。

PGDは本来高いポテンシャルを持った技術であり，目的と手順が容認されれば，遺伝子解析が多くの疾患に対して進む中で，今後，幅広い対象疾患がその適応となることが予測される。

前述したように実施例数からみると，欧州生殖医学会（European Society of Human Reproduction and Embryology：ESHRE）のPGDコンソーシアムによる統計でみれば，海外において染色体スクリーニングが多く実施されている実情がある[4]。しかし，わが国では歴史的・社会的背景を配慮して基準となりうる対象はきわめて限定的であり，慎重なプロセスを経て前進する対応をとってきた。今後意義に関するエビデンスの検証が必要である。

海外の事情を理解する上で参考にすべきこととして，PGDに関する国際的専門学会であるThe Preimplantation Genetic Diagnosis International Society（PGDIS）が，PGDの適応についてのガイドラインを公表し，また，同様の母体を有するESHREからも同様の推奨ガイドラインが提示されており，極めて現実的な適応である[6,7]。

3. 診断細胞の生検

PGDは，排卵誘発から顕微授精を含む受精・胚培養に至る体外受精および初期胚からの生検，生検細胞に対する遺伝子・染色体診断，そして胚移植に至る全過程からなる（図1）。

1）各種生検細胞

診断に供する生検細胞には主として胚細胞が用いられるが，極体も補助的診断の素材として用いられることもある。生検の時期は主として8細胞期に割球を採取して行う方法と胚盤胞期までの幅広い時期からの選択肢がある。表1に生検細胞とその採取時期の一覧を示す。

2）胚生検
(1) 4〜8細胞期胚

分割した割球を生検するPGDの基本的生検法である。胚の全能性が確認され，分化前の胚細胞を採取することから個体への傷害が少ないので，この時期の胚を生検に用いることが多い[8]。

採取割球数は1〜2個が一般的である。採取割球数が増加するにしたがって胚成長率が低下することが報告されているが，診断精度を確保するために受精後3日目の8細胞期から2割球を採取する方法が多く選択される。この時期に胚細胞同士はギャップジャンクションで結合しているためにCa^{2+}，Mg^{2+}無添加の培養液，ないしはキレート剤としてEDTAを用いて生検を行う。8細胞期胚は後期にコンパクションを生じ，割球間の分離が困難となることから，時期として8細胞前期までが選択される。また，コンパクションは分割ステージというよりは，時間が経過すると5〜6細胞でも生じてくるため，発生の経過時間で決めるほう

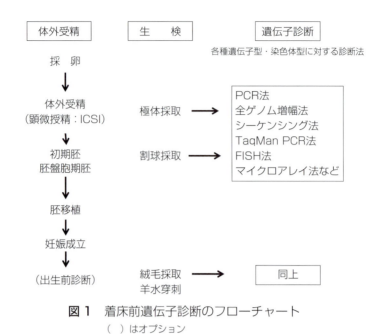

図1 着床前遺伝子診断のフローチャート
（ ）はオプション

が現実的である。胚の選択として形態良好胚であり，発生速度の速い胚を選択することが望ましい。その理由は染色体異常頻度が少なく，複数の割球を生検することが現実的に可能となり，診断精度を高めることにつながると考えられるためである。

(2) 胚盤胞期胚

より多くの胚細胞を生検する方法として長期培養によって胚盤胞に至ってからの生検が注目されている[9]。より高い精度の診断を行うことを目的に孵化しかけている栄養外胚葉（trophoectoderm）から4〜8細胞の胚細胞を採取する。細胞数を多く得ることで診断精度を上げ，さらに診断対象となる遺伝子を幅広く解析する可能性を広げることに有利であるが，まだ妊娠効率に関するエビデンスは十分ではない。また，細胞分離が困難であるとの問題点が指摘されている（図2）。

(3) 生検技術の現状と新たな展開

胚生検の際に，最初の手順として卵子の透明帯を切開して内部に微小ガラス針を挿入できるようにする。この透明帯切開には3種の方法がある。

①微小ガラス針で透明帯を貫通するように挿入し，次いでholding pipetteの側面に押しつけて切

表1 生検細胞と採取時期

生検細胞	採取時期	生検数
極体（第1極体）	受精前MⅡ期卵子（顕微授精時）	1
割球（4細胞期）	受精2日後	1
割球（8細胞期）	受精3日後	2
栄養外胚葉（胚盤胞期）	受精5日後	3〜10

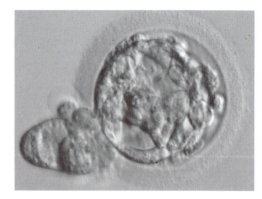

図2 孵化する栄養外胚葉（胚盤胞生検）

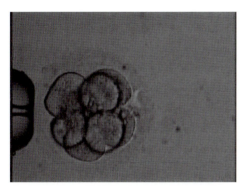

図3　レーザーによる透明帯切開

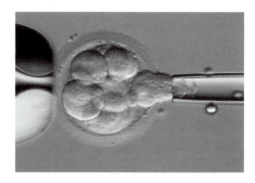

図4　割球生検吸引法

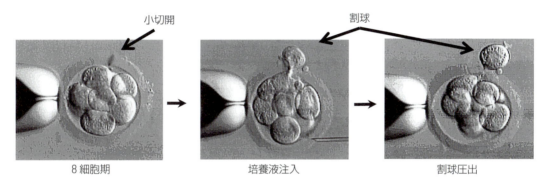

図5　割球生検圧出法

開する物理的な切開法，②Tyrode液などを透明帯の一部に作用させて開口する化学的切開法，③顕微鏡下で透明帯にレーザービームを当てて開口するレーザー切開法，が行われている。レーザー切開法が最も短時間での処置が可能であり，結果的に胚への影響が少ないと考えられる（図3）。

レーザー切開法は，胚成育に伴って囲卵腔が減少し，透明帯に当てるレーザービームが胚細胞に及ぼす影響，特に熱の発生による影響の指摘がなされている。レーザーの機器によってメカニックスの違いがあり，新たに照射野の安全域を表示できる機器も市販されている。

(4) 細胞採取法

細胞採取法に関しては，実際の胚生検の方法は，主に①吸引法，②圧出法に大別できるが，いずれにせよ技術が安定すれば大差はない（図4, 5）。

3) 極体

極体は2回の減数分裂の際に放出され，個体に発生する胚細胞ではないため，その採取は安全である。特に第1極体は受精前のMⅡ期卵子から採取診断に供することができるが，極体は所在が不明瞭のことがあり，サイズも小さく，採取や処理が困難であることが難点といえる。遺伝子の情報に関しては，第1極体は卵子本体とは対立する情報を有することから，補助診断としての意義がある。

一方で，染色体の数的異常については第1極体，第2極体ともに各減数分裂過程の不分離によって発生する染色体異数性の診断に有意義である[10]。

4. 遺伝情報と診断法

遺伝情報を採取した単一細胞から，高い精度で安定的に調べるために，高度な技術開発が行われてきた。診断材料の量的な制限が大きい中で，各

事例の多様な変異に対応する必要がある点が最大の課題である。

1）染色体分析法

PGDでは，核型分析は細胞周期を分裂中期に合わせることが困難であることから，間期細胞に対する分析が必要となり，このために遺伝子解析方法が用いられている。この中で，当初より蛍光DNAプローブによるFISH法が用いられてきた。しかし，FISH法には，同時に使用できるDNAプローブの数に制限があるために限定的情報しか得られないこと，標本固定検出の不安定性など，技術的課題が少なくなかった。これに対する新たな技術としてマイクロアレイ法の導入が行われた。稀少細胞からの遺伝子に対してマイクロアレイ法を用いる網羅的な遺伝子解析を行うためには全ゲノム増幅（whole genome amplification；WGA）法が必須となる。

WGA法は大別して，ランダムプライマーを用いてPCR法を基盤とする増幅法で行うGenomPlex®法やPicoPLEX®法と，phi29 DNAポリメラーゼを用いるmultiple displacement amplification（MDA）法やBst DNAポリメラーゼを用いるmultiple annealing and looping based amplification cycles（MALBAC）法などの非PCR法に分類される[11, 12]。それぞれの方法で増幅される遺伝子産物の特質やサイズが異なり，その後に用いるマイクロアレイ法の選択によって，これらのWGA法の種類の中から最適な方法を選択する必要がある。

解析に用いるマイクロアレイ法のプラットフォームは，競合的遺伝子ハイブリダイゼーション（comparative genomic hybridization：CGH）法と遺伝子多型を分析するSNPアレイ法に大別される。そのアレイ上の遺伝子クローンも100 kbレベルの大きな塩基長のクローンを用いたBacクローンのアレイと，20〜80塩基長の小さなオリゴヌクレオチドのアレイに大別される。現在，BacアレイによるarrayCGH（aCGH）が主流である（図6）。しかし，より詳細な情報を得られる微細なクローンからなる解析法へ発展する方向

にある。また，SNPアレイ法を用いることで，片親性ダイソミーの診断やカリオタイピングによる他の遺伝子病に対する解析を同時に行うことのできる利点も注目されている[13, 14]。

さらに，次世代シーケンサー（NGS）による塩基配列分析も導入されつつある[15, 16]。今後の発展性が期待される。

これらの網羅的解析法によって，各事例に対して固有の診断系を作製しなくても共有するプラットフォームで同一の解析を行うことが可能となり，それによって安定的な診断法の確立を実現した意義は大きい。

2）遺伝子分析

遺伝子疾患のPGDには多様な遺伝子変異の型に合わせて遺伝子分析法をテーラーメイドに作る必要がある。まず，基本技術として単一細胞から十分な遺伝子を増幅するために，2回のPCRによって検出するnested PCR法による遺伝子増幅が中核となる[17]。その上で，さらに各種遺伝子型の分析のために配列分析や定量分析などの手法が加わる。近年，前述したWGA法が発展し，初回の増幅をPCR操作に代わってWGA法で行い，多様な遺伝子解析に対応する手法が多く用いられるようになった。このように診断精度を向上させるとともに，多様な遺伝子型の解析に適応するために様々な関連技術が発展している。発端者・保因者に対する診断とPGDにおける診断法を比較した一覧を示す（表2）。

Nested PCR法を用いる際は，2回のPCRは増幅回数も増えることから診断ミスのリスクが増加する可能性があり，厳重な管理が必要となる。

さらに，複数のプライマーを用いて遺伝子増幅を行うmultiplex PCR法を併用したmultiplex-nested PCR法を用いることによって，一度に複数の遺伝情報を得ることができる。加えてamplification failureやsampling errorなどの診断上のミスを検定するメリットがあり，特に複数の遺伝子変異を診断する必要のある場合や，増幅されないことを診断する欠失型変異の診断でも有効である。また，重複型変異では定量的に遺伝子量を比較す

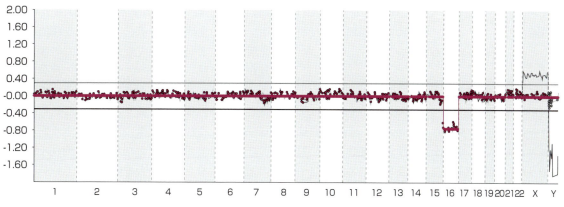

図6 BacアレイによるaCGH解析結果（16番染色体モノソミー）

表2 遺伝子病に対するPGDの診断法

変異形式	発端者・保因者の遺伝子診断法	PGD
欠失	サザンブロット PCR MLPA	Multiplex-nested PCR TaqMan-multiplex PCR WGA-PCR
点突然変異	PCR-シーケンシング	Nested PCR-シーケンシング PCR-TaqMan PCR WGA-PCR-シーケンシング WGA-TaqMan PCR
重複	サザンブロット MLPA	Multiplex PCR-ジーンスキャン WGA-PCR (linkage)
トリプレットリピート	サザンブロット PCR-シーケンシング PCR-ジーンスキャン	Nested PCR-シーケンシング Nested PCR-ジーンスキャン WGA-PCR-シーケンシング WGA-PCR-ジーンスキャン
mtDNA変異	RFLP パイロシーケンシング	TaqMan PCR WGA-パイロシーケンシング

WGA：whole genome amplification

　る必要があるため，必須の方法である[9]。その一方で，多数プローブによる増幅の最適な条件を厳選する必要がある。

　遺伝子異常のうち，点突然変異（point mutation），重複（duplication）やトリプレットリピート病のリピート数などの変異を診断するためにはnested PCR法などによる十分な増幅後に，増幅産物に対して，塩基配列分析を行う必要がある。この分析効率は，nested PCRの増幅効率は特にfirst PCRの効率に依存しており，増幅遺伝子のシーケンシングに関しては，ほぼ確実性が保たれている。

　遺伝子変異の診断については，シーケンシングに代わり，PCRを行う際に，同時に増幅する遺伝子部分のうちの一部の配列に相補的に結合する蛍光標識遺伝子プローブを使用して，増幅産物を経時的に定量化して認識するreal-time PCR法も普及している。遺伝子が増幅されているかどうかを確認しながら操作を進めることができると同時にPCRの増幅産物を定量的に分析できる点も有意義である。また，微小変異部位に蛍光標識DNAプローブを用いる手法は，DNAシーケンシング

に代わる微小の遺伝子変異に対するPGDの診断法として，また，診断時間の短縮につながることから有益性が極めて高い[18,19]。

3) PGDの方向性

PGDにおける診断法の課題は，①診断系はテーラーメイドに作製する必要がある，②診断精度に限界がある，③多様な遺伝子，染色体診断に対応できない部分があることに集約される。遺伝子に関しては，各遺伝子型に対応する遺伝解析法を用意し，高い精度条件を保つ必要が生じる。その中で直接診断法として定量的診断を必要とするトリプレットリピート病などの重複型遺伝子変異では，なお診断が容易でない。このため，新たな診断技術の開発が望まれている。すでにマイクロアレイ法による全染色体の構造異常を含めた網羅的解析法が実用化され，さらにNGSによる解析が実用化の方向に向かっている。これらのメリットは検査を共有化し，自動化できる点にもある。いずれにせよ，新たな解析法により統一的で効率のよい遺伝子解析法が用いられる方向にある。そのために，ゲノムDNAを無作為に増幅するWGA法が必要であるが，前述したようにすでに実用レベルに到達している。しかし，課題として，遺伝子が増幅されないallele drop out（ADO）が少なくないことがあげられる。そのため遺伝子解析が必ずしも完全とはいえない点が解決すべき技術的改善目標である。これらの課題を解決することで，さらに確実かつ，汎用性の高いPGDを実現できる日が近いと考えられる。

5. おわりに

PGDは，生殖補助医療の本来の目的である遺伝の伝承に関する最重要な目的を通じて疾患の発症を予防する技術であり，重篤な遺伝病に悩む夫婦にとって新たな救済法と位置づけられつつある。現在の生殖医学，遺伝子医学の先端的な技術を用いて，より一層確実な方法としての確立と発展が期待される。その一方で，倫理・社会面での議論も配慮すべき重要な点である。その中で今後適応となり得る事例は多く，技術的な選択肢も多様である。これまで慎重に対応してきた倫理審議の経緯を踏まえた上で新たな時代に向けてわが国の適応が議論され，社会の理解とともに発展することが切望される。

文献

1) Handyside AH *et al.*：*Nature* 244：768-770, 1990.
2) Handyside AH *et al.*：*N Engl J Med* 327：905-909, 1992.
3) Tajima H *et al.*：*J Assist Reprod Genet* 24：227-232, 2007.
4) De Rycke M *et al.*：*Hum Reprod* 30：1763-1789, 2015.
5) 日本産科婦人科学会：日本産科婦人科学会雑誌 68：33-37, 2016.
6) The Preimplantation Genetic Diagnosis International Society（PGDIS）：*Reprod Biomed Online* 16：134-147, 2008.
7) Thornhill AR *et al.*：*Hum Reprod* 20：35-48, 2005.
8) 末岡浩ほか：日本受精着床学会誌 13：20-26, 1996.
9) McArthur SJ *et al.*：*Fertil Steril* 84：1628-1636, 2005.
10) Verlinsky Y *et al.*：*J Assist Reprod Genet* 15：285-289, 1998.
11) Zhang L *et al.*：*Proc Natl Acad Sci USA* 38：5847-5851, 1992.
12) Dean FB *et al.*：*Proc Natl Acad Sci USA* 99：5261-5266, 2002.
13) Treff NR *et al.*：*Fertil Steril* 93：2453-2455, 2010.
14) Treff NR *et al.*：*Fertil Steril* 86：S217, 2007.
15) Treff NR *et al.*：*Fertil Steril* 99：1377-1384, 2013.
16) Fiorentino F *et al.*：*Hum Reprod* 29：2802-2813, 2014.
17) Hashiba T *et al.*：*Fertil Steril* 63：S65, 1995.
18) 田島博人ほか：日本受精着床学会雑誌 21：35-40, 2004.
19) Nakabayashi A *et al.*：*J Assist Reprod Genet* 24：233-240, 2007.

（末岡　浩）

IX 生殖補助医療の安全性

3 ARTとエピジェネシス

1. はじめに

　近年，晩婚化の社会情勢と医療技術の進歩により，わが国をはじめ先進諸国では，生殖補助医療（ART）が急速に普及し，国内だけでも年間数万人の出生児が誕生している。同時に，これまで非常にまれであったゲノムインプリンティング（genomic imprinting）異常症の発症頻度が増加していることが世界中で多数報告され，注目されている。これには，インプリンティングが確立する時期の配偶子が，環境変化に対して非常に脆弱であり，その時期にARTにより配偶子を操作することが様々なエピジェネティクスの異常を招く原因である可能性が高いことが懸念されているという背景がある。しかし，この異常はART技術によるものか，あるいは不妊症患者自身の遺伝的背景に問題があるのか，その他に原因があるのか，いまだ明確な解答は得られていない。

　ここで重要な点は，このエピジェネティクスの異常は，先天性疾患だけでなく，周産期異常，乳幼児の身体的発育・発達に加え，性格や行動異常等の精神面にも広く関連性を示し，成人においても癌，糖尿病などの疾患の原因となりうることである。そのため，この問題は次世代社会の最重要な課題として，早急に適切な対応が必要とされる。本項では，ARTと関連するゲノムインプリンティング異常疾患発生について，最近の知見を加えて概説する。

2. ヒト初期胚のインプリンティング

　哺乳類では，一部の遺伝子に一方の親から継承した遺伝子が選択的に機能し，他方の遺伝子は機能しない片親性発現を示すゲノムインプリンティング機構が存在する[1,2]。この機構は，哺乳類の正常な発生，あるいは生体の恒常性の維持に必須である。インプリンティング遺伝子は，現在まで80種類以上報告されている（http://www.mgu.har.mrc.ac.uk/research/imprinting/function.html）。

　これらの遺伝子の発現パターンは，生殖細胞形成過程において何らかの機構（情報）で親の性別が認識され，そして受精以降，体細胞で維持される。また，この情報は世代ごとに新しくプログラミングされる。このインプリンティングを制御する分子機構として，DNAメチル化（CpGのシトシンのメチル化）が重要な役割を果たしている。ほとんどのインプリンティング領域にはアレル間でメチル化状態の異なる領域（differentially methylated region：DMR）が存在する。このDMRでのDNAメチル化は，「細胞の記憶」として特定の親由来のアレルを認識し，さらに遺伝子の発現調節にも働いている。また，この機構は細胞分裂を経ても伝達されるエピジェネティックな修飾である。

　受精卵から全能細胞への初期化の過程のメチル化の変化は，マウスで研究されクローン作製技術などに活かされている。一方，ヒトでの研究は倫理的問題から限られているが，それでもこれまでに，ヒトの初期発生におけるDNAメチル化の変化についていくつかの報告がある[3〜5]。精子と卵子を比較すると，精子はメチル化の割合が高く，卵子は中程度であるというマウスと同じ傾向であるが，初期化を受けた胚盤胞ゲノムのメチル化をみると，精子由来では能動的脱メチル化を受けていたが，卵子ではあまり変化がみられない。したがって，ヒトでは受動的脱メチル化は不完全であると考えられる（図1）。

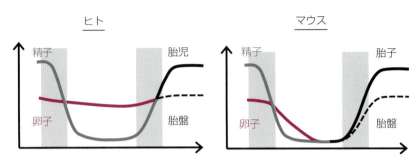

図1 初期胚におけるDNAメチル化
ヒトの場合，卵由来ゲノム脱メチル化は，不完全である。

　また，ヒトでは少なくとも44カ所の卵子特有のメチル化領域があり，そのうち15カ所が胎盤の細胞にのみみられた。これに対してマウス卵子では，メチル化領域22カ所のうち胎盤だけにみられたものは1カ所のみである。ヒトでは，初期化を経ても卵子由来のメチル化がマウスに比べて多く残り，胎盤の遺伝子の発現にかかわるのではないかと考えられ，ヒトとマウスでは異なるゲノムインプリンティング現象がみられた。この結果は，ヒト特異的な疾患，特にARTにより導かれるメチル化異常との関連性について注意しなければならない。

　また，これらのDMRは，imprinting control region（ICR）と考えられ，受精以降生涯維持されている。このDNAメチル化は「細胞の記憶」として安定に維持されているが，栄養や環境で変化しうる可塑性も持ち合わせる。つまり，排卵誘発や初期胚の培養条件によって，変化を起こし疾患を誘導することが懸念されている。

3. ARTとインプリンティング異常症

　これまでに報告されているARTとの関連が示唆される主な先天性インプリンティング異常症について，表1にまとめた。

1）ベックウィズ-ヴィーデマン症候群（BWS）

　BWSは，過成長，巨舌，臍帯ヘルニアを3主徴とする症候群であり，その他に新生児期の低血糖，耳垂の線状溝などの症状を呈す。また約10%の患児にウィルムス腫瘍，肝芽腫，横紋筋肉腫などの胎児性腫瘍が発生する。BWSのほとんどは孤発例で，家族例は15%程度で常染色体優性遺伝形式をとり，その場合，母由来の異常が子に受け継がれた時のみ発症する。その責任遺伝子座は主に染色体11p15.5領域で，*IGF2*など成長関連遺伝子の過剰発現が原因と考えられている。米国では，ART出生児のBWSの発症率は約6倍高くなることが報告されている。また，ARTで生まれたBWS患者では，7例中5例に母由来KvDMR1の低メチル化，母由来*H19*-DMRの高メチル化などの異常があり，ARTに関連する手技がICRのメチル化に影響を及ぼすことが推測されている。

2）アンジェルマン症候群（AS）

　ASは，重度の精神発達遅滞，睡眠障害，失調性歩行，笑い発作などを主徴とする疾患である。責任遺伝子座は染色体15q11-q13の領域で，*SNRPN*や*UBE3A*といった遺伝子が含まれる。2002年，CoxらはICSIで生まれた2例，Orstavikらは，やはりICSIで生まれた1例を，いずれも*SNRPN*遺伝子のICRの低メチル化によるインプリンティング異常であることを報告している。

3）網膜芽細胞腫（retinoblastoma：RB）

　RBでは染色体13q24にあるRB遺伝子の変異が認められるが，この変異は父由来遺伝子に偏重している。ARTでRB発症リスクが高くなる可能性を指摘している報告がある。

3 ARTとエピジェネシス

表1 ARTとの関連が疑われるインプリンティング異常疾患

疾患	臨床像	頻度	遺伝子型	ARTとの関連性	参考文献	ARTによる我が国の出生率*
BWS	巨舌 臍帯ヘルニア 過成長 (悪性腫瘍合併10%)	1/13,000	染色体11q15.5領域 ・父由来片親性ダイソミー (20%) ・*IGF2/H19*のメチル化異常 (5%) ・*KCNQ1OT1*のメチル化異常 (40〜50%)	・*KCNQ1OT1*の低メチル化 ($n=5$) ・*IGF2/H19*のメチル化 ($n=1$) ・*KCNQ1OT1*の低メチル化 ($n=6$) ・*KCNQ1OT1*の低メチル化 ($n=2$)	DeBaun et al. (2003) Gicquel et al. (2003) Maher et al. (2003)	8.6% (6/70)
AS	重度の発達障害 失調性歩行 睡眠障害 笑い発作	1/15,000	染色体15q11-13領域 ・母由来の欠失 (70%) ・遺伝子変異 (25%) ・父由来片親性ダイソミー (20%) ・*SNRPN*のメチル化異常 (5%)	・*SNRPN*の低メチル化 ($n=2$) ・*SNRPN*の低メチル化 ($n=1$)	Orstavik et al. (2003) Cox et al. (2002)	1.6% (2/123)
SRS	身体左右非対称 低身長 逆三角形の顔貌	1/3,000〜1/100,000	染色体7番, 11p15.5ほか ・*H19/IGF2*のメチル化異常 (33〜67%) ・*PEG1/MEST*の母由来片親性ダイソミー (10%)	・*PEG1/MEST*の高メチル化 ・*IGF2/H19*の低メチル化	Kagami et al. (2007)	9.5% (4/42)

＊：平成21年度厚生労働省難治性疾患克服事業調査より

4) その他

シルバー-ラッセル症候群 (SRS) の報告もみられる。成人では，癌や高血圧や糖尿病等の発症にDNAメチル化異常が関与する報告は多数みられる。これら疾患の発生とART出生児については，まだその関連は明らかではない。しかし，今後ART出生児が成長し，成人期・老年期に至ることからfollow upは早晩必要になることが予想される。

4. DNAメチル化異常を起こすART要因
（図2）

1) 精子と卵子のDNAメチル化異常

ARTと関連すると報告されているインプリンティング異常症（ASやBWS）のメチル化の異常は，正常では母（卵子）由来のアレルでメチル化を受ける領域の異常（消失あるいは獲得）である。父（精子）由来のアレルでメチル化を受ける領域の異常であるPWSは，その頻度は高くない。これには，卵細胞でのメチル化の異常が原因と考えられるが，インプリンティング領域（DMR）のメチル化は，卵子由来のメチル化が圧倒的に多いことが原因の1つかもしれない。また，SRSの原因として父（精子）由来のアレルでメチル化を受ける領域*H19*のDMRの異常も報告されている。インプリンティング異常の受けやすさを決めるのは，親由来ではなく，領域特異性であるのかもしれない。

2) 排卵誘発の影響

メチル化インプリンティングは，精子の場合は減数分裂の前に，卵子の場合は減数分裂の間に起こる。ヒトでもマウスでも過剰排卵誘発のメチル化インプリンティング異常は報告されている（*H19*

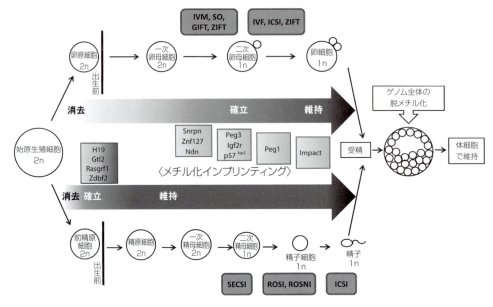

図2 メチル化インプリンティングの確立とART手技
IVM：*in vitro* maturation（体外成熟），SO：superovulation（過排卵），GIFT：gamete intrafallopian transfer（配偶子卵管内移植），ZIFT：zygote intrafallopian transfer（接合子卵管内移植），IVF：*in vitro* fertilization（体外受精），ICSI：intracytoplasmic sperm injection（卵細胞質内精子注入法），SECSI：secondary spermatocyte injection（二次精母細胞卵子内注入法），ROSI：round spermatid injection（円形精子細胞卵子内注入法），ROSNI：round spermatid nucleus injection（円形精子細胞核卵子内注入法）

や*PEG1*）。また，別の研究では，低用量の排卵誘発刺激がインプリンティング異常を起こすという報告もある。また，排卵誘発により，卵管や子宮の環境が変化し，初期胚発達の遅延，受精卵子数の減少，卵子細胞の減少と胎児の質，胎児の発育遅延などをインプリンティング異常がもたらすことも報告されている。繰り返す排卵誘発は，卵子のゲノム全体のメチル化の異常（質的低下）をもたらし，流産となるのかもしれないという仮説もある。

3）体外成熟（IVM）

IVMは，卵巣の組織凍結保存と組み合わせて，癌患者などに有効な不妊治療法である。しかし，妊娠率は一般にまだ低い。メチル化インプリンティングの確立が未熟なGV期卵子を培養するため，正常なメチル化インプリンティングの確立を障害するのかもしれない。

4）卵細胞質内精子注入法（ICSI）

ICSIは男性不妊症に有効な治療法である。しかし，①男性不妊の原因となる遺伝子の異常の遺伝，②不妊症精子の潜在的障害，③不妊症の原因を決める男性不妊症検査の不足，④インプリンティング異常の問題が懸念されている。実際に，ASやBWSの患者はICSIと関連がある。また，乏精子症患者の精子では，およそ4分の1にインプリンティング異常が存在することが報告されている。

5）未熟な精子の使用（ROSI, ROSNI, SECSI）

無精子症男性において，精巣上体精子または精巣内精子を使用し，様々な治療法の工夫がなされている。しかし，一般に成功率は高くない。その結果，潜在的危険性を評価することができていない。しかし，未熟な精子および体外培養は，その危険性を増すのかもしれない。

6）胚培養（embryo culture）

動物胚（ウシ，ヒツジなど）の体外培養によって，胚移植後に子宮内での過剰胎子発育が起こり，出生した産子の死亡率や疾患罹患率は高くなることが報告されている（large offspring syndrome：LOS）。この産子は，インプリンティングを受ける遺伝子 *IGF2R* のメチル化の低下と発現の低下が起こり，その結果，*IGF2* の過剰産生が原因と推測されている。また，このメチル化の異常は，排卵誘発あるいは体外培養によることが判明している。マウスにおいても，培養液の組成や体外操作によるメチル化異常についての報告がある。ヒトでは，BWSは胎児，胎盤の肥大が特徴でLOSと関連する。逆の現象として，マウスにおいてインプリンティング異常は子宮内発育不全（intrauterine growth retardation：IUGR）の原因となる。ヒトでは，インプリンティング異常疾患である新生児一過性糖尿病（transient neonatal diabetes mellitus：TNDM）やSRSでIUGRがみられ，ARTと関連するかもしれない。

7）不妊症患者のインプリンティング異常

インプリンティング異常とART手技の関連性とは別に，不妊症患者背景に特殊性がみられる。不妊症患者自身に様々なリスクがあることは想像される。マウスでは，メチル化酵素関連遺伝子欠損マウスが不妊で，かつ妊娠した場合，インプリンティング異常を示すことが判明している。しかし，ヒトでは遺伝子異常は報告されていない。自然妊娠とART妊娠の両方を経験した場合を，比較検討することがよいのかもしれない。

5. おわりに

ART出生児が，様々な疾患や行動異常の発現頻度において，一般集団よりわずかではあるが高率であることが最近確認されてきている。また，これがARTの影響であるのかは，現時点では混沌としている。しかし，ARTが人為的行為であり，安全性を担保されなければならないことは事実である。今後も晩婚化社会の影響もあり，ART出生児が増加することが十分予想される。我が国におけるART出生児の大規模な長期的な追跡調査が，今後重要であることは間違いない。

文献

1) Surani MA *et al.*：*Nature* 308：548-550, 1984.
2) McGrath J *et al.*：*Cell* 37：179-183, 1984.
3) Okae H *et al.*：*PLoS Genet* 10：e1004868, 2014.
4) Guo H *et al.*：*Nature* 511：606-610, 2014.
5) Smith ZD *et al.*：*Nature* 511：611-615, 2014.
6) Ueda T *et al.*：*Genes Cells* 5：649-659, 2000.
7) Li JY *et al.*：*Genomics* 84：952-960, 2004.
8) Hiura H *et al.*：*Nucleic Acids Res* 38：4929-4945, 2010.

〈有馬隆博，樋浦　仁，岡江寛明，佐藤晶子〉

IX 生殖補助医療の安全性

4 ART出生児の予後

1. はじめに

日本産科婦人科学会ART登録データによると，2014年のART総治療周期数は393,745，妊娠数は66,550，生産数は46,008であった。日本の全出生数の4％以上はART由来であり，北欧諸国などと並んでARTが最も普及した国の1つといえる。ARTの普及とART出生児の増加により，ARTの安全性に対する関心，懸念がこれまでにも増して高まっている。加えて近年，ART関連の大規模データベースを用いた解析が可能となり，各国でART出生児の予後に関する知見が数多く発表されている。

現在，ART出生児の予後は「自然妊娠・分娩の場合と比較してほとんど変わらない」という表現から，「不妊夫婦という特殊な集団に，卵巣刺激・体外受精・体外培養という人工的な技術を用いる以上，リスクは懸念される。事実，統計上有意に異常発生率は高いが，ARTを実施してはならないほど危険性は高くない。また，異常発生が多くなるのは卵巣刺激・体外受精・体外培養といった技術以外の患者背景や多胎という因子によるところが大きい」という論調に変化しつつある。

本項では，ART由来妊娠の周産期予後や出生児の先天異常についての知見を紹介し，ART由来出生児でわずかだが有意に自然妊娠より高い異常発生率に関与する因子，集積する異常の種類について概説する。

2. ART妊娠や出生児には周産期異常・先天異常が多いのか

ART妊娠や出生児には異常が多いのではないかとの懸念は，体外受精が始まった1980年代からあるが，2000年頃まで信頼性のある報告はなかった。ART出生児の数が少なく母集団との有意差検定ができなかったことや，ボランティアベースのアンケート調査では交絡因子が多く，明確な結論が得られにくいことが主な原因であった。例えば，重度の障害を抱えた子どもの親は調査への参加を断り，逆に健常児を得ることができた親は調査へ積極的に参加する傾向があるなどである。しかし近年，ART出生児の割合が増加し，特に北欧など国民全体の医療記録を統計解析できる国から，ARTの周産期異常，あるいはART出生児の先天異常についての知見が次々に報告されるようになり，状況は一転している。

1）ART妊娠の周産期予後

2008年のノルウェーのpopulation-based studyは，ARTによって単胎出産した8,229人，自然妊娠により単胎出産に至った1,200,922人に加え，単胎自然妊娠・分娩と単胎ART妊娠・分娩を両方経験した母親2,546人（56％がART妊娠の後で自然妊娠，44％では自然妊娠が先行）について解析した。母年齢や在胎週数，経産回数，出生児の性別などを補正しても，ART出生児は自然妊娠児に比較して出生体重が小さく，在胎期間が短く，低出生体重児（在胎週数に相当する体重の−2.0SD以下）となる危険性が1.26倍と有意に高かった。しかし，自然妊娠とART妊娠の両方を経験している母親のみを対象に比較すると，ART出生児と自然妊娠児には出生体重，在胎期間，低出生体重児発生危険率ともに有意差はなく，周産期死亡率はむしろART出生児で低いという結果が得られた。ART出生児と自然妊娠児でみられた周産

期異常発生率の差は，ARTそのものではなく，親が不妊となる機序に関係し，ART自体には関係がない可能性を示唆している．

2) 先天異常

スウェーデンのpopulation-based studyでは，1982～2001年に生まれたART出生児16,280人をART以外で生まれた出生児と比較したところ，ART出生児では先天異常罹患率が1.42倍と有意に高くなるが，母体年齢・経産回数・多胎・不妊の有無などの交絡因子の影響を除外すると有意差はないと報告している．ARTでは神経管欠損，消化管閉鎖，心大血管異常，尿道下裂などの頻度が高いが，その差は年齢や不妊といった親の条件によるものであり，またIVF，ICSI，卵巣刺激の有無，凍結保存といったART手技によって先天異常発生率は変わらないとしている．

2012年に行われた南オーストラリアのpopulation-based studyでは，1986～2002年に生まれたART出生児6,163人をART以外で生まれた出生児302,811人と比較したところ，ART出生児は先天異常罹患率が1.26倍と有意に高くなるが，母体年齢・経産回数・児の性別・在胎週数・人種・母の出生地・合併症の有無・喫煙・経済状況・両親の仕事・多胎・不妊の有無などの交絡因子の影響を除外すると1.07倍と有意差がなくなることを報告した．しかし，ICSI症例は交絡因子の影響を除外してもなお，有意に高いと報告している（表1）[1]．

3) 小児癌発生率

Källénらは2010年，スウェーデンのpopulation-based studyから，ART出生児では小児・青年期の癌発生リスクが全体としてやや高くなると報告している．この解析では1982～2005年にARTで生まれた26,692人の子どものうち2006年までに53人（0.2%）が癌を発生し，これはART以外で生まれた子どもの癌発生率の1.42倍（95% CI：1.09～1.87）と有意に高い．この解析では，ARTを受けた母親の年齢・経産回数・喫煙の有無・不妊・流産既往・BMI・多胎などの因子と，出生児（ART由来，非ART由来の双方を含む）の癌発生に有意な相関はみられなかったが，高出生体重児（4,500g超），早産児，あるいは酸素吸入を必要とするような胎児仮死あるいは低Apgarスコアは，癌発生のリスク因子と考えられると報告している（表2）[2]．

4) ゲノムインプリンティング異常

通常，両親から受け継いだ1対の遺伝子は等価であり両方ともが発現する．ゲノムインプリンティングとは，父親・母親から受け継いだ2つの対立遺伝子のうち片方だけが発現する遺伝様式で，そのような遺伝子はそれほど多くない．現在までに約80種類が報告されているが，その異常は先天性疾患や成人病，あるいは癌発症にもかかわっているとされている．

ARTとインプリンティング異常の関連が議論されだしたのは，動物の体外受精-胚移植後に子宮内で過剰胎子発育が起こり，出生した産子の死亡率などが高くなる，いわゆるlarge offspring syndrome（LOS）の病因解析の結果からである．LOSを起こした産子ではゲノムインプリンティング遺伝子であるIGF-$2R$の発現低下と，この遺伝子の発現調節部位のメチル化消失がみられ，このメチル化異常は動物における排卵誘発，あるいは体外培養に由来すると推測され，同様の操作を行うヒトのARTでもメチル化異常によるインプリンティング遺伝子関連疾患の発生頻度増加が懸念されたのである．

ARTで発生頻度が増加する可能性が懸念されているインプリンティング異常症にはベックウィズ-ヴィーデマン症候群（Beckwith-Wiedemann syndrome：BWS），アンジェルマン症候群（Angelman syndrome：AS），シルバー-ラッセル症候群（Silver-Russell syndrome：SRS），網膜芽細胞腫やその他の小児癌などがあり，いずれも非常に稀な疾患であるため，これまでARTに関連して議論されてきた疾患同様，あるいはそれ以上に大規模な解析が必要とされるため，未だ明確な結論は出ていない．

2005年から2007年にかけて，デンマーク・英国・オランダにおいて，ARTとインプリンティ

IX 生殖補助医療の安全性

表1 先天異常のオッズ比

先天異常のカテゴリー	単胎出生				多胎出生				全出生			
	ART出生児 (n=4,333) 出生数 (%)	ART以外で生まれた出生児 (n=295,220) 出生数 (%)	未調整オッズ比	調整オッズ比	ART出生児 (n=1,830) 出生数 (%)	ART以外で生まれた出生児 (n=7,591) 出生数 (%)	未調整オッズ比	調整オッズ比	ART出生児 (n=6,163) 出生数 (%)	ART以外で生まれた出生児 (n=302,811) 出生数 (%)	未調整オッズ比	調整オッズ比
Any defect	361 (8.3)	16,989 (5.8)	1.48 (1.32~1.65)	1.30 (1.16~1.45)	152 (8.3)	557 (7.3)	1.14 (0.93~1.40)	1.16 (0.91~1.49)	513 (8.3)	17,546 (5.8)	1.47 (1.33~1.62)	1.28 (1.16~1.41)
Multiple defects	95 (2.2)	4,690 (1.6)	1.38 (1.13~1.70)	1.24 (1.00~1.54)	55 (3.0)	188 (2.5)	1.21 (0.87~1.69)	1.10 (0.73~1.64)	150 (2.4)	4,878 (1.6)	1.51 (1.28~1.79)	1.33 (1.11~1.59)
Congenital abnormalities: ICD-9 codes 740-759	335 (7.7)	15,372 (5.2)	1.52 (1.22~1.93)	1.32 (1.17~1.48)	124 (6.8)	490 (6.5)	1.05 (0.85~1.31)	1.03 (0.79~1.34)	459 (7.4)	15,862 (5.2)	1.45 (1.31~1.60)	1.25 (1.13~1.39)
Cardiovascular abnormalities: BPA codes 74500-74799	78 (1.8)	3,472 (1.2)	1.54 (1.22~1.93)	1.36 (1.08~1.72)	30 (1.6)	142 (1.9)	0.87 (0.56~1.35)	0.99 (0.60~1.64)	108 (1.8)	3,614 (1.2)	1.47 (1.21~1.80)	1.33 (1.08~1.63)
Musculoskeletal abnormalities: BPA codes 75400-75699	130 (3.0)	4,776 (1.6)	1.87 (1.57~2.24)	1.50 (1.24~1.80)	25 (1.4)	102 (1.3)	1.01 (0.64~1.61)	0.92 (0.54~1.57)	155 (2.5)	4,878 (1.6)	1.58 (1.34~1.86)	1.26 (1.06~1.50)
Urogenital abnormalities: BPA codes 75200-	95 (2.2)	4,872 (1.7)	1.34 (1.09~1.65)	1.25 (1.01~1.55)	50 (2.7)	173 (2.3)	1.21 (0.86~1.70)	1.10 (0.74~1.65)	145 (2.4)	5,045 (1.7)	1.43 (1.20~1.70)	1.30 (1.08~1.54)
Gastrointestinal abnormalities: BPA codes 74900-75199	34 (0.8)	1,832 (0.6)	1.26 (0.89~1.78)	1.18 (0.83~1.68)	23 (1.3)	88 (1.2)	1.07 (0.64~1.79)	1.13 (0.59~2.16)	57 (0.9)	1,920 (0.6)	1.45 (1.10~1.90)	1.36 (1.02~1.82)
Central nervous system abnormalities: BPA codes 74000-74299	22 (0.5)	1,104 (0.4)	1.37 (0.89~2.09)	1.34 (0.86~2.07)	10 (0.5)	42 (0.6)	0.96 (0.44~2.08)	1.08 (0.39~2.96)	32 (0.5)	1,146 (0.4)	1.37 (0.95~1.97)	1.36 (0.94~1.99)
Respiratory abnormalities: BPA codes 74800-74899	3 (0.1)	455 (0.2)	0.41 (0.12~1.40)	0.36 (0.11~1.18)	10 (0.5)	14 (0.2)	3.03 (1.29~7.15)	2.47 (1.06~5.76)	13 (0.2)	469 (0.2)	1.31 (0.71~2.41)	1.10 (0.59~2.04)
Chromosomal abnormalities: BPA codes 75800-75899	23 (0.5)	1,088 (0.4)	1.43 (0.94~2.17)	0.87 (0.57~1.33)	6 (0.3)	14 (0.2)	1.74 (0.66~4.59)	1.34 (0.42~4.33)	29 (0.5)	1,102 (0.4)	1.28 (0.88~1.86)	0.82 (0.55~1.21)
Metabolic abnormalities: BPA codes 24390-27790	3 (0.1)	379 (0.1)	0.59 (0.19~1.79)	0.53 (0.16~1.74)	5 (0.3)	5 (0.1)	3.17 (0.77~13.1)	3.09 (0.53~17.9)	8 (0.1)	384 (0.1)	0.98 (0.43~2.23)	0.93 (0.40~2.18)
Hematologic abnormalities: BPA codes 28200-28699	5 (0.1)	225 (0.1)	1.38 (0.56~3.35)	1.61 (0.61~4.23)	1 (0.1)	3 (0.0)	1.52 (0.15~15.1)	0.86 (0.01~135.65)	6 (0.1)	228 (0.1)	1.24 (0.55~2.80)	1.34 (0.56~3.20)
Cerebral palsy	17 (0.4)	496 (0.2)	2.35 (1.45~3.81)	2.22 (1.35~3.63)	16 (0.9)	50 (0.7)	1.32 (0.69~2.52)	1.39 (0.69~2.77)	33 (0.5)	546 (0.2)	2.97 (2.03~4.34)	2.66 (1.79~3.94)

文献1) より改変

表2 小児期・青年期の癌発生に関与する新生児期の危険因子

		オッズ比	95% CI
在胎週数	<32	1.21	0.93〜1.58
	<37	1.16	1.05〜1.28
出生体重	<1,599	1.06	0.78〜1.45
	<2,500	1.07	0.95〜1.21
	≧4,500	1.21	1.07〜1.38
子宮内発育	SGA, <−2.0SD	0.91	0.77〜1.08
	LGA, >2.0SD	1.34	1.21〜1.47
呼吸不全	Apgar 5分値7以下	1.33	1.08〜1.63

文献2)より改変

ング異常を検討する大規模調査が次々に行われた。デンマークでは1995〜2001年のpopulation-based studyの結果，ART出生児6,052例と非ART出生児442,349例の4年間の長期予後調査を比較して，BWS，ASなどの発症は1例もなく，ARTはインプリンティング疾患を増加させないと結論している。英国の報告では，登録された213例のBWS，384例のAS，522例のプラダー-ウィリー症候群（Prader-Willi syndrome：PWS）および38例の新生児一過性低血糖症例について患者へARTを利用したかどうかについてのアンケート調査を行い，BWSとASについてはARTとの関連が考えられたが，他については関連が認められなかったという。さらに，最新のオランダの報告ではBWS，AS，PWSなどについて英国の報告と同様，ARTを利用したかどうかを患者にアンケート調査し，不妊という患者背景との関連が示唆された一方で，インプリンティング異常疾患がART手技そのもので増加するという結論は導けないと述べている。

このように大規模調査の結果からは，これまでのところヒトにおいてART手技によりインプリンティング異常が増加することを積極的に示唆する報告はない。しかし，これらの疾患はいずれも発生率が非常に低いために，症例がさらに加えられれば危険性が再確認されることもありうる。

3. おわりに

ART妊娠は，単胎であっても早産・低出生体重児が多く，それは両親の不妊という形質と強く相関があると考えられている。ART出生児では先天異常罹患率が1.26〜1.4倍ほど高くなり，心大血管奇形，神経管欠損，消化管閉鎖，尿道下裂などが多くなるが，多胎・不妊という形質と強い相関がある。またART出生児では小児期・青年期の癌発生率も1.4倍高く，高出生体重（>4,500g），早産，胎児仮死が癌発生のリスク因子と考えられる。一方，ARTとの関連が懸念されているインプリンティング異常は，これまでのpopulation-based studyを含む大規模調査では発生率が増加するという報告はない。また，ART出生児の認知発達に関してもこれまでの報告では自然妊娠と差がないというものが多い。

ART妊娠・ART出生児は今後さらに増加することが予想され，また人種差がある可能性もあることから，諸外国の報告を注視し続けていくとともに，わが国でもしかるべき方法で独自の監視体制をとることが必要と考えられる。

文献

1) Davies MJ et al.：*N Engl J Med* 366：1803-1813, 2012.
2) Källén B et al.：*Hum Reprod* 25：1026-1034, 2010.

（桑原　章，久慈直昭）

X 研究倫理

1 動物を対象とする医科学研究に関する倫理

1. はじめに

　動物実験は，医科学研究の推進に必須の実験手段である．実験動物は新しい技術や新薬の開発，さらにそれらの安全性の検証などに使われている．これらは，社会的に容認されているが，社会には様々な考え方の人がいることを知っていなければならない．人類のために動物が犠牲になることは決して当たり前のことではなく，動物実験を実施しなくても医科学研究を進められるような新たな手法を開発することが理想である．現状では，医科学研究や医療技術開発は，動物の犠牲の上で恩恵を受けて成り立っているということを忘れないようにしたい．動物実験実施などに関する議論は続けられるべきであり，国際的にも多くの情報が発信されている．

　動物を使った画期的な研究成果が公表されると，現在のネット社会では専門家でなくても情報収集が可能である．情報が正しく伝わらなければ，社会が過剰に期待することもあり，また，その研究成果が評価されたとしてもその手法に異議を唱えられることもある．その異議が市民運動となり，施設や研究室が閉鎖される例もある．

　どのような研究も社会のルールの中で実施されなければならず，わが国においても動物全般にかかわる法律，動物の飼養や苦痛の軽減に関する基準，また動物の殺処分に関する指針などが整備されている．これらの法律，基準，指針を遵守し，実験動物の福祉向上を目指し，動物実験のあり方について常に考えながら研究を進めなければならない．

2. 3つの原則と基本的な考え方

　医科学研究の基本原則として，「ヒトの尊厳を守るために医療や医薬品の開発は動物実験の結果を十分に参考にして行われるべきだ」という1964年のヘルシンキ宣言が国際的に知られている．ヘルシンキ宣言の5年前，1959年にはRussellとBurchによって動物実験に関する3つの原則が提唱されている．Reduction, Replacement, Refinementの頭文字をとって3Rの原則といわれている．ヘルシンキ宣言と3Rが動物倫理を考える上での基本となっており，動物実験を実施する者は必ず理解していなければならない．Reductionは，実験に使用する動物数は最小限にしなければならないという意味を持ち，無駄に動物の命を奪うことを禁じるものである．Replacementは，動物を使わない方法，すなわち代替法を検討し，代替法がない場合のみ実験の実施を認めるというものである．例えば細胞や組織レベルあるいはコンピュータシミュレーションなどが可能な実験ならば動物を使うべきではないと唱っている．Refinementについては，実験技術の向上を目指して動物に与える苦痛を軽減させるというものである．

　動物実験を行わないで済むならばそれを目指すべきである．しかし，それが実現できない現状では，動物実験はヒトのために実施しているということを常に意識し，この3つの原則を理解した上で動物に与える苦痛を軽減するための努力を惜しまないことが重要である．また，近年は責任という意味のresponsibilityを加えた4R，さらに感謝という意味のrememberingを加えた5Rとして唱えることもある．実験実施者が責任を持つこと，また，使用する動物に感謝することは，研究者に

とっては決して特別なことではないだろう。この責任，感謝の気持ちがなければ3つのRは形式だけになってしまう。

常に意識しさらに理解を深めるために問題となるのが，動物が感じるストレスや痛みをどのように評価するかということである。例えば，ストレスの度合いを測るために血中コルチゾール濃度を測定するとしても測定のために採血する行為，採血するための保定すら動物にとってストレスになる可能性がある。動物に全く触れない観察研究であったとしても，動物にとってはヒトが近づくだけでストレスを感じる可能性がある。ヒトに慣れているか否かによってその度合いは大きく変わることが予測され，ストレスのレベルを科学的に評価することが極めて困難である。近年マウスの顔の画像解析により，マウスの痛みを評価するという研究が学術雑誌に発表された[1]。動物の声の解析なども古くから取り組まれている研究であるが[2]，動物の苦痛や痛みを的確に科学的に評価することができないのが現状である。そのため，ヒトが感じる苦痛や痛みに当てはめて考えることが一般的な評価法となっている。米国の動物福祉のための科学者センター（Scientists Center for Animal Welfare：SCAW）が1987年に5段階に分けた苦痛カテゴリーを示しており，多くの機関がこの分類を採用している（表1）。

実験によってその方法も多様であり，様々な観点で議論しなければならない。動物に触れるか触れないか，麻酔下か無麻酔下かなどにかかわらず動物を使って実験を行うときにはすべての場合において，しかるべき委員会などで審査され，承認を得なければならない。そして重要なことは，自分が行おうとしている動物実験がどのレベルの苦痛カテゴリーに属しているかを理解し，苦痛軽減のための努力を怠らないことである。

3. 動物倫理にかかわる法規等（表2）

「動物の愛護及び管理に関する法律」（以下，動愛法）は，1973年9月に制定され，2000年12月に改正，名称変更を経て，2005年6月にさらに改正が行われ現行法が交付されている。動物実験に関連する項目として第四十一条には，「動物を教育，試験研究又は生物学的製剤の製造の用その他の科学上の利用に供する場合には，科学上の利用の目的を達することができる範囲において，できる限り動物を供する方法に代わり得るものを利用すること，できる限りその利用に供される動物の数を少なくすること等により動物を適切に利用することに配慮するものとする」と，3Rの原則について明記されている。改正のたびに処罰，罰金が厳しくなっていることから，動物倫理に関する考え方が厳格になってきていることがうかがえる。また，2006年に環境省から「実験動物の飼養及び保管並びに苦痛の軽減に関する基準」さらに「動物の愛護及び管理に関する施策を総合的に推進するための基本的な指針」が告示され，適切に実験動物を扱うための基準が示されている。2007年には「動物の殺処分方法に関する指針」が告示されている。

動愛法は，環境省が見直し等を主導しており，その交付を受けて各省庁から関連指針が告示されている。いずれも2006年の告示であり，文部科学省から「研究機関等における動物実験等の実施に関する基本指針」，厚生労働省から「厚生労働省における動物実験等の実施に関する基本指針」，農林水産省から「農林水産省の所管する研究機関等における動物実験等の実施に関する基本指針」が示されている。さらに，日本学術会議は「動物実験の適正な実施に向けたガイドライン」を示している。動物実験を実施する者は，各施設，各人の関連する省庁の指針等を理解していなければならない。

これらの法規は定期的に見直しがなされている。よって，そのたびに変更箇所を確認することも重要である。

4. 動物倫理規定
1）欧米諸国の状況

前述の3Rの原則は，国際的に知られている世界共通のルールである。国際動物実験委員会（International Council on Laboratory Animal Science：ICLAS）や国際医学団体協議会（Council for Inter-

表1 苦痛のカテゴリー分類（SCAWの例）

カテゴリー	苦痛内容
A	Experiments involving either no living materials or use of plants, bacteria, protozoa, or invertebrate animal species. 生きた個体を使わない実験（動物実験ではない）
B	Experiments on vertebrate animal species that are expected to produce little or no discomfort. 動物に対しほとんど不快感を与えない実験
C	Experiments that involve some minor stress or pain (short-duration pain) to vertebrate animal species. 動物に対して軽微なストレスや短時間の痛みを伴う実験
D	Experiments that involve significant but unavoidable stress or pain to vertebrate animal species. 避けることができない重度のストレスや痛みを伴う実験
E	Procedures that involve inflicting severe pain near, at, or above the pain tolerance threshold of unanesthetized, conscious animals. 動物が絶え得る最大の痛みを与えるような実験

Laboratory Animal Science : Special Issue, 11-13, 1987より

表2 わが国の法規制等の流れ

年	内容	発信省庁等
1973	動物の保護及び管理に関する法律	法律
1980	実験動物の飼養及び保管等に関する基準	総理府
1980	動物実験ガイドライン制定について	日本学術会議
1987	大学等における動物実験について	文部省
1987	動物実験に関する指針	日本実験動物学会
1997	教育・研究における動物の取り扱い―倫理的及び実務的問題点と提言―	日本学術会議
1999	動物の愛護及び管理に関する法律（2000年施行）	法律（名称変更，改正）
2004	動物実験に対する社会的理解を促進するために（提言）	日本学術会議
2005	動物の愛護及び管理に関する法律（2006年施行）	法律（改正）
2006	動物実験の適正な実施に向けたガイドライン	日本学術会議
2006	実験動物の飼養及び保管並びに苦痛の軽減に関する基準	環境省
2006	研究機関等における動物実験等の実施に関する基本指針	文部科学省
2006	厚生労働省の所轄する実施機関における動物実験等の実施に関する基本指針	厚生労働省
2006	農林水産省の所轄する実施機関における動物実験等の実施に関する基本指針	農林水産省
2011	研究機関等における動物実験等の実施に関する基本指針について	文部科学省
2011	農林水産省の所轄する実施機関における動物実験等の実施に関する基本指針	農林水産省
2012	動物の愛護及び管理に関する法律（2013年施行）	法律（改正）
2013	動物の愛護及び管理に関する施策を総合的に推進するための基本的な指針	環境省
2013	実験動物の飼養及び保管並びに苦痛の軽減に関する基準	環境省
2015	厚生労働省の所轄する実施機関における動物実験等の実施に関する基本指針	厚生労働省

national Organizations of Medical Sciences：CIOMS）などが動物倫理関連情報を提唱しており，各国の機関が倫理規定等を作成するときの参考にされている．ただし，国ごとにその管轄体制が異なるなど詳細部分で違いがあり，それが倫理規制のレベルの差となっているといえる．

より深く理解するために，他国の状況についても理解しておくことが望ましい．大きく分けると，米国，カナダなどの自主管理に委ねられている国と，英国，ドイツ，フランスなどEU諸国の，

施設運営から動物実験そのものまで法規制されている国に分けられる。米国は，わが国に類似するところもあり，動物実験の承認は機関の長に委ねられている。しかし，その施設の査察を国が実施するなど，わが国と異なる部分もある。EU諸国は，動物実験を実施する施設や実施者は国や州から承認を得る必要があり，実験内容の承認はほとんどが国レベルで行われている。

2）わが国の状況

わが国の制度は機関管理と呼ばれ，法令に基づく動物実験実施機関の自主管理が基本となっている。よって，各機関が体制を整えなければならず，その実践には個人が自主的に情報を収集し厳しい自己評価の中で適正に実験に取り組むことが必要となる。

国の定める動物実験法規を遵守することはいうまでもない。それを受けて，各機関，組織，団体等が規定や原則を作成している。学術会議，実験動物学会，実験動物協会などの関連組織も動物倫理に関する情報を発信しており，また，透明性の向上のためにホームページ等で規定を公開している機関も多い。自分の所属機関以外の規定に目を向けることは各人の倫理観の向上につながり，機関同士のズレを小さくすることになると考えられる。

3）動物倫理規定と倫理審査

法規等を遵守するだけではなく，所属機関，施設の規定に則した実験を実施する必要がある。わが国では各機関の規定が尊重されるが，近年は第三者による検証や認証を得ることが強く推奨されている。また，動物実験の具体的内容等を審査する委員会が設置されていることは必須である。次のようなものが一般的な審査項目である。実験実施者は講習会等による教育を受けているかどうか，実験期間は適切か，3Rに関する事項に則った内容か，その実験で動物が受ける苦痛の度合いを理解しているか，などである。

これらの審査において，委員会は適切に指導して，指示を出し適正な動物実験の実施を促すことになる。審査は，研究の効率を向上させ，さらに信頼性ある成果を得るための一助となるものでなければならない。

5．教育および監視体制

1）教育と監視

研究者のみならず動物実験にかかわる者は，しかるべき教育を受けなければならない。国の定めた法律，基準，指針等を遵守する必要がある。また，実際に実験を実施する機関特有のルールも存在するだろう。所属する機関の規定を熟知し定期的な教育を受けて適正な動物実験を実施しなければならない。近年，学会等が主催する学術集会やシンポジウム等でも倫理関連のテーマを取り上げられることが多い。これらを利用して自ら最新の情報を収集し自己の倫理観を向上させるべきである。

教育の目的は，新しく動物にかかわる仕事に就く者のためだけではなく，日頃の作業についつい慣れてしまっている者が改めて動物倫理を認識かつ意識することである。すでに理解している内容であったとしても定期的に教育，訓練等の機会を持つ意義はそこにある。

自己管理をより確実なものにするため監視機能はきわめて重要である。定期的な査察に加え，研究者同士が意識し，作業中に疑問を持ったときに口に出して指摘や質問ができるような雰囲気が現場にあるべきである。

2）組織，体制の確認

機関の長，すなわち研究所や病院の長は，動物実験，動物福祉に関する事項について説明できることが責務であり，そのためには機関の規定，基準，委員会等の開催記録や議事録を明文化しておくことが不可欠である。具体的には次のような事項について整備する必要がある。

・実験動物の取り扱いや動物実験の実施に関する考え方を徹底する。そのための規定等を策定し，教育を目的とした定期的な講習会等を受講させなければならない。
・実験動物の取り扱いや動物実験の手法等が適正

であるかどうかを審査するための委員会を設置し機能させる。
・動物の飼養や動物実験を実施するために適した環境を確保できる施設を整備する。
・自己評価の実施，さらに第三者による評価を受けるべきである。また，そのときの指摘に対し適切に対応しなければならない。

6．研究成果の取り扱い

動物実験で得られた研究成果は，科学論文として公表すべきである。その論文には，実験の方法や動物への処置について，丁寧に記載することが求められる[3]。近年，動物倫理を無視あるいは軽視した研究で得られた成果は信頼性に欠けると評され，科学論文として発表することができない。言い換えれば，科学論文として公表することが，その実施施設の倫理的考え方や実験の手法が適正なものと認められたことになる。また，論文として公表することにより，その成果を多くの研究者が利用できるようになり，類似の動物実験の繰り返しを防ぐことにつながる。研究はその成果を公表することで完結するということを心得るべきであり，原則として，公表できない実験は実施すべきではない。

7．主要実験動物の麻酔，安楽殺の例

推奨されている麻酔，安楽殺の例を示しておく。マウスの麻酔では，ジエチルエーテルの吸入麻酔やペントバルビタールナトリウムの単独投与は不適切な方法とされているので注意すべきである。推奨される方法はいくつかあるが，メデトミジンとミダゾラムとブトルファノールの混合麻酔がアチパメゾールで覚醒を誘導できる点で優れている。ウサギ，サルではケタミンとキシラジンやジアゼパムとの混合麻酔が推奨されるが，薬剤の組み合わせによって麻酔効果時間に違いがあることは承知していなければならない。長時間にわたり麻酔処理を施す場合は，これらの薬剤は導入として使い吸入麻酔に切り替えるのがよいだろう。

マウスの安楽殺は，頸椎脱臼，ペントバルビタールの過剰投与などが知られているが，即効性があり比較的安全ということから二酸化炭素を用いた方法が推奨される傾向がある。近年，二酸化炭素曝露装置が市販されるようになってきた。なお，頸椎脱臼を実施するときは麻酔下で実施することになっている。ウサギ，サルの安楽殺はペントバルビタールの過剰投与が知られているが，深麻酔下での放血殺も容認されている。

8．おわりに

各機関，施設において，このような実験原則を基本概念として実験の実施に当たり事前審査が行われている。しかし，机上でどれほど厳しい審査を行ったとしても，現場でそれが反映されなければ意味はない。実験の過程でその都度，的確な判断を求められることも少なくない。動物研究倫理というのは動物実験を実施する人の倫理であり，動物にかかわるすべての者がこの内容を理解し，現場で感じたことを表現し互いの倫理観を高める努力を続けなければならない。

動物の苦痛の軽減が動物倫理を考える上での基本となるが，動物の苦痛レベルを科学的に示すことは極めて困難であり，ヒトとしての経験を動物に鑑みることになる。そういった中で動物実験の実施に関するルールが存在する。このルールはむやみに研究を規制し，科学の進歩を止めるものであってはならない。最大限の配慮を施すことで，科学の進歩に貢献する動物に感謝の意を表したいものである。

文献

1) Langford DJ et al.：*Nat Methods* 7：447-449, 2010.
2) Boccia ML et al.：*Lab Anim* 29：250-257, 1995.
3) Carbone L et al.：*PloS One* 11：e 0155001, 2016.

〈山海　直〉

X 研究倫理

2 人を対象とする医科学研究に関する倫理

1. はじめに

　人を対象とする医科学研究は，人類が過去に行った様々な人体実験の現場となった事実があり，その反省に基づいて生命倫理という概念が誕生する基盤となった分野である（「生殖補助医療と生命倫理」24頁参照）。したがって，医科学研究の本質が，最終的に人を対象とすることに収束する以上，その実行に当たっては，常に最大限の倫理的配慮が不可欠であることはいうまでもない。しかし，医科学のみならず，急速な科学技術の進歩発展に伴い，既存の研究分野や領域が曖昧になったこと，そして，過去には存在しなかった新規領域や境界領域を含めた研究が出現してきたこと，潜在的に巨大な経済的利益や権益につながる新薬や医療機器の開発が絡むことなど，医科学研究に関連するあるいは隣接する倫理的課題は日々ますます拡大している。

　本項では，臨床医学の中で，最も研究的側面が大きい分野の1つといえる生殖補助医療に従事する者が，医科学研究の倫理として知るべき知識と，現在わが国で採用されている医科学研究の実際の規制について解説する。

2. 研究倫理の基礎知識

　ナチス・ドイツによる人体実験に対応したニュルンベルク綱領（1947）（「生殖補助医療と生命倫理」24頁参照），ヘルシンキ宣言（1964），その後の米国内における人体実験などを踏まえ，米国では国家研究法が1974年に制定された。さらに，この法律の具体的なガイドラインとして，1979年に米国保健福祉省の国家委員会は，研究対象者保護のための倫理原則および指針を述べるベルモントレポート（311頁参照）を策定した。ベルモントレポートは，その記載で，診療と研究の境界を明らかにし，人を対象とする研究に当てはまる基本的倫理原則，すなわち人格の尊重，恩恵，正義の原則を特定し，その適用要件を述べている。それら条件とは，インフォームドコンセントの徹底，リスクとベネフィットの評価，そして対象者の選択法についてである。

　インフォームドコンセントの前提として，まず対象者が十分に情報を与えられ自発的に決定することを確保するため，具体的な提供すべき特定の項目をあげ，その中には他の選択肢や，参加中止の機会の保障なども含まれている。研究のリスクとベネフィットの評価は慎重でなければならず，特に重大なリスクを含む場合，審査委員会がそのリスクを正当化できるかどうか，格別な態度をとり審査すべきであるとする。また，対象者の選択は社会的正義に基づき，特に弱者が対象者となることから保護される必要がある。

　すなわち，ベルモントレポートは，今日の医科学研究の基本を，すでに概ね網羅していたと評価することが可能である。しかし，今日においても，ヒトを対象とする医科学研究では，研究者と研究対象者の間に，知識や情報量の絶対的な非対称性が存在することは明白である。したがって，研究対象者の権利と利益を守ることが，その自己決定の名の下に軽視されることは決して許されない。

　さらに重要なことは，研究と診療の区別という論点である。従来，しばしば医療機関においては，この2つが渾然一体として行われることがあった。つまり，研究と診療について，必要十分な

区別が行われねばならないことについて，認識不足であったことが否定できない。患者が研究対象者となることが通例であるが，どのような介入が行われ，研究としての慎重な検討がなされたかを，意識する必要がある。近年，特にランダム化比較試験（RCT）を重視するエビデンス医学の台頭は，日常の「診療」の様々な局面において，その「研究」化に大きく影響した。そして，「研究」的な側面を持つ「診療」を行うことにより，未来の「診療」に新たな展開が初めて得られることになる。

3. 特に生殖医学研究における論点

わが国で医科学研究に関連する倫理的課題が初めてクローズアップされたのは，クローン研究とES細胞研究に関連してであった。そして生殖医学に関連する初めての法規制が，2000年に公布された「ヒトに関するクローン技術等の規制に関する法律」（クローン規制法）である。また，ほぼ同時期に，クローン規制法に関連する「特定胚の取扱いに関する指針」と「ヒトES細胞の樹立及び使用に関する指針」（ES指針）が省庁ガイドラインとして告示された。これらは，各種特定胚，ヒト胚の取扱いと保護を述べ，クローン技術応用の範囲を限定することに主眼がおかれ，もちろん必要最小限の記載はあるものの，胚提供者らの保護などの論点は，相対的に注目度が高くなかった。ES研究については，その樹立に高いハードルが設定されたばかりでなく，使用についても過剰な制限が当初は課されていたが，その後の指針改定でES細胞は「樹立」と「分配と使用」が別個の指針となり，ES細胞使用上の様々な制限は軽減された。また，ES細胞指針では，ヒトES細胞等からの生殖細胞作成は禁止されていた。しかし，iPS細胞が開発され，ES細胞のように由来に伴う倫理的問題がないことから，iPS細胞からの生殖細胞の作成は，その分化過程を研究することにより，生殖細胞に起因する不妊症や先天性疾患の原因解明につながる可能性があると判断された。そして，2010年5月，「ヒトiPS細胞又はヒト組織幹細胞からの生殖細胞の作成を行う研究に関する指針」（311頁参照）が施行された。ただし，今日に至るまで，作成した生殖細胞を用いたヒト胚の作成は禁止されている。

一方，生殖補助医療の向上に資する研究の重要性をにらみ，2011年には，「ヒト受精胚の作成を行う生殖補助医療研究に関する倫理指針」（311頁参照）が施行された。これにより，わが国では，受精，胚の発生・発育，着床に関する研究，配偶子と受精胚の保存技術の向上に関する研究などのために，ヒト受精胚を作成することが認められた。適切な手続きさえ踏めば，提供精子と提供卵子による研究目的の受精胚を作成可能となったのである。国際的にみても，不妊治療など医療上の必要のためではなく，研究上の目的にも受精胚作成を公に認める国はわずかであり，わが国における生殖医学研究発展への期待を示すともいえる。

これらのガイドラインによる規制に共通して特徴的なことは，何をしてよい，何をしてはいけない，という行為規制が，常に数々の論点の中心となっていることである。すなわち，わが国では，理念や思想ではなく，プラグマティズムが社会の基盤となる社会であることを暗示していると考えられる。

4. 医科学研究をめぐる法令・ガイドラインと規制のあり方

わが国では，生殖医療を規制する法令や省庁ガイドラインがないことに加え，つい最近まで，生殖医学研究を含む医科学研究に関連する法令やガイドラインも，全く存在しなかった。前項に述べたクローン規制法が，わが国初の関連する法令整備ということができる。

しかし，2000年以降，文部科学省および厚生労働省による各種ガイドラインの整備は急速に進んだ。さらに2015年には，法律として，「再生医療等の安全性の確保等に関する法律」（再生医療法）と「医薬品，医療機器等の品質，有効性及び安全性の確保等に関する法律」（改正薬事法）が施行された。これに伴い，関連する各省庁ガイドラインも廃止，改定された。特にそれまで重要な役割を果たしていた「ヒト幹細胞を用いる臨床研

究に関する指針」は，再生医療法の対象となる範囲に含まれるため，2014年11月に廃止となった。

再生医療法と改正薬事法が制定された背景には，iPS細胞やES細胞の利用が，実際に研究から臨床へと移行しはじめ，再生医療の実用化を促進する制度的枠組みを明確にする必要が生じたこと，現実に幹細胞の臨床応用で問題のある事例が明るみに出たことなどが関連する。なお，これら法律は，生殖補助医療や輸血，造血幹細胞移植などは政令で除外され対象とならないとされているが，人工授精については政令にも記載がなく，運用上対象外とされている。

しかし，生殖医療・生殖医学研究を直接狙った法律は，いまだ制定されていない。それでは，規制のないことは，どのような意味を持つのか。そもそも規制のあり方には，基本的に2通りの考え方があり，それぞれに内在する問題を持つ（図1）。まず，デフォルトを自由という考え方では，規制する部分を法令やガイドラインで規定するが，そこに規制されていないことは，はたして本当に自由に何をしてもよいのかという疑問が常に存在する。他方，デフォルトを禁止とすると，可能なことを法令やガイドラインで規定することになるが，それ以外の部分について，どのように常時チェックして罰することができるのかという疑問が生じる。研究者は，研究に対する規制の構造とその意義を理解する必要がある。

5. 人を対象とする医学系研究のガイドライン

2015年4月1日に施行された「人を対象とする医学系研究に関する倫理指針」（以下：「人研究倫理指針」）は，わが国で行われる医学系研究についての基本的な規制をガイドラインとして網羅したもので，現時点で効力を持つ各種指針のうちで，最も包括的な倫理指針であるということができる。なぜなら，国内で実施される人を対象とする医学系研究すべてを適用範囲としており，他の指針の適用範囲に含まれる研究でも，その指針に規定されていない事項については，「人研究倫理指針」の規定に従うとされるからである。ただ

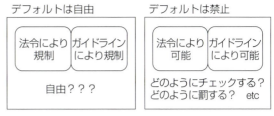

図1 規制について2通りの考え方

し，法令の規定により実施される研究は除外される。そして，侵襲や介入の有無にかかわらず，既存試料・情報を用いる研究も含め対象としている。「研究」でないのは，「傷病の予防，診断又は治療を専ら目的とする医療」（いわゆる日常診療のことである）や，症例報告などに限られることになる。

そして，「侵襲」（研究目的で行われる，穿刺，切開，薬物投与，放射線照射，心的外傷に触れる質問など）と「介入」（人の健康に関する様々な事象に影響を与える要因，生活指導，栄養指導なども含む）の有無により，インフォームドコンセントの手続きが定められている。また，介入を行う研究は，すべて公開データベースへの登録義務があり，進捗状況や研究結果の登録をする必要がある。

「人研究倫理指針」では，研究の倫理的妥当性と科学的合理性について，研究者と研究責任者の責務が明確にされていることはいうまでもないが，特に研究計画書の作成と研究の倫理審査がきわめて重視されている。研究を開始するための倫理審査では，倫理委員会の構成と会議成立要件が詳細に定められ，倫理委員や事務担当者にも教育研修受講義務が課されている。また，個人情報保護や安全管理はいうまでもなく，研究の信頼性を確保するために，利益相反の管理やモニタリングおよび監査について言及されたことも注目される。

「人研究倫理指針」は，わが国で明るみに出た，様々な研究不正や論文不正に対する反省として作成されたという背景がある。その施行により，従来から用いられた「疫学研究に関する倫理指針」と「臨床研究に関する倫理指針」は廃止され，関連するいくつかのガイドラインは一部改定された。

したがって，生殖医療領域の研究についても，今後，このガイドラインに準拠する必要がある．また，日本産科婦人科学会の「ヒト精子・卵子・受精卵を取り扱う研究に関する見解」にも，「ヒト精子・卵子・受精卵を取り扱う研究に従事する者は，法令および政府・省庁の各種ガイドラインの最新版を遵守しなければならない．また，法令および政府・省庁の各種ガイドラインが認める範囲で，その研究を施行することができる」と記載されている．すなわち，すべての生殖領域の研究者が，「人研究倫理指針」を熟読することが求められているのである．

文献

1) 青木清ほか編：医科学研究の自由と規制，上智大学出版，東京，2011．
2) 田代志門：研究倫理とは何か，勁草書房，東京，2011．
3) 香川知晶ほか編：生命倫理の源流，岩波書店，東京，2014．

（石原　理）

資　　料

研究倫理に関するウェブページ一覧

法律，基準関連資料	
動物の愛護及び管理に関する法律	http://law.e-gov.go.jp/htmldata/S48/S48H0105.html
実験動物の飼養及び保管並びに苦痛の軽減に関する基準	https://www.env.go.jp/nature/dobutsu/aigo/2_data/nt_h180428_88.html
指針関連資料	
人を対象とする医学系研究に関する倫理指針（文部科学省，厚生労働省）	http://www.lifescience.mext.go.jp/files/pdf/n1443_01.pdf
ヒト受精胚の作成を行う生殖補助医療研究に関する倫理指針（文部科学省）	http://www.lifescience.mext.go.jp/bioethics/seisyoku_hojo.html
ヒトiPS細胞又はヒト組織幹細胞からの生殖細胞の作成を行う研究に関する指針（文部科学省）	http://www.lifescience.mext.go.jp/bioethics/hito_es.html
厚生労働省の所管する実施機関における動物実験等の実施に関する基本指針	http://www.mhlw.go.jp/file/06-Seisakujouhou-10600000-Daijinkanboukouseikagakuka/honbun.pdf
研究機関等における動物実験等の実施に関する基本指針（文部科学省）	http://www.mext.go.jp/b_menu/hakusho/nc/06060904.htm
農林水産省の所管する研究機関等における動物実験等の実施に関する基本指針	http://www.maff.go.jp/j/kokuji_tuti/tuti/t0000775.html
日本産科婦人科学会による各種見解	http://www.jsog.or.jp/ethic/index.html
動物実験の適正な実施に向けたガイドライン（日本学術会議）	http://www.scj.go.jp/ja/info/kohyo/pdf/kohyo-20-k16-2.pdf#page=1
歴史的な重要資料	
ヒポクラテスの誓い（Hippocratic Oath）	http://guides.library.jhu.edu/c.php?g=202502&p=1335759
ニュルンベルク綱領（Nuremberg Code, 1947）	https://history.nih.gov/research/downloads/nuremberg.pdf
ヘルシンキ宣言（Declaration of Helsinki, 1964）（日本医師会訳）	http://www.med.or.jp/wma/helsinki.html
ベルモントレポート（Belmont Report, 1978）	http://www.hhs.gov/ohrp/regulations-and-policy/belmont-report/

動物の愛護及び管理に関する法律（抜粋）

（動物を殺す場合の方法）
第四十条 動物を殺さなければならない場合には，できる限りその動物に苦痛を与えない方法によつてしなければならない。
2　環境大臣は，関係行政機関の長と協議して，前項の方法に関し必要な事項を定めることができる。

（動物を科学上の利用に供する場合の方法，事後措置等）
第四十一条 動物を教育，試験研究又は生物学的製剤の製造の用その他の科学上の利用に供する場合には，科学上の利用の目的を達することができる範囲において，できる限り動物を供する方法に代わり得るものを利用すること，できる限りその利用に供される動物の数を少なくすること等により動物を適切に利用することに配慮するものとする。
2　動物を科学上の利用に供する場合には，その利用に必要な限度において，できる限りその動物に苦痛を与えない方法によつてしなければならない。
3　動物が科学上の利用に供された後において回復の見込みのない状態に陥つている場合には，その科学上の利用に供した者は，直ちに，できる限り苦痛を与えない方法によつてその動物を処分しなければならない。
4　環境大臣は，関係行政機関の長と協議して，第二項の方法及び前項の措置に関しよるべき基準を定めることができる。

（獣医師による通報）
第四十一条の二 獣医師は，その業務を行うに当たり，みだりに殺されたと思われる動物の死体又はみだりに傷つけられ，若しくは虐待を受けたと思われる動物を発見したときは，都道府県知事その他の関係機関に通報するよう努めなければならない。

（表彰）
第四十一条の三 環境大臣は，動物の愛護及び適正な管理の推進に関し特に顕著な功績があると認められる者に対し，表彰を行うことができる。

（地方公共団体への情報提供等）
第四十一条の四 国は，動物の愛護及び管理に関する施策の適切かつ円滑な実施に資するよう，動物愛護担当職員の設置，動物愛護担当職員に対する動物の愛護及び管理に関する研修の実施，動物の愛護及び管理に関する業務を担当する地方公共団体の部局と都道府県警察の連携の強化，動物愛護推進員の委嘱及び資質の向上に資する研修の実施等に関し，地方公共団体に対する情報の提供，技術的な助言その他の必要な施策を講ずるよう努めるものとする。

日本産科婦人科学会による各種見解

生殖補助医療実施医療機関の登録と報告に関する見解
（平成28年6月改定　理事長　藤井知行，倫理委員会委員長　苛原　稔）
http://www.jsog.or.jp/ethic/iryoukikantourokuhoukoku_20160625.html

体外受精・胚移植に関する見解
（平成26年6月改定　理事長　小西郁生，倫理委員会委員長　苛原　稔）
http://www.jsog.or.jp/ethic/taigaijusei_201406.html

顕微授精に関する見解
（平成18年4月改定　理事　武谷雄二，倫理委員会委員長　吉村泰典）
http://www.jsog.or.jp/about_us/view/html/kaikoku/H18_4_kenbi.html

ヒト胚および卵子の凍結保存と移植に関する見解
（平成26年6月改定　理事長　小西郁生，倫理委員会委員長　苛原　稔）
http://www.jsog.or.jp/ethic/hitohai_201406.html

医学的適応による未受精卵子，胚（受精卵）および卵巣組織の凍結・保存に関する見解
（平成28年6月改定　理事長　藤井知行，倫理委員会委員長　苛原　稔）
http://www.jsog.or.jp/ethic/mijyuseiranshi_20160625.html

提供精子を用いた人工授精に関する見解
（平成27年6月改定　理事長　小西郁生，倫理委員会委員長　苛原　稔）
http://www.jsog.or.jp/ethic/teikyouseishi_20150620.html

生殖補助医療における多胎妊娠防止に関する見解
（平成20年4月　理事長　吉村泰典，倫理委員会委員長　星合　昊）
http://www.jsog.or.jp/ethic/H20_4_tataininshin.html

精子の凍結保存に関する見解
（平成19年4月　理事長　吉村泰典，倫理委員会委員長　星合　昊）
http://www.jsog.or.jp/about_us/view/html/kaikoku/H19_4_seishitouketsuhozon.html

ヒト精子・卵子・受精卵を取り扱う研究に関する見解
（平成25年6月改定　理事長　小西郁生，倫理委員会委員長　落合和徳）
http://www.jsog.or.jp/ethic/H25_6_hitoseishiranshijyuseiran.html

ヒトの体外受精・胚移植の臨床応用の範囲についての見解
（平成10年10月　会長　佐藤和雄）
http://www.jsog.or.jp/ethic/hitohai_20100626.html

「着床前診断」に関する見解
（平成27年6月20日改定　理事長　小西郁生，倫理委員会委員長　苛原　稔）
http://www.jsog.or.jp/ethic/chakushouzen_20150620.html

死亡した胎児・新生児の臓器等を研究に用いることの是非や許容範囲についての見解
（昭和62年1月　会長　飯塚理八）
http://www.jsog.or.jp/about_us/view/html/kaikoku/S62_1.html

出生前に行われる遺伝学的検査および診断に関する見解
（平成25年6月改定　理事長　小西郁生，倫理委員会委員長　落合和徳）
http://www.jsog.or.jp/ethic/H25_6_shusseimae-idengakutekikensa.html

代理懐胎に関する見解
（平成15年4月　会長　野澤志朗）
http://www.jsog.or.jp/about_us/view/html/kaikoku/H15_4.html

胚提供による生殖補助医療に関する見解
（平成16年4月　会長　藤井信吾）
http://www.jsog.or.jp/about_us/view/html/kaikoku/H16_4.html

ヘルシンキ宣言（日本医師会訳）

序文

1. 世界医師会（WMA）は，特定できる人間由来の試料およびデータの研究を含む，人間を対象とする医学研究の倫理的原則の文書としてヘルシンキ宣言を改訂してきた。

本宣言は全体として解釈されることを意図したものであり，各項目は他のすべての関連項目を考慮に入れて適用されるべきである。

2. WMAの使命の一環として，本宣言は主に医師に対して表明されたものである。WMAは人間を対象とする医学研究に関与する医師以外の人々に対してもこれらの諸原則の採用を推奨する。

一般原則

3. WMAジュネーブ宣言は，「私の患者の健康を私の第一の関心事とする」ことを医師に義務づけ，また医の国際倫理綱領は，「医師は，医療の提供に際して，患者の最善の利益のために行動すべきである」と宣言している。

4. 医学研究の対象とされる人々を含め，患者の健康，福利，権利を向上させ守ることは医師の責務である。医師の知識と良心はこの責務達成のために捧げられる。

5. 医学の進歩は人間を対象とする諸試験を要する研究に根本的に基づくものである。

6. 人間を対象とする医学研究の第一の目的は，疾病の原因，発症および影響を理解し，予防，診断ならびに治療（手法，手順，処置）を改善することである。最善と証明された治療であっても，安全性，有効性，効率性，利用可能性および質に関する研究を通じて継続的に評価されなければならない。

7. 医学研究はすべての被験者に対する配慮を推進かつ保証し，その健康と権利を擁護するための倫理基準に従わなければならない。

8. 医学研究の主な目的は新しい知識を得ることであるが，この目標は個々の被験者の権利および利益に優先することがあってはならない。

9. 被験者の生命，健康，尊厳，全体性，自己決定権，プライバシーおよび個人情報の秘密を守ることは医学研究に関与する医師の責務である。被験者の保護責任は常に医師またはその他の医療専門職にあり，被験者が同意を与えた場合でも，決してその被験者に移ることはない。

10. 医師は，適用される国際的規範および基準はもとより人間を対象とする研究に関する自国の倫理，法律，規制上の規範ならびに基準を考慮しなければならない。国内的または国際的倫理，法律，規制上の要請がこの宣言に示されている被験者の保護を減じあるいは排除してはならない。

11. 医学研究は，環境に害を及ぼす可能性を最小限にするよう実施されなければならない。

12. 人間を対象とする医学研究は，適切な倫理的および科学的な教育と訓練を受けた有資格者によってのみ行われなければならない。患者あるいは健康なボランティアを対象とする研究は，能力と十分な資格を有する医師またはその他の医療専門職の監督を必要とする。

13. 医学研究から除外されたグループには研究参加への機会が適切に提供されるべきである。

14. 臨床研究を行う医師は，研究が予防，診断または治療する価値があるとして正当化できる範囲内にあり，かつその研究への参加が被験者としての患者の健康に悪影響を及ぼさないことを確信する十分な理由がある場合に限り，その患者を研究に参加させるべきである。

15. 研究参加の結果として損害を受けた被験者に対する適切な補償と治療が保証されなければならない。

リスク，負担，利益

16. 医療および医学研究においてはほとんどの治療にリスクと負担が伴う。人間を対象とする医学研究は，その目的の重要性が被験者のリスクおよび負担を上まわる場合に限り行うことができる。

17. 人間を対象とするすべての医学研究は，研究の対象となる個人とグループに対する予想し得るリスクおよび負担と被験者およびその研究によって影響を受けるその他の個人またはグループに対する予見可能な利益とを比較して，慎重な評価を先行させなければならない。

リスクを最小化させるための措置が講じられなければならない。リスクは研究者によって継続的に監視，評価，文書化されるべきである。

18. リスクが適切に評価されかつそのリスクを十分に管理できるとの確信を持てない限り，医師は人間を対象とする研究に関与してはならない。

潜在的な利益よりもリスクが高いと判断される場合または明確な成果の確証が得られた場合，医師は研究を継続，変更あるいは直ちに中止すべきかを判断しなければならない。

社会的弱者グループおよび個人

19. あるグループおよび個人は特に社会的な弱者であり不適切な扱いを受けたり副次的な被害を受けやすい。

すべての社会的弱者グループおよび個人は個別の状況を考慮したうえで保護を受けるべきである。

20. 研究がそのグループの健康上の必要性または優先事項に応えるものであり，かつその研究が社会的弱者でないグループを対象として実施できない場合に限り，社会的弱者グループを対象とする医学研究は正当化される。さらに，そのグループは研究から得られた知識，実践または治療からの恩恵を受けるべきである。

科学的要件と研究計画書

21. 人間を対象とする医学研究は，科学的文献の十分な知識，その他関連する情報源および適切な研究室での実験ならびに必要に応じた動物実験に基づき，一般に認知された科学的諸原則に従わなければならない。研究に使用される動物の福祉は尊重されなければならない。

22. 人間を対象とする各研究の計画と実施内容は，研究計画書に明示され正当化されていなければならない。

研究計画書には関連する倫理的配慮について明記され，また本宣言の原則がどのように取り入れられてきたかを示すべきである。計画書は，資金提供，スポンサー，研究組織との関わり，起こり得る利益相反，被験者に対する報奨ならびに研究参加の結果として損害を受けた被験者の治療および／または補償の条項に関する情報を含むべきである。

臨床試験の場合，この計画書には研究終了後条項についての必要な取り決めも記載されなければならない。

研究倫理委員会

23. 研究計画書は，検討，意見，指導および承認を得るため研究開始前に関連する研究倫理委員会に提出されなければならない。この委員会は，その機能において透明性がなければならず，研究者，スポンサーおよびその他いかなる不適切な影響も受けず適切に運営されなければならない。委員会は，適用される国際的規範および基準はもとより，研究が実施される国または複数の国の法律と規制も考慮しなければならない。しかし，そのために本宣言が示す被験者に対する保護を減じあるいは排除することを許してはならない。

研究倫理委員会は，進行中の研究をモニターする権利を持たなければならない。研究者は，委員会に対してモニタリング情報とくに重篤な有害事象に関する情報を提供しなければならない。委員会の審議と承認を得ずに計画書を修正してはならない。研究終了後，研究者は研究知見と結論の要約を含む最終報告書を委員会に提出しなければならない。

プライバシーと秘密保持

24. 被験者のプライバシーおよび個人情報の秘密保持を厳守するためあらゆる予防策を講じなければならない。

インフォームド・コンセント

25. 医学研究の被験者としてインフォームド・コンセントを与える能力がある個人の参加は自発的でなければならない。家族または地域社会のリーダーに助言を求めることが適切な場合もあるが，インフォームド・コンセントを与える能力がある個人を本人の自主的な承諾なしに研究に参加させてはならない。

26. インフォームド・コンセントを与える能力がある人間を対象とする医学研究において，それぞれの被験者候補は，目的，方法，資金源，起こり得る利益相反，研究者の施設内での所属，研究から期待される利益と予測されるリスクならびに起こり得る不快感，研究終了後条項，その他研究に関するすべての面について十分に説明されなければならない。被験者候補は，いつでも不利益を受けることなしに研究参加を拒否する権利または参加の同意を撤回する権利があることを知らされなければならない。個々の被験者候補の具体的情報の必要性のみならずその情報の伝達方法についても特別な配慮をしなければならない。

被験者候補がその情報を理解したことを確認したうえで，医師またはその他ふさわしい有資格者は被験者候補の自主的なインフォームド・コンセントをできれば書面で求めなければならない。同意が書面で表明されない場合，その書面によらない同意は立会人のもとで正式に文書化されなければならない。

医学研究のすべての被験者は，研究の全体的成果について報告を受ける権利を与えられるべきである。

27. 研究参加へのインフォームド・コンセントを求める場合，医師は，被験者候補が医師に依存した関係にあるかまたは同意を強要されているおそれがあるかについて特別な注意を払わなければならない。そのような状況下では，インフォームド・コンセントはこうした関係とは完全に独立したふさわしい有資格者によって求められなければならない。

28. インフォームド・コンセントを与える能力がない被験者候補のために，医師は，法的代理人からインフォームド・コンセントを求めなければならない。これらの人々は，被験者候補に代表されるグループの健康増進を試みるための研究，インフォームド・コンセントを与える能力がある人々では代替して行うことができない研究，そして最小限のリスクと負担のみ伴う研究以外には，被験者候補の利益になる可能性のないような研究対象に含まれてはならない。

29. インフォームド・コンセントを与える能力がないと思

資　料

われる被験者候補が研究参加についての決定に賛意を表することができる場合，医師は法的代理人からの同意に加えて本人の賛意を求めなければならない。被験者候補の不賛意は，尊重されるべきである。

30. 例えば，意識不明の患者のように，肉体的，精神的にインフォームド・コンセントを与える能力がない被験者を対象とした研究は，インフォームド・コンセントを与えることを妨げる肉体的・精神的状態がその研究対象グループに固有の症状となっている場合に限って行うことができる。このような状況では，医師は法的代理人からインフォームド・コンセントを求めなければならない。そのような代理人が得られず研究延期もできない場合，この研究はインフォームド・コンセントを与えられない状態にある被験者を対象とする特別な理由が研究計画書で述べられ，研究倫理委員会で承認されていることを条件として，インフォームド・コンセントなしに開始することができる。研究に引き続き留まる同意はできるかぎり早く被験者または法的代理人から取得しなければならない。

31. 医師は，治療のどの部分が研究に関連しているかを患者に十分に説明しなければならない。患者の研究への参加拒否または研究離脱の決定が患者・医師関係に決して悪影響を及ぼしてはならない。

32. バイオバンクまたは類似の貯蔵場所に保管されている試料やデータに関する研究など，個人の特定が可能な人間由来の試料またはデータを使用する医学研究のためには，医師は収集・保存および/または再利用に対するインフォームド・コンセントを求めなければならない。このような研究に関しては，同意を得ることが不可能か実行できない例外的な場合があり得る。このような状況では研究倫理委員会の審議と承認を得た後に限り研究が行われ得る。

プラセボの使用

33. 新しい治療の利益，リスク，負担および有効性は，以下の場合を除き，最善と証明されている治療と比較考量されなければならない：
証明された治療が存在しない場合，プラセボの使用または無治療が認められる；あるいは，
説得力があり科学的に健全な方法論的理由に基づき，最善と証明されたものより効果が劣る治療，プラセボの使用または無治療が，その治療の有効性あるいは安全性を決定するために必要な場合，そして，最善と証明されたものより効果が劣る治療，プラセボの使用または無治療の患者が，最善と証明された治療を受けなかった結果として重篤または回復不能な損害の付加的リスクを被ることがないと予想される場合。

この選択肢の乱用を避けるため徹底した配慮がなされなければならない。

研究終了後条項

34. 臨床試験の前に，スポンサー，研究者および主催国政府は，試験の中で有益であると証明された治療を未だ必要とするあらゆる研究参加者のために試験終了後のアクセスに関する条項を策定すべきである。また，この情報はインフォームド・コンセントの手続きの間に研究参加者に開示されなければならない。

研究登録と結果の刊行および普及

35. 人間を対象とするすべての研究は，最初の被験者を募集する前に一般的にアクセス可能なデータベースに登録されなければならない。

36. すべての研究者，著者，スポンサー，編集者および発行者は，研究結果の刊行と普及に倫理的責務を負っている。研究者は，人間を対象とする研究の結果を一般的に公表する義務を有し報告書の完全性と正確性に説明責任を負う。すべての当事者は，倫理的報告に関する容認されたガイドラインを遵守すべきである。否定的結果および結論に達しない結果も肯定的結果と同様に，刊行または他の方法で公表されなければならない。資金源，組織との関わりおよび利益相反が，刊行物の中には明示されなければならない。この宣言の原則に反する研究報告は，刊行のために受理されるべきではない。

臨床における未実証の治療

37. 個々の患者の処置において証明された治療が存在しないかまたはその他の既知の治療が有効でなかった場合，患者または法的代理人からのインフォームド・コンセントがあり，専門家の助言を求めたうえ，医師の判断において，その治療で生命を救う，健康を回復するまたは苦痛を緩和する望みがあるのであれば，証明されていない治療を実施することができる。この治療は，引き続き安全性と有効性を評価するために計画された研究の対象とされるべきである。すべての事例において新しい情報は記録され，適切な場合には公表されなければならない。

用語解説

アデニル酸シクラーゼ（adenylate cyclase）
ATPからピロリン酸を遊離してサイクリックAMPを合成する酵素で，細胞膜中に存在する。種々のホルモンや生理活性物質によって活性化し，サイクリックAMPを細胞質に放出する。

アポトーシス（apoptosis）
細胞の積極的な死に方の一種で，プログラム細胞死とも呼ばれる。発生過程の形態形成や癌細胞の除去などに働いている。アポトーシスを起こしている細胞では，DNAの断片化や細胞の小胞化（アポトーシス小胞）などが観察され，カスパーゼ（caspase）が主導的に関与している。

イオノフォア（ionophore）
細胞膜のイオン透過性を高める物質の総称。A23187やイオノマイシンは，Ca^{2+}イオノフォアで卵子の活性化に用いられている。

異種臓器移植用動物 (heterogenous organ transplantation animal)
ヒトの移植用臓器不足を解消するための1つの手法として，動物の臓器を移植することが考えられてきた。超急性拒絶反応に関与する遺伝子を破壊したブタが，これまで作出されている。

異所性妊娠（ectopic pregnancy）
受精卵子が正常の着床部位である子宮内腔以外の場所に着床し成立した妊娠。従来は子宮外妊娠といわれていた。

異数性（aneuploidy）
正常であれば性染色体以外の常染色体は対をなす2nであるが，その数に増減がある場合を称している。特定の染色体が多く3本ある場合，これをトリソミー，1本少ない場合をモノソミーと称している。

異数体スクリーニング（aneuploid screening）
ARTにおいて，胚の異数性は，着床障害や初期流産の原因の1つであることが知られている。着床前遺伝子診断の手法を用いて，異数体をスクリーニングすることにより，ARTによる妊娠率を向上させ，流産率を低下させることができるとの報告がある。

イスタンブールコンセンサス（Istanbul consensus）
卵子と胚の統一的な形態学的評価法が望まれている中，2010年にAlpha Scientists in Reproductive MedicineのグループとESHRE Special Interest Group of Embryologyがイスタンブールでワークショップを開催し，適切な最低限の統一的な評価基準を作成した。この提案は各施設の合理的なルーティンワークや各施設間のデータの比較に役立つ。

1絨毛膜性双胎（monochorionic twins）
胚が受精後4日目以降に分離してできた一卵性双胎で，胎児を包む卵膜（脱落膜・絨毛膜・羊膜からなる）のうち，胎盤の一部を形成する絨毛膜を2つの胎児が共有する。

一卵性双胎（monozygotic twins：MZT）
着床前のハッチング途中で内細胞塊が2つに分離して起こるとされている。一卵性双胎の自然妊娠における発現率は0.4％程度であるが，孵化促進法を施行した症例では一卵性双胎が増加するとの報告がみられる。

遺伝子相同組換え（homologous recombination）
類似の塩基配列を持つDNA間で組換えが起こり，遺伝情報を再編成する現象。ES細胞の中で狙った特定の遺伝子を外来遺伝子と組換えを起こし，遺伝子改変個体を作製して遺伝子の機能解析に使用される。

遺伝子変異
タンパク質の変異をもたらすような遺伝子内部の変異を遺伝子変異という。①塩基置換，②塩基の挿入・欠失，③遺伝子変換，④反復配列数の変化の4種に分類される。ナンセンス変異，ミスセンス変異，フレームシフト変異などが引き起こされる。

イムノグロブリン（immunoglobulin：Ig）
液性免疫の主体となる骨髄細胞が分泌するタンパク質で，ほぼ一定の構造を持つ定常領域と，多様性に富み抗原と結合する可変領域から構成される。IgA，IgG，IgD，IgE，IgMの5つのクラスがある。

イムノスフェア（immunospheres）
抗精子抗体の検出法。イムノビーズテストに準ずる。

用語解説

イムノビーズテスト（immunobead test：IBT）
精子に結合する抗精子抗体を検出する目的で用いる。ウサギ抗ヒトIgG，IgAまたはIgM抗体を結合させたポリアクリルアミドビーズと患者精子をスライドガラス上で反応させ，顕微鏡下にビーズが結合した精子の割合を調べる。直接法における判定基準は，20％以上の運動精子にビーズが結合する場合をかつて陽性としていたが，WHOマニュアル（1999）によると，50％以上の運動精子にビーズが結合する場合を陽性と判定すると改訂された。ただし，その根拠は示されていない。

囲卵腔（perivitelline space）
透明帯と卵細胞膜の間の間隙。

インターフェロン（interferon）
ウイルス感染に際して，ほとんどすべての動物細胞が生産，分泌する分子量約2万の糖タンパク質で，ウイルス抑制因子ともいう。きわめて高い生物活性を有し，細胞1個当たり数分子のインターフェロンによって抗ウイルス性が賦与される。

インフォームドコンセント（informed consent）
Information（情報・説明）に基づく同意・承諾。ヒトに対して何らかの行為を行う場合には，その行為についてあらかじめ説明し，相手からその実施について同意を得ていなければならないことを意味する。医療においては，ヒトの身体に対する侵襲行為であるだけに重視される。

ウシ胎子血清（fetal bovine serum：FBS）
エンドトキシンを含まず，ES細胞を未分化状態で維持できるロットを選別して使用する。

ウリジン二リン酸グルコースグリコーゲントランスフェラーゼ（UDPG-glycogen transferase, glycogen synthase）
UDPGグルコースからα-1,4グルカンにグルコシル基を転移させ，グリコーゲンを生成する酵素で，動物のほとんどすべての組織に存在する。

エストラジオール（estradiol）
エストラジオールは，エストロゲンの一種である。卵胞の顆粒膜細胞から分泌される女性ホルモンであるエストロゲンには，エストロン（E_1），エストラジオール（E_2），エストリオール（E_3）があり，それらの中でE_2は生理活性が最も強い。

X連鎖劣性遺伝病（X-linked recessive disease）
X染色体上に座位する遺伝子によって発生する疾患で，主として男性に発症するものをいう。女性の場合，一方のX染色体上に疾患の原因となる遺伝子変異があるときには発症しないか軽度の発症にとどまる。

エピジェネティクス（epigenetics）
同一のゲノムを持った細胞が，DNAメチル化，ヒストンのメチル化／アセチル化などにより，遺伝子配列の変化を伴わずに異なる遺伝子発現を行う機構。細胞の分化，脱分化，癌化，胚発生など多様な場面に関与。

円形精子細胞卵子内注入法（round spermatid injection：ROSI）
男性不妊症の患者の精巣から，精子に変態する前の円形精子細胞（半数体n）1個を採取し，卵子内へ注入することで受精を起こす方法。

か

解糖（glycolysis）
グルコースを嫌気的に分解する代謝機構で，最終産物は乳酸である。ほとんどすべての生物に存在し，グルコース1分子を分解して乳酸2分子を生じる。

核型（karyotype）
染色体の数や形は動物種によって一定であり，その一群の染色体をバンドパターンと大きさに従って並べたもの。

核凝縮（condensation）
減数分裂を完了した精子細胞が成熟精子へと変形する過程で起こる電子密度の増加を伴った核の凝縮。

核の初期化（reprogramming）
発現できる遺伝子の種類が受精卵子と同じ状態になること。

ガラス化（vitrification）
液体が結晶を形成しないまま固体となる現象。したがって，水溶液においては，氷の結晶（氷晶）が形成されずに固化すること。細胞の凍結においては，細胞内をガラス化させることが必要である。

ガラス化保存法（vitrification method）
保存液に高濃度の耐凍剤を添加し，保存液全体を過冷却状態でガラス化させて細胞を保存する方法。

ガラス転移温度（glass transition temperature）
濃縮された溶液がガラス化する（非結晶のまま固化する）温度，あるいはガラス化した固体が溶解する温度。耐

凍剤を含む水溶液では，−130℃付近と考えられる。

顆粒膜細胞（granulosa cell）
卵巣内で，卵胞発育に伴い卵母細胞の周囲に増殖する小型上皮系の細胞。

過冷却（supercooling）
液体を本来の氷点以下まで冷却しても結晶が形成されない状態。

緩慢凍結法（slow freezing）
約1.5 mol/Lの耐凍剤を含む保存液に胚を浮遊して平衡化させ，−5℃付近で植氷したのち，毎分0.3〜0.5℃の非常に緩慢な速度で−35℃付近あるいは−70℃付近まで冷却してから液体窒素に浸す凍結法。

キアズマ（chiasma）
第一減数分裂前期では，2本の染色分体からなる相同染色体同士が対合し，一部の領域で交差（crossover）が起こり両者の配列が組み換わる。このとき相同染色体の乗り換えた部位は「X字形」の構造となりキアズマと呼ばれる。組換えによって様々な遺伝子の組み合わせを持つ配偶子が形成されることになる。

キメラ動物（chimeric animal）
異なるゲノムを持つ2種類以上の細胞が混在する動物で，2個以上の受精卵子に由来する場合をキメラ（動物）という。

逆行性射精（retrograde ejaculation）
精液が尿道口から射出できず，膀胱に向かって逆流する病態。糖尿病，脊髄損傷，泌尿器科的手術後に発症することが多い。

ギャップジャンクション（gap junction）
隣接する細胞の細胞膜が2 nm以下の狭い間隙で接近している場合に形成される特殊な細胞間接着構造。卵丘細胞と卵子との間にみられる。

キャピラリー（オープンプルドストロー）（open pulled straw）
超急速ガラス化保存法で用いる細管。精子凍結保存用ストローを細く引き延ばして切断したもの，あるいは細いマイクロピペットチップに，ガラス化保存液に浸した胚を導入し，開口を塞がずに直接液体窒素に浸して使用する。

競合的遺伝子ハイブリダイゼーション（comparative genomic hybridization：CGH）
染色体分染法であるFISH法の特殊な手技。患者および対象者から抽出したDNAを各々異なる蛍光色素でラベルし正常染色体標本とハイブリダイズさせ，各染色体領域のコピー数の異常を検出する。通常の細胞遺伝学的分析法による染色体検査で異常のない原因不明の奇形や精神発達遅延を認める患者において，染色体の小さな欠失や重複の検出が可能である。

極少精子症（cryptozoospermia）
精液を遠心して沈渣中に初めて精子が確認される状態。Transient azoospermia, occasional spermatozoaとの区別は定義上はっきりしない。

極体放出不全（failure of polar body formation）
第二減数分裂中期で精子の侵入を受けた卵子が，何らかの理由で半数体DNAを極体として放出できず，核膜形成が卵子内で起こること。

均衡型転座保因者（carrier of balanced translocation）
染色体構造異常を有するが，欠失・重複・挿入などの量的な変化を認めないものをいう。配偶子形成の際に不均衡型を生じることにより，高頻度に流産を発生する原因となることから，習慣流産夫婦に発見されることがある。

グラーフ卵胞（Graafian follicle）
胞状卵胞の中でも特に発育した排卵直前の卵胞。

クラインフェルター症候群（Klinefelter's syndrome）
ヒトの性染色体異常の1つ。外見は男性であるが，精巣の発育不全を呈す。XXYやモザイクによる。配偶子形成の際の性染色体の不分離のために生じると考えられる。

グリコーゲン（glycogen）
グルコースからなるホモ多糖であるグルカンの一種。動物の貯蔵多糖としてほとんどすべての細胞に分布し，エネルギーの供給源となる。

α-グリセロリン酸脱水素酵素（α-glycerophosphate dehydrogenase）
α-グリセロリン酸を酸化し，ジヒドロキシアセトンリン酸を生成する酵素で，糖質と脂質との相互移行反応の一部として重要なものである。

グルコース6リン酸脱水素酵素（glucose-6-phosphate dehydrogenase）
ペントースリン酸回路に存在する酵素で，グルコース6

用語解説

リン酸と6ホスホグルコノラクトン酸との相互転換に関与する。また、この酵素の作用によりステロイドの水酸化などに役割をはたすNADPHが産生される。

クレブス回路（Krebs cycle, citric acid cycle）

トリカルボン酸回路、TCA回路などとも呼ばれる。解糖およびそのほかの異化作用によって生じたアセチルCoAを完全酸化するための代謝回路である。

クローン動物（clone animal）

人為的な操作を加えて作出された核内遺伝子組成が同一の個体群。

蛍光 in situ ハイブリダイゼーション（fluorescence in situ hybridization：FISH）

目的とする遺伝子やDNAマーカーに特異的なDNAプローブを蛍光物質で標識して、染色体や分裂間期核にハイブリダイズさせることにより、目的とする遺伝子やDNAマーカーの存在部位を検出する方法をいう。

形質転換動物（transgenic animal：Tg動物）

動物のゲノムに外来遺伝子を導入し、本来の形質を変化させた動物。一般には、その動物自身の遺伝子には変化を与えず、ランダムな部位に導入した遺伝子を、強制的に過剰発現させることによって形質を転換した動物をトランスジェニック動物と呼ぶことが多い。

経腟超音波ガイド下経腟採卵（transvaginal ultrasound-guided oocyte retrieval）

経腟的プローブを用いた超音波画像診断装置で卵巣を描写し、経腟的採卵針を用いて排卵直前の卵胞から卵子を吸引採取する手技をいう。体外受精・胚移植法における採卵法として定着している。

経皮的精巣上体精子吸引術（percutaneous epididymal sperm aspiration：PESA）

細い針を精巣上体に穿刺して精子を回収する手技。閉塞性無精子症に対して行われる。

血小板活性化因子（platelet activating factor：PAF）

エーテルリン脂質の一種である。一般に、好塩基球、好酸球、マクロファージ、マスト細胞などが刺激に応じて産生し、細胞膜上の受容体を介して血小板、好中球、マクロファージなどの標的細胞に作用して各種の生理変化を引き起こす。

ゲノムインプリンティング（genomic imprinting）

哺乳類ではDNAのメチル化などによる遺伝子発現制御機構により、父母ゲノムの片アレルのみから発現する遺伝子群が存在する。その結果、父母ゲノム間に決定的な機能差を生じる機構を呼ぶ。

顕微鏡下精巣上体精子吸引術（microsurgical epididymal sperm aspiration：MESA）

顕微授精に必要な精巣上体精子を精巣上体管から採取する方法。麻酔下で陰嚢に切開を加え精巣上体を露出する。肉眼的または手術用顕微鏡下に精巣上体被膜に小切開を加え、露出した精巣上体管から精巣上体精子を吸引採取する。

顕微鏡下精巣内精子回収法（microdissection TESE：micro-TESE）

手術用顕微鏡で精巣実質を観察して直視下に造精機能のある精細管を選択的に採取する手技。1999年にSchlegelが初めて報告した。

顕微注入（microinjection）

顕微鏡に装着したマイクロマニピュレーターを用いて、何らかの物質を細いガラス針で細胞内に導入すること。受精直後の1細胞期の受精卵子の前核内に遺伝子を注入することによってトランスジェニック動物を作製することができる。

抗精子抗体（anti-sperm antibody）

抗精子抗体は男女ともに産生される。様々な抗精子抗体が存在し、精子の運動能や受精能を障害する抗体は不妊の発症に関係する。女性では血中の精子不動化抗体が不妊症と密接に関係する。男性では射出精子に抗体が結合する場合、頸管粘液通過性や受精能に影響して不妊症の原因となる。

抗透明帯抗体（anti-zona pellucida antibody）

女性が自身の卵透明帯に対する抗体を産生すると受精障害や卵巣機能不全の原因となり、不妊の発症に関係する。

抗卵子抗体（anti-oocyte antibody）

卵透明帯や卵細胞に対する抗体。臨床的に関与が指摘されているのは抗透明帯抗体である。

コースティング（coasting）

卵巣刺激中、卵巣過剰刺激症候群が予想される場合の選択肢として、hMGをいったん中止し（目安として3～4日間）、血中エストラジオール値が3,000 pg/mL以下に下降してから卵巣刺激を再開し、採卵する方法。

ゴナドトロピン放出ホルモンアゴニスト
〔gonadotropin-releasing hormone (GnRH) agonist〕

10個のアミノ酸からなるペプチドであるGnRHの6位のグリシンをほかのアミノ酸に，あるいは10位のグリシンをエチルアミド基に置換することで血中の分解酵素に対する抵抗性を強化し，かつ受容体との親和性を増強させたもの。天然のGnRHの約50〜200倍の生物活性を有し，血中半減期は1〜4時間と長い。

ゴナドトロピン放出ホルモンアナログ
〔gonadotropin-releasing hormone (GnRH) analogue〕

GnRHアゴニストとGnRHアンタゴニストがあるが，現在のところ我が国で臨床応用可能なのはアゴニストだけであり，アゴニストと同義に使われることもある。

ゴナドトロピン放出ホルモンアンタゴニスト
〔gonadotropin-releasing hormone (GnRH) antagonist〕

1, 2, 3位のアミノ酸を置換し生物活性を失わせるとともに，同時に受容体活性を高めたもの。さらに，6, 10位のアミノ酸を置換して分解酵素抵抗性を高め，生体からの消失を遅らせたもの。GnRHアゴニストのような投与初期のフレアーアップを起こさず生殖腺機能の抑制が可能である。

コンディショナルノックアウト（conditional knockout）

特定の時期や組織に特異的に遺伝子ノックアウトを行うこと。

コンパクション（compaction）

胚が8細胞期以降に達したときに起こる。割球同士の接着が強まり，胚全体が小型化する現象。

サイクリックAMP（cyclic AMP）

種々のホルモンや生理活性物質の刺激を標的細胞内に伝達し，特異的な反応を引き起こすもので，第2メッセンジャーとも呼ばれる。サイクリックAMPの生体における作用は，それ以外にも多岐にわたっており，細胞の分化や分裂にも関係している。

細胞融合法（cell fusion method）

細胞を人為的に融合すること。核移植は，細胞（核）を卵細胞質へ注入するか融合する方法で行われる。核移植における細胞融合には，感染力を失活させたセンダイウイルスまたは電気刺激が用いられる。

3倍体（triploid）

染色体の数的異常の一種。染色体数は正常な場合には2倍性であるが，卵子の極体放出が正常に行われず生じた2倍性の卵子核と精子が受精した場合や余剰な精子が入ることにより3倍体が生じる。

シーケンシャルメディウム（sequential media）

分割期と胚盤胞期で組成を変更する胚培養液。生体内（卵管，子宮）環境変化や胚の生理機能変化に合わせて培養液の組成は変更すべきとのGardnerらの概念に基づく。

ジーンターゲッティング（gene targeting）

動物ゲノムの特定の領域を標的にして，その領域の遺伝子と外来遺伝子を置換することによって，動物自身の遺伝子を改変すること。

子宮内胎児発育不全
（intrauterine growth retardation：IUGR）

何らかの原因で子宮内での胎児の発育が抑制または停止し，正常範囲を逸脱して発育が小さい場合をいう。原因は様々である。

シクロヘキシミド（cycloheximide）

抗生物質の一種であり，真核細胞のタンパク質合成を阻害する。

始原生殖細胞（primordial germ cell：PGC）

生殖細胞の源となる細胞。発生の初期に出現し，生殖隆起内に侵入した後，遺伝的に雌であれば卵原細胞，雄であれば精原細胞へと分化する。

自己抗原（autoantigen）

個体を維持するためには，自己と非自己を識別し細胞同士が共同作業を営む必要がある。しかし，何らかの原因で自己免疫反応が起こり，これが直接的あるいは間接的に生体に障害を与える場合を，自己免疫疾患と呼ぶ。生殖領域において，男性では精子が，女性では卵子が，自己抗原として免疫反応を誘導する場合がある。

ジスルフィド結合（disulfide bond）

ジスルフィド結合（S-S結合）は，2組のSH基が共有結合したもので，比較的安定している。

次世代シーケンサー
（next generation sequencer：NGS）

ランダムに切断された数千万〜数億のDNA断片の塩基配列を，同時並行的に決定可能な強力な基盤技術である。高度かつ高速に処理が可能であることから，個の医療，遺伝子疾患および臨床診断学という分野に変革をもたらしている。

用語解説

シナプトネマ構造（synaptonemal complex）
シナプトネマ複合体は減数分裂期前期に特異的に現われる相同染色体が対合した構造体で，幅100～200 nmのリボン状を呈している。相同染色体の姉妹染色分体がそれぞれ側方要素と呼ばれる構造を形成し，その中央部にはしご状の中央要素を形成する。染色体の組換えに関連して形成されると考えられている。

射精障害（ejaculatory dysfunction：EjD）
勃起はするが，外尿道口からの精液の射出が認められない状態。腟内射精障害，逆行性射精障害，原発性射精障害に分類される。

絨毛採取法（chorionic villus sampling：CVS）
妊娠9～11週に行う出生前診断の1つである。経頸管的または経腹壁的に胎盤絨毛を採取して，胎児の染色体や遺伝子の情報を得る技術をいう。

受精能獲得（capacitation）
雌性生殖管内で一定期間滞留する間に起こる精子の生理的な機能変化。

出生前診断（prenatal diagnosis：PND）
絨毛採取法，羊水穿刺法，超音波検査法，母胎血清マーカー検査法など出生前に胎児を診断する技術の総称である。着床前遺伝子診断を出生前診断に含めて用いる場合と，着床前と後で区切って対比的に用いる場合がある。

常染色体優性遺伝形式（autosomal dominant：AD）
常染色体上に存在する1対の遺伝子の一方に異常があると発症する。患者の子が同疾患を発症する可能性は，男女を問わず50％である。

植氷（ice seeding）
水溶液を冷却すると，氷点以下まで冷却しても，すぐには氷晶が形成されずに過冷却状態となる。細胞内氷晶形成を防止するために，過冷却の程度が小さい状態で保存液の一部に氷晶を形成させる操作。通常，液体窒素に浸した金属（あるいはドライアイス）をサンプル容器に触れることによって植氷する。

シングルメディウム（single medium）
分割期から胚盤胞期まで組成を変更しない胚培養液。胚は自分自身で必要な成分を選択して利用するため，胚の生理機能変化に合わせた培養液組成の変更は必要ないというBiggersらの概念に基づいている。

スニップ（SNP）アレイ（single nucleotide polymorphism array）
SNP（スニップ）とは一塩基多型のこと。ヒトのゲノムDNAの約30億個の塩基の並びは，すべての人間で同一ではない。標準的な塩基配列と比べると，一塩基だけが違って多様性（多型）が生じていることがあり，これをSNPと呼ぶ。SNPアレイは染色体の構造異常検出法であるが，競合させる対照ゲノムDNAサンプルを必要としないため，アレイCGHのように対照サンプルが正常であるという前提が不要である。さらにSNPに特異的なオリゴヌクレオチドプローブを用いるので，ゲノム構造異常だけでなく，SNPも検出できる。

精原細胞（精祖細胞）（spermatogonium）
雄性の生殖幹細胞。

性交後試験（post-coital test：PCT）
ヒューナーテストとも呼ばれる。排卵日を予測し，性交後に妻を来院させ，頸管粘液を通過する運動精子数を測定する。WHOマニュアルに詳細が記されている。

精索静脈瘤（varicocele）
陰嚢上部の蔓状静脈叢が怒張し，精巣萎縮，造精機能障害などを起こす状態。

精子幹細胞（spermatogonial stem cells：SSC）
精子の源になる細胞で，自己複製分裂して精子まで形成できる能力を持つ。

精子形成周期（spermatogenic wave）
精巣網の遠位側から近位側に向かって，一定の分化段階にある生殖細胞の組合せからなるステージで，連続的かつ周期的にならんでいる。

精子星状体（sperm aster）
精子由来の中心小体と卵細胞質内の中心体周辺物質より形成された精子中心体から，細胞質内に微小管が放射状に伸長した構造体。

精子不動化試験（sperm immobilization test：SIT）
礒島により開発された精子不動化抗体の検出法である。運動性良好精子，補体，非働化した患者血清を用い，まず半定量的測定法により精子不動化値（sperm immobilization value：SIV）を算出する。SIV値が2以上を陽性と判定するが，引き続き陽性検体に対しては，定量的測定法を用いて精子不動化抗体価（SI_{50}値）を求める。

用語解説

精子ミトコンドリア (sperm mitochondria)
ミトコンドリア鞘と呼ばれ，外側粗大線維の周囲をらせん状に包んでいる。

成熟精子 (mature sperm)
受精能力がまだ備わっていない射出直後の哺乳動物の精子が，雌性生殖管の中で，キャパシテーション，ハイパーアクチベーション，先体反応という過程を経て，受精能を獲得した精子。

生殖幹細胞 (germline stem cell)
未分化の状態を保ったまま長期間にわたって分裂を繰り返すことで維持される一方で，生殖細胞に分化していく細胞。胚発生の早い段階で始原生殖細胞から分化する。

生殖クローニング (reproductive cloning)
初期胚（割球）の核あるいは胎子や成体の体細胞の核を，染色体を除去した未受精卵子に移植し，受胚雌へ移植してクローン個体を得る技術。

生殖補助医療 (assisted reproductive technology：ART)
配偶子に人為的な操作を加えることで受精を行わせ，妊娠を手助けする一連の技術の総称。

生殖隆起 (genital ridge)
発生の初期に形成される生殖腺の原基。侵入してきた始原生殖細胞とともに，雌では卵巣，雄では精巣へ分化する。

性染色体異常 (chromosome abnormality)
ターナー症候群，クラインフェルター症候群などの性染色体構成が異常な遺伝的障害の総称。ターナー症候群は，外観的に女性で性染色体がXOもしくはXOと正常核型XXのモザイク，クラインフェルター症候群は，外観的に男性で性染色体がXXYもしくはXXYと正常核型XYのモザイクである。

精巣内精子回収法 (testicular sperm extraction：TESE)
精巣を切開して精巣組織の一部から精子を採取する手技。閉塞性無精子症に対して行われるが，以前は非閉塞性無精子症に対しても行われていた。

精路再建 (microsurgical reconstruction of the male genital tract)
閉塞性無精子症に対して，手術用顕微鏡を用いて，精管-精巣上体管吻合ないしは精管-精管吻合を行うこと。

赤道板 (equatorial plate)
中期板ともいう。細胞分裂期（M期）の中期に，染色体が紡錘体内の中央部（赤道面）に集合した状態の平面をいう。

セルリサイクリング法 (cell recycling method)
同一細胞に対してPCRとFISHを順次行うことにより，多くの遺伝情報を得ることのできる技術である。PCRとFISH両者の特色を生かした診断ストラテジーを立てることができる。

全ゲノム増幅法 (whole genome amplification：WGA)
微量あるいは貴重なDNAから全ゲノム増幅を行う方法である。マイクロダイセクションなどで得られた微量な資料から抽出されたDNAテンプレートを，本手法を用いて増幅し，様々な遺伝子解析に用いることができる。

染色体の核型解析 (karyotype analysis)
正常なマウスの染色体数であるかどうか確認するとともに，性染色体を調べる。理由はよくわかっていないが，樹立されたES細胞株のほとんどは，XY型の核型である。XY型のES細胞を使用してキメラマウスを作製した場合，雄雌の比率に差が認められ，雄のキメラマウスが多く得られる。さらに，雄キメラマウスの交配により，効率よくES細胞由来の産子を得ることができる。

染色体分配異常 (chromosomal malsegregation)
体細胞分裂や減数分裂の際，染色体がそれぞれの娘細胞に均等に分配されない状態。異数体の原因となる。

染色分体 (chromatid)
S期に倍加した染色体は，細胞分裂の前期から中期にかけて2本に分かれてみえ，各々を染色分体と称する。

前精原細胞 (prespermatogonium)
精子が形成される初期段階の細胞で，精巣中に存在する。有糸分裂を繰り返して精母細胞となり，減数分裂を行って精子細胞となる。A型とB型が存在する。

センダイウイルス (Sendai virus：HVJ)
細胞融合活性を持つウイルス。不活性化後，マウスにおける核移植に用いられている。

先体外膜 (outer acrosomal membrane)
精子頭部細胞膜の内側に存在し，先体の外側を構成する膜。

用語解説

先体内膜（inner acrosomal membrane）
精子頭部細胞膜の内側に存在し，先体の内側を構成する膜。

先体反応（acrosome reaction）
精子が卵子外被を通り抜けるのに必要な物質や装置を分泌，露出させるとともに，卵細胞膜と融合する精子細胞膜を新たに露出させる形態的な変化。

前立腺（prostate gland）
膀胱の真下にあり，尿道を取り囲む形で存在するクルミ大の組織。前立腺液を分泌し，精巣で作られた精子とともに精液を構成する。射精における収縮や尿の排泄も担う。

早期染色体凝集（premature chromatin condensation：PCC）
ICSIやIVFで不受精である卵子でみられる異常であり，卵子では活性化が起きずに第二減数分裂中期で止まっており，精子は染色体凝縮が進まずに染色糸の形状で観察される。

造精機能障害（hypospermatogenesis）
何らかの原因により精巣内で精子が正常に形成されない病態。

相同染色体（homologous chromosome）
大きさやバンドパターンが同型の対をなす染色体を称し，一方は母親由来，もう一方は父親由来である。

早発閉経（premature ovarian failure：POF）
本邦婦人の閉経年齢の正常範囲は45～56歳であるが，43歳未満で閉経が起きた場合を早発閉経という。現在までに10個以上のPOF関連遺伝子が同定されているが，X染色体上に存在するものが多い。また自己免疫疾患に合併することも知られている。

ソフトマーカー（softmarker）
胎児の超音波検査により，丸い頭（brachycephaly），脳室拡張（venticulomegaly），腎盂拡張（pyelectasis），短い大腿骨（short femur），発育遅延（IUGR）など，明らかな異常ではないが，全く正常とも言いかねる微妙な所見があり，これらをソフトマーカーと呼ぶ。染色体異常児で認める頻度は高いが，正常児にも一定の割合で存在する。NTもソフトマーカーの1つとして取り扱う必要があると考えられる。

た

ターナー症候群（Turner's syndrome）
ヒトの性染色体異常の1つ。外見は女性であるが，卵巣の発達が悪い。X染色体が1本しかないXO，XXとXOのモザイク，X染色体の一方の短腕の欠損などによる。配偶子形成の際の性染色体の不分離のために生じると考えられる。

第一減数分裂（first meiotic division）
半数体の生殖細胞を形成するために行われる2回連続する細胞分裂のうち1回目の分裂で，染色体数が半減する。相同染色体が対合した2nの二価染色体がnになる。卵子では，極端な不等分割で第1極体が放出される。

第1精子レセプター（primary receptor）
受精能を獲得した精子が透明帯に結合するとき，最初にその結合に関与する透明帯上の分子。先体反応の引き金ともなる。マウスではZPC（ZP3）が相当する。

耐凍剤（cryoprotectant）
細胞を凍結保存するために添加する物質。通常，細胞に透過できる物質が必要で，主なものとして，グリセロール，エチレングリコール，ジメチルスルフォキシド（DMSO），プロピレングリコール（1,2プロパンジオール）などがある。さらに，細胞に透過しない糖類（シュクロースなど）や高分子物質も，保護効果がある場合には耐凍剤といえる。

第二減数分裂（second meiotic division）
生殖細胞（半数体）形成で2回連続する細胞分裂のうち2回目の分裂。DNA（染色体）は複製されることなく，第一減数分裂に引き続き直ちに紡錘体が形成され分裂する。染色体数は半減せず，各染色体は縦裂し染色分体となる。排卵された第二減数分裂中期の卵子では，受精により第2極体を放出し減数分裂を完了して半数体となる。

第2精子レセプター（secondary receptor）
透明帯上で，先体反応を起こした精子が，透明帯との結合を維持するのに関与する分子。マウスではZPA（ZP2）が相当する。

代理懐胎（surrogacy）
代理懐胎には，サロゲートマザーとホストマザーの2種類の方法がある。サロゲートマザーは，夫の精子を用いて第三者に人工授精し，第三者が妻の代わりに妊娠・出産するものである。ホストマザーは，妻の卵子を夫の精子と体外受精し，得られた胚を第三者の子宮に移植することによ

り，第三者が妻の代わりに妊娠・出産するものである．

多精子受精（polyspermy）
2個以上の精子が1個の卵子に侵入すること．

多前核形成（formation of multiple pronuclei）
受精により2個以上の前核が卵子内に形成されること．

脱ガラス化（devitrification）
過冷却状態でガラス化している固体が，融解過程で結晶を形成すること．耐凍剤を含む水溶液では，−80〜−50℃当たりの温度域で氷晶が形成されやすい．

多嚢胞性卵巣症候群（polycystic ovarian syndrome：PCOS）
PCOSは排卵障害，多毛，不妊，肥満などを主訴として来院することが多い疾患であり，ART以前の時代からよくみられた．その病態は多彩であるが，内分泌の状態は高LH血症，高アンドロゲン血症，高インスリン血症を認めることが多く，不妊治療の問題点としては排卵誘発剤により卵巣過剰刺激症候群が起こりやすい．インスリン非依存性糖尿病薬であるメトフォルミンの効果が明らかとなっている．ARTを行う上ではOHSSに対する注意が必要である．ARTを行う場合，卵巣刺激にはアンタゴニスト法を用いるか，少量のゴナドトロピンまたは全くゴナドトロピンを用いないIVM-IVFが適している．

着床ウインドウ（implantation window：IW）
子宮内膜において，胚が着床することのできる限られた期間．げっ歯類では実験的に確認されている．ヒトでは臨床的にその存在が推定されている．

着床前遺伝子診断（preimplantation genetic diagnosis：PGD）
体外受精によって得られた卵子や胚の遺伝子，染色体，性別などの遺伝情報を，その生存性を損わずに得る技術である．診断に用いる細胞としては，未受精卵子または胚から採取できる第1,2極体，分割期胚からの割球，胚盤胞からの栄養外胚葉細胞がある．

着床前遺伝子スクリーニング（preimplantation genetic screening：PGS）
広義の着床前遺伝子診断のうち，対象となるクライアントが遺伝性疾患の保因者でなく，一般的なリスクのある場合に対して実施するものをいう．主として，染色体の数的スクリーニングを対象として行われる場合がこれに当たる．

中心体（centrosome）
1対の中心小体と，それをとりまく中心体周辺物質からなる複合体で，微小管形成中心として，細胞極性，紡錘体形成や細胞質分裂等に関与する．

超急速ガラス化保存法（ultrarapid vitrification）
卵子や胚は，通常授精用ストロー（0.25 mL）やクライオチューブを用いて凍結されるが，さらに微細な器具を用いて，ガラス化溶液の量を極端に減らし，冷却・加温速度を高めたガラス化保存法．

調節卵巣刺激（controlled ovarian stimulation：COS）
無排卵患者にクロミフェンやhMGを投与して卵巣刺激を行う場合は排卵誘起と呼び，元来有排卵の患者に対して行う卵巣刺激をCOSと呼んでいる．

治療クローニング（therapeutic cloning）
核移植胚を受胚雌に移植してクローン個体を作出するのではなく，体外で継代培養して未分化培養細胞株を樹立し，必要な細胞種に分化誘導後，再生医療に用いる技術．

低温傷害（chilling injury）
細胞が＋20〜0℃の温度域に冷却しただけで受ける傷害．脂質含量の多い細胞でみられる．

提供精子を用いた人工授精（artificial insemination with donor's semen：AID）
匿名の第三者から提供された精液を用いた人工授精．本法以外の医療行為によっては妊娠の可能性がない，あるいはこれ以外の方法で妊娠を図った場合に母体や児に重大な危険が及ぶと判断されるものを対象とし，凍結保存精子を用いる．

低反応例〔poor（low）responder〕
種々の卵巣刺激に対して十分な卵胞発育が認められない症例で，卵胞発育機構の障害やゴナドトロピンに対する卵巣の感受性の低下などが考えられる．Ovarian reserveが低下していることによるものは含まない．

電気穿孔法（electroporation）
細胞にごく短時間（マイクロ秒）の直流電圧を付加することにより，可逆的に細胞膜に穴を空け，細胞外液中の遺伝子などを細胞内に導入する方法．

電気融合法（electrofusion）
電気刺激により，細胞膜に微小な穴を生じさせ，細胞融合を誘起する方法．核移植法の一種．

用語解説

凍結保護物質（cryoprotective agent：CPA）
　耐凍剤と同義。

動原体（centromere）
　細胞分裂の際に染色体が両極に移動するに当たり，紡錘糸が結合する部分。着糸点ともいう。

同種抗体（alloantibody, isoantibody）
　女性にとって男性の精子は同種抗原であり，それに対して産生される抗精子抗体は同種抗体となる。

透明帯（zona pellucida）
　卵巣内で発育中の卵子から分泌され，卵子の外側を被う糖タンパク質の膜。

透明帯開孔法（zona opening, zona drilling）
　酸性Tyrode液などの強酸性溶液をマイクロピペットで胚に吹きつけて透明帯の一部分を溶解して開孔する孵化促進法。

透明帯完全溶解法（zona free, zona removal）
　全周菲薄法と同様の処理方法で透明帯を完全に溶解する孵化促進法。

透明帯切開法（zona dissection）
　最初に発表された孵化促進法で，マイクロピペットで透明帯を穿刺貫通させた後，固定用ピペットをこすり合わせるようにして透明帯の一部分を切開する。

透明帯全周菲薄法（circumferential zona thinning）
　強酸性溶液あるいはプロナーゼ溶液などに胚を浸漬して透明帯全周を菲薄化する孵化促進法。

透明帯の硬化（zona hardening）
　体外受精や顕微授精などの体外培養で発育した胚では透明帯が硬化してハッチング過程が傷害を受け，着床率が低下する。

透明帯反応（zona reaction）
　表層粒の崩壊により，卵子細胞外に遊離・放出された内容物が透明帯に変化を起こし，余剰の精子の侵入を抑制する反応。

透明帯部分菲薄法（partial zona thinning）
　操作手技は開孔法と同様であるが，透明帯の外層のみを溶解して，内層を破らず温存して透明帯を菲薄化する孵化促進法。

特定不妊治療費助成事業（subsidization of medical expenses for specific infertility treatments）
　不妊治療のうち，体外受精および顕微授精については，1回の治療費が高額であり，その経済的負担が重いことから十分な治療を受けることができず，児を持つことを諦めざるを得ない方も少なくないことから，特定不妊治療費の一部を助成するものである。なお，実施主体は都道府県，指定都市，中核都市で，1年度当たり1回15万円，2回まで通算5年支給される。夫婦合算の所得制限（730万円）あり。

トロンボキサン（thromboxane）
　アラキドン酸のようなエイコサポリエン酸から動物組織で合成される生理活性物質の一種である。

2段階胚移植（two-step embryo transfer）
　採卵後2〜3日目に初期胚を，採卵後5日目に胚盤胞を連続して子宮内に移植する方法。

乳酸脱水素酵素（lactate dehydrogenase）
　乳酸を脱水素してピルビン酸を生じる酵素。解糖の最終段階を触媒するときは，ピルビン酸を還元して乳酸を生成する。この酵素の培養液中への放出量を測定することによって，退行しつつある細胞や死んだ細胞の割合を調べることが可能である。

妊娠特異タンパク質（pregnancy-specific β1 glycoprotein）
　SP-1と略される。一般に，妊娠時のみに血漿中に出現する糖タンパク質で，胎盤で作られる。

ノックアウト（knockout）動物
　ジーンターゲッティングによって，自身の特定の遺伝子機能を破壊された動物を，その遺伝子のノックアウト動物と呼ぶ。広義のトランスジェニック動物の一種である。

ノックイン（knockin）動物
　ジーンターゲッティングによって，自身の特定の遺伝子をほかの遺伝子で置換した動物。広義のトランスジェニック動物の一種である。

バイオエシックス（bioethics）
　生命科学・医療・保健の分野での人間のあり方を倫

的・道徳的観点から論ずる体系的研究。

配偶子卵管内移植（gamete intrafallopian transfer：GIFT）

両性の配偶子（卵子と精子）を卵管内に移植する生殖補助医療。

胚性幹細胞（embryonic stem cell：ES細胞）

胚幹細胞ともいう。胚盤胞期胚の内細胞塊から樹立された，全能性，多分化能を持つ細胞株。全能性を維持した状態で細胞培養することができる。

ハイパーアクチベーション（hyperactivation）

受精能を獲得した精子でみられる速度と振幅の大きな運動。卵子周囲保護層を突破するための原動力となる。

胚盤胞連続培養後期培地（blastocyst development medium for sequential culture）

体外受精した初期胚を子宮内移植に最適なステージである胚盤胞まで体外発生させる培地。発生段階により異なる胚のエネルギー源やアミノ酸供給が最適化され，高い発生率が得られる。

白血病阻害因子（leukemia inhibitory factor：LIF）

LIFは，細胞膜のLIF receptor βとgp130から構成されるLIF受容体に結合して，細胞内のJAK-STAT系を活性化し，マウスES細胞の分化を抑制する効果を持っている。この働きが知られてから，安定したES細胞培養が可能となった。

ハッチング（hatching）

孵化。胚が透明帯から脱出すること。胚はハッチング後子宮内膜に着床する。

ハッチング障害

透明帯の肥厚が著しい場合，硬度が高い場合，抗透明帯抗体の関与などによりハッチングが障害される。ハッチング障害を認める胚に対して種々の方法により透明帯操作を加え，ハッチングを補助して着床率を向上させる技術を孵化促進法と呼ぶ。

半数体（haploid）

哺乳類は父母由来ゲノムをそれぞれ1セット持つ2倍体（2n）の生物である。ゲノム1セット（n）に相当するゲノムを持つ細胞を半数体（1倍体）と呼び，卵子および精子は半数体である。

Gバンド（G-bands）

染色体標本をトリプシンやASG，尿素など種々の酵素や薬品で前処理した後にギムザ染色を施すことで，濃く染まる部分と薄く染まる部分ができ，その染色体に特有のバンドパターンを生ずる。このバンドをGバンドと称している。

ヒアルロン酸（hyaluronic acid）

細胞外基質の1つ。卵丘細胞間に存在し，細胞同士の遊離を促進する。

ピエゾドライブ（piezo drive）

ピエゾとは圧電素子（piezoelectric element）のことであり，加えられた電圧を力に変換する装置である。本装置を装着したマイクロマニピュレーターを用いることによって，哺乳類の体細胞核移植が比較的容易に実施できる。

微小管形成中心（microtubule organizing center：MTOC）

細胞骨格の1つである微小管構造を重合できる構造体。体細胞では中心体が微小管形成中心であるが，卵母細胞では中心体がなく，卵細胞質内に微小管を重合できる微小な構造体が散在する。

ヒストンアセチル化（histone acetylation）

ヒストンとは，核に存在する塩基性タンパク質である。ヒストンアセチルトランスフェラーゼ酵素によってアセチル化されると，DNAとの結合が緩くなり遺伝子発現が促進される。

ヒストンタンパク質（histone）

クロマチン（染色体）を構成するタンパク質で，コアヒストンとリンカーヒストンがある。コアヒストンは，DNA鎖を巻きつけてヌクレオソームを形成し，リンカーヒストンはヌクレオソーム間のDNAに結合している。メチル化やアセチル化の修飾を受け，クロマチンの構造変化と遺伝子発現を調節している。

ヒト性腺刺激ホルモン（human chorionic gonadotropin：hCG）

主に絨毛から分泌され，妊娠初期の黄体維持が主な生物学的作用。妊娠8～10週に最高値を示す。下垂体前葉からも微量ながら分泌されるという説がある。

ヒト閉経期尿性ゴナドトロピン（human menopausal gonadotropin：hMG）

閉経期の女性の尿中に含まれる脳下垂体ホルモン。主として卵胞刺激ホルモン（follicle-stimulating hormone：

用語解説

FSH）活性を示し，排卵誘発に用いられる。

8-ヒドロキシデオキシグアノシン（8-OH deoxyguanosine）

8-ヒドロキシデオキシグアノシン（8-OH-dG）は，DNAを構成する塩基のデオキシグアノシン（dG）が酸化されて生じる物質。尿中に排泄される8-OH-dGは細胞内酸化ストレスを評価するマーカーとして利用される。

ピノポード（pinopode）

子宮内膜表層上皮の頂部（子宮内腔側）にみられる細胞膜の円形平滑な突出構造物である。英語では，pinopod, pinopodes, あるいはuterodomesとも呼ばれる。げっ歯類からヒトにわたって観察され，胚受容能を示す着床ウインドウの時期に一致して出現することから，着床に関与していると考えられている。ただし，ヒトにおけるその出現時期や着床マーカーとしての意義などについてはいまだ不明な点が多い。

表層反応（cortical reaction）

精子の侵入刺激により，未受精卵子の細胞膜直下の細胞質に存在する膜で囲まれた顆粒が，細胞膜と融合し，内容物を放出して崩壊する現象。

ピルビン酸（pyruvic acid）

解糖の重要な中間体である。嫌気的には乳酸脱水素酵素により乳酸に還元されるが，好気的にはピルビン酸脱水素酵素によりアセチルCoAになり，クエン酸回路に入る。また，アラニンとは可逆的に変換される。

フィーダー細胞（feeder cell）

未分化なES細胞を維持するために用いられる。フィーダーとは，ES細胞に栄養を与えるという意味である。フィーダー細胞の働きは，分化抑制のために白血病阻害因子などの液性因子を分泌することと，ES細胞が接着して増殖するための細胞外基質として働いていると考えられている。フィーダー細胞には，STO細胞株や胎子線維芽細胞などがある。これらの細胞を必要な量まで増やした後，マイトマイシンCあるいは放射線で処理して細胞分裂を阻害し，培養容器に単層に播いてフィーダー細胞として使用する。

封入体（inclusion）

物質代謝の産物や細胞外から摂取した栄養物質を蓄積したもので，能動的機能を持たない小体をいう。栄養物質には糖質（グリコーゲン），脂質，タンパク質が含まれる。

孵化促進法：補助孵化（assisted hatching：AH）

胚盤胞の透明帯からの脱出を補助する目的で，化学的方法，機械的方法，あるいはレーザーを用いた方法により，体外において胚の透明帯を菲薄化したり，孔を開けたりする手技をいう。

腹水中精子回収試験（peritoneal sperm recovery test：PSRT）

原法によると，できる限り排卵前後に一致させて経腹的腹腔鏡検査を計画し，その施行前に子宮内人工授精（IUI）を行う。腹腔鏡開始時にダグラス窩に貯留する腹水を回収し，ただちに顕微鏡下で運動精子の存在を確認する。

フラクチャー（fracture）

ガラス転移温度において，濃縮した溶液がガラス化するとき，あるいはガラス化した固体が溶解するときに，温度変化が急激に起こると，部分的に不均一な体積変化が生じ，断裂面が生じる現象。

フラグメンテーション（fragmentation）

胚の発生過程で，割球の細胞質が不均等に小さく断片化したもの。この占有体積が多いほど胚の質が悪い。

プロテオーム解析（proteome analysis）

細胞，組織，臓器等の中で発現しているすべてのタンパク質を網羅的に解析すること。二次元電気泳動によるタンパク質の分離と質量分析によるタンパク質の同定からなる。

分化全能性（totipotency）

生殖能力のある個体を形成することのできる能力。

ヘミゾーナアッセイ（hemizona assay：HZA）

Burkmanらが精子の卵子透明帯への結合能を判定する目的で開発した精子受精機能検査法の1つである。1個の卵子を二分割し，一対のhemizonaと呼ぶ半切透明帯を作製するが，これらは同一の精子結合能力を有する。また，この方法は，抗精子抗体や抗透明帯抗体による受精障害作用の判定法としても応用できる。

ペントースリン酸回路（pentose phosphate cycle）

グルコース代謝経路の1つである。この回路では，酸素分子を使用せずにグルコースの炭素原子を完全燃焼できるが，ATPなどの高エネルギー化合物は生成せず，むしろ脂肪酸の生合成やステロイドの水酸化などに必要なNADPH生成に役割をはたす。

放射冠細胞（corona radiata cell）

卵丘細胞のうち，透明帯に接している一番内側の顆粒膜細胞層で，排卵直前の正常状態では卵子に対して放射状に

配列している。

紡錘体（spindle）
有糸分裂時に出現し，赤道面に並んだ染色体を包んで紡錘形をしている細胞小器官。細胞周期の中期から終期にかけて現れ，染色体の分裂や核の分裂に重要な役割を果たしている。

母系遺伝（maternal inheritance）
父親のミトコンドリアは，受精直後から卵細胞質中で分解され，ミトコンドリア遺伝子は母親の卵細胞からのみ受け継がれる。

ホスホリラーゼ（phosphorylase）
グリコシド結合の可逆的加リン酸分解を触媒する酵素で，グリコーゲンの分解に関与するが，逆反応すなわちグリコーゲン合成にも関与している。

ポリメラーゼ連鎖反応（polymerase chain reaction：PCR）
単純な温度変化によって，DNAの変性，アニーリング，伸長を繰り返し，テンプレートDNA上の目的とする領域を増幅させる技術をいう。微量DNAを短時間に増幅させることができるため，遺伝子診断において重要な位置を占める技術である。

マイクロドットアッセイ（microdot assay）
抗透明帯抗体の検出法。ごく少量の透明帯で抗体を検出できる免疫染色法である。

マイコプラズマ検査（*Mycoplasma* screening）
マイコプラズマに感染しても，細胞の形態や性質に明らかな変化は起こらない。しかし，マイコプラズマ感染は，キメラマウスにおけるES細胞の生殖系列への寄与を著しく阻害する。結果的に，キメラマウスからES細胞由来の子どもが得られなくなってしまう。マイコプラズマ感染を除去することはとても困難である。さらに，簡単に細胞培養室や研究室が汚染されてしまう。最善の方法は，マイコプラズマ感染を起こさないことであり，万一感染が検出された場合は，汚染した培養細胞と関係する器具・試薬を，すぐにすべて廃棄することである。

水チャネル（water channel）
細胞膜に発現し，水の透過を担う通路となるタンパク。アクアポリンと名づけられ，約10種類が同定されている。中には，耐凍剤などの中性低分子も通過させるタイプもある。水チャネルの発見者は，2003年度ノーベル化学賞を受賞している。

ミトコンドリア病（mitochondrial disease）
主にミトコンドリア遺伝子の変異によるミトコンドリアの機能不全が原因で起こる病態。慢性進行性外眼麻痺症候群やミトコンドリア脳筋症など。現在も根治療法がなく，対症療法のみ。

無精子症（azoospermia）
射出精液中に精子が全く確認されない状態。厳密には精液を遠心して沈渣中の精子の有無をみて診断する。

メチル化／脱メチル化（methylation/demethylation）
核酸やタンパク質にメチル基（–CH$_3$）が付加することをメチル化といい，メチル基が外れることを脱メチル化という。遺伝子発現調節領域におけるDNAのメチル化は，遺伝情報の発現抑制状態を表すことが多い。

免疫原性（immunogenicity）
生体において，抗体を産生して免疫反応を引き起こす性質。抗原性あるいは生体内抗原性ともいわれる。

モザイク動物（mosaic animal）
異なるゲノムを持つ2種類以上の細胞が混在する動物で，1個の受精卵子に由来する場合をモザイク（動物）という。キメラではその由来が異なる2接合子であるが，モザイクの場合には1接合子である。染色体のモザイクの場合には異なる染色体構成の細胞がまじり合っている状態を称する。染色体の不分離，注入遺伝子が複製後の染色体に取り込まれるなどの原因による。

モノクローナル抗体（monoclonal antibody）
単クローン性抗体と同義語。ハイブリドーマが産生する単一の抗原決定基に反応する単一の抗体分子。

雄性配偶子（male gamete）
精子。

羊水穿刺法（amniocentesis）
妊娠16～18週に行われる出生前診断の1つである。経腹壁的に羊水に含まれる細胞を採取し，胎児の染色体や遺伝子の情報を得る技術をいう。

4倍体（tetraploid）
4nの染色体を持つ倍数体。哺乳類の4倍体胚は，受胚雌

へ移植すると着床するが，通常個体へは発生しない。4倍体胚にES細胞を集合後，受胚雌へ移植すると，ES細胞の遺伝形質のみを示す個体が得られる場合がある。

卵核胞（germinal vesicle）

第一減数分裂前期にある一次卵母細胞の核で，大型で円形を呈す。体細胞の2倍のDNA量を含む。LHサージが起きると核膜は消失する。

卵核胞崩壊（germinal vesicle breakdown：GVBD）

一次卵母細胞は，胎生期に第一減数分裂を開始し，生後，複糸期で物質合成が活発化するとともに大型の核（卵核胞）となって減数分裂を停止する。ホルモンの作用により減数分裂が再開すると，卵核膜が崩壊して内容物が細胞質と混在する。この現象をいう。

卵活性化因子（oocyte activation factor）

排卵された二次卵母細胞は第二減数分裂中期で分裂を停止する。この停止は，精子と卵細胞膜の融合により解除される。その減数分裂再開を促進する因子を卵活性化因子という。卵活性化因子は，融合した精子から卵母細胞に移行すると考えられる。

卵管性不妊症（tubal sterility）

卵管の器質的・機能的異常に起因する不妊症をいう。女性不妊症の原因としては最も多く，女性不妊全体の30～40％を占める。

卵丘細胞（cumulus cell）

排卵卵子を囲み，ヒアルロン酸ポリマーを分泌するよう分化した顆粒膜細胞由来の細胞。

卵細胞質内高倍率下精子選択注入法（intracytoplasmic morphologically selected sperm injection：IMSI）

高倍率で精子の形態観察を行い，精子頭部に空胞などがないかを確認し形態の良好な精子を顕微授精に供する方法。

卵細胞質内精子注入法（intracytoplasmic sperm injection：ICSI）

顕微授精の一種で，精子を直接卵子の細胞質に注入して受精を起こさせる方法。

卵子-精子膜融合タンパク質（sperm-egg fusion protein）

受精は，卵子と精子の細胞膜が融合し，1つの細胞となることで成立する。その細胞膜融合を制御するために卵子および精子の細胞膜表面に存在するタンパク質。

卵成熟促進因子（maturation promoting factor：MPF）

細胞分裂においてG2期から分裂中期（M期）に誘導する因子で，サイクリンBとサイクリン依存性キナーゼの複合体。卵核胞期卵ではMPFが活性化すると卵核胞が崩壊して染色体が凝縮し，減数分裂が進行する。排卵卵子においてもMPF活性化は高いが，受精により不活性化すると染色体は脱凝縮して前核が形成される。

卵巣過剰刺激症候群（ovarian hyperstimulation syndrome：OHSS）

hMG-hCGによる排卵誘発の際に，多数の卵胞発育とその後の急速な黄体化によって，卵巣腫大，腹・胸水の貯留，血液電解質バランス異常，循環血液量の減少と血液濃縮，乏尿などの多彩な症状を呈する症候群。

レーザー孵化促進法（laser assisted hatching：LAH）

透明帯の開孔や菲薄をレーザーの蒸散により行う孵化促進法で，非接触型レーザーである1.48 μmダイオードレーザー光が多く用いられている。

レスキューICSI（rescue-ICSI）

IVFで不受精卵子にICSIを行って受精障害を回避する方法である。当初は媒精の翌日の受精判定後にICSIを実施したので1 day old ICSIと呼ばれたが，卵子のagingのために妊娠率は極めて低い。現在はagingの影響を避けて，媒精後数時間以内にICSI（rescue-ICSI）が行われている。多精子受精を避けるために，受精不成立の判断が重要となる。完全受精障害と判断される場合に実施する。

劣性遺伝子（recessive gene）

優性遺伝子（dominant gene）に対する用語。メンデル遺伝の法則により，劣性遺伝子は，父方および母方に由来する2つの対立遺伝子の両方で揃わないと（「ホモ」という），その表現型が表れない。

azoospermic factor：AZF

Y染色体上に存在する造精機能に関与すると考えられる遺伝子群の総称で，AZFa，AZFb，AZFcの3つの領域があると考えられている。

索　引

赤字は用語解説の頁を示す

あ

悪性腫瘍細胞　*281*
アクチン　*113*
アクロシン　*100*
アクロソーム　*89*
アクロビーズテスト　*225*
アッシャーマン症候群　*16, 160*
圧出法　*289*
アデニル酸シクラーゼ　*130, 317*
アポトーシス　*317*
アルブミン　*213*
アロマターゼ酵素　*77*
アンジェルマン症候群　*49, 294, 299*
アンタゴニスト法　*167*
アンドロゲン　*78*

い

イオノフォア　*317*
医原性不妊　*277*
異種移植　*280*
異種臓器移植用動物　*317*
異常受精　*95*
異所性妊娠　*317*
異数性　*317*
異数体スクリーニング　*317*
イスタンブールコンセンサス　*248, 317*
一次性索　*38*
一次精母細胞　*89*
1絨毛膜性双胎　*317*
一次卵胞　*54, 58, 77*
一次卵母細胞　*76*
一卵性双胎　*152, 255, 317*
遺伝子解析方法　*290*
遺伝子疾患　*134, 286*
遺伝子相同組換え　*317*
遺伝子変異　*317*
イムノグロブリン　*317*
イムノスフェアテスト　*119, 317*
イムノビーズテスト　*318*

囲卵腔　*56, 318*
囲卵腔内精子注入法　*5, 237*
インキュベーター　*195, 244*
インスリン抵抗性指数　*82*
陰性適中率　*285*
インターフェロン　*318*
インターフェロンタウ　*129*
インテグリン　*157*
インヒビン　*78*
インフォームドコンセント　*307, 318*
インプリント異常　*48*
インプリント遺伝子　*48, 143*

う

ウォータージャケット　*195*
ウォルフ管　*37, 88*
ウシ血清アルブミン　*201*
ウシ胎子血清　*67, 318*
ウリジン二リン酸グルコースグリコー
　ゲントランスフェラーゼ　*318*
運動性良好精子の回収　*222*

え

栄養外胚葉　*125, 142, 156, 249*
栄養膜細胞　*159*
液体窒素蒸気凍結法　*274*
エストラジオール　*179, 318*
エストロゲン　*78, 154, 163, 175*
エチレングリコール　*257*
エネルギー基質　*204*
エピゲノム　*143*
エピゲノム情報　*44*
エピゲノムのリプログラミング　*45*
エピジェネティクス　*318*
エピジェネティクスの異常　*293*
エピブラスト　*44*
塩基配列分析　*291*
円形精子細胞　*73, 89*
円形精子細胞注入法　*104, 318*

お

黄体機能不全　*175*
黄体形成ホルモン　*58, 71, 77, 162, 175*
黄体補充療法　*175*
黄体ホルモン　*154*
オートクラインファクター　*204*
オートファジー　*140*
遅い防御反応　*102*

か

解糖　*318*
解糖活性　*127*
化学合成培地　*209*
過凝縮　*273*
核型　*133, 318*
核型分析　*290*
核凝縮　*318*
核空胞　*98*
核小体前駆体　*148*
核伸張化精子細胞　*90*
核成熟　*79*
核の初期化　*318*
核融合　*103*
ガスアナライザー　*197*
過大子　*132*
割球　*32, 123*
割溝　*102*
活性酸素　*202, 210*
ガラス化　*260, 318*
ガラス化保存液　*258*
ガラス化保存法　*263, 279, 318*
ガラス転移温度　*260, 318*
顆粒膜細胞　*40, 77, 319*
カルマン症候群　*19*
過冷却　*259, 319*
還元分子グルタチオン　*100*
幹細胞因子　*71*
環状型アデノシン一リン酸　*58*
環状型グアニン一リン酸　*61*

331

癌・生殖医療　277
癌・生殖医療ネットワーク　278
完全合成培地　67
完全受精障害　239, 242
緩慢凍結法　263, 266, 278, 319
寒冷衝撃　258

き
キアズマ　73, 319
機関管理　305
器官培養法　73
奇形精子症　21, 241
気層液層境界部培養法　74
基礎体温　13
基底層　154
機能層　154
基本的生検法　287
キメラ動物　319
逆行性射精　22, 319
ギャップジャンクション　55, 68, 106, 319
キャパシテーション　3, 87, 92, 95
キャピラリー　319
吸引法　289
競合的遺伝子ハイブリダイゼーション　290, 319
莢膜細胞　40, 77
極性　124
極少精子症　319
極体放出不全　319
均衡型転座保因者　286, 319
禁欲期間　221

く
クアトロテスト　283
クエン酸　203
クエン酸クロミフェン療法　15
苦痛カテゴリー　303
グラーフ卵胞　59, 78, 319
クラインフェルター症候群　18, 133, 242, 319
クラミジア抗体　14
クリーンベンチ　194
クリーンルーム　193

グリコーゲン　129, 319
グリセロール　257
グルコース　201
グルコース6リン酸脱水素酵素　319
グルタミン　203
クレブス回路　320
クローン研究　308
クローン動物　320
クロミフェン　165
クロミフェン-FSH法　166
クロミフェン法　166

け
蛍光 in situ ハイブリダイゼーション　290, 320
形質転換動物　320
経腟超音波ガイド下経腟採卵　320
経皮的精巣上体精子吸引術　5, 228, 320
血液ガス測定器　244
血小板活性化因子　128, 320
血清　200
ゲノムインプリンティング　48, 293, 320
ゲノムインプリンティング異常　299
原因不明不妊　14
原始外胚葉　44
原始卵胞　53, 58, 76
原始卵胞の活性化　77
減数分裂　29
減数分裂特異的タンパク質　62
減数紡錘体　113
顕微鏡下精巣上体精子吸引術　6, 228, 320
顕微鏡下精巣内精子回収法　227, 320
顕微授精　17, 237
顕微注入　320

こ
後期発生　123
抗原検査　14
合成黄体ホルモン製剤　177
抗精子抗体　21, 118, 320
抗生物質　209
構造的異常　133
抗透明帯抗体　118, 320

抗透明帯自己抗体　110
抗ミュラー管ホルモン　43, 58, 80
抗卵子抗体　118, 320
コースティング　320
固着　157
ゴナドトロピン放出ホルモン　162
ゴナドトロピン放出ホルモンアゴニスト　321
ゴナドトロピン放出ホルモンアナログ　321
ゴナドトロピン放出ホルモンアンタゴニスト　321
ゴナドトロピン療法　15
コネキシン　62
コレステロール　273
コレステロール／リン脂質比　93
コンディショナルノックアウト　321
コンパクション　124, 142, 150, 321

さ
サイクリックAMP　321
サイクリン依存性タンパク質リン酸化酵素1　60
再生医療法　308
細胞外氷晶　258
細胞外マトリックス　106
細胞間橋　74
細胞骨格系　113
細胞骨格阻害剤　115
細胞質成熟　79, 129
細胞質フレア　148
細胞内氷晶　258
細胞培養法　74
細胞フリー胎児DNA　284
細胞分裂抑制因子　62
細胞膜透過性　262
細胞融合法　321
サラゾピリン　20
酸化ダメージ　132
酸化的代謝　127
三次卵胞　54
酸素消費　128

し

シーケンシャルメディウム　204, 213, 245, 321
ジーンターゲッティング　321
自家発電装置　198
子宮奇形　160
子宮鏡検査　14
子宮腔癒着症　160
子宮形態異常　16
子宮初回通過効果　178, 181
子宮内人工授精　119
子宮内胎児発育不全　321
子宮内膜　154
子宮内膜刺激胚移植法　187
子宮内膜症　16
子宮卵管造影法　14, 16
シクロフェニル　165
シクロヘキシミド　321
始原生殖細胞　31, 51, 76, 87, 321
自己移植　279
自己抗原　118, 321
脂質　129
視床下部-下垂体-卵巣系　162
ジスルフィド結合　90, 321
雌性前核　57, 95, 123, 146, 246
次世代シーケンサー　284, 321
自然周期採卵　179
実験動物　302
シナプトネマ構造　322
ジペプチド　208
射精障害　322
周産期異常　298
雌雄前核融合　103
重曹　205
重炭酸緩衝系培養液　205, 230
絨毛検査　283
絨毛採取法　322
絨毛性性腺刺激ホルモン　128
雌雄モザイク　37
受精確認　234
受精丘　100, 115
受精障害　120, 234, 239
受精能獲得　3, 87, 92, 95, 322

受精能獲得抑制因子　92
首席卵胞　78, 165
出自を知る権利　26
出生前診断　282, 286, 322
常染色体　133
常染色体優性遺伝形式　322
小児癌発生率　299
上皮間葉転換　158
上皮成長因子　67
静脈麻酔　169
ショート法　165
初期胚移植　236
初期発生　123
植氷　263, 322
シラン被膜コロイドシリカゲル　224
シルバー-ラッセル症候群　49, 295, 299
人為的卵子活性化　243
シングルメディウム　204, 213, 245, 322
人工授精　16, 272
人工多能性幹細胞　35, 141
新生児一過性糖尿病　49
新鮮胚移植周期　180
浸透圧　206
浸透圧的膨張　261

す

数的異常　133
スチグマ　57
ステロイド生合成　129
ストランド現象　152
ストロンチウム処理　243

せ

精液検査　14, 221
精液静置法　223
精液量　221
精管　40
性決定遺伝子　37
生検細胞　287
精原細胞　31, 40, 70, 88, 322
性交後試験　322
精細管　40, 70, 87, 227
精細管周期段階　87

精細管内移植法　278
精細胞　70, 87
精索静脈瘤　20, 322
精子DNAの損傷（断片化）　222
精子運動率　221
精子核成熟度検査　225
精子幹細胞　70, 277, 322
精子完成　70
精子機能検査　225
精子頸管粘液適合検査　14
精子形成　70, 87
精子形成周期　322
精子形態　222
精子ゲノム　44
精子抗原　120
精子細胞　6, 70, 89
精子死滅症　21, 242
精子侵入部位　146
精子成熟　70, 89
精子星状体　95, 116, 148, 322
精子洗浄濃縮　274
精子中心体　116
精子調整法　222
精子凍結法　274
精子凍結保存　272, 275
精子濃縮　274
精子濃度　222
精子不動化試験　119, 322
精子不動化処理　240
精子ミトコンドリア　323
精子無力症　21, 119
成熟精子　323
成熟促進因子　60
成熟卵胞　78
生殖幹細胞　323
生殖クローニング　323
生殖細胞系列　30
生殖腺　32, 39
生殖腺凍結保存　277
生殖巣　32
生殖補助医療　8, 323
生殖隆起　32, 37, 51, 323
性腺刺激ホルモン放出ホルモン　70

性染色体　133
性染色体異常　133, 323
精巣索　39
精巣腫瘍　20
精巣上体精子回収法　228
精巣上体成熟　91
精巣内精子　275
精巣内精子回収法　104, 226, 323
精巣網　40
精巣輸出管　40
精祖細胞　31, 40
成長因子　209
性分化　37
精母細胞　31, 70, 88
生命倫理　24
精路再建　323
赤道板　323
接合体　123
接着　157
セルトリ細胞　39, 87
セルリサイクリング法　323
前核期胚　246
前核融合　123
全ゲノム増幅法　290, 323
染色体　133
染色体スクリーニング　287
染色体の核型解析　323
染色体標本作製法　135
染色体分析　135
染色体分配異常　323
染色体モザイク　283
染色分体　134, 323
前精原細胞　323
先体　89
センダイウイルス　323
先体外膜　323
先体酵素　238
先体内膜　324
先体反応　92, 95, 109, 324
先天異常　299
先天性両側精管欠損　6
全能性細胞　34
前胞状卵胞　77

線毛機能不全症候群　21
線毛不動症候群　242
前立腺　324

そ

早期染色体凝集　241, 324
桑実胚　32, 236
造精機能障害　20, 324
相同染色体　30, 324
早発閉経　324
早発卵巣不全　76
組織片培養法　74
ソフトマーカー　324

た

ターナー症候群　76, 133, 324
対位　156
第1極体　56, 62
第一減数分裂　30, 52, 76, 324
第1精子レセプター　324
体外受精　95, 230
体外受精・胚移植　17
体外成熟　65, 81, 296
体外培養　280
待機療法　15
体細胞系列　30
胎児後頸部浮腫　282
胎児染色体異常　282
代替血清　208
耐凍剤　257, 268, 324
耐凍剤毒性　260
体内受精　95
第2極体　57, 95, 102
第二減数分裂　31, 52, 78, 324
第2精子レセプター　324
タイミング療法　15
代理懐胎　324
タウリン　203
ダウン症候群　133, 283
多胎妊娠　265
多精子受精　99, 109, 233, 246, 325
多精子侵入防御　102
多前核形成　325

多前核胚　104
脱ガラス化　260, 325
脱凝集　100
脱落膜　159
脱落膜化　159
多嚢胞性卵巣症候群　16, 81, 325
単為生殖　29
単一胚移植　9
単為発生　233, 246
炭酸水素ナトリウム　205
単胚移植　271
断裂面　261

ち

父方アレル　48
着床ウインドウ　155, 163, 187, 325
着床前遺伝子診断　286, 325
着床前遺伝子スクリーニング　251, 286, 325
着床前胚のエネルギー代謝　127
着床不全　159
中期像　136
中期着床前ゲノム活性化　125
中腎管　37
中心子　90
中心体　90, 95, 325
中腎傍管　37
チューブリン　113
超音波検査　13
超急速ガラス化保存法　264, 268, 325
調節卵巣刺激　175, 325
重複　291
直接イムノビーズテスト　119
治療クローニング　325

て

低温傷害　258, 325
提供精子を用いた人工授精　325
低反応例　325
定量的精子不動化試験　119
デュシエンヌ型筋ジストロフィー　286
電気刺激法　243
電気穿孔法　325

電気融合法　325
点突然変異　291

と

凍害保護物質　257, 268, 326
凍結タンク　198
凍結胚移植　5
凍結融解胚　132
凍結融解胚移植　10, 180, 236
凍結融解胚移植周期　268
動原体　133, 326
同種抗体　118, 326
動物実験　302
動物実験法規　305
動物倫理　303
透明帯　106, 326
透明帯開孔法　6, 237, 252, 326
透明帯完全溶解法　326
透明帯形成不良　108
透明帯欠損　109
透明帯切開法　252, 326
透明帯全周菲薄法　253, 326
透明帯タンパク質　107
透明帯の硬化　326
透明帯反応　102, 326
透明帯部分切開法　6
透明帯部分菲薄法　252, 326
透明帯溶解除去法　253
倒立顕微鏡　197
特定不妊治療費助成事業　326
特発性造精機能障害　21
特発性低ゴナドトロピン性性腺機能低下症　19
トランスクリプトーム解析　67
トリプシン様タンパク質分解酵素　100
トリプレットリピート病　291
トロンボキサン　326

な

内細胞塊　125, 142, 156, 249
内分泌検査　13
ナチュラルキラー細胞　155

に

二次性索　40
二次精母細胞　89
二次卵胞　54, 58
二次卵母細胞　56
乳酸　202
乳酸脱水素酵素　326
ニュルンベルク綱領　25, 307
尿素法　138
妊娠特異タンパク質　128, 326
妊孕性温存ガイドライン　277
妊孕性保存　276

ね・の

ネガティブフィードバック　78
粘膜下筋腫　160

膿精液症　21
囊胞性線維化症　22
ノックアウト動物　326
ノックイン動物　326

は

パーコール密度勾配遠心法　224
胚移植　182
バイオエシックス　326
配偶子　29
配偶子卵管内移植　3, 327
媒精　233
胚性幹細胞　33, 141, 308, 327
胚性ゲノム活性化　123, 140
胚生検　288
胚凍結法　257
胚凍結保存　265
胚の代謝活性　131
胚の評価法（形態）　244
胚の評価法（形態以外）　249
ハイパーアクチベーション　92, 95, 327
胚培養　297
胚培養液　212
胚盤胞　33, 125, 152, 236
胚盤胞移植　187, 236
胚盤胞期胚　142

胚盤胞腔　125
胚盤胞連続培養後期培地　327
培養液　200
培養業務　192
排卵　57
排卵前卵胞　59
排卵誘発　15, 165
白血病阻害因子　327
ハッチング　125, 152, 252, 327
ハッチング障害　121, 327
母方アレル　48
ハムスターテスト　225
早い防御反応　102
半数体　327

ひ

非PCR法　290
ヒアルロニダーゼ　100
ヒアルロン酸　95, 327
ヒートウォーマー　194
ピエゾドライブ　327
光感受性成分　210
非自己抗原　118
微小管　113
微小管形成中心　95, 116, 327
微小管モータータンパク質　117
微少残存病変　281
微小線維　113
微小滴培養法　210
ヒストン　90
ヒストンアセチル化　327
ヒストン修飾　44, 142
ヒストンタンパク質　327
ヒストン–バリアント　73
ビタミン　203
必須アミノ酸　203
ヒト球形精子症　241
ヒト血清アルブミン　208
人研究倫理指針　309
ヒト絨毛性ゴナドトロピン　159, 165, 176
ヒト精子染色体分析法　137
ヒト性腺刺激ホルモン　128, 159, 165, 176, 327

ヒト閉経期尿生ゴナドトロピン 165,
327
ヒト免疫不全ウイルス 276
ヒト卵管液 5
避妊ワクチン 122
ピノポード 155, 328
非必須アミノ酸 203
尾部 90
非閉塞性無精子症 227
ヒポクラテスの誓い 24
標準体外受精 230
氷晶 258
氷晶点 266
表層顆粒 96
表層顆粒の崩壊 109
表層反応 328
ピルビン酸 127, 202, 328

ふ

フィーダー細胞 328
フィードバック機構 162
封入体 129, 328
フェノールレッド 209
孵化 125, 152, 252
孵化促進法 6, 121, 252, 328
腹腔鏡下通色素試験 16
腹腔鏡検査 14
腹水中精子回収試験 119, 328
不妊原因 12
フラクチャー 260, 328
フラグメンテーション 150, 328
フラグメント 247
プラダー–ウィリー症候群 49
フリーラジカル 94
ブリリアントクレシル青 128
プロゲスチン製剤 177
プロゲステロン 78, 163, 175
プロスタグランジン 130
プロタミン 73, 90, 97
プロテオーム解析 67, 328
分化全能性 328
分化能 124

へ

平衡塩類溶液 200
閉塞性無精子症 227
ベックウィズ–ヴィーデマン症候群
49, 294, 299
ベビーM事件 5
ヘミゾーナアッセイ 120, 328
ヘルシンキ宣言 25, 302, 307
ペントースリン酸回路 128, 328
鞭毛 90
鞭毛運動 98

ほ

放射冠細胞 329
胞状卵胞 54, 58, 78
紡錘体 329
母系遺伝 329
ポジティブフィードバック 163
ホスホリラーゼ 329
母性mRNA 125
補正環 197
母性効果遺伝子 126
母体血清マーカー検査 283
ポリビニルピロリドン被膜コロイドシ
リカゲル 224
ポリビニルピロリドン溶液 240
ポリメラーゼ連鎖反応 290, 329
ホルモン 70, 209
ホルモンコントロール周期 180

ま

マイクロアレイ法 290
マイクロインジェクター 197
マイクロドットアッセイ 121, 329
マイコプラズマ検査 329
マクラーチャンバー 224
マニピュレーター 197
マネージメント 192

み

未熟な精子の使用 296
水チャネル 329
ミトコンドリア 90, 94

ミトコンドリア病 329
ミネラルオイル 200
ミュラー管 37, 88
ミュラー管抑制因子 43

む

無血清培地 208
無血清培養 200
無射精 22
無侵襲的出生前遺伝学的検査 284
無精子症 239, 329
無性生殖 29
無停電装置 198
ムンプス精巣炎 20

め・も

メチル化／脱メチル化 329
メチル化可変領域 143
メチル基転移酵素 143
メトフォルミン 82
免疫原性 329
免疫性不妊症 118

網膜芽細胞腫 294, 299
モザイク動物 329
モザイク胚 135
モノクローナル抗体 329

ゆ

有性生殖 29
雄性前核 95, 123, 146, 246
雄性配偶子 329
ユビキチン・プロテアソーム系 140

よ

溶液効果 267
羊水検査 282
羊水穿刺法 329
陽性的中率 285

ら

ライオニゼーション 214
ライディッヒ細胞 39, 87

らせん動脈　154
卵核胞　55, 76, 330
卵核胞期　82
卵核胞崩壊　56, 62, 330
卵活性化　237
卵活性化因子　98, 330
卵活性化法併用ICSI　243
卵割速度　123
卵管性不妊症　330
卵管疎通性検査　14
卵管通気法　14
卵管通水法　16
卵丘細胞　93, 330
卵丘卵子複合体　60, 96, 233
卵原細胞　31, 40, 51, 76
卵細胞質一過性隆起　146
卵細胞質内高倍率下精子選択注入法
　　98, 240, 330
卵細胞質内精子注入法　6, 17, 98, 104, 119,
　　237, 296, 330
卵細胞膜反応　102
卵子活性化因子　238
卵子幹細胞　278
卵子形成　51
卵子ゲノム　44
卵子－精子膜融合タンパク質　330
卵子成熟抑制因子　78
卵子の前培養　233
卵成熟促進因子　60, 238, 330
卵巣過剰刺激症候群　167, 176, 265, 330
卵巣刺激法　165
卵巣組織凍結保存　281
卵巣凍結保存　278
卵巣ホルモン　162
卵巣予備能　58, 80
卵胞　40
卵胞液　54
卵胞腔　54, 58
卵胞刺激ホルモン　71, 162
卵胞破裂孔　57
卵胞閉鎖　55, 58, 80
卵母細胞　31, 51

り・れ・ろ

リコンビナントFSH　165
律動的分泌　163
リプログラミング　44, 46, 142
リン酸　203

レーザー孵化促進法　254, 330
レスキューICSI　104, 234, 242, 330
レチノイン酸　72
劣性遺伝子　330

ろ過滅菌用フィルター　210
ロバートソン転座　18
ロング法　165

数字・ギリシャ文字

0PN卵　246
1 day old ICSI　234, 242
1PN胚　104
2ステップ無血清卵胞培養法　280
2段階胚移植　326
2-cell block　3, 202
3倍体　321
3Rの原則　302
4倍体　330
8-ヒドロキシデオキシグアノシン　328
18トリソミー　283
21トリソミー　283
46, XX male　19
α–グリセロリン酸脱水素酵素　319

A

ADO　292
AH　6, 121, 252, 328
AID　272
allele drop out　292
AMH　43, 58, 80
ART　8, 323
AS　49, 294, 299
AZF　6, 330
AZF微小欠失　228
AZFc　19
AZFc欠失　228

azoospermia factor　6, 330

B

BCB　128
bone morphogenetic protein 4　44
BSA　201
BT　187
BWS　49, 294, 299

C

Ca^{2+}イオノフォア処理　243
Ca^{2+}依存性タンパク質リン酸化酵素
　　62
Ca^{2+}ウェーブ　101
Ca^{2+}オシレーション　101, 238
cAMP　58
cAMP依存的タンパク質リン酸化酵素
　　58
cAMP分解酵素　61
CBAVD　6
CD9　95
CDK1　60
CGH　290, 319
cGMP　61
COC　60, 96, 233
cold shock　273
conventional TESE　227
COS　175, 325
CPA　325
CpGサイト　46
CPM　283
CSF　62

D

DAZ　19
D-IBT　119
Diff-Quick　222
differentially methylated region　293
DMD　286
DMR　143, 293
DNA脱メチル化　142
DNAメチル化　44, 293
DNAメチル化異常　295

DNAメチローム　*44*

E

Earle液　*212*
EDTA　*203*
EFS　*169*
EGF　*67*
EGF-like factor　*62*
egg coat　*106*
empty follicle　*110*
empty follicle syndrome　*169*
EMT　*158*
epididymal maturation　*87*
epigenetic asymmetry　*143*
ES細胞　*33, 141, 308,* 327
ES細胞研究　*308*
ethylenediaminetetraacetic acid　*203*

F

FBS　*67,* 318
FC　*146*
F-ET　*236*
FISH　*290,* 320
FSH　*71, 78, 162*
FSH法　*166*

G

Gバンド　327
Gバンド染色法　*137*
G-6-PDH　*127*
Gardner分類　*145, 236, 248*
genius empty follicle　*110*
GI　*48*
GIFT　*3,* 327
GnRH　*70, 162*
GnRHアゴニスト　*165, 175*
GnRHアゴニスト-ショート法　*167*
GnRHアゴニスト-ロング法　*166*
GnRHアンタゴニスト　*165, 175*
GnRHアンタゴニスト法　*179*
GV　*76*
GVBD　*56, 62,* 330
GV期　*82*

H

HA-coated slide sperm-binding assay　*240*
Ham's F-10液　*212*
hCG　*128, 159, 165, 176,* 327
HEPAフィルター　*193*
HEPES緩衝系培養液　*206, 230*
HIV　*276*
hMG　*165,* 327
HOST　*242*
HSA　*208, 213*
HTF　*5, 212*
human serum albumin　*213*
human tubal fluid　*212*
hypoosmotic swelling test　*242*
HZA　*120,* 328

I

IBT　*318*
ICM　*125*
ICSI　*6, 17, 98, 119, 237, 296,* 330
IFN-τ　*129*
IMSI　*98, 240,* 330
in vitro growth　*67*
indirect-SIT　*119*
intracytoplasmic morphologically selected sperm injection　*98*
intracytoplasmic morphologically selected sperm injection　*240*
iPS細胞　*35, 141, 308*
IS　*119*
IUI　*119*
IVF　*230*
IVF-ET　*17*
IVG　*67*
IVM　*65, 296*
IVM-IVF　*84*
IW　*155, 163, 187,* 325
Izumo　*95*

J・K

Juno　*100*
KMT　*143*
knockout serum replacement　*75*
KSR　*75*

L

L-セレクチン　*157*
LAH　*254,* 330
laparoscopic zygote intrafallopian transfer　*5*
LH　*58, 71, 77, 162, 175*
LHサージ　*57, 59, 65, 163*
LH単独欠損症　*19*
LIF　327
luteo-placental shift　*181*

M

magnetic-activated cell sorting　*240*
maternal to zygotic transition　*140*
MESA　*6, 228,* 320
MESA-ICSI　*104*
metabolomics　*251*
MGA　*125*
micosurgical epididymal sperm aspiration　*228*
micro-TESE　*227,* 320
microdot assay　*121*
microsurgical epididymal sperm aspiration and intracytoplasmic sperm injection　*104*
mild stimulation法　*179*
MIS　*43*
mock transfer　*190*
motile sperm organelle morphology examination　*240*
MPF　*60, 238,* 330
MRD　*281*
MSOME　*240*
MTOC　*116,* 327
multiplex-nested PCR法　*290*
MZT　*140, 152, 255*

N

$NaHCO_3$　*205*

nested PCR法　*290*
neuregulin 1　*63*
NIPT　*284*
NK細胞　*155*
NPB　*148*
NPV　*285*
NRG1　*63*
NT　*282*
nuage　*33*

O
OHSS　*167, 176, 265, 330*
OMI　*78*
oncofertility　*277*

P
PAF　*128, 320*
partial zona dissection　*237*
PCC　*241, 324*
PCOS　*16, 81, 325*
PCR　*290, 329*
PCT　*119, 322*
percutaneous epididymal sperm aspiration　*228*
PESA　*5, 228, 320*
PGC　*31, 51, 321*
PGD　*286, 325*
PGS　*251, 286, 325*
phospholipase C zeta　*95*
pH調整　*205*
PKA　*58*
PKC　*62*
PLC ζ　*95, 238*
POF　*324*
POI　*76*
post-coital test　*119*
PPV　*285*
pre-cycle trial transfer　*182*
premature chromatin condensation　*241*
premature luteinization　*188*
proteomics　*251*
PSRT　*119, 328*
PWS　*49*
PZD　*6, 237*

Q・R
quad screen test　*283*

RAN-GTPase　*114*
Ras関連核蛋白GTP加水分解酵素　*114*
RB　*294*
real-time PCR 法　*291*
refractile bodies　*247*
rescue-ICSI　*104, 234, 242, 330*
ROSI　*104, 318*

S
S-S結合　*90*
SCF　*71*
SEET法　*187*
SEP　*146*
SER　*247*
sERC　*247*
sex determining region on the Y　*40*
SIT　*119, 322*
SNPアレイ　*290, 322*
SOX9　*41*
SP-1　*128*
spemiogenesis　*87*
sperm factor　*238*
split-ICSI　*243*
SRS　*49, 295, 299*
SRY　*40*
SSC　*277, 322*
SUZI　*5, 237*
swim up法　*223*

T
TE　*125*
TEFNA　*228*
TESE　*104, 226, 323*
TESE-ICSI　*104*
testicular fine needle aspiration　*228*
TLR　*60*
TNDM　*49*
Toll様受容体　*60*

V
Veeck分類　*145, 236, 248*
vital stain　*242*
vitrification point　*267*
VOCフィルター　*193*

W・X
WGA　*290, 323*
window period　*276*

X連鎖劣性遺伝病　*286, 318*

Z
ZD　*237, 252*
ZFPT　*108*
ZGA　*123, 140*
ZIFT　*5*
ZO　*237, 252*
zona drilling　*237, 252*
zona-free hamster egg penetration test　*108*
zona opening　*237, 252*
zona pellucid　*107*
ZP　*107*

生殖補助医療（ART）　胚培養の理論と実際

2017年3月1日　第一版発行
2019年3月1日　第一版2刷

編　　　集　日本卵子学会
発　行　者　菅原律子
発　行　所　株式会社　近代出版
　　　　　　〒150-0002　東京都渋谷区渋谷2-10-9
　　　　　　電話：03-3499-5191　FAX：03-3499-5204
　　　　　　E-mail：mail@kindai-s.co.jp
　　　　　　URL：http://www.kindai-s.co.jp
印刷・製本　株式会社シナノ

ISBN978-4-87402-232-0　　　　　　　　©2017 Printed in Japan

JCOPY〈(社)出版者著作権管理機構委託出版物〉
本書の無断複写は，著作権法上での例外を除き禁じられています．本書を複写される場合は，そのつど事前に(社)出版者著作権管理機構（電話03-3513-6969, FAX 03-3513-6979, e-mail：info@jcopy.or.jp）の許諾を得てください．